国家卫生和计划生育委员会"十三五"规划教材

全国高等中医药教育教材

供康复治疗学等专业用

中国传统康复技能

第2版

主　编　李　丽　　章文春

副主编　马铁明　周宾宾　王艳君　齐　伟　任彬彬

主　审　刘昭纯

编　委（按姓氏笔画为序）

于少泓（山东中医药大学）　　　沈　会（大连医科大学）

马铁明（辽宁中医药大学）　　　沈　峰（湖北中医药大学）

王艳君（河北中医学院）　　　　张　聪（北京中医药大学）

方　磊（上海中医药大学）　　　周宾宾（广西中医药大学）

任彬彬（河南中医药大学）　　　郝丽霞（山西中医药大学）

齐　伟（长春中医药大学）　　　章文春（江西中医药大学）

阳　杨（成都中医药大学）　　　詹乐昌（广州中医药大学）

李　丽（山东中医药大学）　　　蔡荣林（安徽中医药大学）

李　季（黑龙江中医药大学）

秘　书　冯梓芸（山东中医药大学）

U0352310

人民卫生出版社

图书在版编目（CIP）数据

中国传统康复技能/李丽，章文春主编. —2 版. —北京：人民卫生出版社,2018

ISBN 978-7-117-26569-0

Ⅰ.①中… Ⅱ.①李… ②章… Ⅲ.①中医疗法-康复医学-医学院校-教材 Ⅳ.①R247.9

中国版本图书馆 CIP 数据核字（2018）第 099049 号

| 人卫智网 | www.ipmph.com | 医学教育、学术、考试、健康，购书智慧智能综合服务平台 |
| 人卫官网 | www.pmph.com | 人卫官方资讯发布平台 |

中国传统康复技能
第 2 版

主　　编：李　丽　章文春
出版发行：人民卫生出版社（中继线 010-59780011）
地　　址：北京市朝阳区潘家园南里 19 号
邮　　编：100021
E - mail：pmph @ pmph. com
购书热线：010-59787592　010-59787584　010-65264830
印　　刷：人卫印务（北京）有限公司
经　　销：新华书店
开　　本：787×1092　1/16　　印张：33
字　　数：760 千字
版　　次：2012 年 8 月第 1 版　2018 年 3 月第 2 版
　　　　　2023 年 2 月第 2 版第 5 次印刷（总第 6 次印刷）
标准书号：ISBN 978-7-117-26569-0/R·26570
定　　价：75.00 元

修 订 说 明

为了更好地贯彻落实《国家中长期教育改革和发展规划纲要（2010-2020）》《医药卫生中长期人才发展规划（2011-2020）》《中医药发展战略规划纲要（2016-2030年）》和《国务院办公厅关于深化高等学校创新创业教育改革的实施意见》精神，做好新一轮全国高等中医药教育教材建设工作，人民卫生出版社在教育部、国家卫生和计划生育委员会、国家中医药管理局的领导下，在上一轮教材建设的基础上，组织和规划了全国高等中医药教育本科国家卫生和计划生育委员会"十三五"规划教材的编写和修订工作。

为做好新一轮教材的出版工作，人民卫生出版社在教育部高等中医学本科教学指导委员会和第二届全国高等中医药教育教材建设指导委员会的大力支持下，先后成立了第三届全国高等中医药教育教材建设指导委员会、首届全国高等中医药教育数字教材建设指导委员会和相应的教材评审委员会，以指导和组织教材的遴选、评审和修订工作，确保教材编写质量。

根据"十三五"期间高等中医药教育教学改革和高等中医药人才培养目标，在上述工作的基础上，人民卫生出版社规划、确定了中医学、针灸推拿学、中药学、中西医临床医学、护理学、康复治疗学6个专业139种国家卫生和计划生育委员会"十三五"规划教材。教材主编、副主编和编委的遴选按照公开、公平、公正的原则，在全国近50所高等院校4000余位专家和学者申报的基础上，近3000位申报者经教材建设指导委员会、教材评审委员会审定批准，聘任为主审、主编、副主编、编委。

本套教材的主要特色如下：

1. **定位准确，面向实际** 教材的深度和广度符合各专业教学大纲的要求和特定学制、特定对象、特定层次的培养目标，紧扣教学活动和知识结构，以解决目前各院校教材使用中的突出问题为出发点和落脚点，对人才培养体系、课程体系、教材体系进行充分调研和论证，使之更加符合教改实际、适应中医药人才培养要求和市场需求。

2. **夯实基础，整体优化** 以培养高素质、复合型、创新型中医药人才为宗旨，以体现中医药基本理论、基本知识、基本思维、基本技能为指导，对课程体系进行充分调研和认真分析，以科学严谨的治学态度，对教材体系进行科学设计、整体优化，教材编写综合考虑学科的分化、交叉，既要充分体现不同学科自身特点，又注意各学科之间有机衔接；确保理论体系完善，知识点结合完备，内容精练、完整，概念准确，切合教学实际。

3. **注重衔接，详略得当** 严格界定本科教材与职业教育教材、研究生教材、毕业后教育教材的知识范畴，认真总结、详细讨论现阶段中医药本科各课程的知识和理论框架，使其在教材中得以凸显，既要相互联系，又要在编写思路、框架设计、内容取舍等方面有一定的区分度。

4. **注重传承，突出特色** 本套教材是培养复合型、创新型中医药人才的重要工具，是中医药文明传承的重要载体,传统的中医药文化是国家软实力的重要体现。因此,教材既要反映原汁原味的中医药知识,培养学生的中医思维,又要使学生中西医学融会贯通,既要传承经典,又要创新发挥,体现本版教材"重传承、厚基础、强人文、宽应用"的特点。

5. **纸质数字,融合发展** 教材编写充分体现与时代融合、与现代科技融合、与现代医学融合的特色和理念,适度增加新进展、新技术、新方法,充分培养学生的探索精神、创新精神;同时,将移动互联、网络增值、慕课、翻转课堂等新的教学理念和教学技术、学习方式融入教材建设之中,开发多媒体教材、数字教材等新媒体形式教材。

6. **创新形式,提高效用** 教材仍将传承上版模块化编写的设计思路,同时图文并茂、版式精美;内容方面注重提高效用,将大量应用问题导入、案例教学、探究教学等教材编写理念,以提高学生的学习兴趣和学习效果。

7. **突出实用,注重技能** 增设技能教材、实验实训内容及相关栏目,适当增加实践教学学时数,增强学生综合运用所学知识的能力和动手能力,体现医学生早临床、多临床、反复临床的特点,使教师好教、学生好学、临床好用。

8. **立足精品,树立标准** 始终坚持中国特色的教材建设的机制和模式;编委会精心编写,出版社精心审校,全程全员坚持质量控制体系,把打造精品教材作为崇高的历史使命,严把各个环节质量关,力保教材的精品属性,通过教材建设推动和深化高等中医药教育教学改革,力争打造国内外高等中医药教育标准化教材。

9. **三点兼顾,有机结合** 以基本知识点作为主体内容,适度增加新进展、新技术、新方法,并与劳动部门颁发的职业资格证书或技能鉴定标准和国家医师资格考试有效衔接,使知识点、创新点、执业点三点结合;紧密联系临床和科研实际情况,避免理论与实践脱节、教学与临床脱节。

本轮教材的修订编写,教育部、国家卫生和计划生育委员会、国家中医药管理局有关领导和教育部全国高等学校本科中医学教学指导委员会、中药学教学指导委员会等相关专家给予了大力支持和指导,得到了全国各医药卫生院校和部分医院、科研机构领导、专家和教师的积极支持和参与,在此,对有关单位和个人表示衷心的感谢!希望各院校在教学使用中以及在探索课程体系、课程标准和教材建设与改革的进程中,及时提出宝贵意见或建议,以便不断修订和完善,为下一轮教材的修订工作奠定坚实的基础。

人民卫生出版社有限公司

2017 年 3 月

全国高等中医药教育本科
国家卫生和计划生育委员会"十三五"规划教材
教材目录

中医学等专业

序号	教材名称	主编	
1	中国传统文化(第2版)	臧守虎	
2	大学语文(第3版)	李亚军、赵鸿君	
3	中国医学史(第2版)	梁永宣	
4	中国古代哲学(第2版)	崔瑞兰	
5	中医文化学	张其成	
6	医古文(第3版)	王兴伊、傅海燕	
7	中医学导论(第2版)	石作荣	
8	中医各家学说(第2版)	刘桂荣	
9	*中医基础理论(第3版)	高思华	王 键
10	中医诊断学(第3版)	陈家旭	邹小娟
11	中药学(第3版)	唐德才	吴庆光
12	方剂学(第3版)	谢 鸣	
13	*内经讲义(第3版)	贺 娟	苏 颖
14	*伤寒论讲义(第3版)	李赛美	李宇航
15	金匮要略讲义(第3版)	张 琦	林昌松
16	温病学(第3版)	谷晓红	冯全生
17	*针灸学(第3版)	赵吉平	李 瑛
18	*推拿学(第3版)	刘明军	孙武权
19	中医临床经典概要(第2版)	周春祥	蒋 健
20	*中医内科学(第3版)	薛博瑜	吴 伟
21	*中医外科学(第3版)	何清湖	秦国政
22	*中医妇科学(第3版)	罗颂平	刘燕峰
23	*中医儿科学(第3版)	韩新民	熊 磊
24	*中医眼科学(第2版)	段俊国	
25	中医骨伤科学(第2版)	詹红生	何 伟
26	中医耳鼻咽喉科学(第2版)	阮 岩	
27	中医急重症学(第2版)	刘清泉	
28	中医养生康复学(第2版)	章文春	郭海英
29	中医英语	吴 青	
30	医学统计学(第2版)	史周华	
31	医学生物学(第2版)	高碧珍	
32	生物化学(第3版)	郑晓珂	
33	医用化学(第2版)	杨怀霞	

34	正常人体解剖学(第2版)	申国明	
35	生理学(第3版)	郭 健	杜 联
36	神经生理学(第2版)	赵铁建	郭 健
37	病理学(第2版)	马跃荣	苏 宁
38	组织学与胚胎学(第3版)	刘黎青	
39	免疫学基础与病原生物学(第2版)	罗 晶	郝 钰
40	药理学(第3版)	廖端芳	周玖瑶
41	医学伦理学(第2版)	刘东梅	
42	医学心理学(第2版)	孔军辉	
43	诊断学基础(第2版)	成战鹰	王肖龙
44	影像学(第2版)	王芳军	
45	循证医学(第2版)	刘建平	
46	西医内科学(第2版)	钟 森	倪 伟
47	西医外科学(第2版)	王 广	
48	医患沟通学(第2版)	余小萍	
49	历代名医医案选读	胡方林	李成文
50	医学文献检索(第2版)	高巧林	章新友
51	科技论文写作(第2版)	李成文	
52	中医药科研思路与方法(第2版)	胡鸿毅	

中药学、中药资源与开发、中药制药等专业

序号	教材名称	主编姓名	
53	高等数学(第2版)	杨 洁	
54	解剖生理学(第2版)	邵水金	朱大诚
55	中医学基础(第2版)	何建成	
56	无机化学(第2版)	刘幸平	吴巧凤
57	分析化学(第2版)	张 梅	
58	仪器分析(第2版)	尹 华	王新宏
59	物理化学(第2版)	张小华	张师愚
60	有机化学(第2版)	赵 骏	康 威
61	医药数理统计(第2版)	李秀昌	
62	中药文献检索(第2版)	章新友	
63	医药拉丁语(第2版)	李 峰	巢建国
64	药用植物学(第2版)	熊耀康	严铸云
65	中药药理学(第2版)	陆 茵	马越鸣
66	中药化学(第2版)	石任兵	邱 峰
67	中药药剂学(第2版)	李范珠	李永吉
68	中药炮制学(第2版)	吴 皓	李 飞
69	中药鉴定学(第2版)	王喜军	
70	中药分析学(第2版)	贡济宇	张 丽
71	制药工程(第2版)	王 沛	
72	医药国际贸易实务	徐爱军	
73	药事管理与法规(第2版)	谢 明	田 侃
74	中成药学(第2版)	杜守颖	崔 瑛
75	中药商品学(第3版)	张贵君	
76	临床中药学(第2版)	王 建	张 冰
77	临床中药学理论与实践	张 冰	

78	药品市场营销学(第2版)	汤少梁	
79	中西药物配伍与合理应用	王 伟	朱全刚
80	中药资源学	裴 瑾	
81	保健食品研究与开发	张 艺	贡济宇
82	波谱解析(第2版)	冯卫生	

针灸推拿学等专业

序号	教材名称	主编姓名	
83	*针灸医籍选读(第2版)	高希言	
84	经络腧穴学(第2版)	许能贵	胡 玲
85	神经病学(第2版)	孙忠人	杨文明
86	实验针灸学(第2版)	余曙光	徐 斌
87	推拿手法学(第3版)	王之虹	
88	*刺法灸法学(第2版)	方剑乔	吴焕淦
89	推拿功法学(第2版)	吕 明	顾一煌
90	针灸治疗学(第2版)	杜元灏	董 勤
91	*推拿治疗学(第3版)	宋柏林	于天源
92	小儿推拿学(第2版)	廖品东	
93	针刀刀法手法学	郭长青	
94	针刀医学	张天民	

中西医临床医学等专业

序号	教材名称	主编姓名	
95	预防医学(第2版)	王泓午	魏高文
96	急救医学(第2版)	方邦江	
97	中西医结合临床医学导论(第2版)	战丽彬	洪铭范
98	中西医全科医学导论(第2版)	郝微微	郭 栋
99	中西医结合内科学(第2版)	郭 姣	
100	中西医结合外科学(第2版)	谭志健	
101	中西医结合妇产科学(第2版)	连 方	吴效科
102	中西医结合儿科学(第2版)	肖 臻	常 克
103	中西医结合传染病学(第2版)	黄象安	高月求
104	健康管理(第2版)	张晓天	
105	社区康复(第2版)	朱天民	

护理学等专业

序号	教材名称	主编姓名	
106	正常人体学(第2版)	孙红梅	包怡敏
107	医用化学与生物化学(第2版)	柯尊记	
108	疾病学基础(第2版)	王 易	
109	护理学导论(第2版)	杨巧菊	
110	护理学基础(第2版)	马小琴	
111	健康评估(第2版)	张雅丽	
112	护理人文修养与沟通技术(第2版)	张翠娣	
113	护理心理学(第2版)	李丽萍	
114	中医护理学基础	孙秋华	陈莉军

115	中医临床护理学	胡 慧
116	内科护理学(第2版)	沈翠珍 高 静
117	外科护理学(第2版)	彭晓玲
118	妇产科护理学(第2版)	单伟颖
119	儿科护理学(第2版)	段红梅
120	*急救护理学(第2版)	许 虹
121	传染病护理学(第2版)	陈 璇
122	精神科护理学(第2版)	余雨枫
123	护理管理学(第2版)	胡艳宁
124	社区护理学(第2版)	张先庚
125	康复护理学(第2版)	陈锦秀
126	老年护理学	徐桂华
127	护理综合技能	陈 燕

康复治疗学等专业

序号	教材名称	主编姓名
128	局部解剖学(第2版)	张跃明 武煜明
129	运动医学(第2版)	王拥军 潘华山
130	神经定位诊断学(第2版)	张云云
131	中国传统康复技能(第2版)	李 丽 章文春
132	康复医学概论(第2版)	陈立典
133	康复评定学(第2版)	王 艳
134	物理治疗学(第2版)	张 宏 姜贵云
135	作业治疗学(第2版)	胡 军
136	言语治疗学(第2版)	万 萍
137	临床康复学(第2版)	张安仁 冯晓东
138	康复疗法学(第2版)	陈红霞
139	康复工程学(第2版)	刘夕东

注:①本套教材均配网络增值服务;②教材名称左上角标有＊号者为"十二五"普通高等教育本科国家级规划教材。

第三届全国高等中医药教育教材
建设指导委员会名单

全国高等中医药教育本科
康复治疗学专业教材评审委员会名单

前　言

　　中国传统康复技能是中医学理法方药的重要组成部分,属于我国康复治疗学乃至世界康复治疗学的知识范畴。学习了解中国传统康复技能是每一个中医康复治疗师和临床康复医师必须掌握的基本技能。

　　为了弘扬中国传统康复技能,促进其在功能障碍患者康复治疗过程中的应用,提高康复疗效,我们再次组织了全国各地高等学校及其附属医院中从事康复治疗学专业教学并具有丰富临床经验和教学经验的专家,对本教材进行了再版修订。该教材以第1版为蓝本,精练了叙述文字,拓展了传统康复技能知识和临床康复应用知识,为培养复合型康复技术人才提供优质教材。本教材介绍了中国传统康复技能的发展简史、传统康复技能的基本理论与指导思想、相关的经络腧穴理论,以及临床常用的传统康复技能(包括针灸、推拿、理筋正骨手法、中药、传统运动疗法、五行音乐疗法、中医饮食疗法等)的理论、作用机制、操作技能,并以临床常见功能障碍举例说明相关技能的具体应用。

　　本教材编写全程始终坚持"三基、五性、三特定"的基本原则,科学地整合课程内容;注重课程内容的相对独立性以及与其他教材内容的整体协调性;在具体的章节中还适当插入知识链接与知识拓展等主要模块,每章后面还附上该章的学习小结与学习方法,突出教材的可操作性和实用性;在网络增值服务中,着重增加了本教材涉及的功能障碍评定相关内容。本教材可供康复治疗学与康复医学相关专业学生、教师及临床康复医生、康复治疗师、社区康复服务者使用。

　　在此,感谢本书的全体编写人员,感谢他们在繁忙的工作中为本书所做的贡献,感谢所有为我们提供帮助的人,感谢在本教材中被引用过文献资料的国内外专家学者,感谢人民卫生出版社的大力支持。

　　为使本教材内容日臻完善,希冀各位同道和读者对教材中的不妥之处给以批评和指正,以便再版时修订。

编者

2017 年 11 月

目　录

第一章

中国传统康复技能概述

学习目的

通过本章的学习,使学生对中国传统康复技能的概念、每个历史时期的中国传统康复技能的成就、现代康复疗法和中国传统康复技能的发展有一个大概的了解,为以后各章节的学习奠定基础。

学习要点

中国传统康复技能的概念、中国传统康复技能的特点、中国传统康复技能和现代康复疗法的关系。

第一节 中国传统康复技能的概念

一、康复的概念

康复译自英语 rehabilitation,是指通过综合、协调地应用各种措施,消除或减轻病、伤、残者身心及社会功能障碍,达到或保持最佳功能水平,同时改善患者与环境的关系,增强患者的自立能力,使其重返社会。

在中国古代文献中,康复是指疾病痊愈,等同于恢复(recovery)。由于中西方对"康复"一词的解释不同,社会上形成了康复就是疾病恢复的认识误区。实际上,在临床上虽然对疾病或创伤进行了积极的医疗救治,但其身心功能、社会功能受到了损伤,导致了躯体、心理、精神和社会能力的功能障碍,形成了残疾,健康水平无法恢复到伤病前状态。康复就是针对这些功能障碍进行相应的康复治疗,从生理、心理以及社会等方面进行全面康复,使其恢复功能、改善残存功能和提高潜在能力,达到患者独立生活、学习和工作的能力。因此,康复不是百分之百的恢复,它以功能障碍为主导,主要研究功能障碍的预防、评定和治疗等问题。在临床上,凡是因疾病、损伤、先天畸形、老龄及亚健康状态等情况导致的各种功能障碍,均属于康复的治疗范畴。

知识链接

养生与康复

养生一词最早见于《庄子·养生主》。所谓养，即保养、调养、护养之意；所谓生，就是生命、生存、生长之意。养生就是保养生命，是通过各种保养身体、防御疾病、延缓衰老的手段和方法，达到增进健康、延年益寿的一种综合性的保健活动。

康复一词最早见于南朝《三国志·裴松之注》。在《尔雅》中分别对"康"与"复"进行了解释，认为"康，安也"，"复，返也"，故康复二字的合意是恢复健康或平安。

Rehabilitation 是"重新获得能力"的意思。我国大部分地区将其翻译为康复，中国香港译为复康，中国台湾译为复健，韩国用汉字"再活"表示，这些均是从现代医学角度上以功能障碍为核心的康复。

二、中国传统康复技能的概念

中国传统康复技能是以中医理论为基础，以整体观、功能观、辨证观和正气观为核心，针对病、伤、残者的功能障碍，通过针灸推拿、理筋正骨、中药内外治、运动疗法、饮食疗法、文娱疗法、五行音乐疗法等一系列传统技能的治疗，达到消除或减轻患者功能障碍、提高生存质量、回归社会的目的。

中国传统康复技能内容丰富，包括利用工具作用于人体的针刺、艾灸、拔罐、刮痧、放血等疗法；通过手法治疗的推拿、理筋、正骨等方法；中药疗法则分为内服和外治，中药外治中囊括了中药热敷、熏蒸、熏洗、敷贴、脐疗、膏药、芳香等方法；运动疗法中有太极拳、八段锦、五禽戏、易筋经、六字诀、捧气贯顶法、三心并站庄、形神庄等传统运动；中医饮食中有药膳、药饭、药粥、药酒、药茶等不同方式；文娱疗法则有舞蹈、琴棋书画、花木园艺、垂钓旅游等手段；还有五行音乐、鼻内吹药、中药灌肠、中药涂擦、泉水疗法、森林疗法、空气疗法、日光疗法，等等。

通过中国传统康复技能的合理使用，可以使患者生理功能上的缺陷得以改善或恢复，帮助他们最大限度地恢复生活自理能力和活动能力，使他们在身体、心理、职业和社会活动等方面都得到最大限度的恢复，能够充分参与社会生活，以减轻家庭和社会的负担。

第二节　中国传统康复技能的发展简史

中国传统康复技能在我国传统医学发展历史长河中，逐步形成了自己独特的理论体系以及有效的治疗技能，其形成和发展的历史大体分为五个时期。

一、远古至秦汉时期

这一阶段的中国传统康复技能发展分为两个阶段，第一阶段是从远古时期至公元前 22 世纪,是中国传统康复技能的萌芽时期;第二阶段是从公元前 21 世纪到汉代,是中国传统康复技能理论体系的建立时期。

（一）中国传统康复技能的萌芽时期

从远古至公元前 22 世纪,人类为了生存和繁衍,在与自然灾害、猛兽、疾病作斗争的过程中,逐渐产生了原始的医疗和保健活动,医疗技术和手段也是个别、具体和零散的,没有形成相应的体系,这一时期是传统康复技术的萌芽阶段。

远古时期,人类在对付大自然灾害及抗击猛兽侵袭时,经常造成创伤。当出现疼痛时,自然地用手去抚摸、按揉逐步达到止痛的效果;出血时,便本能地用手按压以止血;损伤局部隆起时,又本能地通过抚摸、揉动使隆起变小或消失,从而缓解了肿痛。经过长期的认识与实践,人类从无意识的偶然动作中摸索出能够祛病的抚摸按揉手法,这就是推拿按摩、理筋正骨的康复技能萌芽。

砭石,是我国古代最早发明、使用的一种最原始的医疗用具,它是距今一万多年前新石器时代的产物。在旧石器时代,虽然可以通过手的抚摸和按压缓解病痛,但手的力量不能持久,人类逐渐将注意力转到身体外的其他工具,最初随手抓一块石头在病患处下意识地刮、擦、压、刺,这些石头的力量远远超过了手的力量。到了新石器时代,人类逐渐学会了制造石斧、石锛、石铲、石刀、石碾、石磨盘等磨制石器,也制出了用于治病的各种各样的"砭石",如砭块、砭锥、砭棒、砭板等,在砭石治疗技术方面已有了压、刮、擦、刺、划、滚、挑、叩、温、凉、割等方法,形成了一种以石质工具为主的康复治疗技术。

在我国传统康复技能中,针刺是非常重要的一种康复医疗手段。而针具的形成与砭石的应用密切相关。最初人们通过简单的按压缓解病痛,在治病的同时,逐渐发现使用同样的力度,与人体皮肤接触面积越小,对皮肤局部压力越大,治疗效果越好,因此有意识地寻找一些带尖或带刃的石头。当开始制造砭石时,也开始按照自己的意愿打造一些尖锐的石器,逐渐形成了简单的针刺治疗技术。如全元起在《素问》注中明确指出:"砭石者,是古外治之法,有三名,一针石,二砭石,三镵石,其实一也。古来未能铸铁,故用石为针。"说明砭石作为一种治疗针具,常用来切开痈肿,排脓放血,是一种以针刺为主要治疗手段的康复方法。在我国古代,除了砭石之外,用于疾病康复的还有骨针、陶针和竹针等。

灸法源于火的发现和使用。人们在长期用火的过程中,偶然发现病痛经火的烧灼、烘烤可以缓解或解除,继而学会用兽皮或树皮包裹烧热的石块、砂土对局部热熨,或以树木的枝叶做燃料,对局部进行温热刺激,驱散寒邪,温暖胸腹、腰背和肢体关节。《说文解字》谓:"灸,灼也。"说明"灸"字本身的含义,即为长时间的用"火"治病,形成了利用温热刺激治疗疾病的灸法。

先民在与大自然斗争过程中,不仅解决了食物资源问题,同时发现了药物,为人类生存、健康维护和疾病康复提供了一种重要的方法。原始人在长期的生产与生活体验中,逐渐熟悉了多种可食用植物的营养,也逐渐认识了某些植物的毒性以及催吐、泻下与止痛等药用功能,久而久之积累了辨别食物和药物的经验,也逐步了解了一些植物药的知识,这就是早期植物药的发现。由于生产工具的进步,弓箭的发明,人类开始了狩猎及畜牧。人们在认识肉类食物营养知识的同时,也逐渐发现了某些动物的脂肪、血液、骨髓和内脏等部位具有治疗作用,这就是动物药的开始。随后,采矿和冶炼技术不断提高,一些矿物的治疗作用也被发现,逐渐产生了矿物药。在对植物、动物、矿物的营养及药物功效认识的基础上,产生了中药疗法和饮食疗法。

原始人在生产实践过程中,偶然发现了一些解决病痛的方法,经过不断地探索和经验的积累,认识和掌握中国传统康复技能的知识日益丰富,当经验积累到一定程度,人们就会追溯其本质和原因,进入了理论领域,这一时期是中国传统康复技能的萌芽时期。

 知识拓展

远古时代的医药发展

远古时代是文字记载出现以前的历史时代,后人认为史前时代存在三个民族,分别是以燧人、伏羲为代表,风、偃、嬴姓为主,活动在海岱地区的泰族;以炎帝、神农为代表,姜姓为主,活动在江汉流域的炎族;以黄帝、颛顼为代表,姬姓为主,活动在河洛地区的黄族。

关于这三个民族的医药记载各具特色,泰族燧人氏钻木取火,以化腥臊;伏羲演八卦,使疾病有了理论的支持,同时其尝百草制九针,始有针刺疗法。炎族的神农发明农具,教民垦荒种粮,并亲尝百草,通过对草药的经验认识治疗疾病。黄族的黄帝与岐伯、伯高、少师、少俞、鬼臾区、雷公等大臣的对话中阐明了医学的原理,创立了中医理论体系。

(二)中国传统康复技能理论体系的建立时期

从公元前21世纪至汉代,我们的祖先从早期对传统康复技术的简单应用,到对疾病的病因、病机、诊断和治疗等方面认识的逐渐深入,逐步将积累医药经验进行总结和提升,建立了中国传统康复技能的理论体系。

先秦时期成书的《黄帝内经》是我国现存最早的一部重要医学著作,其阴阳五行学说、整体观念、藏象学说及经络学说等,奠定了中医学的理论基础,同样也成为了中国传统康复技能理论体系的核心。《黄帝内经》中广泛应用了针灸、气功、导引、按摩、热熨、饮食、体育、调摄情志等康复方法。在康复思想方面,提出无论是防病还是病后康复,都必须以四时阴阳为根本,要顺应自然,做到"春夏养阳,秋冬养阴",强调了未病先防、既病防变、病后防复的康复思想。在中国传统康复技能的治病原则上,总结出"杂合以治,各得其所宜","三因制宜"以及"善治者治皮毛,其次治肌肤,其次治筋脉,其次治六腑,其次治五脏。治五脏者半死半生矣"。在具体的方法上,《黄帝内经》在非药物疗法和药物疗法的应用方面,提出了"毒药治其内,针石治其外"的基本方法,强调治法应随病情不同而灵活改变,提倡应当"杂合以治",综合治疗。其中,在饮食疗法上,《黄帝内经》按照五行理论把谷物、瓜果、畜肉、菜蔬等分为五类,五味分别归属五脏,与人的生理病理和疾病康复有机结合起来,强调了合理饮食搭配对养生保健以及病后康复是十分重要的。书中载有13方,内服方仅10首,属于药膳方的就达6首之多。情志疗法中,阐述了情志变化与五脏之间的相互关系,强调疾病康复"必先治神",说明神乃身形之主,神不守则体不康,对于疾病康复更重要的是以静以养神为基础,中医康复要做到形神兼养,强调"形体不敝,精神不散""形与神俱,则尽终其天年"。在导引疗法中,针对"痿""厥"这一类肌肉挛缩,甚至瘫痪的患者,提出了采用导引、按跷等方法促进功能的康复。综上所述,《黄帝内经》中所载的注意周围环境、避免情绪波动、饮食宜忌、坚持气功导引等原则,为康复医学确定了良好的基础。

东汉名医张仲景在其所著《伤寒杂病论》中提出了著名的"观其脉证,知犯何逆,随证治之"的辨证论治思想,他所创立的辨证论治体系,对中医临床康复有重要指导意义,为康复辨证提供了理论依据。其涉及的具体康复技能包括内治法、外治法、体育疗法、饮食疗法、针灸疗法等。在《伤寒杂病论》中他创制了许多非常实用的药膳经方,如"当归生姜羊肉汤""百合鸡子汤""猪肤汤""甘麦大枣汤"等,为后世制订了配制和施用药膳的指导原则及应用实例。同时《金匮要略》中阐述了虚劳、眩晕、血痹、消渴、心痛、中风后遗症等许多慢性病的康复方法,开中药康复疗法之先河,他所创的治疗方法与中药至今仍在有效地指导临床实践。

这一时期,中药知识的积累促进了中药疗法的发展,夏朝的时候,人类对疾病已有比较深刻的认识,并发明了酒和汤液,以酒"通血脉、行药势";商代,伊尹在《汤液经》中明确记载酒的治疗作用与康复作用。随着酒和汤液的应用,中药疗法逐步形成了中药内服和外用两种治疗方法。《山海经》记载了食、汤服、沐浴、佩戴、涂抹等多种用药方法;至东汉时期,我国现存最早的一部药物学专著《神农本草经》问世,书中记载了365种药物,分为上中下三品,其中植物药252味、动物药67味、矿物药46味。书中概括的记述了"七情合和""四气五味""君臣佐使"等药物学理论和配伍规则,在几千年的用药实践中发挥了巨大作用。

针法与灸法均是建立在经络理论体系上的治疗方法,在《黄帝内经》中形成了完整的经络系统,即十二经脉、十五络脉、十二经筋、十二经别等,并对腧穴、针灸的方法、针刺适应证和禁忌证等也做了详细的论述。针法与灸法的材料上,从夏、商、周开始,随着社会的发展,冶金术的发明和进步,针具逐渐发展到铁针、金针、银针等,金属针具取代了锐石尖骨,特别是九针的出现,使针刺技术得到进一步提高,为针刺康复方法的发展提供了必要条件。与针具不断发展的同时,灸疗的材料也进行着不断的演变,《黄帝虾蟆经》记载了古代的一种木灸,即用松、柏、竹、桔、榆、枳、桑、枣等木为灸,称"八木之火",每一种木灸各有不同的主治症。后来由于艾叶的易燃、气味芳香、遍地生长和易于加工贮存等优点,被后世启用为灸治的主要药物。

导引养生康复,在我国已有悠久的历史。在夏、商、西周时期,对儿童的教育即以"六艺"为基本内容,要求幼儿文武兼修,对身体训练的要求尤为严格,其中"乐舞"就是重要内容之一。"教之以舞,所以均调其血气,而收束其筋骸,调畅其精神,而涵养其心术,是以气血和平,耳目聪明,移风易俗,天下皆宁。"到了春秋、战国时期,"导引"术有了较大的发展,并有了一定的理论和方法,对防病祛病具有重要意义。马王堆汉墓出土的帛画《导引图》,是现存最早的医疗体操图。内容十分丰富,所载几十种呼吸与引挽肢体的运动姿势,动作姿态大致分为呼吸运动、肢体运动和持械运动三类,说明这时的导引,不仅用于防病保健,而且也用于康复治疗。《却谷食气》为马王堆帛书,是我国现存最早的气功导引专著,主要记载了导引行气的方法和四时食气的宜忌。东汉名医华佗也通晓导引养生康复之术,他在继承古代导引、行气、吐纳等功法的基础上,模仿虎、鹿、熊、猿、鸟(鹤)等五种禽兽的神态和动作,编成了"五禽戏",是我国第一套由医生编成的医疗体操。五禽戏作为一种重要的气功导引康复疗法,既能防病健

5

身,又能促使患者康复,对后世影响极为深远,至今沿用。

饮食疗法用于疾病康复在我国也有漫长的历史。有文献记载,商汤的宰相伊尹,不仅精通烹调之术,亦谙熟疗疾之道,被尊为"先医",并著有《汤液经》,其中记载了不少以烹调之法疗疾的内容。《吕氏春秋·本味》中记载伊尹有"调和之事,必以甘酸苦辛咸,先后多少,其齐甚微,皆有自起"。商代伊尹制作的汤液,对后来饮食卫生和食疗药膳起了促进作用。至周代,宫廷内设置了"食医"一职,如《周礼·天官》中记载的食医有:"中士二人,掌和王之六食、六膳、百馐、百酱、八珍之齐",说明了疾医通过"五味、五谷、五药养其病",认识到药膳食疗对王公们身体具有的保健、预防、康复疾病等重要作用。秦汉以后,随着祖国医药学的发展,药膳亦随之发展完善起来。

这一时期,成立了一些专门的康复机构,如齐国宰相管仲设立了聋哑、肢体运动障碍、精神心理障碍等病伤残患者的康复中心,对他们进行康复治疗,被认为是我国最早的康复医疗专门设施。

二、晋唐时期

晋唐时期的康复医疗水平不断提高,康复方法和手段也越来越多,积累了较为丰富的经验,产生了大量中国传统康复技能的专著和综合类的医书,是中国传统康复技能的全面发展时期。

晋代皇甫谧编撰的《针灸甲乙经》,是集晋之前针灸疗法大成的针灸专著。《针灸甲乙经》在《黄帝内经》基础上补充了大量腧穴的名称、部位、取穴方法和刺灸法,介绍了穴位的适应证和禁忌证,对各科病证的针灸治疗作了详细的论述,对针灸康复疗法的发展具有深远的意义。

葛洪著有《肘后备急方》和《抱朴子》,其中《肘后备急方》中包含药物康复及饮食康复的相关内容。书中收集了大量救急用的处方、民间验方验法,以及个人临床经验,治法简便易行,方药价廉效著。《肘后备急方》中还介绍不少简易外治法,如针法、灸法、拔罐法、熏洗法、蒸法、熨法、按摩疗法等,如书中有"渍之""淋洗"等记载,指出"男子阴疮损烂,煮黄柏洗之,又白蜜涂之","洗眼汤,以当归、芍药、黄连等份,煎浓汁,乘热洗,冷即再温洗,甚益眼目⋯⋯"等。所介绍的小夹板固定法以及捏脊手法等至今仍在使用。此外,葛洪尤其强调灸法的使用,明确地记载了各种灸法的使用方法。在《抱朴子》中他还十分关注导引术的预防保健以及早期康复作用,提出:"行气可以治百病⋯⋯""夫导引疗未患之疾,通不和之气,动之则百关气畅,闭之则三宫血凝,实养生之大律,祛病之玄术矣"。可见导引不仅适用于养生保健,同样适用于疾病康复和病后调养。

南北朝时期的陶弘景所撰《养性延命录》论述的养生康复法则和方术甚多,概括起来,大致包括顺四时、调情志、节饮食、宜小劳、慎房事、行气吐纳等几个方面,其中将气功、吐纳的方法应用于医学实践,提出引气攻病是促使患者康复的方法,并解释了吐纳六字诀在疾病康复治疗上的功用。

隋代巢元方的《诸病源候论》是我国第一部病因学专著,书中对导引、气功、按摩等传统运动康复技能有较详细的论述,后世流传的八段锦、易筋经、太极拳等,均可在此书中找到类似的内容。其中记载了260余种导引术势,全书介绍的导引术绝大多数是根据五脏六腑不同证候而选用的不同方法,常用于偏枯、拘挛、痹病、癫痫、中风、腰痛等病残者的康复。如对消渴病的康复主张采取运动疗法,对偏枯提出若干气功与体育的康复方法,迄今仍有一定的指导价值。《诸病源候论》问世,标志着导引在医学上的应用已进入成熟的阶段,对中医传统运动康复的发展产生了深远的影响。

唐代孙思邈对饮食疗法颇有研究,在其所著的《备急千金要方》中设有"食治"篇,讲述了食养、食疗食物154种,分谷米、蔬菜、果实、鸟兽四类,并论述其性味、功效,以供人们酌情选用。他提出的"五脏所宜食法"是适用于五脏病康复的食疗方案,书中还有关于药物、导引、按摩、针灸、药熨、熏洗、敷贴等康复方法的阐述。其门生孟诜所著的《食疗本草》被认为是我国现存最早的一部食疗专著,全书共3卷,收载了261味药食兼用之品。书中还记载了用胡桃研泥外敷治疗白发等外敷疗法。王焘所撰《外台秘要》,进一步充实了《诸病源候论》的导引方法,并对其中的导引方法给予了理论上的说明,王焘在书中收录了大量的灸法治疗经验,还将蒸、熨、熏、洗、敷、贴、吹、摩、灌、搽等外治法,以及磁疗、光疗、热疗、冷疗、沐浴疗法等用于康复医疗的实践中,丰富了中医康复方法的内容。同时,唐朝太医署设有按摩专科,配备专人进行按摩、导引等,以促使患者康复。由上述可见,这一时期在倡导药物康复法的同时,针灸、导引、气功等传统康复技能均有了全面的发展。

三、宋元时期

宋元时期十分重视医药学术成就的整理、总结和提高,在官方的重视和众多医家的努力下,中国传统康复技能的方法和经验也因此而得到较为系统的整理,是中国传统康复技能的整理提高时期。

宋代官方出版的《太平圣惠方》《圣济总录》均专设有"食治"门,所载食疗方均在百首以上,推崇采用食疗药膳的方法对疾病进行康复。《太平圣惠方》是一部具有理、法、方、药完整体系的医书,书中记载了不少可用于康复治疗的方剂,对中风、产后、偏枯、水肿、脚气以及诸般虚损等病证,尤其注意药物与食物相结合的方法,对后世中医食疗药膳康复保健的发展产生了一定的影响。《太平圣惠方》中还载有熏洗方163首,其中包括眼疾病24首,阴疮及阴部湿疹24首,痔疾15首等,发展了中药外治熏洗疗法。《圣济总录》内容十分丰富,包括内、外、妇、儿、五官、针灸及养生、杂治等66门,载有一些病后康复疗法的内容,如食治虚劳、伤寒后诸病、脾胃虚弱诸证、产后诸病等,并充分肯定了气功、导引及按摩的康复作用。寇宗奭所撰的《本草衍义》,将《素问》中的药理原则运用于解释药效,书中记载了大量单方验方,是其临证康复经验的总结。

针灸康复方法在宋元时期也有了很大的发展,出现了著名的针灸专著,如北宋王惟一的《铜人腧穴针灸图经》、南宋王执中的《针灸资生经》、元代滑伯仁的《十四经发挥》等。《铜人腧穴针灸图经》设计了闻名国内外的两具"针灸铜人",《针灸资生经》搜集了许多民间临床经验,重视灸疗和压痛点的使用,金代何若愚还创立了子午流注针法,建立了针灸时间医学。宋代整理的《正统道藏》及其辑要本《云笈七签》,记述很多导引、气功、按摩等有关方法,对于防病保健和疾病康复具有重大的价值。

宋金元时期老年医学的发展,促进了中医康复医学的整体进步。陈直的《寿亲养老新书》对老年病的预防和康复,主张心病心医的精神摄养原则。在用药方面,他提出:老年人医药调治应采取"扶持"之法,即用温平、顺气、补虚和中、促进食欲之方来调治,切不可峻补猛泻。元代邹铉在续增的《养老奉亲书》中还专门补充了老年疾病的食物疗法,注意食养方法和药物扶持相结合。

"金元四大家"对中国传统康复技能的发展有较大贡献。刘完素编著的《素问玄机原病式》对临床康复辨证具有一定的指导意义,主张疾病康复和养生防病均应重视气、神、精、形的调养,尤其强调重在养气。对于养气方法,他认为当从导引按跷,以调其气;平气定息,以守其气;法则天地,济用水火,以交其气。张子和主张用攻法康复疾病,认为祛邪即所以扶正,邪去则正气自安,提出"养生当用食补,治病当用药攻",主张采用调饮食、施药物、戒房劳、练气功等综合方法防病治病,在《儒门事亲》中还记载:"忽笛鼓应之,以治人之忧而心痛者",提出音乐康复的理念。对许多疑难杂病的康复医疗采用情志相胜疗法,常获奇效。李东垣强调以脾胃为本,"元气之充足,皆由脾胃之气无所伤,而后能滋养元气"。无论是养生防病还是病后康复的治疗,均应顾护脾胃,因此注重调理脾胃是康复医疗中必须遵循的原则。朱丹溪著有《格致余论》《丹溪心法》,力倡"相火论","阳常有余,阴常不足",阴气"难成易亏",因而在疾病康复治疗与养生上,都主张以滋阴为主,善用滋阴潜阳的康复方法,强调顺四时以调养神气,节欲保精以息相火,饮食"尤当谨节""茹淡",药食并用等方法,对后世影响深远。此外,张元素的《珍珠囊》、李东垣的《用药法象》、朱丹溪的《本草衍义补遗》等著作,均强调根据体质和疾病,选择相应性味的药物,使其既适用于疾病辨证康复,又有利于防病保健。

四、明清时期

明清时期中国传统康复技能的应用扩展到临床各科,康复的适应证已逐渐受到重视,一些医著中有专门章节记载康复理论与各种传统康复技术和方法。其内容丰富,范围广泛,均是前所未有的,是中国传统康复技能发展的鼎盛时期。

明代是针灸康复技能发展较为活跃的时期,创立了丰富的针刺手法,代表性的著作有杨继洲的《针灸大成》、李时珍的《奇经八脉考》、徐凤的《针灸大全》等。《针灸大成》可谓是继《针灸甲乙经》后对针灸学的第三次总结,该书汇编了历代诸家针灸学术观点和自己的实践经验,为针灸康复技能在理论研究和临床实践方面的发展提供了重要参考文献。

明代由于药疗和食疗康复方法的发展,载入"本草"中的食物也大为增加。李时珍的《本草纲目》对于药饵和食疗的论述极为丰富,提供了有关食疗药膳的丰富资料,收集了很多食疗方法,所载谷、菜、果、鳞、禽、兽等食物就有 500 种左右。对食物的应用,多数还附有验方。对于中药外治法,记述了膏药治疗痈疽、风湿证,方药脐疗治疗水肿、尿短等病证。李时珍在书中还详尽论述了各种不同来源之水的性能,阐明了泉水疗法的应用和选择等。

明代龚廷贤所著的《寿世保元》内容丰富,多用脾肾理论指导养生防病及老年病康复,涉及民间单验方、急救、气功、食疗、杂治、灸法等。龚氏对老年病病因病机的阐发有许多独到之处,全书涉及老年病证三十多种。龚氏主张清心寡欲以养神气,还善于应用饮食和运动调养疾病,总结了呼吸静功及六字诀等练功法,集导引、行气、按摩于一体,还记述了用艾火熏蒸脐蒂达到祛疾延年的作用。龚居中撰写的《红炉点雪》从深层次阐述灸的内涵,补充和发展了灸学理论,为扩展灸法康复的疾病范围提供了依据。书中还载有"却病延年一十六句之术",巧妙地将气功、导引、情志、饮食、体育等多种疗法融于一体。同时还明确指出"歌咏所以养性情,舞蹈所以养血脉",对娱乐康复作用作了较正确的评价。高濂所著《遵生八笺》内容极为丰富,其重视形、气的调养,主张"养气以保神",推崇胎息、导引以调气,强调"运体以却病"的体育运动康复思想。书中有祛病延年十六妙诀分析,是一套方法简便、朴实无华、动静相兼、行之有效的优秀传统导引功法。在《饮馔服用笺》中,他重视脾胃的调养,主张务尚淡薄,以养脾胃之气,而资生化之源。这些观点对于养生保健和病后康复调养均有重要的指导意义。

在明清时期,导引康复疗法更加系统、科学,导引的形式更加丰富。专论气功、导引、武术之著作也随之增多,静功和动功与武术的结合,其中比较突出的如敬慎山房主人彩绘二十四幅《导引图》,将气功、导引、按摩熔为一炉,用于养心炼精、补虚、病后康复调养和强身益寿,有较高的实用价值。

清代沈金鳌《杂病源流犀烛》中,将"运动规法"等康复手段列在卷首,其中包括气功、按摩、导引等。沈氏认为百病皆由气滞所致,故在药物治疗之后,还应设法调气,使病人得以康复。提出应使用《黄帝内经》中的导引、针灸诸法,以行一身之气,而不单纯依赖药物。反映出作者既长于辨证用药,又善于气功导引之术,并认识到康复医疗与临床治疗不同,故又在一些需要进行康复医疗的疾病证治方药之后列导引、气功之法,供医者选用。曹庭栋《老老恒言·导引》中创"卧功、坐功、立功"三项,以供老年锻炼之用,有益于老年病的康复。《老老恒言》载有散步专论,对散步的作用和要求等作了较为全面的论述,强调了动静结合的重要性。针对老人脾胃虚弱的特点,曹庭栋以粥养胃益寿,在书中编制药粥配方百余首,可谓集食疗食养保健粥之大成。沈子复《养病庸言》中论述了传统康复技能的一般原则,并且特别强调精神因素对疾病康复的重要作用。

晚清外治宗师吴师机,集历代外治法之大成,并结合大量的民间外治偏方、验方及其个人的医疗实践,撰写出《理瀹骈文》,书中明确提出"外治之理,即内治之理",他认为外治之法可以收到与内服汤丸相同的效果。同时还阐释和发展了熏、洗、熨、擦、敷、贴等外治康复方法,并载有外用的各种不同剂型,诸如膏、丹、丸、散、饼、栓、泥等以及各种验方,该书还对各种外治疗法的作用机制、药物选择、赋形基质、用法用量、操作方法及注意事项等,都作了详细介绍。吴氏提倡膏、药外贴等理疗法,如引嚏、坐药、药浴等,载外敷方药近200首,提出"须知外治者,气血流通即是补"。《理瀹骈文》载脐疗方剂数十首,涉及内、外、妇、儿等科病症。强调应在辨证论治的基础上,运用各种外治调摄的方法进行治疗,以促使病人的康复,至今仍有其重要的临床价值。此外,吴氏还强调音乐疗法的重要性。在清代,针灸康复方法创新较少,医者多提出"针刺火灸,究非奉君所宜",出现重药轻针的现象,制约了针灸疗法的进一步发展。

五、近现代时期

在民国时期,中国传统康复技能的发展处于停滞状态。新中国成立后,政府大力扶持和振兴中医,随着中医药学的不断挖掘和整理,数千年形成的中国传统康复技能得以全面整理、继承和发扬。中国传统康复技能以其在康复治疗实践中疗效显著和经济安全越来越受到国内外的关注,其日趋完善的理论体系和多种行之有效的康复方法得到了系统的归纳总结。近些年来,具有中医特色的康复医疗机构的相继建立。部分高等院校的康复治疗专业,除了学习中医基础理论课之外,还开设了与中国传统康复技能密切相关的针灸学、推拿学、气功学、中医饮食营养学、中医药膳学、中医康复学、中国传统康复技能等课程,开展多层次的康复医学教育计划。此外,中医传统康复相关学术活动蓬勃开展,1983年,我国成立了第一个康复医学专业学术团体——中国康复医学会,1986年创办了《中国康复学杂志》,1989年在北京召开了第一届国际传统康复医学学术会议,这一切必将促进中国传统康复技能的理论及临床水平的不断提高。进入21世纪后,中国传统康复技能的工作目标与现代康复医学完全一致。因此,一方面要充分发挥中国传统康复技能简便易行、经济安全、疗效显著等优势,另一方面要不断吸取现代康复医学之长处。中西医康复疗法的完美结合必将对我国乃至世界人民的康复医学事业的发展,提高人民的生存质量起到积极的推动作用。

 知识拓展

道教与中医

道教是我国最早的宗教形式,它源于原始社会后期的巫术,形成于东汉末年。作为本土宗教的道教与中医具有相同的文化背景,在哲学层次上具有统一性,二者都吸纳了气、阴阳、五行等理论概念。因此医史上有许多修道而兼通医术者,如东晋著名医家葛洪,他是当时的道教领袖之一,他不仅著有《肘后备急方》等医书,还写了道家经典《抱朴子》。南朝陶弘景著有《本草经集注》《养性延命录》等医著,同时他也是一名道士,在外丹炼制和内丹的修炼方面都具有很高的造诣。唐代孙思邈是一代名医,其著作《备急千金要方》《千金翼方》对后世影响极为深远,同时他又名为孙真人。还有鲍姑、雷敩、王冰、杨上善、朱丹溪、刘河间、张景岳、张锡纯等也都与道教有着千丝万缕的联系。

第三节　中国传统康复技能和现代康复疗法的关系

一、中国传统康复技能的分类与特点

(一)中国传统康复技能的分类

中国传统康复技能的分类有:针刺疗法(毫针针刺、三棱针刺法、皮肤针刺法、皮内针刺法、电针、头针刺法)、灸法(艾炷灸法、艾条灸法、温针灸、温灸器灸、灯火灸法、天灸)、拔罐疗法(火罐法、抽气罐法)、刮痧疗法、推拿疗法(成人推拿、小儿推拿)、理筋正骨疗法、中药内治法(汤剂疗法、散剂疗法、丸剂疗法、膏剂疗法、丹剂疗法、冲剂疗法、酒剂疗法、茶剂疗法等)、中药外治法(热敷疗法、熏蒸疗法、熏洗疗法、敷贴疗法、脐疗、膏药疗法、吹鼻疗法、药捻疗法等)、传统运动疗法(太极拳、八段锦、五禽戏、易筋经、少林内功、六字诀、放松功、内养功、松静功等)、五行音乐疗法、文娱疗法、中医饮食疗法等。目前,在我国大多数医疗机构中,中国传统康复技能已成为十分重要和应用广泛的康复技术和康复手段。

（二）中国传统康复技能的特点

中国传统康复技能是建立在中国传统哲学基础上，以整体观、功能观、辨证观、正气观为基本指导理论，以脏腑经络和气血津液为生理病理学基础，以中医传统治疗技术为手段，来改善病伤残者的功能障碍。中国传统康复技能有五大特点：局部功能康复与整体康复相结合；辨证康复与辨病康复相结合；扶正与祛邪相结合；内外并用，杂合而治；疏通经络是康复之本。

1. 局部功能康复与整体康复相结合　康复医学的核心是功能，其致力于患者机体不同功能障碍的恢复（包括言语障碍、吞咽障碍、肢体活动障碍、心肺功能障碍、心理障碍等）。无论中医或西医的康复均要求改善患者局部功能障碍的同时，力求达到生理、心理、生活能力、职业活动、社会参与能力等全方位的恢复。

中国传统康复技能植根于中医基本理论，在中医整体观念学术思想的影响下，作为一种有效的康复治疗手段，在治疗上既强调整体康复的重要性，又重视局部功能康复。整体康复是中医整体观念指导中国传统康复技能应用的具体体现，是中国传统康复技能理论体系的重要内容。整体康复观认为人体自身各部分的康复相统一，形体与精神的康复相统一，人体康复与自然、社会环境相统一等内容。强调依据整体康复的原理，采用传统康复技能帮助康复对象顺应自然，适应社会，使整个身心协调统一，达到整体康复的目的。首先，中医学认为人体是以五脏为中心的整体，其五脏六腑、气血津液、经络、形体官窍、四肢百骸虽然具有不同的结构与功能，但它们之间都是相互联系、相互配合、相互作用、相互影响、相互为用，共同维持着人体的生命和功能活动，各个部分的功能实际上是整体功能的一部分。其次，人体生命活动的两大基本要素是形体和精神，二者互根互用、不可分离。功能障碍不外乎形体或精神的残疾，局部形体结构功能障碍者往往导致精神情志方面的问题，相反精神情志方面的异常也会导致形体的功能障碍，因此，在应用推拿、针灸、运动等传统技术治疗形体时，更应突出情志、娱乐等调神的康复疗法。另外，人体的生理功能必然受到自然、社会和环境因素的影响，在康复过程中提倡顺应自然，利用自然，改善不利的社会和环境因素，并充分发挥有利的社会和环境因素对疾病康复的积极作用，使患者在局部形体、精神情志、生活职业、参与社会等方面实现全面康复。正如对肢体残疾的患者进行康复治疗，既要注意残疾肢体局部的功能恢复，同时也要注意患者的整体素质、心理状态以及五脏六腑内在状况会在不同程度上影响疾病康复效果。只有顺应自然，适应社会，整体调治，才能达到人体形神统一，整体康复。

2. 辨证康复与辨病康复相结合　在康复诊治过程中，辨证与辨病都是认识病、伤、残者功能障碍的过程。辨证康复是对疾病与其功能障碍发展过程中某一阶段证候的辨析，是对疾病现阶段病变本质的把握，从而确立现阶段的康复治疗方法；辨病康复即是对疾病与其功能障碍全过程的辨析，从整体上把握疾病的发展过程及预后、转归，以确定总体上的康复治疗方案及目标。

辨证康复是要经过四诊合参，综合了解病人现阶段的整体状况，在全面了解患者病因、病情、发病和治疗过程以及机体目前的功能状态的基础上，按照八纲、经络、脏腑、气血辨证的结果，因人、因地、因时制宜制订现阶段的康复策略和措施。中医不仅重视证，也注重病；不仅辨中医的病，更要辨西医的病。通过对病的诊断，掌握疾病与其功能障碍的全过程，从而确定全过程与现阶段的治疗方法。在对中、西医病名的诊断上,中医缺乏利用现代定量诊断的手段,而西医诊断常常在某种程度上能够弥补这种不足。因此,传统康复疗法在临床应用时,需要结合中、西医学的诊断方法,借助临床一些检验分析和仪器检查,以及康复评定方法,对病、伤、残者的中医证候、中西医病名、功能障碍以及康复治疗效果进行一个综合性的准确判断,使传统的诊疗手段得以不断改进和提高,能够对疾病性质、病情轻重、康复疗效判定,以及疾病康复预后转归等,做到更加心中有数。西医诊断和康复评定对辨证论治具有重要的参考价值,在疾病康复实践中,应采取辨证与辨病相结合的方法。

3. 扶正与祛邪相结合　中国传统康复技能的手段和方法很多,但总体而言,所有的康复技能都可以归为扶正和祛邪两大类。扶正的目的是加强人体正气,提高自我调节能力,促进机体战胜病邪,重新恢复阴阳平衡。而祛邪的目的,旨在祛除病邪,恢复自我调节能力,扶助正气,使机体恢复到阴阳平衡状态。

中医理论认为,任何疾病的康复治疗均要遵从"急则治其标,缓则治其本"的原则。康复所研究的对象多为急性病瘥后以及慢性久病等所遗留的身心功能障碍,康复中除了祛邪,关注局部功能障碍以外,更应注重扶持正气。人体本身具有一定的自我康复能力,正气充足,自身体质强健,则祛邪能力增强,疾病康复的可能性就大。在中医传统康复方法中,无论中药内治和外治、食疗、针灸、推拿,还是文娱、导引、自然疗法等作用的发挥,均在于扶持正气,扶正才能祛邪,协调脏腑经络,恢复体内阴阳平衡,以使气血通畅、营卫通达、形与神俱,达到康复的目的。同时正气为本的思想对于疾病和病后残疾的预防也是至关重要的。通过采取积极有效的综合措施,对患者进行整体调节,可以将病残降到最低程度,甚至可以预防病残的发生,真正体现中医"不治已病治未病,不治已乱治未乱"的康复观和核心内涵,对临床康复具有重要的指导作用。

4. 内外并用,杂合而治　中国传统康复技能不仅包括了饮食、中药内服等内治康复治疗技术,也包括针灸、推拿、传统体育、中药外用等外治康复治疗技术。对于一些外感疾病,由于病程短、病况单一,没有导致功能障碍,则可应用作用较强的内服药物为主进行治疗;而对于导致功能障碍的慢性病、老年病、伤残者,由于病情大多复杂,病程长,对康复目标要求高,则应采取内外并用,杂合而治的对策。

中国传统康复技能经过几千年的不断发展和完善,形成了内治和外治"内外相扶"的调、养、治相结合的康复措施,由于各种内治、外治的适应证不同,在辨证的基础上应采用内治法与外治法相互结合,多种传统康复方法相互配合,相辅相成,相互弥补。内治与外治相结合,使功能障碍者形神功能最大限度地恢复,达到康复的目的。另外,康复的病人多属气血亏虚、病情复杂多变、病程较长的慢性病证,要培补久虚的阴阳气血,并非一朝一夕所能奏效。只有多种疗法"杂合而治",如通过食治和药疗,"食药并举"以培补元气,调整脏腑功能,调动人体自然康复能力,产生综合效应。

5. 疏通经络是康复之本　中医认为,经络是人体气血运行的通道,具有沟通表里内外、纵横交错、网络全身的特点。只有经络通畅,经络与脏腑相互沟通联系,才能运行气血,营养全身,抗御外邪,调节脏腑功能,维持机体的生命活动。生理上,经络是人体通达内外的一个联络系统;病理上,经络又成为病邪传注的重要途径和对病变部位进行经络诊断的依据。通过经络,外邪可以内传至脏腑,内在脏腑病变会相互传变,内在病变也可以反映于体表。经络理论要求中医康复必须以保证经络畅通为前提,认为病症的发生、发展及其康复过程都与经络有关。邪气一旦导致经络气血运行受阻,甚至经络闭阻不通,则病变部位由于失去气血的滋养,会产生诸多病症,如痿痹、瘫厥等,而这些病症的产生均与经气失调、血脉不通有一定关联。因此,疏通经络、调节阴阳平衡、恢复气血的正常运行,是康复疾病之本。脏腑经络理论应广泛运用于中医临床康复,一方面抓住脏腑经络病机,指导康复辨证诊断;另一方面运用脏腑经络理论指导临床治疗,常用的针灸康复法、中药康复法、气功导引康复法、饮食药物康复法等,均以经络归经理论为指导。中医临床疾病康复实践证明,疏通经络对于身体康复、精神康复、职业康复、老年康复等都有重要意义。

二、现代康复疗法的分类与特点

(一)现代康复疗法的分类

现代康复疗法的分类有:运动疗法、物理因子疗法(声、电、光、磁、水、蜡、压力等)、作业疗法(功能性作业疗法、日常生活活动训练等)、言语疗法、心理疗法、文体疗法、矫形器、假肢与助行器疗法、康复护理等多种康复治疗方法。而这些现代康复疗法是在康复医师的领导和协调下,由康复护士、物理治疗师、作业治疗师、言语治疗师、心理治疗师、假肢与矫形器师、文体治疗师、社会工作者和职业康复工作者等组成的康复医疗组分别完成的,全面、协调地实施康复医疗工作。

 知识链接

康复工程和矫形器

康复工程(rehabilitation engineering,RE)是运用现代工程学的原理和方法,恢复、代偿或重建患者功能的科学。包括康复评定设备的研制、功能训练恢复器的研制、功能代偿性用品的研制(如矫形器、生活自助器具、轮椅等)、功能重建性用品的研制(如人工喉、人工耳蜗等)、康复工程材料的研制(如人工关节、肌肉、血管等)和装饰性器官的研制(人工眼、耳、鼻等)。

矫形器适用于四肢和其他部位,可以预防和矫正畸形,支持或协助功能运动,限制关节异常活动,缓解神经压迫等。

(二)现代康复疗法的特点

现代康复疗法是随着物理医学、理疗学等不同学科的逐渐发展而形成的,现代康复疗法要求各种有效康复治疗手段和技术相结合,具有功能性、协作性、主动性、多科性、社会性等特点。

功能性是现代康复疗法主要针对功能障碍进行治疗,以恢复功能为永恒的目标,现代康复疗法针对不同层次的障碍,拥有不同的康复对策。如通过物理疗法、作业疗法、言语治疗、辅助器具,使具有个体水平的功能障碍者恢复功能;通过改造公共设施和社会环境,使具有社会活动障碍的残障者能方便、平等地参与活动。协作性是指,现代康复疗法的工作方式是必须依靠物理治疗师、作业治疗师、言语治疗师等不同康复专业协作小组依靠团队合作,共同完成。主动性是在实施现代康复疗法的过程中,要求病伤残者积极主动参与康复活动,尽可能地直接参与功能训练,提高个体活动能力,预防疾病或损伤造成的功能障碍和减轻残疾的影响。多科性是其疗法是建立在神经

笔记

生理学、运动生理学、功能解剖学、人体发育学、运动生物力学等多学科的理论基础之上。社会性是康复疗法重视从社会医学的角度组织患者进行康复治疗，使患者能够掌握职业技能，恢复心理健康，帮助患者重返社会。

 知识拓展

神经康复是中西医结合康复医学较好的体现形式

康复医学学科是中西医较好的结合点，两者的结合不但解决了临床康复的诸多难题，也同时为中西医结合的发展提供了动力。中医康复学的一些治疗技术已被国外康复医学界所接受，在实践中取得了良好效果。临床上，中医治疗技术的纳入丰富了康复治疗手段，提高了康复疗效和满意度；现代康复的评价方法也为中医康复的规范化作出了贡献。

中医学的发展在诸多学科专业均有不同体现，在神经康复方面证实有效，显现出优势，已逐渐形成中医标准化脑卒中康复方案。神经康复是中、西医很好的结合点，中医学的临床发展解决了一些临床问题，为神经康复临床作出不可磨灭的贡献。现代康复体系中注入传统康复元素，丰富了临床康复手段，提高了康复预期。现代康复为传统康复规范了发展方向，实现了规范化和标准化。

三、中国传统康复技能与现代康复疗法的联系与区别

中国传统康复技能与现代康复疗法的联系有：中国传统康复技能与现代康复疗法康复对象的一致性，中国传统康复技能侧重于对慢性病、老年病、退行性病变、慢性损伤等病的治疗，主要针对患者的功能障碍，这些与现代康复医学服务的对象与范围相同；中国传统康复技能与现代康复疗法在康复技术上的运用也是相互结合、相互渗透的，比如传统康复技能是广泛应用物理疗法来进行康复治疗的，如推拿所采用的物理力学疗法，以及融合非力学疗法中的热、火、电、光技术的电针、灸法、拔罐、火针、磁针等治疗疾病，与现代康复医学的治疗技术非常相似；中国传统康复技能与现代康复疗法康复目的相同，两者的主要目的都是要尽最大可能改善康复对象的症状，恢复功能，进而减轻病痛的折磨，提高生存质量，重返社会；中国传统康复技能与现代康复疗法的康复理念一致，由于应该被关注的康复对象不仅是有功能障碍的肢体、器官，更重要的是应该关注完整的人；中国传统康复技能立足于中医整体观念，对病人身心进行整体康复，而现代康复医学由于生物医学模式的转变，虽然采用康复的具体措施不同，但同样着眼于全面的康复，综合应用医疗、教育、工程、职业和社会康复等手段，使残疾人运动功能、精神心理、日常生活活动能力等获得最大限度的康复。

中国传统康复技能与现代康复疗法的区别有：现代康复医学与现代科学联系紧密，它充分利用现代科技的进步完善康复工程学，在运用矫形器、假肢、助行器及其他辅助工具等补偿患者的形体与功能残缺方面占有相当优势，极大地改善了功能障碍患者的活动空间和自理能力，提高了患者的生存质量；同时，康复医学以小组的工作方式，依赖团队协作，进行多学科的合作，不同的康复专业人员从不同的角度共同为患者的功能障碍进行分析和康复性处理；并且，康复过程主要在大型的康复机构

中进行,这些机构康复设施先进昂贵,专业人才集中,康复费用较高。而中国传统康复技能是我国历代医家以中医学整体康复观和辨证康复观的学术思想为指导,以康复医疗的临床实践为依据,具有丰富的康复医疗经验;通过对生理、病理现象的长期观察,在辨证的基础上,制订相应的康复医疗原则,采用一系列恰当的康复技能措施,通过针灸、推拿、导引、刮痧、拔罐、食疗、药物内外治法等多种传统康复技能手段的联合使用,调整经络气血的运行,恢复正气,进而依靠人体自然康复能力,以改善和恢复身心功能;整个康复过程不需要大型的仪器设备,具有操作简便、无严格场地要求、经济安全的优势,既适于大型康复中心或小型康复机构,又可在病人家中进行,开展康复自助;更具特色的是中国传统康复技能常采用药物康复,所使用的中药大多为植物药,其中许多药物就是食物,有"食药同源"之说,故康复用药多是平淡、无毒之品。中医康复时中药的内服与外用,配合食疗药膳,进行整体调节,这是现代康复医学所欠缺的。

第四节　中国传统康复技能的主要内容和发展

一、中国传统康复技能的主要内容

中国传统康复技能的主要内容包括中国传统康复技能的基本理论观点、主要康复方法及其在临床实践中的综合运用等。

(一)中国传统康复技能的基本理论观点

中国传统康复技能的基本理论观点主要包括整体观、功能观、辨证观和正气观。从阴阳对立统一和五行生克制化等中医基础理论入手,阐述天人合一观、人与社会一体观、人的形神一体观、阴阳平衡一体观、人体功能的整体观。并运用阴阳五行学说阐释人体的组织结构、生理功能以及部分疾病所导致的功能障碍。剖析了六淫、七情和饮食劳逸等致病因素对五脏、六腑、气、血、津液功能障碍的影响,并运用中医四诊合参的方法对病证进行综合评定。在评定过程中,强调辨证与辨病相结合,"舍脉从症"和"舍症从脉",并根据辨证的结果确定相应的治疗原则和方法。强调传统康复技能与现代康复技术的相互渗透,通过顺应自然、适应社会、扶正祛邪、"三因"制宜等整体调节手段,来达到整体康复的目的。

(二)中国传统康复技能的主要康复方法

中医传统康复方法种类繁多,内容丰富,具有简、便、廉、验的特点,不仅适合在颇具规模的康复中心或康复医院中使用,更加适用于设备简陋的社区康复医疗中心使用。本书主要涉及针灸推拿疗法、中药疗法、理筋正骨手法、传统运动疗法、五行音乐疗法、文娱疗法、中医饮食疗法等,各种康复方法均有各自独特的基本理论、基本知识和基本技能。

针灸疗法所涉及的内容主要包括经络和腧穴的基本理论和基本知识,重点介绍了十四经脉的循行以及各经腧穴的定位、主治和操作,并详细介绍了针灸取穴方法和针刺补泻手法,常用特殊针法如三棱针、皮肤针、皮内针、电针的刺法及适应证,刮痧、拔罐的操作技能等。详细介绍了灸法的基本理论,以及各种不同灸法的操作方法和适应证。在推拿康复疗法和理筋正骨手法章节中,详细介绍了临床常用推拿手法的动作要领、操作技能及注意事项,以及常用理筋正骨手法的操作方法、治疗原则、适应证和禁忌证。

中药疗法内容主要包括常用的中药内治法和外治法的原则、方法、适应证,以及临床常见疾病的内外治法的处方选择。在传统运动疗法康复技能中,重点介绍太极拳、八段锦、易筋经、五禽戏、少林内功、六字诀等的习练方法和作用机制。

（三）中国传统康复技能的临床应用

本教材突出传统中医康复技能在临床疾病康复中的实际应用,在各章节的主要康复疗法中举例介绍了临床常见功能障碍的中医康复处方。如在针灸康复疗法中详细介绍了临床常见功能障碍如疼痛、肢体运动功能障碍、感觉功能障碍、言语功能障碍、吞咽功能障碍以及排便功能障碍的刺法和灸法处方;在推拿康复疗法中详细介绍了脑瘫、偏瘫、截瘫的推拿治疗;在理筋正骨手法章节中,描述了损伤后肌肉萎缩及关节僵硬的理筋正骨康复手法的操作方法;临床常见功能障碍的中药内治法和外治法处方;临床常见功能障碍的传统运动康复治疗,包括平衡障碍、心功能障碍及肺功能障碍的传统运动康复治疗等。

二、中国传统康复技能的发展

随着社会的发展和人们健康的需要,中医康复服务的需求增多,中国传统康复技术作为我国的传统医学的瑰宝,具有广阔的发展空间。

（一）患者和社会发展的需要

随着经济发展,人口平均寿命延长,社会老龄化趋势的加剧,老年疾病及保健问题愈发突出。人类疾病谱中慢性病比例逐渐增加,对慢性病的预防、治疗也显得尤为重要。医学技术的进步使患者存活率提高,也带来了存活者的康复治疗问题。这些老年病、慢性病、重大疾病等情况都有可能带来相应的功能障碍,需要长期的康复治疗。而中医传统技术的简、便、廉、验的特色,尤其适合患者进行长期的康复治疗,中医康复的服务对象几乎覆盖了所有人群,社会需求量极大,发展空间十分广阔。

（二）中国传统康复技能的社区化发展

现代康复疗法主要在综合医院和专科医院的康复专科,以及康复中心中进行,这些大型的康复机构具有设施完备、人才集中,有较高的专业技术水平,能解决病、伤、残等各种康复问题。但我国人口多,看病难,人口老龄化问题严重,国家医疗负担大,急需不断发展和完善社区康复,为社区病、伤、残者提供简便实用的康复服务。而中国传统康复技术的简、便、廉、验,易于推广,更适合社区康复开展的需要,对中国传统康复技能的社区化推广和普及具有重要意义。

（三）中国传统康复技能的现代化

中国传统康复技能是在中医临床与现代康复医学基础上的一门技术。中国传统康复技能既有自身独到之处,更应不断吸收现代康复医学的先进思想与技术,借助现代医学的研究方法对其机制、疗效等进行研究,使其自身不断得到完善和发展。因此,中国传统康复技能的现代化是中国传统康复技术的一个发展方向,中西医结合康复医学科的组建也是未来的发展趋势。

（四）中国传统康复技能走向世界

中医传统康复技能具有悠久的历史、丰富的内容、确切的疗效。针灸康复法、按摩康复法、传统体育康复法等技术越来越受到国际社会的重视,尤其是针刺麻醉和针灸镇痛已经得到世界公认。随着"一带一路"国家战略目标的实施,世界上日益增加的康复需求以及中医传统技术的多种优势,中医传统康复技术逐渐被国际社会所接受,有的国家已经立法承认中医,中医传统康复技能迎来了更广阔的发展空间。

学习小结

1. 学习内容

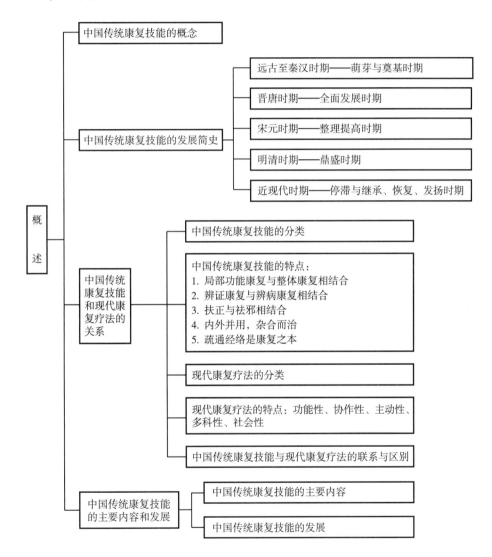

2. 学习方法

(1)本章内容主要以理论学习为主,要在理解康复和中国传统康复技能的基础上,熟记中国传统康复技能的概念。

(2)提倡课堂教学与阅读参考书目相结合,通过查阅相关文献书籍,对各时期代表作中与中国传统康复技能相关部分有进一步的了解,并对各种康复技能方法有个初步认识,为各论学习打好基础。

（3）通过比较现代康复疗法和中国传统康复技能的分类和特点，进一步加深理解中国传统康复技能与现代康复疗法的相互联系与区别。

（李　丽　于少泓）

复习思考题

1. 中国传统康复技能的特点是什么？
2. 中国传统康复技能与现代康复疗法的相互联系与区别是什么？

第二章

传统康复技能的基本指导理论

学习目的

通过学习中国传统康复技能的基本指导理论,为临床常见功能障碍中国传统康复技能的辨证应用奠定理论基础。

学习要点

掌握阴阳学说和五行学说如何阐释人体的组织结构、生理功能、疾病和功能障碍的病因病机;整体辨证与功能障碍康复的关系;中国传统康复技能中扶正和祛邪的内容及其具体应用原则;中国传统康复技能应用的"三因"制宜方法。

中国传统康复技能的基本指导理论是在长期临床实践经验总结的基础上,在整体观和辨证观指导下逐步形成的。传统中医学认为,人体功能障碍主要是脏腑经络功能失调,且功能障碍的转归与人体正气密切相关。因此,整体观、功能观、辨证观和正气观是中国传统康复技能的基本指导思想。

第一节 整体观与传统康复技能

一、天人合一观

我们的祖先早已认识到自然界环境与人体功能密切相关,称之为"天人合一"。其重要思想是:人和自然都是由"气"所构成,人生活于自然环境之中,是自然界组成的一个部分。阴阳学说和五行学说是古人认识、解释自然的方法论。传统中医学是通过阴阳学说和五行学说来阐明自然界生命规律和人体的功能活动的,学习和掌握阴阳五行对人体的生理功能和功能障碍的阐释,是应用传统康复技能的基础。

(一)自然界阴阳五行与人体功能关系

1. 阴阳学说 阴阳是中国古代哲学范畴,将其引入于中医康复学领域,即把对人体具有推动、温煦、兴奋等作用的物质和功能归属于阳;把对人体具有凝聚、滋润、抑制等作用的物质和功能归属于阴。阴阳学说的基本内容如下:

(1)阴阳对立制约:自然界一切事物或现象都存在相互对立的阴阳两个方面,它们相互制约、相互消长。人体功能之所以能维持正常,是阴阳相互制约、相互消长取得动态平衡的结果。

（2）阴阳互根互用：阴和阳既相互对立，又相互依存、相互蕴藏、相互资生。

（3）阴阳消长平衡：互根的阴阳双方处于不断增长和消减的运动变化中。阴阳之间的平衡，不是静止的和绝对的平衡，而是在一定限度和时间内维持着相对的平衡。

（4）阴阳相互转化：阴阳对立双方在一定条件下，可以各自向其相反方向转化，即阴转化为阳，或阳转化为阴，即阴阳相互转化。

2. 五行学说　五行指木、火、土、金、水五种物质，古代将其进行抽象化并逐渐形成理论概念，用以分析事物的五行属性及事物间相互联系的基本法则。

（1）五行的特性：木的特性为"曲直"，具有生长、升发、条达、舒畅等性质或功能的事物归属于木；火的特性为"炎上"，具有温热、升腾性质或功能的事物归属于火；土的特性为"稼穑"，具有生化、承载、受纳性质或功能的事物归属于土；金的特性为"从革"，具有清洁、肃降、收敛等性质或功能的事物归属于金；水的特性为"润下"，具有寒凉、滋润、向下运行性质或功能的事物归属于水。

（2）事物的五行属性推演和归类：事物的五行属性，并不等同于木、火、土、金、水本身，而是将事物的性质和功能与五行特性相类比，得出事物的五行属性（自然界和人体的五行属性见表2-1）。

表2-1　自然界和人体的五行配属关系

自然界							五行	人体						
五音	五味	五色	五化	五气	五方	五季		五脏	六腑	五官	形体	情志	五声	变动
角	酸	青	生	风	东	春	木	肝	胆	目	筋	怒	呼	握
徵	苦	赤	长	暑	南	夏	火	心	小肠	舌	脉	喜	笑	忧
宫	甘	黄	化	湿	中	长夏	土	脾	胃	口	肉	思	歌	哕
商	辛	白	收	燥	西	秋	金	肺	大肠	鼻	皮毛	悲	哭	咳
羽	咸	黑	藏	寒	北	冬	水	肾	膀胱	耳	骨	恐	呻	栗

（3）五行的生克乘侮：①生克和制化：相生是指某一事物对另一事物具有促进、助长和资生的功能；相克是指某一事物对另一事物的生长和功能具有抑制和制约的作用。②乘侮：五行乘侮是指五行之间的生克制化遭到破坏的不正常相克现象。相乘是指五行中某"一行"对被克的"一行"克制太过引起的异常相克。相侮是指由于五行中的某"一行"过于强盛，对"克我"的"一行"进行反克。

3. 阴阳五行学说与人体功能

（1）阴阳学说与人体功能

1）说明人体的组织结构：人之阴阳，内侧、腹为阴，外侧、背为阳。六腑为阳，五脏为阴。

2）说明人体的生理功能：人体的生理活动是以物质为基础的，没有物质的运动就无以产生生理功能，功能属于阳，物质属于阴。

3）说明人体的功能失调："阳胜则热，阴胜则寒，阳虚则寒，阴虚则热"，是机体功能改变的中医学病机总纲。

4）用于判定功能障碍与指导康复治疗：在功能障碍判断方面，以阴阳为总纲，表、实、热为主要表现的功能障碍属阳;里、虚、寒为主要表现的功能障碍属阴。在康复治疗上,因功能障碍发生发展的根本是阴阳失调,因此,恢复阴阳平衡是改善或恢复机体功能的基本原则。

（2）五行学说与人体功能

1）说明五脏的生理功能及其相互关系:①说明五脏生理功能。如肝属木,肝喜条达而恶抑郁,有疏泄的功能。②说明五脏之间的功能关系。五脏相互资生,如肝生心,肝藏血以济心。五脏相互制约,如肺金制于心火。

2）用于人体疾病的诊断和脏腑功能情况的判断:人体是一个有机整体,内脏功能异常会反映到体表相应的组织器官,出现色泽、声音、形态、脉象等方面的异常变化,故可通过望、闻、问、切四诊的资料和五行属性及其生克乘侮的变化规律来判断脏腑功能情况。如面见青色,喜食酸味,脉弦,是肝脏功能异常。

3）用于指导疾病的治疗:五行学说也可用以确定中医康复治疗原则和方法。根据相生规律确定的康复治疗原则是"虚则补其母,实则泻其子"。根据相克规律确定康复治疗原则:相克规律异常而出现的功能变化可分强弱两个方面,因而采取抑强扶弱的中医康复技术。

 知识拓展

阴阳平衡一体观——阴阳学说在中国传统康复技能中的应用

阴阳平衡一体观的内涵:①阴阳虽然对立相反,但在一个统一体中协调共济,阴阳平衡。②统一体中阴阳双方相互依赖存在,任何一方都不能脱离另一方而单独存在。③统一体中的阴阳双方,每一方都涵有另一方,阴中含阳,阳中寓阴,所谓阴阳互藏。

（二）人类顺应自然和利用自然的能力

天人合一的观点认为,人体就是依据自然界阴阳的对立制约、消长平衡和五行的生克制化规律维持正常生理功能。当自然环境发生变化时,人们可通过自身调节适应自然或利用主观能动性在某种程度上改变自然。因此,天人合一观在传统康复医学中主要体现在两个方面:适应自然和利用自然以利于康复。

1. 顺应自然防治功能障碍　中医传统康复医学认为,人体功能障碍的发生与机体内部、自然界均密切相关。导致功能障碍的疾病是可以预知和防治的,未发生功能障碍之前,主张顺应自然界气候变化或主动地改造自然,从而提高健康水平,减少功能障碍的发生,如"动作以避寒,阴居以避暑","凡人居住之室,必须固密,勿令有细隙,有风雨得入";同时重视形体和精神的调养,如"顺四时而适寒暑,和喜怒而安居所处,节阴阳而调刚柔"。

2. 利用自然以改善功能障碍　人类适应自然环境的能力是有限度的,如果气候剧变,超过了人体调节功能的一定限度,或者机体的调节功能失常,不能对自然变化做出适应性调节时,即发生功能障碍。我国古代在缺医少药的情况下,人们在发生功能障碍后,就考虑利用自然界来调整功能失调,利用空气、阳光、泥沙、声音、颜色、冷热等,并在这方面积累了非常丰富的经验,如矿泉疗法、蜡疗法、磁疗法等。

二、人与社会整体观

中国传统康复的整体观思想还认为人体的功能与社会同样密不可分,即人与社会整体观,人与社会是统一的整体。人是社会的一员,所以复杂的、不断变迁的社会因素会直接或间接地影响人的性格、思想、习惯和一些疾病的发生及其功能障碍的康复过程,这些观念符合现代生物-心理-社会医学模式。

(一)人体功能受社会环境影响

中医康复学认为,人体的功能变化与社会环境密切相关。社会环境的各种因素,包括地位、经济、思想、文化、职业、语言以及与家庭、朋友、同事的关系等,均可影响人的情绪,进而影响脏腑器官的功能。有关社会因素导致精神和形体疾病者,古籍中不乏记载。如汉代赵歧《孟子题词》中记载的孟母三迁的故事说明了环境对儿童心理功能、行为能力的影响。因此,创造良好的社会环境,如社会制度、经济条件、职业环境、家庭关系等,都有益于人体维持正常功能。

(二)人类可改变社会环境以促进功能恢复

作为康复医学服务对象的功能障碍者不仅存在身体、精神上的障碍,还存在许多心理、家族、职业、经济、教育等社会方面的问题。要使残疾者全面康复、重返社会生活就不能单靠医学的手段来解决,而应当配合社会康复的力量来解决。改变不利的社会环境,创造有利的社会条件,即所谓的社会康复,以促进残疾者身心功能的恢复。因此,中国传统康复技能除强调提高残疾者适应社会生活能力外,更重要的是利用社会的积极因素,为康复医疗服务。

三、形神整体观

形神学说是中医学的基础理论之一,它是在唯物主义自然观的基础上形成的。形即形体;神,广义包括生理性或功能障碍时外露的征象等外在表现,狭义是指精神意识思维活动。在中医学理论中,"神"的含义有三:一是指自然界物质变化功能;二是指人体生命的一切活动;三是指人的精神意识。由于自然界物质变化与人体功能的关系可用阴阳五行学说阐释,因此,我们在理解形神整体观时主要是指人体生命活动和精神意识与人体脏腑气血津液等物质之间互为整体的关系。

(一)形与神俱则功能正常

形是体,是本;神是生命的活动及功能。有形体才有生命,有生命才能产生精神活动和具有生理功能。形体是第一性的,精神是第二性的。中医学对人体形神关系的概括,实际上就是人体气血津液等物质与精神意识等之间的关系。气血是构成形体的基本物质,而人体脏腑组织的活动及气血的运行,又必须受神的主宰。这种"形与神"两者相互依附而不可分割的关系,称为"形与神俱"。形乃神之宅,神乃形之主。形神统一是人体功能维持正常的重要保证。

(二)形与神分则功能异常

中国传统康复方法学注重形神功能,强调两者的统一,但在中国传统康复医疗的实践中常以养形治形为先。这是因为形体是人体生命存在的基础,人有了形体,才有生命,才有机体生命活动及情感意识的表现,亦即"神"的产生。当人体形神分离时,则人体功能出现异常。如心主神志的生理功能异常,即可出现精神意识思维的异常,从而出现失眠、多梦、神志不宁,甚至谵狂;或可出现反应迟钝、健忘、精神委顿,甚则昏迷,不省人事等形神分离的临床表现;也可出现癫、狂、痫、郁病等心理功能障碍或社会参与能力下降。

四、人体功能整体观

中国传统康复技能基本理论不但认为构成人体的各个组成部分是不可分割的,而且认为在功能上是相互为用、相互影响的;同时也认识到人与自然环境有密切关系,这种内外环境的统一性、机体自身整体性的思想,称之为整体观念。

(一)人体脏腑经络功能整体观

人体通过经脉、经筋、络脉将分散的脏腑组织器官联接为有机的统一体,各脏腑均有各自络属的经脉,所以临床常应用十二经脉和奇经八脉的腧穴治疗脏腑气血功能障碍。本教材第三章介绍十二经脉和奇经八脉的循行和具体腧穴,经络功能障碍的表现参见本章第三节的经络功能障碍辨证与康复部分。

(二)人体脏腑与气血津液功能整体观

人体脏腑功能的正常有赖于气血津液的推动或濡养,而气血津液的生成又以各脏腑发挥正常功能为基础,因此人体脏腑与气血津液密不可分。

1. 脏腑与气的生成和运行 人体的气来源于先天精气、水谷精气和自然界清气,通过肺、脾胃和肾等脏腑生理功能的综合作用,将三者结合起来而生成。先天精气依赖于肾藏精气的生理功能,才能充分发挥其生理效应;水谷精气,依赖于脾胃的运化功能,才能从饮食物中摄取而化生;自然界清气则依赖于肺的呼吸功能,才能吸入。气的运动是人体生命活动的根本,它不仅推动和激发了人体的生理活动,而且只有在脏腑、经络等组织器官的生理活动中,才能得到具体的体现。人体的脏腑、经络等组织器官,都是气升降出入的场所,且它们的各种生理活动都是气的运动的具体体现。

2. 脏腑与血的生成和运行 血生成的主要物质基础是营气和津液,由于营气和津液都来源于水谷精气,所以饮食营养的优劣和脾胃运化功能的强弱,直接影响着血液的化生。精藏于肾,血藏于肝,精和血之间还存在着相互资生和转化的关系。心脏的搏动,推动着血液在脉管中运行不息,为全身各脏腑组织器官提供了丰富的营养。血在脉管中运行而不至于逸出脉外,是由于气的推动作用和固摄作用之间的协调平衡,这与肺脾肾功能密切相关。所以血的运行与脏腑功能紧密联系在一起。

3. 脏腑与津液的生成和运行 津液的生成、输布和排泄,是一个复杂的生理过程,涉及多个脏腑的一系列生理功能。《素问·经脉别论》:"饮入于胃,游溢精气,上输于脾,脾气散精,上归于肺,通调水道,下输膀胱,水精四布,五经并行。"这是对津液代谢的简明概括。

五、功能障碍的病证整体观

中医学认为,人体各脏腑组织之间、人体与外界环境之间处于整体动态平衡,当某种原因使平衡遭到破坏,又不能自行调节得以恢复时,就会发生功能障碍。

(一)从整体把握功能障碍的病因病机

1. 中医病因 中医学的病因学说,不但研究病因的性质,同时也探讨致病因素所致功能障碍的临床表现。破坏人体平衡状态而引起功能障碍的原因就是病因。中医

病因有如下几个方面:

(1) 六淫:指风、寒、暑、湿、燥、火六种外感病邪的统称。

1) 风:风为春季主气,但四季皆有风,故风邪引起的疾病虽以春季为多,但其他季节亦均可发生,风邪为外感发病的一种极为重要的致病因素。风邪的性质及致病特点是:①风为阳邪,其性开泄,易袭阳位;②风性善行而数变;③风为百病之长。

2) 寒:寒为冬季主气,在冬季或气温骤降,人体防寒保暖不够,则常易感受寒邪。此外,淋雨涉水,或汗出当风,亦为感受寒邪之重要原因。寒邪的性质及致病特点是:①寒为阴邪,易伤阳气;②寒性凝滞;③寒性收引。

3) 暑:暑为夏季主气,乃火热所化。暑邪的性质及其致病特点是:①暑为阳邪,其性炎热;②暑性升散,耗气伤津;③暑多夹湿。

4) 湿:湿为长夏主气,夏秋之交,阳热下降,水气上腾,潮湿充斥,故为一年之中湿气最盛的季节。湿邪的性质及致病特点是:①湿性重浊;②湿为阴邪,易阻遏气机,损伤阳气;③湿性黏滞;④湿性趋下,易袭阴位。

5) 燥:燥为秋季主气,秋天气候干燥,故多燥病。燥邪的性质及致病特点是:①燥性干涩,易伤津液;②燥易伤肺。

6) 火(热):火(热)为阳盛所生,故火(热)常可混称。火热邪气的性质及致病特点是:①火热为阳邪,其性炎上;②火易扰心神;③火易耗气伤津;④火易生风动血;⑤火易致肿疡。

(2) 七情内伤:七情即喜、怒、忧、思、悲、恐、惊,指机体的精神状态。七情一般不会使人致病,只有突然、强烈或长期持久的情志刺激,超过了人体的正常生理功能范围,使人体气机紊乱,才会出现脏腑阴阳气血功能失调。由于它是造成内伤病的主要致病因素之一,故又称"内伤七情"。七情致病的特点:①直接伤及内脏;②影响脏腑气机;③情志异常波动,可使病情加重,或迅速恶化。

(3) 饮食和劳逸:饮食、劳动和休息,是人类生存和保持功能正常的必要条件。但饮食要有一定的节制,劳逸需要合理安排,否则会影响人体生理功能,使气机紊乱,或正气损伤,产生疾病。饮食不节,包括饥饱失常、饮食不洁和饮食偏嗜,均会出现脾胃运化功能失常。劳逸损伤,包括过度劳累和过度安逸两个方面,均可导致气血化生和运行功能失常。

(4) 痰饮、瘀血:痰饮和瘀血是人体受某种致病因素作用后在疾病过程中所形成的病理产物。这些病理产物形成之后,又能直接或间接作用于人体某一脏腑组织,发生多种病证,故也属致病因素之一。痰饮阻滞气血的运行,影响津液的代谢,易扰乱神明,其致病广泛,变化多端,病势缠绵。瘀血致病,可见疼痛、肿块、出血、面色黧黑、脉细涩等。

2. 功能障碍的中医病机　病机,即功能失调发生、发展与变化的机制。病邪作用于人体,破坏了人体的阴阳平衡,或使脏腑、气血、经络的功能失调,产生全身或局部的功能变化。尽管功能障碍的种类繁多,临床征象错综复杂,各种功能障碍都有其各自的病机,但其总体病机包括以下几个方面:

(1) 邪正盛衰:是指人体在功能变化过程中,其抗病能力与致病邪气之间相互斗争中所发生的变化。这种斗争,不仅关系着功能障碍的发生,而且直接影响着功能障碍的发展和转归。

（2）阴阳失调：是指人体在功能失调的发生、发展过程中，由于各种致病因素的影响，导致人体阴阳平衡失调，形成阴阳盛衰的功能失调状态。阴阳失调是功能障碍发生、发展的内在根据。

（3）气机失常：是人体功能障碍在其发展过程中，由于致病因素的影响，导致气机运行不畅或升降出入功能失去平衡协调的病理变化。气机失常主要有气滞、气逆、气陷、气闭、气脱。

（二）从整体掌握功能障碍辨证诊断

中国传统康复技能诊察和收集疾病有关资料的基本方法，包括望、闻、问、切四法，简称"四诊"。中国传统康复技能判定人体功能状况要根据审察内外和辨证求因的原则进行，要求对患者做周密的观察与全面的了解，必须四诊合参。

1. 望诊 即医生运用视觉，对患者神、色、形、态、五官、舌象以及分泌物、排泄物等进行观察，以了解病情，测知脏腑功能。望诊在功能判定上占有重要的地位，故而有"望而知之谓之神"之说。望诊须结合病情，有步骤、有重点的仔细观察，一般分为全身望诊和局部望诊。

（1）全身望诊：全身望诊主要是望病人的神、色、形态等整体表现，从而对病性的寒热虚实、病情的轻重缓急形成总体的认识。

1）望神：是通过人体生命活动的整体表现来判断病情的方法。望神包括望精神表情、望意识思维、望面色眼神、望言语呼吸、望动作体态等，其中望神情、望眼神最为重要。望神可知正气存亡、脏腑盛衰、病情轻重、预后善恶。

2）望色：是通过观察病人皮肤色泽的变化以了解病情的方法。望色，以望面部气色为主，兼望肤色、目睛、爪甲等部位。根据五行学说和藏象理论，五色（青、赤、黄、白、黑）配五脏，故五色变化能反映相应脏腑的精血亏虚，光泽变化能反映精气盛衰。此外，病邪的性质、邪气部位等，也会通过色泽变化有所反映。

3）望形态：是观察人形体的强弱胖瘦、体质形态、异常表现、身体姿势和动态来诊察病情的方法。根据阴阳五行学说和藏象经络学说，体内以五脏分属五行，外以皮毛、肌肉、血脉、筋骨等五体合五脏，形体的强弱胖瘦与内脏的坚脆盛衰是统一的，而人体的动静姿态，又与阴阳气血的消长有关。所以望形态可以测知脏腑气血的盛衰、阴阳邪正的消长，以及病势的顺逆和邪气之所在。

（2）局部望诊：局部望诊是在全身望诊的基础上，根据病情和诊断的需要，对病人的某些局部进行深入、细致地观察，以测知相应脏腑的病变情况。局部望诊时，要熟悉所望部位的生理特征及其与脏腑经络的内在联系，将病理体征与正常表现相比较，并联系其与脏腑经络的关系，结合其他诊法，从整体角度进行综合分析，以了解局部病理体征所提示的临床意义。

1）望头颈五官九窍：头指头颅，颈指脖颈，五官是眼耳口鼻舌，九窍是五官七窍加前后二阴等九个孔窍。根据藏象学说，五脏与外在的五官九窍相连，而官窍则是人体与外界相联系的通道。头颈五官九窍变化，能客观地反映正气盛衰、病邪深浅、邪气性质、病情进退，能判断脏腑病证的转归和预后，可以指导中医康复技能的应用。

2）望舌：望舌主要是观察舌质与舌苔的变化。五脏六腑都通过经络、经筋与舌相联，脏腑的精气上荣于舌，脏腑功能的变化能反映于舌象。前人在长期临床实践中发现舌的特定部位与相应的脏腑密切相关，即舌尖主心肺、舌边主肝胆、舌中主脾胃、舌根主肾。临床望舌应循舌尖、舌中、舌根、舌边顺序查看,先看舌苔,后看舌质,并注意辨别染苔。如舌伸长于口外,内收困难,或不能收缩者,称为"舌纵",多由舌的肌筋舒纵所致;若舌色深红,舌体胀满,舌形坚干者,为实热内炽,痰火扰心。

2. 闻诊 闻诊包括听声音、嗅气味两个方面。声音的产生,与气之盛衰有密切关系;气味的产生,则与排出物有关(本教材主要简略讲述听声音内容)。

听声音主要是根据声音的大小、高低清浊,区别寒热虚实。一般来说,初病声嘶多属实证,久病失音多属虚证。声高气粗重浊多属实证,反之则属虚证。"言为心声",语言错乱多属心之病变,为神明失守所致。狂言、谵语常见于实证、热证;独语、错语常见于寒证、虚证。呼吸、咳嗽、喷嚏多与肺病有关。呕吐、呃逆、嗳气,往往是胃失和降,胃气上逆。喜叹气多与肝郁有关,呵欠多与心肾有关。

3. 问诊 问诊是医生询问患者或陪诊者,了解功能障碍的发生、发展、康复经过、现在功能状况以及其他与功能障碍有关的情况,以确定康复方案。问诊是临床评定功能障碍的重要方法,在中医四诊中占有重要地位。因为对于功能障碍的很多情况,如患者的病史、自觉症状、既往健康状况和家族史等,只有通过问诊才能获得。了解上述方面的情况,有利于医生分析病情,判定功能障碍发生、发展、预后,为中医辨证康复治疗提供可靠的依据。

(1)问一般情况:一般情况包括患者的姓名、年龄、性别、婚否、民族、职业、籍贯、现住址等。了解上述情况,便于了解患者的心理状态、家庭条件和社会环境,对患者功能障碍的评估和今后康复目标的确定有重要参考作用。生活经历、劳动性质、经济状况等对功能障碍的康复也均有一定影响。如心情愉快,则气血调和,多为健康;若经历曲折,心情苦闷则多出现气滞等功能障碍。

(2)问起病:询问功能障碍发生、发展及康复治疗等全过程,对调整和选择中医康复手段和方法具有重要意义。问发病原因可以了解功能障碍的性质,如情志郁结致病者多为肝气郁滞等。问病程长短可了解疾病的虚实,如耳暴聋,多属肝火上炎的实证;耳渐聋多为肾阴不足的虚证。问康复治疗的经过和效果,可作为后续康复治疗的参考。只有详问功能障碍的全部康复经过,才能作出正确的功能判定。

(3)问疼痛:疼痛是常见的功能障碍表现。疼痛有虚实之分。新病剧痛为实,久病痛缓为虚。痛而拒按属实,痛而喜按属虚。问疼痛,应注意询问疼痛的部位、性质、程度、时间及喜恶等。

(4)问睡眠:人体卫气的循行和阴阳的盛衰与睡眠密切相关。机体阴阳的转输和阴阳的盛衰变化是产生睡眠障碍的原因。询问睡眠情况,应了解患者有无失眠或嗜睡的情况、具体表现及主要兼症等。

(5)问二便:大便的排泄,虽直接由肠道所主,但与脾胃的腐熟运化、肝的疏泄和命门的温煦等有密切关系。小便的排泄,虽直接由膀胱所司,但与肾的气化、脾肺的转输肃降和三焦的通调亦关系密切。询问二便的情况,不仅可以直接了解消化功能和水液代谢是否正常,而且还是判断疾病寒热虚实的重要依据。询问二便情况,应着重了解排便的次数和时间,以及大小便的量、色、质、气味、便时感觉和伴随症状等。

4. 切诊 切诊分脉诊和按诊两部分,两者同是运用双手对患者体表进行触、摸、按、压,从而获得重要辨证资料的一种诊察方法。脉诊是按脉搏,按诊是对病体的肌肤、手足、胸腹及其他部位的触摸按压。这里仅简单介绍脉诊内容。

（1）脉象形成的原理与脉诊的临床意义：心主血脉，心脏搏动把血液排入血管而形成脉搏，而血液循行脉管，还与其他脏腑功能有关：肺朝百脉；脾主统血，脾胃为气血生化之源；肝藏血，主疏泄；肾藏精，精化气等。故脉象的形成与各脏腑气血密切相关，可通过诊察脉象以判断脏腑功能与推断功能障碍的预后。

（2）脉诊的部位和方法：脉诊常用"寸口诊脉法"。部位在手腕部的寸口，左寸以候心，右寸以候肺；左关可候肝胆与膈，右关可候脾与胃；左、右尺可候肾与小腹。诊脉时患者体位应以坐位或正卧位，手臂放平和心脏近于同一水平，直腕，手心向上，并在腕关节背垫上布枕。医生和病人侧向坐，用左手按诊病人的右手，用右手按诊病人的左手。先用中指按在掌后高骨内侧关脉部位，接着用食指按关前的寸脉部位，无名指按关后的尺脉部位，三指应呈弓形，指头平齐，以指腹按触脉体。

（3）常见病脉及主病：本书简单介绍几种常见病脉与主病。

1）浮脉：轻取即得，重按消减而不空，举之泛泛而有余。浮脉主表，反映病邪在经络肌表的部位；邪袭肌腠，卫阳抵抗外邪，则脉气鼓动于外，应指而浮；但久病体虚，也有见浮脉的，多浮大无力，不可误作外感论治。

2）沉脉：轻取不应，重按始得。沉脉主里证，有力为里实，无力为里虚。

3）迟脉：脉来迟缓，一息不足四至（相当于每分钟脉搏在 60 次以下）。迟脉主寒证，有力为实寒，无力为虚寒，亦主热结。久经锻炼的运动员，脉迟而有力，则不属病脉。

4）数脉：一息脉来五至以上（相当于每分钟脉搏在 90 次以上）。数脉主热证，有力为实热，无力为虚热。

六、传统康复技能运用整体观

传统康复技能从整体观出发，强调整体康复，因此决定了它的技术方法不是单一的，而是综合的康复技能。许多患者的功能障碍，是由多因素、多系统损害所致的。面对这种复杂的功能障碍，单一的康复技能是无法解决的，只有综合应用各种康复技能才能取得较好的康复效果。

中国传统康复技能包括中药、针灸、推拿、气功、食疗等很多方法，在康复过程中，只要能改善患者功能障碍的一切康复技术都可应用。在具体的康复方案中，应该掌握以下几个基本点。

（一）标本结合

即急则治其标，以缓解当前最主要的功能障碍为目的；缓则治其本，以消除病因、逆转病理状态、恢复患者身心功能，使其早日重返家庭、回归社会为目的。

（二）杂合而治

不同中国传统康复技能对不同功能障碍或不同时期功能障碍有不同康复效果。因此，康复工作者应灵活、综合应用药物、针灸、推拿以及传统运动疗法等各项技术，杂合而治，多方面结合，更快、更好地促进康复。

（三）被动与主动相结合

被动康复是指由医务人员所施行的康复方法，主动康复是指发挥患者自身的康复潜能。针灸、推拿、中药等为被动康复方法，而大多数传统康复技能都是通过养扶正气、发挥人体的主动康复能力，如气功、功能训练、安排合理的生活方式等。只有将主动康复与被动康复结合起来,才能达到最高水平的康复。

（四）治疗与调养相结合

中国传统康复技能强调"养"和"治"相结合、"必养必和,待其来复"的康复原则。不少中国传统康复技能(如灸法、传统运动疗法)也都具有"养"和"治"的作用,以恢复体内正气,促进机体康复。

 知识链接

脊髓损伤患者的整体康复

脊髓损伤患者早期可能合并大出血等,这时应遵循急则治标原则,可应用西医学的止血药和中医补气止血的中药等康复方法给予止血。急性期过后,患者常有运动功能障碍、感觉功能障碍、二便功能障碍、心理功能障碍等。对于运动、感觉功能和二便功能障碍的康复,可将针灸、推拿、中药等多种中医传统康复技能杂合而治。然而,针灸、推拿康复方法属于被动运动类,对运动功能康复,必须结合患者的主动运动,也就是要求患者进行主动肌力训练;同时,在应用中医传统康复技能对其进行康复时,应配合现代康复的低频电刺激、电动起立床、压力疗法、Rood技术等,体现康复的整体观。

第二节 功能观与传统康复技能

中国传统康复技能是以改善或恢复脏腑、气血、经络功能为目的,使人体脏腑功能正常,经络气血运行通畅,达到阴阳平衡,以防治功能障碍的发生发展。因此,掌握中国传统康复技能,就要掌握中国传统康复学中的脏腑、气血津液和经络的功能。

一、脏腑功能

脏腑,是内脏的总称。按脏腑的生理功能特点,可分为五脏、六腑、奇恒之腑。五脏,即心、肝、脾、肺、肾;六腑,即胆、胃、小肠、大肠、膀胱、三焦;奇恒之腑,即脑、髓、骨、脉、胆、女子胞(子宫)。

五脏的共同生理特点,是化生和贮藏精气;六腑的共同生理特点,是受盛和传化水谷;奇恒之腑,是因这一类腑的形态及其生理功能均有异于"六腑",不与水谷直接接触,而是一个相对密闭的组织器官,还具有类似于脏的贮藏精气的作用,故称奇恒之腑。

（一）五脏之功能

五脏的生理功能,虽然各有专司,但心脏的生理功能起着主宰的作用。五脏之间各种生理功能活动的相互依存、相互制约和相互协调平衡,主要是以阴阳五行学说的理论为基础来进行阐释的。

1. 心 心居于胸腔。心的生理功能主要有以下两个方面。

（1）主血脉:包括主血和主脉两个方面。全身的血在脉中运行,依赖于心脏的搏动而输送到全身,发挥其濡养作用。脉,即血脉,是血液运行的通道,脉道的通利与否,心脏的功能健全与否,直接影响着血液的正常运行;心脏、脉和血液所构成的一个相对独立系统,其生理功能都有赖于心脏的正常搏动。

（2）主神志:心所主之神志,是指大脑的精神、意识、思维活动,但在中医藏象学中则将神志归属于五脏,而且主要归属于心的生理功能。心主神志与心主血脉两者的生理功能密切相关,血液是神志活动的物质基础。

2. 肺　肺位于胸腔,左右各一。肺的生理功能主要有以下四个方面。

（1）主气、司呼吸:肺的主气功能包括主一身之气和呼吸之气。①肺主一身之气,是指一身之气都归属于肺。首先体现于气的生成方面,特别是宗气的生成,主要依靠肺吸入的清气与脾胃运化的水谷精气相结合。其次,还体现于对全身气机的调节作用。肺的呼吸运动,即是气的升降出入运动。②肺主呼吸之气,通过肺的呼吸,吸入自然界的清气,呼出体内的浊气,实现了体内外气体的交换。

（2）主宣发和肃降:"宣发",即是宣发和布散,也就是肺气向上升宣和向外周布散;"肃降",即是清肃清净和下降,也就是肺气向下通降和使呼吸道保持洁净的作用。

（3）通调水道:通,即疏通;调,即调节;水道,是水液运行和排泄的道路。肺的通调水道功能,是指肺的宣发和肃降对体内水液的输布、运行和排泄起着疏通和调节的作用。

（4）朝百脉、主治节:朝,即聚会之意。肺朝百脉,是指全身的血液,都通过经脉而聚会于肺,通过肺的呼吸,进行气体的交换,然后输布于全身。全身的血和脉,均统属于心,而血的运行,又依赖于气的推动。肺主一身之气,调节着全身的气机,所以血液的运行,亦有赖于肺气的输布和调节。"治节",即治理和调节。

3. 肝　肝位于腹腔,横膈之下,右胁之内。肝的功能主要有以下两个方面。

（1）主疏泄:疏,即疏通;泄,即发泄、升发。肝的疏泄功能反映了肝主升、主动的生理特点,肝的疏泄功能主要表现在以下三个方面。①调畅气机:人体的活动,全赖于气的升降出入,肝的疏泄功能对气升降出入之间的平衡协调,起着调节作用。②促进脾胃的运化功能:脾的升清与胃的降浊之间是否协调平衡,是脾胃运化功能正常与否的一个极重要环节,而肝的疏泄功能正常,是脾胃正常升降的一个重要条件;另外,肝的疏泄功能还体现于胆汁的分泌与排泄。③调畅情志:情志活动属于心主神明的生理功能,但亦与肝的疏泄功能密切相关。

（2）主藏血:肝藏血,是指肝有贮藏血液和调节血量的生理功能。肝藏血功能,是指肝内必须贮藏一定的血量,以维护肝的疏泄功能,勿使其气升腾过亢,使肝的疏泄功能冲和条达。其次,肝藏血,有防止出血的重要作用。肝的藏血功能,还包含调节人体血量的分配,特别是对外周血量的调节起着主要的作用。

4. 脾　脾在膈下,属中焦。脾的生理功能主要有以下三个方面。

（1）主运化:运化,即转运输送和消化吸收。脾主运化功能可分为运化水谷和运化水液。①运化水谷,即是对食物的消化和吸收。胃对食物的消化和吸收,实际上是在胃和小肠内进行的,但必须依赖于脾的运化功能、转输和散精功能,才能把水谷精微"灌溉四旁"和布散至全身。②运化水液,也称"运化水湿",即对被吸收的水谷精微中多余水分,能及时地转输至肺和肾,通过肺、肾的气化功能,化为汗和尿排出体外。

（2）主升清:"升",即上升;"清",是指水谷精微等营养物质。"升清",即是指水谷精微的吸收和上输于心、肺、头目,通过心肺的作用化生气血,以营养全身。

（3）主统血：统，是统摄之意，即脾有统摄血液在经脉之中流行，防止逸出脉外的功能。脾统血的功能在于气的固摄作用，与脾主运化、为气血生化之源密切相关。

5. 肾 肾位于腰部，脊柱两旁，左右各一。肾的生理功能主要有以下三个方面。

（1）藏精，主生长、发育与生殖：藏精，即肾对精气具有闭藏的作用。肾藏精的主要作用为精气在体内能充分发挥其应有的生理效应，不使精气无故流失，影响机体的生长、发育和生殖能力。精气是构成人体的基本物质，也是人体生长发育及各种功能活动的物质基础。

（2）主水：主要是指肾中精气的气化功能，对于体内津液代谢的平衡，起着极为重要的作用。肾中精气的蒸腾气化，实际上主宰着整个津液代谢，肺、脾等内脏对津液的气化均依赖于肾中精气的蒸腾气化，特别是尿液的生成和排泄，更是与肾中精气的气化作用直接相关，而尿液的生成和排泄，在维持体内津液代谢平衡中又起着极其关键的作用，故说"肾主水液"。

（3）主纳气：是指肾具有摄纳肺所吸入的清气，防止呼吸表浅，以保证体内外气体正常交换的作用。人体的呼吸功能，虽为肺所主，但必须依赖于肾的纳气作用，故有"肺为气之主，肾为气之根，肺主出气，肾主纳气"之说。肾的纳气功能，实际上就是肾的闭藏作用在呼吸运动中的具体体现。

 知识链接

五脏的在志、在液、在体和在窍

心在志为喜、在液为汗、在体合脉、在窍为舌；肺在志为忧、在液为涕、在体合皮、其华在毛、在窍为鼻；肝在志为怒、在液为泪、在体合筋、其华在爪、在窍为目；脾在志为思、在液为涎、在体合肌肉、主四肢、在窍为口、其华在唇；肾在志为恐、在液为唾、在体为骨、主骨生髓、其华在发、在窍为耳及二阴。

（二）六腑之功能

饮食物自进入人体至排出体外，要通过唇、齿、会厌、贲门、幽门、阑门、肛门，以利于对饮食物的消化吸收。六腑的共同生理特点是受盛与传化水谷，因而其气具有通降下行的特性。

1. 小肠 位于腹中，其上口在幽门与胃之下口相接，其下口在阑门处与大肠之上口相连。小肠与心有经脉互相络属，故与心相为表里。小肠的主要生理功能是受盛、化物和泌别清浊。

2. 胆 居六腑之首，与肝相连，肝和胆通过经脉相互络属，而互为表里。胆汁由肝之精气所化生，汇集于胆，泄于小肠，以助饮食物消化，是脾胃运化功能正常进行的重要条件。

3. 胃 又称胃脘，分上、中、下三部。胃的上部称上脘，包括贲门；胃的中部称中脘，即胃体的部位；胃的下部称下脘，包括幽门。胃的主要生理功能是受纳与腐熟水谷，胃以降为和。

4. 大肠 大肠亦居腹中，其上口在阑门处紧接小肠，其下端紧接肛门。大肠的主要生理功能是传化糟粕。

5. 膀胱　膀胱位于小腹中央,为储尿器官。膀胱的主要生理功能是贮尿和排尿。

6. 三焦　三焦是上焦、中焦、下焦的合称,为六腑之一。三焦的主要生理功能:①主持诸气,总司全身的气机和气化;②水液运行之道路。

 知识链接

三焦生理功能特点及治疗原则

《灵枢》将上焦的生理功能概括为"上焦如雾"。《温病条辨》中提出"治上焦如羽,非轻不举"的治疗原则。《灵枢》将中焦的生理功能概括为"中焦如沤"。《温病条辨》中提出"治中焦如衡,非平不安"的治疗原则。《灵枢》将下焦的生理功能概括为"下焦如渎"。《温病条辨》提出"治下焦如权,非重不沉"。

(三)奇恒之腑之功能

奇恒之腑在形态上多属中空而与腑相似,在功能上又不是食物消化排泄的通道,但其又贮藏精气,与脏的生理功能特点相类似,故曰奇恒之腑。奇恒之腑包括脑、髓、骨、脉、胆、女子胞。胆的生理,前面已论述,现仅论述其他五腑。

1. 脑　居颅内,由髓汇集而成。脑的功能与人的记忆、视觉、听觉、肢体运动以及一切精神活动有关,说明脑为人的精神智慧之府。

2. 髓　藏于骨腔,为肾精所化生。髓的主要功能是滋养骨骼、补益脑髓。

3. 骨　人体的骨骼,其性坚刚,支持形体,保护内脏。

4. 脉　即血脉,为气血运行的通道。脉的主要生理功能是约束气血运行、输送水谷精微以营养全身。

5. 女子胞　即子宫,位于小腹部,在膀胱之后。女子胞是发生月经和孕育胎儿的器官。

(四)脏腑之间的功能关系

人体各脏腑、组织、器官不仅在生理功能上存在着相互制约、相互依存和相互为用的关系,而且还以经络为联系通道,在各脏腑组织之间,以气血津液为基础,构成一个协调和统一的整体。

1. 脏与脏之间的功能关系　五行的生克乘侮理论只能说明脏与脏之间功能关系的一部分,只有从各脏的生理功能的角度来说明,才能充分阐释其相互之间的关系。

(1) 心与肺的功能关系:主要是心主血和肺主气、心主行血和肺主呼吸之间的关系。肺主宣发肃降和"朝百脉",能促进心之行血作用,符合"气为血帅"的一般规律。反之,只有正常的血液循环,方能维持肺呼吸功能的正常进行,这也符合"气舍于血"的一般规律。

(2) 心与脾的功能关系:心主血,脾生血;心行血,脾统血。心与脾主要表现在血液的生成和运行方面。脾为气血生化之源,脾气健运,则化源充足,心血充盈;心火温煦脾土,能促进脾之运化功能。心行血,是推动血液运行的动力,脾统血,可统摄血液,使血行脉中,而不逸出于脉外。

(3) 心与肝的功能关系:主要表现在血行方面。心主血,肝藏血。人的血液,贮藏于肝,通过心以运行全身。心之行血功能正常,则血运正常,肝有所藏。

（4）心与肾的功能关系：主要表现在心属火，肾属水。心火必须下降于肾，肾水必须上济于心，两者的生理功能才能协调，即"心肾相交"（水火既济）。

（5）肺与脾的功能关系：主要表现于气的生成和津液的输布代谢两个方面。气的生成，主要依赖于肺的呼吸功能和脾的运化功能，肺所吸入的清气和脾胃所运化的水谷精气，是组成气的主要物质基础。在津液的输布代谢方面，肺的宣发肃降和通调水道，有助于脾的运化水液功能，从而防止内湿的产生；而脾的转输津液，散精于肺，不仅是肺通调水道的前提，而且也为肺的生理活动提供了必要的营养。

（6）肺与肝的功能关系：主要表现于气机的调节。肺主降而肝主升，两者相互协调，对于全身气机的调畅是一个重要的环节。

（7）肺与肾的功能关系：主要表现在水液的代谢和呼吸运动两方面。肾主水，肺为"水之上源"，肺的宣发肃降和通调水道有赖于肾的蒸腾气化。肺主呼气，肾主纳气，肺的呼吸功能需要肾的纳气功能来协助。

（8）肝与脾的功能关系：主要表现两个方面，首先是肝的疏泄功能和脾的运化功能相互影响。肝的疏泄功能正常，则脾的运化功能健旺。其次，肝与脾在血的生成、贮藏及运化等方面亦有密切的联系。脾运健旺，生血有源，且血不逸脉外，则肝有所藏。

（9）肝与肾的功能关系：主要表现在肝藏血与肾藏精的关系。血的化生，有赖于肾中精气的气化；肾中精气的充盛，亦有赖于血液的滋养，所以称之为"精血同源"。

（10）脾与肾的功能关系：主要表现在"先天之本"与"后天之本"关系，肾为先天之本，脾为后天之本。脾之健运，化生精微，须借助于肾阳的温煦，故有"脾阳根于肾阳"之说；肾中精气亦有赖于水谷精微的培育和充养，才能不断充盈和成熟。

2. 六腑之间的功能关系　六腑之间的功能关系，主要体现于食物的消化、吸收和排泄过程中的密切配合。饮食入胃，经胃的腐熟和初步消化，下传于小肠，通过小肠的进一步消化，其清者为精微物质，经脾的转输，以营养全身，其剩余之水液，吸收后，成为渗入膀胱的尿液，经气化作用排出体外；其浊者为食物之残渣，下达于大肠，经大肠的传导与燥化，而由肛门排出体外。在饮食物的消化、吸收和排泄过程中，还有赖于胆汁的排泄以助饮食的消化。三焦不仅是水谷传化的道路，更重要的是三焦的气化，推动和支持着传化功能的正常进行。

3. 五脏与六腑之间的功能关系　脏属阴，腑属阳；一脏一腑，一阴一阳，相互配合。心与小肠、肺与大肠、脾与胃、肝与胆、肾与膀胱分别成对地通过经脉络属而构成表里关系，从而构成了脏腑功能之间的联系。

（1）心与小肠的功能关系：功能失调方面，如心有实火，可移热于小肠，引起尿少、尿赤、尿痛等症。反之，如小肠有热，亦可循经上炎于心，可见心烦、口舌生疮等症。

（2）肺与大肠的功能关系：肺的肃降功能，有助于大肠传导功能的发挥；大肠传导功能正常，则有助于肺的肃降。

（3）脾与胃的功能关系：体现在共同完成饮食物的消化吸收及精微的输布以滋养全身。脾气升，则水谷之精微得以输布；胃气降，则水谷及糟粕才得以下行。胃属燥，脾属湿，胃喜润恶燥，脾喜燥恶湿，两脏燥湿相济，方能完成饮食物的传化过程。

（4）肝与胆的功能关系：胆汁来源于肝之余气，胆汁能正常排泄和发挥作用，需依靠肝的疏泄功能。

（5）肾与膀胱的功能关系：膀胱的贮尿和排尿功能，依赖于肾的气化。肾气充足，则固摄有权，膀胱开阖有度，从而维持水液的正常代谢。

（五）脏腑功能与康复

人体脏腑在功能障碍上均相互影响。当某一脏腑发生功能障碍时，会影响别的脏腑功能。故在对脏腑功能障碍进行康复时，不能单纯考虑一个脏腑，而应注意调整各脏腑之间的关系。因此，在临床康复治疗过程中，需注意两点：一是对于某一脏腑出现功能障碍，必须注意是否会影响其他脏腑的功能，所以必先安未受邪之地。二是对于某一脏器功能障碍，不能只单纯考虑是其自身功能障碍所致，应该注意是否由于其他脏腑功能障碍所致。如脾的病变，既可因本脏受邪而发病，亦可因下列脏腑病变所引起：如肝失疏泄，脾胃失运所致腹胀，出现肝脾（脏与脏之间）同病证候，则应疏肝为主，此时应配合疏肝健脾中药，或针刺、推拿（泻法）足厥阴肝经穴位。同样，其他脏腑的病变，也要根据各脏腑功能上的相互影响，调整各脏腑之间的关系，使其功能协调，才能收到较好的康复效果。

二、气血津液功能

气、血、津液是机体的脏腑、经络等组织器官进行生理活动的能量来源。它们的生成和代谢，又依赖于脏腑、经络等组织器官功能的正常活动。因此，无论维持人体正常功能还是功能障碍的发生与康复，均与气、血、津液和脏腑、经络等组织器官功能密切关联。

（一）气血津液之功能

1. 气之功能　气，是维持人体生命活动的最基本物质，其生理功能主要有如下五个方面。

（1）推动功能：气是活力很强的精微物质，它对于人体的生长发育，血的生成和运行，津液的生成、输布和排泄等，均起着推动和激发的作用。

（2）温煦功能：人体的体温，依靠气的温煦作用来维持恒定；各脏腑、经络等组织器官的正常功能活动，以及血和津液等液态物质的正常运行，均要在气的温煦作用下进行。

（3）防御功能：机体的防御功能虽然是气、血、津液等物质和脏腑、经络等组织器官的综合作用，但气起着非常重要的作用。气的防御功能主要体现于护卫全身的肌表，防御外邪的入侵。

（4）固摄功能：气的固摄功能主要是防止血、津液等物质的流失，表现在：固摄血液，使血液循脉而行，防止其逸出脉外；固摄汗液、尿液、唾液、胃液、肠液和精液等，控制其分泌排泄量，以防止其无故流失。

（5）气化功能：气化，是指通过气的运动而产生的各种变化，也是指精、气、血、津液各自的新陈代谢及其相互转化。

2. 血之功能　血，具有营养和滋润全身的生理功能。血在脉中循行，内至脏腑，外达皮肉筋骨，营养和滋润全身各脏腑组织器官，以维持正常的生理活动。《素问·五脏生成》："肝受血而能视，足受血而能步，掌受血而能握，指受血而能摄。"说明机体的感觉和运动功能及日常生活活动，均依赖于血的营养和滋润功能。血的营养和滋润功能正常，具体体现在面色的红润、肌肉的丰满和壮实、皮肤和毛发的润泽有华、感觉和运动的灵活自如等方面。

3. 津液之功能　津液有滋润和濡养的生理功能。如：布散于肌表的津液,具有滋润皮毛肌肤的作用;流注于孔窍的津液,具有滋润和保护眼、鼻、口等孔窍的作用;渗入血脉的津液,具有充养和滑利血脉的作用,而且也是组成血液的基本物质;注入于内脏组织器官的津液,具有濡养和滋润各脏腑组织器官的作用;渗入骨的津液,具有充养和濡润骨髓、脊髓和脑髓等作用。

（二）气血津液之间的功能关系

1. 气和血之间的功能关系　《难经》说:"气主煦之,血主濡之",简要地概括了气和血的功能差异。具体来说,气和血的功能关系主要体现在以下四个方面。

（1）气能生血:是指血的组成及其生成过程中,离不开气和气的运动变化——气化功能。食物通过脾胃的功能转化成水谷精气,水谷精气转化成营气和津液,营气和津液化赤成血,均离不开气的运动功能。

（2）气能行血:血液的运行,有赖于气的推动。

（3）气能摄血:血在脉中循行而不逸出脉外,主要依赖于气对血的固摄功能。

（4）血为气之母:是指血是气的载体,并给气以充分的营养。由于气的活力很强,易于逸脱,所以气必须依附于血和津液而存在于体内。

2. 气和津液之间的功能关系　气和津液的关系,与气和血的关系极其相似,主要体现在以下三个方面。

（1）气能生津:津液的生成,来源于摄入的食物,依靠胃的"游溢精气"和脾的运化水谷精微之气。

（2）气能行（化）津:由于脾气的"散精"和转输、肺气的宣发和肃降、肾中精气的蒸腾气化作用,使津液输布于全身,而多余的津液转化为汗液和尿液排出体外,这一系列过程,全赖于气的升降出入运动。

（3）气能摄津、津能载气:津液的排泄,有赖于气的推动和气化功能。此外,维持津液代谢的正常平衡,也有赖于气的固摄功能。

3. 血和津液之间的功能关系　血和津液,都是液态样的物质,也都有滋润濡养的作用。因此,血和津液之间亦存在着极其密切的关系。血和津液都来源于水谷精气,由水谷精气所化生,故有"津血同源"之说。津液渗注于脉中,即成为血液的重要组成部分。

（三）气血津液功能与康复

气血津液是各脏腑组织功能活动的主要物质基础,气血津液各有其功能,又相互为用。当气血津液相互为用、相互促进的关系失常时,就会出现各种气血津液失调的功能障碍。调理气血津液关系的方法为"有余泻之,不足补之",从而使气血津液功能关系恢复协调。

1. 气和血功能关系与康复　气血功能关系指导康复主要有下面四个方面:①气能生血。气旺,则化生血的功能亦强;气虚,则化生血的功能亦弱,甚则可导致血虚。因此,针对血虚导致的功能障碍时,常配合补气的中医康复方法以提高疗效,这是气能生血理论在康复治疗中的实际应用。如患者心血不足,见胸闷、心悸等心功能障碍情况,不能单纯用当归、阿胶等补血养血之品,还需使用黄芪、党参等补气生气之品。②气能行血。气虚或气滞,可致血行减慢而瘀滞不畅,临床治疗血行功能障碍时,常分别配合应用补气、行气、降气等中医康复方法。如缺血性脑卒中偏瘫患者,不能单纯给予活血化瘀的康复方法,气虚患者应该合并使用补气的康复方法。③气能摄血。气虚不能摄血,治宜补气摄血。血虚气亦虚,气常随血脱,根据"血脱先益气"的原则,急宜补气固脱。对出血患者的康复治疗,必须用补气摄血的康复方法,才能达到止血的目的。如对于应激性溃疡胃大出血患者,除给予止血康复方法外,必须结合补气的中医康复方案。④血为气母。患者大出血时,往往气随血脱,此时不能单纯止血,应采用益气固脱的康复方法。

2. 气和津液功能关系与康复　气和津液功能关系指导康复主要有下面三个方面:①气能生津。津液的生成有赖于脾胃之气的健旺,临床很多癌症患者经过化疗后,出现脾胃功能下降,食欲不振,导致脾胃气虚,最终出现口干、咽燥、舌红等津液不足症状,治疗时需行补脾气、滋胃阴的康复方法。②气能行津。津液输布全赖于气的升降出入运动,临床治疗津液代谢功能障碍时,须行气与利水之法并用,才能取得较好的康复效果。如心功能障碍(心气虚)患者,出现双下肢水肿,治疗时,除使用利尿方法外,必须用补益心气的康复方法。③气能摄津、津能载气。因此,在气虚或气的固摄功能下降时,出现多汗、多尿、遗尿等症状。如脊髓损伤患者,长期卧床或活动减少等原因导致气血虚弱,可见尿失禁,此时应使用补益肾气的康复方法。

3. 血和津液功能关系与康复　血和津液之间也多相互影响,如在失血过多时,脉外之津液,可渗注于脉中,以补偿脉内血液容量的不足;同时,由于脉外之津液大量渗注于脉内,则又可形成脉外津液的不足,出现口渴、尿少、皮肤干燥等症状。反之,在津液大量损耗时,不仅渗入脉内之津液不足,甚至脉内之津液亦可渗出于脉外,形成血脉空虚、津枯血燥等病变。因此,对于失血患者,临床上不宜采用汗法;对于多汗夺津或津液大亏的患者亦不可轻用破血、逐血之峻剂。这即是"津血同源"理论在临床上的实际运用。

三、经络功能

经络学说贯穿于人体功能活动、功能障碍的诊断和评定,对各种功能障碍的康复技术,尤其是针灸、推拿、中药等中国传统康复技能,都起到极其有效的指导作用。

(一)经络功能

以十二经脉为主体的经络系统,具有沟通联系、感应传导及运输、调节等作用。

1. 沟通联系作用　人体是一个由脏腑、形体、官窍和经络构成的有机整体,其各种功能的协调统一,主要是依赖经络的沟通联系作用实现的。经络在人体内所发挥的沟通联系作用主要表现为以下几个方面。

(1)脏腑与体表的联系:内在脏腑与外周体表肢节的联系,主要是通过十二经脉的沟通作用来实现的。每条经脉对内与脏腑发生特定的属络关系,对外联络筋肉、关节和皮肤,即十二经筋与十二皮部。

(2)脏腑与官窍之间的联系:脏腑与官窍之间的联系,也是通过经络的沟通作用而实现的。十二经脉内属于脏腑,在循行分布过程中,又经过五官九窍。

(3)脏腑之间的联系:脏腑之间的联系,也与经络的沟通联系密切相关。十二经脉中,每一经都分别属络一脏和一腑,这是脏腑相合理论的主要结构基础。如手太阴经属肺络大肠,手阳明经属大肠络肺等。

（4）经脉之间的联系：十二经脉有一定的衔接和流注规律，除了依次首尾相接如环无端外，还有许多交叉和交会。如手足六条阳经与督脉会于大椎，手少阴经与足厥阴经皆连目系，手足少阳经与手太阳经在目外眦和耳中交会，足少阳经和手少阳经的支脉在面部相合等。

2. 运输渗灌功能　经络运输渗灌气血的作用，体现为经脉作为运行气血的主要通道而具有运输气血的功能，以及络脉作为经脉的分支而具有布散和渗灌经脉气血到脏腑形体官窍及经络自身的作用。各脏腑形体官窍及经络自身，得到气血的充分濡养，则能发挥其各自的生理功能。

3. 感应传导功能　感应传导，是指经络系统具有感应及传导针灸或其他刺激等各种信息的功能。如对经穴刺激引起的感应及传导，通常称为"得气"，即局部有酸、麻、胀、痛的感觉及沿经脉走向传导，就是经络感应传导作用的体现。经络的感应传导作用，是通过运行于经络之中的经气对信息的感受负载作用而实现的。各种治疗刺激及信息可以随经气到达病所，起到调整疾病虚实的作用。

4. 调节功能　经络系统通过其沟通联系、运输渗灌气血作用及其经气的感受和负载信息的作用，对各脏腑形体官窍的功能活动进行调节，使人体复杂的生理功能相互协调，维持阴阳动态平衡。

 知识拓展

排便功能障碍之便秘和腹泻均可用针刺
康复方法——经络的双向调节

经络的调节功能，可促使人体功能活动恢复平衡协调。实验证明，针刺有关经脉穴位，可以对脏腑功能产生调整作用，而且在病理情况下尤为明显。如针刺天枢穴，可调节胃肠的蠕动与分泌功能。当胃肠的功能低下时给予轻刺激，可使胃肠的蠕动加强，达到治疗便秘的作用；当胃肠处于亢奋状态时给予重刺激，则可引起抑制胃肠蠕动，有治疗腹泻的效果。可见，经络的调节作用可表现出"适应原样效应"，即原来亢奋的，可通过它的调节使之抑制；原来抑制的，又可通过它的调节而使之兴奋。这是一种良性的双向调节作用，在针灸、推拿等康复技术中具有重要意义。

（二）经络功能与康复

经络学说不仅可以说明人体的生理功能，而且在阐释功能变化，指导功能障碍的诊断与中国传统康复技能的运用方面，也具有极为重要的价值。

1. 阐释功能变化　经络的功能活动正常，则联系调节、感应传导等作用正常发挥，能运行气血，濡养脏腑形体官窍，起着抗御外邪、保卫机体的作用。但在功能失调状态下，经络又是病邪传注的途径。

（1）外邪由表传里的途径：由于经络内属于脏腑，外布于肌表，因此当体表受到病邪侵袭时，可通过经络由表及里，由浅入深，逐次向里传变而波及脏腑。如外邪侵袭肌表，初见发热恶寒、头身疼痛等，因肺合皮毛，表邪不解，久之则内传于肺，出现咳嗽、胸闷、胸痛等症状。

（2）体内功能变化反映于外的途径：由于内在脏腑与外在形体、官窍之间，通过经络密切相连，故脏腑病变可通过经络的传导反映于外。临床上可用经络学说阐释五脏六腑病变所出现的体表特定部位或相应官窍的症状和体征，并可用"以表知里"的思维方法诊察功能问题。如手厥阴心包经从胸中分出，沿胸浅出胁部，心包为心之外卫，故心脉瘀阻时可见左前胸或胁部刺痛症状。

（3）脏腑功能改变相互传变的途径：脏腑功能改变的相互传变，亦可用经络理论来解释。由于脏腑之间有经脉相互联系，所以一个脏腑的病变可以通过经络传到另一脏腑。如足少阴肾经"入肺""络心"，所以肾水泛滥，可以"凌心""射肺"，可见胸闷、心悸、喘咳等。

2. 指导功能障碍的诊断　根据经脉的循行部位和所属脏腑的生理病理特点来分析各种临床表现，可推断功能障碍发生在何经、何脏、何腑，并且可根据症状的性质和先后次序来判断功能障碍的轻重及发展趋势。

（1）循经诊断：即根据疾病表现的症状和体征，结合经络循行分布部位及其属络脏腑进行诊断。例如女性下腹疼痛，多为子宫胞和肾脏疾病。有些脏腑经络的疾病反映在经络循行部位时并没有明显的征象，需要医生切、按、触摸，甚至要借助多种仪器才能检测出其异常反应。如肺俞穴出现梭状或条索状结节，可以显示肺脏的疾病。

（2）分经诊断：即根据病变所在部位，区分功能障碍所属经脉进行诊断。如辨别头痛部位归属经脉而言：前额连眉棱骨痛，属阳明经头痛；头两侧太阳穴附近痛甚者，属少阳经头痛等。

3. 指导功能障碍的中医康复治疗　经络学说是针灸、推拿及中药等中医康复疗法的理论基础，被广泛用于指导各种功能障碍的中医康复治疗。

（1）指导针灸推拿治疗：针灸、推拿疗法，是以经络学说作为理论基础的常用康复及保健方法。利用经络的这些特性，通过针灸、推拿等多种方式刺激腧穴，以达到调理经络气血及脏腑功能、扶正祛邪的康复目的。常用的取穴方法（详见本教材第三章），都是以经络的循行为依据。此外，电针、耳针、头针、穴位注射等康复方法，同样也是在经络学说指导下创立和发展起来的。

（2）指导药物治疗：口服和外用中药治疗，都是以经络为通道，以气血为载体，通过经络传输到达病所而发挥作用的。药物的四气五味理论，与经络学说的关系十分密切。经络的十二经脉病候，按经脉、脏腑对病证的寒热虚实做了提示性的归纳，对后世按脏腑经络辨证论治，应用药物的四气五味理论，针对病证遣方用药有很大的启发作用。如《汤液本草》说："太阳则羌活，少阳则细辛，阳明则白芷，厥阴则川芎、吴茱萸，少阳则柴胡。"

第三节　辨证观与传统康复技能

辨证论治是中医学的特色和精华，是中医学对疾病的一种特殊的研究和处理方法，也是中医学的基本特点之一。证，是机体在疾病发展过程中某一阶段的病理概括。由于它包括了病变的部位、原因、性质，以及邪正关系，反映出疾病发展过程中某一阶段病理变化的本质，因而它比症状更全面、更深刻、更正确地揭示了疾病的本质。所谓辨证，就是将四诊所收集的资料、症状和体征，通过分析、综合，辨清疾病的原因、性质、部位,以及邪正之间的关系,预测疾病发展的趋势,其辨别的内容除了辨病、辨证、辨症之外,还要考虑个体的差异、人与自然的关系,辨证论治是在整体观念指导下进行的。

功能障碍的康复,必须与临床辨证结合起来,辨证是确定康复总体方案、选择具体康复疗法的根本前提和依据。只有辨证结果准确,才能确定正确的康复目标和康复疗法,提高康复疗效。

一、脏腑功能障碍辨证与康复

脏腑功能障碍辨证,是根据脏腑功能异常表现的证候进行分析归纳,借以推究导致功能障碍的原因的一种辨证方法,是运用中医康复技能之前对脏腑功能的评定。脏腑功能辨证,包括五脏功能障碍辨证、六腑功能障碍辨证、脏和腑合并功能障碍辨证三个部分。其中五脏功能障碍辨证是脏腑功能障碍辨证的主要内容。由于脏腑之间具有表里的关系,在功能上容易相互影响,故本书将六腑的功能障碍辨证部分归纳在五脏的功能障碍辨证之中。

(一)五脏的功能障碍辨证与康复

1. 心与小肠功能障碍辨证与康复　临床心与小肠的功能障碍常见心气虚、心血(阴)虚、心火亢盛、心脉痹阻、痰迷心窍及小肠实热等证候,可见胸痛、精神异常、小便异常等。因此,对于胸痛、精神异常、小便异常等病症,要判定是否由心或小肠功能异常所致,根据辨证可考虑分别给予益心气、补心血、清心火、通心脉、化痰湿等康复方法。

2. 肺与大肠功能障碍辨证与康复　临床肺与大肠的功能障碍常见肺气虚、肺阴虚、风寒束肺、寒邪客肺、痰湿阻肺、燥邪犯肺、大肠湿热等证候,可见发热、呼吸功能异常、大便异常等。因此,对于发热、呼吸功能异常、大便异常等病症,要判定其是否由肺或大肠功能异常所致,根据辨证可考虑分别给予益肺气、补肺阴、祛风寒、化痰湿、清肠热等康复方法。

3. 肝与胆功能障碍辨证与康复　临床肝与胆的功能障碍常见肝气郁结、肝火上炎、肝血虚、肝阴虚、肝阳上亢、肝风内动、寒凝肝脉、肝胆湿热、胆郁痰扰等证候,可见胁肋部疼痛、情绪不稳甚或情志异常、视力减退、失眠、脑卒中、阴部疼痛或瘙痒等。因此,对于胁肋部疼痛、情绪不稳甚或情志异常、视力减退、失眠、脑卒中、阴部疼痛或瘙痒等病症,要判定其是否由肝或胆功能异常所致,根据辨证可考虑分别给予解肝郁、补肝血、养肝阴、潜肝阳、息肝风、散肝寒、除湿热、清痰热等康复方法。

4. 脾与胃功能障碍辨证与康复　临床脾与胃的功能障碍常见脾气虚、脾阳虚、中气下陷、脾不统血、寒湿困脾、湿热蕴脾、胃阴虚、食滞胃脘、胃寒、胃热等证候,可见四肢无力、肌肉萎缩、出血、腹痛、食欲下降或食欲旺盛、脏器下垂等。因此,对于四肢无力、肌肉萎缩、出血、腹痛、食欲下降或食欲旺盛等病症,要判定其是否由脾与胃功能异常所致,根据辨证可考虑分别给予补脾气、举中气、摄血固脱、散寒湿、清湿热、消食积、养胃阴、清胃热等康复方法。

5. 肾与膀胱功能障碍辨证与康复　临床肾与膀胱的功能障碍常见肾阳虚、肾阴虚、肾精不足、肾气不固、肾不纳气和膀胱湿热等证候,可见形寒肢冷、二便功能异常、生殖功能异常、呼吸功能异常等。因此,对于形寒肢冷、二便功能异常、生殖功能异常、呼吸功能异常等病症,要判定其是否由肾与膀胱功能异常所致,根据辨证可考虑分别给予温肾阳、滋肾阴、益肾精、补肾气、清湿热等康复方法。

（二）五脏并病功能障碍辨证与康复

1. 心肾不交辨证与康复 临床上心肾不交常见失眠、记忆力减退或性功能减退等功能异常。因此,对于失眠、记忆力减退或性功能减退等病症,要判定是否由心肾不交所致,可考虑给予滋肾阴、降心火的康复方法。

2. 心脾两虚辨证与康复 临床上心脾两虚也常见失眠、记忆力减退,但可伴有食欲不振、大便异常或出血。因此,对于失眠、记忆力减退伴有食欲不振、大便异常或出血等病症,要判定是否由心脾两虚所致,可考虑给予补益心脾的康复方法。

3. 心肝血虚辨证与康复 临床上心肝血虚常见失眠、记忆力减退,但可伴有视力减退、肢体麻木或震颤。因此,对于失眠、记忆力减退伴有视力减退、肢体麻木或震颤等病症,要判定是否由心肝血虚所致,可考虑给予补心血和养肝血的康复方法。

4. 心肾阳虚辨证与康复 临床上心肾阳虚常见心悸、水液代谢异常。因此,对于小便量少、肢体浮肿伴有心悸的病症,要判定是否由心肾阳虚所致,可考虑给予温阳利水的康复方法。

5. 心肺气虚辨证与康复 临床上心肺气虚常见心肺功能障碍,伴有头晕、汗出、咳痰等病症,有这些病症者,要判定是否由心肺气虚所致,可考虑给予补益心肺的康复方法。

6. 肺脾气虚辨证与康复 临床上肺脾两虚常见肺功能障碍合并消化功能异常。因此,对于咳嗽、气喘、乏力伴腹泻等病症,要判定是否由肺脾气虚所致,可考虑给予补脾益肺的康复方法。

7. 脾肾阳虚辨证与康复 临床上脾肾阳虚常见水液代谢功能和消化功能异常。因此,对于水肿、腹泻伴形寒肢冷等病症,要判定是否由脾肾阳虚所致,可考虑给予温补脾肾的康复方法。

8. 肺肾阴虚辨证与康复 临床上肺肾阴虚常见呼吸道干燥、咳血并盗汗、遗精或月经量少,有这些病症者,要判定是否由肺肾阴虚所致,可考虑给予养肺阴、补肾阴的康复方法。

9. 肝肾阴虚辨证与康复 临床上肝肾阴虚常见失眠、记忆力减退,伴有阴虚火旺所致的口干、出汗,有这些病症者,要判定是否由肝肾阴虚所致,可考虑给予滋补肝肾的康复方法。

10. 肝脾不调辨证与康复 临床上肝脾不调常见情绪异常伴消化功能异常。因此,对于易怒、腹痛、腹泻患者,要判定是否由肝脾不调所致,可考虑给予疏肝解郁健脾的康复方法。

11. 肝胃不和辨证与康复 临床上肝胃不和常见情绪异常伴中上腹疼痛。因此,对于易怒、反酸、胃脘胀闷疼痛患者,要判定是否由肝胃不和所致,可考虑给予疏肝和胃的康复方法。

12. 肝火犯肺辨证与康复 临床上肝火犯肺常见情绪异常伴肺气上逆症状;因此,对于易怒、目赤、咳嗽、咳血患者,要判定是否由肝火犯肺所致,可考虑给予清肝泻肺的康复方法。

知识链接

脏腑功能辨证——咳嗽的不同中药康复治疗

　　咳嗽总由肺气上逆、肺失宣降而致,但由于脏腑之间功能相互影响,肺主肃降的功能与心、肝、脾、肾、大肠等脏腑功能关系密切,如果是心气不足,无力运行血液所致的咳嗽,应使用补心气、化痰止咳方药;如果是肝火犯肺所致的咳嗽,应使用泻肝火、清热化痰方药;等等。即所谓"五脏六腑皆令人咳,非独肺也"。在应用中医康复疗法时,应重视对脏腑功能障碍的辨证。

二、气血津液功能障碍辨证与康复

　　气血津液功能障碍辨证,就是运用脏腑学说中有关气血津液的理论,分析气血津液病变所反映的不同功能障碍证候。由于气血津液都是脏腑功能活动的物质基础,而它们的生成及运行又有赖于脏腑的功能活动。因此,脏腑发生功能障碍,可以影响到气血津液的功能变化;而气血津液的功能改变,也必然要影响到脏腑的功能。所以,气血津液功能障碍的辨证应与脏腑功能辨证互参。

　　（一）气的功能障碍辨证与康复

　　1. 气虚辨证与康复　临床气虚常见心气虚、肺气虚、脾气虚、肾气虚,可导致心肺功能障碍、胃肠功能障碍和二便功能障碍。因此,心肺、胃肠和二便功能障碍患者,应考虑使用补益心气、肺气、脾气和肾气康复方法。

　　2. 气陷辨证与康复　气陷多由气虚发展而来,因此,除常见心肺、胃肠和二便功能障碍加重外,多合并脏器下垂,应考虑使用提升脏腑的康复方法。

　　3. 气滞辨证与康复　气滞多导致心理、情绪功能异常,临床上对于有心理功能障碍患者,应考虑使用疏肝解郁的康复方法。

　　4. 气逆辨证与康复　如肺气上逆所致肺功能障碍,应配合使用肃降肺气的康复方法;如肝气上逆所致的脑卒中,出现言语功能、运动功能、认知功能障碍,应配合使用平肝降逆的康复方法。

　　（二）血的功能障碍辨证与康复

　　1. 血虚辨证与康复　临床血虚常见心血虚、肝血虚;心失血养可导致心功能障碍,脑失血养可导致认知功能障碍,肌肉无血可导致运动感觉功能障碍;另外,血虚还可导致疼痛,即"不荣则痛"。因此,心功能障碍、认知功能障碍或肌肉无力、萎缩、疼痛所致的运动感觉功能障碍患者,应考虑配合使用补血的康复方法。

　　2. 血瘀辨证与康复　临床上血瘀多导致局部疼痛(即"不通则痛")或肢体麻木等运动感觉障碍,甚至导致缺血性中风,出现多种功能障碍。因此,对于疼痛、麻木或缺血性中风患者,应考虑配合使用活血化瘀的康复方法。

　　3. 血热辨证与康复　临床上血热多表现为不同部位、不同程度的出血症状,因此对于出血患者,应考虑配合使用清热解毒或养阴清热的康复方法。

　　4. 血寒辨证与康复　临床上血寒多表现血液运行不畅,出现瘀血的症状,如疼痛、麻木等。因此,对于疼痛或麻木患者,除应用活血化瘀或补血康复方法外,还应考

笔记

虑是否需要配合温阳散寒的康复方法。

（三）气血同病的功能障碍辨证与康复

1. 气滞血瘀辨证与康复　临床上气滞血瘀可见局部疼痛、肿胀甚至肿块形成,情绪不稳定(如烦躁),妇女可见月经异常。因此,疼痛患者应考虑是否使用行气活血的康复方法。

2. 气虚血瘀辨证与康复　临床上气虚血瘀可同时出现气虚和瘀血导致的功能障碍,具体康复方法的应用见气虚和血瘀功能障碍部分。

3. 气血两虚辨证与康复　临床上气血两虚可同时出现气虚和血虚导致的功能障碍,具体康复方法的应用见气虚和血虚功能障碍部分。

4. 气不摄血辨证与康复　临床上气不摄血功能障碍多是在先出现气虚功能障碍基础上,再出现不同部位甚至全身的出血症状,因此,此类功能障碍患者,应考虑配合运用补气摄血的康复方法。

5. 气随血脱辨证与康复　临床上气随血脱功能障碍多是在大量出血后,出现阳气虚脱之证候,因此,此类功能障碍患者,应考虑运用气血双补的康复方法。

（四）津液功能障碍辨证与康复

1. 津液不足辨证与康复　临床津液不足可导致肠道失润而见大便功能障碍,可导致血容量减少见小便量少,可导致皮肤等组织器官失于濡养而见肢体麻木或器官功能失调。临床如见上述症状,应考虑配合使用养阴生津的康复方法。

2. 水湿停聚辨证与康复　临床上水湿停聚最常见小便功能障碍、心肺功能障碍。另外,如痰阻脑窍可见脑卒中后的不同功能障碍,或者痰留肢体、躯干,见局部肿胀、疼痛。临床上治疗小便功能障碍、心肺功能障碍、脑卒中、疼痛,除考虑气血功能障碍外,还应考虑是否为水湿停聚所致,需要考虑配合使用行气化痰利水的康复方法。

三、经络功能障碍辨证与康复

当外邪侵入人体,经气失常,不能发挥卫外作用,病邪会通过经络逐渐传入脏腑;反之,如果内脏发生病变,同样也循着经络反映于体表。因此,根据患者体表的某一部位所出现的疼痛等症状,便可明确地辨别其为某经、某脏、某腑的病变。正由于经络系统能够有规律地反映出若干证候,因此临床根据这些证候,有助于推断疾病发生于何经、何脏、何腑,从而进一步确定病变性质及其发展趋势。

经络辨证,主要是根据《灵枢》所载十二经脉的病证及《难经》所载奇经八脉的病证而加以概括,由于经络病证常可错杂于脏腑、气血病证之中,可相互参照。经络辨证,一方面须与经络循行部位及其所属脏腑综合理解;另一方面在学习针灸时,还要结合腧穴等理论再作深入探讨,才能全面掌握。这里简要阐述十二经脉和奇经八脉功能障碍的辨证与康复。

（一）十二经脉功能障碍辨证与康复

1. 手太阴肺经功能障碍与康复　患者如有肺胀、咳喘、胸部满闷、少气、洒淅寒热、自汗出等肺气虚,或痰湿、痰热阻肺等肺经病变、肺功能障碍;或缺盆中痛、肩背痛、肩背寒以及臑、臂前侧廉痛等上肢运动感觉功能障碍,应考虑给予补益肺气、清肺化痰平喘、宣通肺经等康复方法,可取肺经腧穴或相关特定穴进行针灸或推拿,或内服中药,必要时结合传统运动疗法。

2. 手阳明大肠经功能障碍与康复 患者如有齿痛、颈肿、喉痹等症状,要考虑从大肠经取穴进行针灸、推拿康复;如有肩前臑痛、大指次指痛不用等运动感觉功能障碍,也要考虑从大肠经辨证取穴进行针灸、推拿康复。

3. 足阳明胃经功能障碍与康复 患者如有发热以身前较甚、鼻痛、衄血、齿痛、口喝咽痹、颈肿等症状,或膝髌肿痛,股、伏兔、胫外廉、足面皆痛,足中趾不用等下肢运动感觉功能障碍,应考虑从胃经辨证论治进行康复。

4. 足太阴脾经功能障碍与康复 患者如有舌强等言语或吞咽功能障碍;或食则呕、胃脘痛、腹胀善噫等消化功能异常症状;或溏泄、水闭等二便功能障碍;或身体皆重、体不能动摇、不能卧、股膝内肿厥、足大趾不用等运动功能障碍,应考虑从脾经辨证论治进行康复。

5. 手少阴心经功能障碍与康复 患者如有心痛、胁痛、臑臂内后廉痛厥,可能是心脉痹阻所致心功能障碍,应考虑从心经辨证论治进行康复。

6. 手太阳小肠经功能障碍与康复 患者如有嗌痛颔肿,不可以顾,肩似拔,臑似折,颈、颔、肩、臑、肘、臂外后廉痛等部位疼痛或运动功能障碍,应考虑从小肠经辨证论治进行康复。

7. 足太阳膀胱经功能障碍与康复 患者如有头痛、脊痛、腰似折、髀不可以曲、腘如结、踹如裂、足小趾不用等症状或脊柱、下肢运动功能障碍应考虑从膀胱经辨证论治进行康复。

8. 足少阴肾经功能障碍与康复 患者如有咳唾有血、上气等肺功能障碍;或烦心、心如悬若饥状、善恐、心惕惕如人将捕之等症状;或脊、股内后廉痛,痿厥、嗜卧等疼痛或肌力下降所致的运动功能障碍,应考虑从肾经辨证论治进行康复。

9. 手厥阴心包经功能障碍与康复 患者如有手臂肘挛急、腋肿等运动功能障碍,或心中憺憺大动、喜笑不休、烦心等症状,应考虑从心包经辨证论治进行康复。

10. 手少阳三焦经功能障碍与康复 患者如有耳聋、听力障碍;或心胁、目锐眦、颊、耳后疼痛;或肩、臑、肘、臂外痛以及小指、次指疼痛、无力所致的运动功能障碍,应考虑从三焦经辨证论治进行康复。

11. 足少阳胆经功能障碍与康复 患者如有善太息等情绪异常;或胸、胁、肋疼痛;或髀、膝外至胫、绝骨外踝前及诸节皆痛,足小趾、次趾不用等所致运动功能障碍,应考虑从胆经辨证论治进行康复。

12. 足厥阴肝经功能障碍与康复 患者如有腰痛不可以俯仰等脊柱运动功能障碍,或遗溺、闭癃等二便功能障碍,应考虑从肝经辨证论治进行康复。

(二)奇经八脉功能障碍辨证与康复

1. 督脉功能障碍辨证与康复 患者如有脊强反折等运动功能障碍;或癫疾、小儿风痫等神志异常,应考虑从督脉辨证论治进行康复。

2. 任脉功能障碍辨证与康复 患者如有疝气、女子带下病或妇科肿瘤,应考虑从任脉辨证论治进行康复。

3. 冲脉功能障碍辨证与康复 患者如有气从少腹上冲胸、咽,或咳嗽、唾涎等症状,应考虑从冲脉辨证论治进行康复。

4. 带脉功能障碍辨证与康复 患者如有腹部胀满或绕脐腰脊痛等腰椎运动功能

障碍,应考虑从带脉辨证论治进行康复。

5.阳维、阴维功能障碍辨证与康复　患者如有寒热不适等,或心痛、情绪低落等症状,应考虑从阴维、阳维辨证论治进行康复。

6.阳跷、阴跷功能障碍辨证与康复　患者如有癫狂等神志异常或睡眠功能障碍,应考虑从阳跷、阴跷辨证论治进行康复。

 知识拓展

> **根据脏腑所属经络循行理解脏腑功能障碍的症状**
>
> 《素问·脏气法时论》曰:"肝病者,两胁下痛,引少腹。"胁下、少腹,是肝经循行之处,故肝病所致功能障碍时可见胁下或少腹痛。

四、中医体质辨识

体质是指人体生命过程中,在先天禀赋和后天获得的基础上所形成的形态结构、生理功能和心理状态方面综合的、相对稳定的固有特质,是人类在生长、发育过程中所形成的与自然、社会环境相适应的人体个性特征。不同的体质有着不同的生理、心理特点、症候特征及不同的发病倾向等,体质决定人的健康,是人体的健康之本,先天禀赋虽然决定了体质的相对稳定性,但通过后天调养可以使体质改善。中医体质辨识是以人的体质为认知对象,根据体质状态及不同体质类型的特性,把握其健康与疾病的整体要素与个体差异。在体质辨识基础上制定调养原则,采取相应的措施,以调整机体体质状态,使偏颇体质逐渐得到改善,不仅能在未病之时改善体质、养生防病,也能在疾病发生之后,促进疾病的康复及功能障碍的改善。

中医对体质的研究从《黄帝内经》开始,由来已久,分类方法较多,目前主要根据人体脏腑气血阴阳、津液盛衰和气化的强弱等,把体质大体分为平和质、气虚质、阳虚质、阴虚质、痰湿质、湿热质、瘀血质、气郁质和特禀质九种基本类型。

（一）平和质

平和质是理想的体质状态,是指体内阴阳平和、脏腑气血功能正常,属先天禀赋良好,后天调养得当之体质类型。

1.体质特点　体形匀称,面色红润,毛发润泽,目光有神,食欲、睡眠良好,大小便正常,舌淡红,苔薄白,脉象从容和缓,节律一致。精力充沛,对环境的适应性较强,耐寒耐热,精神愉悦,乐观开朗。

2.形成原因　先天禀赋良好,饮食结构合理,具有良好的生活习惯。

3.发病倾向　平素患病较少。

4.调养原则　调养气血,燮理阴阳。

5.调理方法

（1）精神调摄:保持豁达乐观的生活态度,及时调整不良情绪,保持心情愉快。

（2）饮食调养:膳食要平衡,不宜有偏嗜。《黄帝内经》明确指出:"五谷为养,五果为助,五畜为益,五菜为充,气味和而服之,以补精益气。"即五味调和,不可偏嗜。春季阳气初生,不过用辛热升散之品。宜多食蔬菜,如菠菜、春笋、荠菜等。夏季阳气隆盛,气候炎热,宜选用清热解暑,清淡之品,不可过食寒凉。初秋进补应"平补",秋季阳气收敛,阴气滋长,宜食用濡润类食物,如芝麻、甘蔗、梨、百合、葡萄等。冬季天寒地冻,阳气深藏,食宜养阴潜阳,宜食用鳝鱼、龟、鳖等。

(3)起居调养:《黄帝内经》曰:"起居无节,故半百而衰也。"阴阳调和之人要根据季节变化和个人的具体情况制定出符合自己的起居作息制度,使身体的生理功能保持稳定平衡的状态,以适应生活、社会和自然环境等的变化。

(4)运动调摄:遵循的基本原则是:积极主动,兴趣广泛;运动适度,不宜过量;循序渐进,适可而止;经常锻炼,持之以恒;全面锻炼,因时制宜。体育锻炼应使身体各部位、各系统功能尽可能均得到锻炼,全面提高身体素质和活动能力,使身体协调、均衡发展。

(二)气虚质

1. 体质特点　形体消瘦或虚胖,体倦乏力,语声低怯,气短懒言,易感冒,常自汗出,动则尤甚,舌淡苔白,脉弱。

2. 形成原因　由于先天禀赋不足,或大病、久病之后,失于调养或饮食劳倦所伤。

3. 发病倾向　平素体质虚弱,卫表不固,易患感冒;或病后抗病能力弱,易迁延不愈,病后康复缓慢;易患内脏下垂等病。易导致心肺功能障碍、胃肠功能障碍和大小便功能障碍。

4. 调养原则　健脾益气,培补元气。

5. 调理方法

(1)精神调摄:气虚者多性格内向,精神萎靡。过思伤脾,悲忧伤肺,故气虚质者不可过度劳神或过思过悲,以免耗伤元气,加重病情。

(2)饮食调养:脾主运化,为气血生化之源,饮食调养可选择健脾益气作用的食物,如小米、糯米、山药、扁豆、红薯、牛肉、兔肉、鸡肉、鸡蛋、鲢鱼、胡萝卜、香菇等。不宜多食生冷苦寒、辛辣燥热食物,忌峻补、滥补。

(3)起居调养:日常生活要规律,避免不必要的繁劳。气虚质者表卫不固,易为外邪所袭,故气虚者应适时添加衣物,不要劳汗当风,以护正避邪。

(4)运动调养:气虚质者运动时,应循序渐进,持之以恒,一次运动的量不宜过大,运动时间不宜过长,可逐渐增加运动量、延长运动时间,宜选择一些比较柔缓的健身功法,如太极拳、太极剑、八段锦等,亦可选择散步、慢跑。不宜进行强体力运动,不宜做大负荷和出汗多的运动,忌用力过猛和长久憋气的动作,以免耗损元气。

(5)药物调养:常用的补气类中药有人参、黄芪、党参、白术、山药、莲子、龙眼肉、大枣等。亦可服用玉屏风散、薯蓣丸、补中益气丸、八珍丸、归脾丸等补气类中成药。

(三)阳虚质

1. 体质特点　面色淡白,平素喜暖畏寒,喜食热食,手足欠温,性格多沉静、内向,大便溏薄,小便清长或夜尿,舌体淡而胖嫩,苔白水滑,脉沉细。

2. 形成原因　由于先天禀赋不足或大病、久病之后或房劳太过或过食生冷寒凉之品或常服苦寒清热之药而导致。

3. 发病倾向　发病多为寒证,感邪易从寒化;易患痰饮、肿胀、泄泻等病。易导致肺与大肠功能障碍及水液代谢功能障碍。

4. 调养原则　壮阳助火,温补脾肾。

5. 调理方法

(1) 精神调摄:阳虚者性格多沉静内向,情绪低落,故必须加强精神调养,要善于调节自己的情感,去悲忧、防惊恐、消除不良情绪的影响,应选听一些欢快诙谐的乐曲,多参加社会活动,或通过户外活动多接触自然美景,以调节自己的精神情绪。要注意自我调整或与人倾诉,宽宏大量,以愉悦改变心情。

(2) 饮食调养:阳虚体质者适当多吃甘温之品以温补脾肾之阳。可选用牛肉、羊肉、鸡肉、鹿肉、鳝、虾、龙眼、胡桃、韭菜等。忌食生冷、苦寒的食物,如绿茶、冷饮、西瓜、苦瓜、绿豆、田螺、蟹肉等。

(3) 起居调养:遵照"春夏养阳"的原则,春夏之季应常晒太阳,借自然阳气之助培补阳气,其中尤以晒脊背为佳,能起到壮人阳气、温通经脉的作用。阳虚之人夏季不可在室外露宿,室内外温差不宜过大,寒冷的冬季更应注意防寒保暖。

(4) 运动调养:坚持体育锻炼,可选择散步、慢跑、太极拳、五禽戏、八段锦以及其他较缓和的运动项目,运动量以微微出汗,不感劳累为度。亦可做日光浴、空气浴以强壮卫阳。运动时间一年中以春夏为佳,一日之内以阳光充足的上午为好,但要注意避免大量出汗。

(5) 药物调养:常用补阳中药有肉苁蓉、巴戟天、紫河车、补骨脂、杜仲、续断、菟丝子、狗脊、胡芦巴等。亦可选用中药膏方进行体质调补。

(四) 阴虚质

1. 体质特点 形体消瘦,午后面色潮红,手足心热,失眠多梦,咽喉干燥,眩晕耳鸣,双目干涩,视物昏花,大便秘结,舌红少苔,脉细数。

2. 形成原因 素体阴虚,或热病之后或过食辛辣燥热、温补食物或思虑太过,或吸烟致日久化火伤阴,或长期服用利尿药、清热利湿药等所致。

3. 发病倾向 平素易患阴亏燥热的病变,或病后易表现为阴亏症状;感邪易从热化。虚火内扰,易出现睡眠障碍。

4. 调养原则 滋补阴液。

5. 调理方法

(1) 精神调摄:阴虚之人情绪大多急躁,故精神调养的关键是静养心神,舒缓情绪。应遵循《黄帝内经》中"恬惔虚无""精神内守"之养神大法,可以通过读书、抚琴、弈棋、书法等方式,在提高个人素养的同时,使精神得到修炼,心神渐复宁静。同时波动的情绪可使阴虚加重,故应节制自己的情绪,保持稳定的心态,安神定志,以舒缓情志。

(2) 饮食调养:选择性味甘寒或甘凉质润多汁之品,如芝麻、糯米、绿豆、龟、鳖、海参、鲍鱼、牛奶、牡蛎、蛤蜊、海蜇、鸭肉、猪皮、豆腐、甘蔗、桃子、银耳等育阴潜阳。少食或不食辛辣燥烈、煎炸炙烤等伤阴之品。

(3) 起居调养:起居规律,不妄作劳,尤其要节制房事,以免耗伤阴精。

(4) 运动调养:避免高强度、大运动量的锻炼形式,以免出汗过多,损伤阴液,加重阴虚,太极拳、八段锦等较为适合。

(5) 药物调养:常用的补阴药物有百合、枸杞子、桑椹、沙参、麦冬、黄精、玉竹、天花粉、冬虫夏草、白木耳等。还可选择适合阴虚体质的药膳食用。

（五）痰湿质

1. 体质特点　形体肥胖，或腹部肥满松软，肢体沉重倦怠，胸脘痞闷，口中黏腻，或平素痰多，大便溏薄，舌体胖大，苔腻，脉滑。

2. 形成原因　先天禀赋不足，或嗜食肥甘厚腻之品，或过度安逸，缺乏运动或久居湿地。

3. 发病倾向　易患消渴、中风、胸痹等病。消渴病日久易出现肢体力弱麻木等运动、感觉功能障碍；中风则可导致偏瘫等肢体功能障碍及吞咽、言语、认知等功能障碍。胸痹则可导致心功能障碍。

4. 调养原则　调理脏腑，化痰除湿。

5. 调理方法

（1）精神调摄：痰湿体质者性格偏温和，可多参加社交活动，广交朋友，培养广泛的兴趣爱好，情绪舒畅，肝脾调和，水湿运化正常，痰湿易于去除。

（2）饮食调养：饮食宜清淡，少食肥甘厚味。宜进食一些具有宣肺健脾补肾除湿、化痰作用的食物，如白萝卜、冬瓜、荸荠、紫菜、海蜇、洋葱、白果、大枣、扁豆、薏苡仁、红小豆、冬瓜仁、杏仁、白豆蔻等。体形肥胖的痰湿之人，应限制食盐的摄入，少吃寒冷、油腻、滋补、酸涩的饮食。少饮酒，以免助生痰湿。

（3）起居调养：合理安排作息时间，生活有规律，不宜居住在潮湿的环境里，避免湿邪外侵。

（4）运动调养：痰湿体质者要多进行户外活动，多参加体育锻炼，以舒展阳气、通达气机，有益于脾的运化，促进水湿代谢。

（5）药物调养：合理选用芳香化浊、健脾化湿的药物，如茯苓、白果、半夏、薏苡仁、白术、藿香、佩兰、泽泻等。

（六）湿热质

1. 体质特点　面垢如油，易生粉刺、疮疖，心烦倦怠，身体困重，口干口苦或口臭、口有异味，大便燥结或黏滞不爽，小便短赤，男性阴囊潮湿，女性带下色黄，舌质红，苔黄腻，脉滑数。

2. 形成原因　嗜食烟酒辛辣，恣食肥甘厚味。

3. 发病倾向　易患疮疖、黄疸、热淋等病。易导致肝胆、膀胱功能等障碍。

4. 调养原则　清热利湿。

5. 调理方法

（1）精神调摄：保持心态稳定，切忌郁怒，以免化火助热。

（2）饮食调养：改变不良的饮食习惯，戒除烟酒嗜好，多食具有清热利湿作用的食物，如薏苡仁、莲子心、茯苓、紫菜、绿豆、红小豆、鸭肉、鲫鱼、冬瓜、苦瓜、丝瓜、黄瓜、西瓜、芹菜。忌用辛辣燥烈、大热大补的食品，少食辣椒、生姜、大葱、大蒜等。

（3）起居调养：养成良好的生活习惯，不要长期熬夜，或过度疲劳，保持二便通畅，以利湿热排泄。

（4）运动调养：湿热体质者多体格强壮，应选择运动量偏大或剧烈的运动，如中长跑、游泳、爬山、各种球类、武术等活动，以增强代谢，祛除湿热。运动时应避开暑热环境。六字诀中的"呼""嘻"字诀，有健脾清热利湿之效，可经常练习。

（5）药物调养：常用药物如车前草、荷叶、金钱草、生甘草、杏仁、薏苡仁、白蔻仁、苏梗、金银花、蒲公英、野菊花、紫花地丁、黄芩等。

（七）气郁质

1. 体质特点 忧郁面容,烦闷不乐,胸胁胀满,走窜疼痛,或乳房胀痛,时欲太息、嗳气,咽中如有异物梗阻,大便或干或溏,舌淡红,苔白,脉弦。

2. 形成原因 先天遗传,或后天所欲不遂,忧郁思虑过度。

3. 发病倾向 易患郁证、脏躁、梅核气、百合病、不寐及惊恐等病。易出现心理障碍及精神障碍。

4. 调养原则 疏肝理气,愉悦情志。

5. 调理方法

（1）精神调摄:气郁质之人性格内向,敏感多疑,忧郁脆弱,应主动参加社会活动,多听轻松的音乐,培养积极进取的竞争意识,以培养开朗豁达的性格。

（2）饮食调养:多食具有理气解郁、调理脾胃的食物,如小麦、高粱、橙子、陈皮、橘子、柚子、玫瑰花、茉莉花、绿萼梅、莲子、龙眼、红枣、萝卜等;不可多食乌梅、石榴、青梅、杨梅、杨桃、酸枣、李子、柠檬等酸涩收敛之物及寒凉之品。

（3）起居调养:起居有常,生活规律,防寒保暖,衣着宽松舒适。

（4）运动调养:运动能促进气血的运行,也可调畅情志,因此,气郁体质者应多参加户外活动或各种形式的运动。

（5）药物调养:常用的理气药物有柴胡、川楝子、郁金、佛手、青皮、陈皮、枳壳、香附、香橼等。

（八）瘀血质

1. 体质特点 面色晦黯,或色素沉着,皮肤紫斑或干燥、粗糙,口唇黯淡或紫,舌质紫黯或有瘀点或瘀斑,脉细涩或结代。

2. 形成原因 先天禀赋不足,或后天外伤,或久病入络,或忧思太过。

3. 发病倾向 易患痛证、血证及癥瘕、中风、胸痹等病。易出现疼痛障碍,肢体运动、感觉功能障碍,中风则可导致多种功能障碍。

4. 调养原则 活血化瘀,疏通经络。

5. 调理方法

（1）精神调摄:血瘀的形成多与气郁有关,因此此类体质的人,应培养乐观、豁达的精神,精神愉悦则气血和畅,营卫流通,有益于瘀血质的改善。

（2）饮食调养:选用具有活血化瘀、疏肝理气功效的食物,如山楂、韭菜、黑豆、玫瑰花、黄酒、葡萄酒等。不宜多食具有寒凉、收涩之性的食物。

（3）起居调养:生活要有规律,注意劳逸结合、动静结合,避免寒冷刺激。

（4）运动调养:多做户外活动,坚持运动,以促进气血运行。

（5）药物调养:常用的活血化瘀中药有当归、山楂、桃仁、红花、田七、川芎、丹参、益母草等。

（九）特禀质

1. 体质特点 特禀质与西医学"过敏体质"相类似。通常表现为经常鼻塞、流涕、打喷嚏等,易患哮喘,容易对药物、花粉、食物等过敏,皮肤易出现荨麻疹等。

2. 形成原因 先天禀赋不足、后天调养失当,或环境、药物等因素所致。

3. 发病倾向 过敏体质者易患哮喘、荨麻疹、花粉症及药物过敏等;遗传疾病如血友病、先天愚型等;胎传疾病如五迟(立迟、行迟、发迟、齿迟和语迟)、五软(头软、项软、手足软、肌肉软、口软)、解颅、胎惊、胎痫等。遗传疾病及胎传疾病可导致发育异常及多种多样的功能障碍。

4. 调养原则 益气固表,养血祛风。

5. 调理方法

(1)饮食调养:应避免食用各种致敏食物,减少发作机会。饮食宜清淡,少食生冷、辛辣、肥甘油腻及各种"发物",如:鱼、虾、蟹、牛肉、羊肉、狗肉、韭菜、茴香、芒果、桃子、杏等,以免引动伏痰宿疾,引起过敏。

(2)起居调养:要做好日常预防和保养工作。根据个体情况调护起居,由于过敏体质者容易出现水土不服,因此在陌生的环境中要注意日常保健,减少户外的活动,避免接触各种动植物,减少发病机会。季节更替之时,要及时增减衣被,增强机体对环境的适应能力。养成良好的睡眠习惯,顺应四时变化,以适寒温。

(3)运动调养:特禀质者要加强锻炼,以增强体质,提高身体对致敏物质的抵抗能力。

(4)药物调养:平时可适当服用具有益气固表功效的中药:如黄芪、灵芝、人参、红枣等以调节机体免疫功能。

第四节 正气观与传统康复技能

功能障碍发生后,其转归关系到邪气和正气两个方面。邪气是导致功能障碍的重要条件,而正气不足是功能障碍发生的内在原因。外邪通过内因而起作用。因此,传统康复技能对功能障碍的恢复是以提高人体正气,同时对存在邪气者以祛除邪气,达到扶正祛邪,促进功能恢复的目的。

一、人体功能以正气为本

(一)正气与邪气

1. 正气 是指人体的脏腑、经络、气血等功能活动和抗病、康复能力,简称为"正"。

中医康复学很重视人体的正气,认为内脏功能正常,正气旺盛,气血充盈,卫外固密,病邪难于侵入,不会发生功能障碍,《素问》说:"正气存内,邪不可干;邪之所凑,其气必虚。"只有在人体正气相对虚弱,卫外不固,抗邪无力的情况下,邪气方能乘虚而入,使人体阴阳失调,脏腑经络功能紊乱,才会出现功能障碍。如《灵枢》说:"风雨寒热,不得虚,邪不能独伤人。卒然逢疾风暴雨而不病者,盖无虚,故邪不能独伤人。"所以说,正气不足是功能障碍发生的内在原因。

2. 邪气 泛指各种导致功能障碍的因素,简称为"邪"。功能障碍的发生和变化,即是在一定条件下邪正斗争的反映。

邪气是发生功能障碍的重要条件,中医康复学重视正气,强调正气在功能障碍中的主导地位,并非排除邪气对功能障碍发生的重要作用。邪气是功能障碍发生的条件,在一定条件下,甚至起主导作用。如高温、高压电流、化学毒剂、枪弹伤、冻伤、毒蛇咬伤等,即使正气强盛,也难免被伤害。又如疫疠之邪,《素问》指出:"五疫之至,皆相染易,无问大小,病状相似。"这说明了多种传染病的发生,对人体有较大的危害,所以《黄帝内经》又提出要"避其毒气",以防止传染病的发生和播散。

（二）正邪强弱与人体功能

1. 正邪相争对人体功能的影响　正邪相争,是指正气与病邪的斗争。正邪斗争的胜负,决定是否发生功能障碍。这种斗争不仅关系着功能障碍的发生,而且影响功能障碍的发展及转归。

（1）正能胜邪则不发生功能障碍:邪气侵袭人体时,正气即起来抗邪,若正气强盛,抗邪有力,则病邪难于侵入,或侵入后即被正气及时消除,不影响脏腑经络功能,即不会导致功能障碍。如自然界中经常存在着各种各样的致病因素,但并不是所有接触的人都会发病,此即是正能胜邪的结果。

（2）邪胜正负则发生功能障碍:在正邪斗争过程中,若邪气偏胜,正气相对不足,邪胜正负,从而使脏腑阴阳、气血失调,气机逆乱,便可导致功能障碍的发生。

2. 影响邪气导致功能障碍的因素　发病以后,是否产生功能障碍及发生功能障碍的程度,主要受下列因素影响。

（1）正气强弱:正气强,邪正斗争剧烈,多表现为实证(功能障碍表现为功能亢奋);正气虚弱,抗邪无力,多表现为虚证(功能障碍表现为功能衰弱),或虚实错杂证。

（2）感邪性质:一般来说,感受阳邪,易导致阳偏盛而伤阴,出现实热证;感受阴邪,易导致阴偏盛而伤阳的实寒证或寒湿证。

（3）感邪轻重:邪气导致功能障碍的轻重,除体质因素外,还决定于感邪的轻重,一般来说,邪轻则功能障碍不明显,邪重则功能障碍较明显。

（4）病邪所中部位:病邪侵犯人体,有在筋骨经脉者,有在脏腑者,病位不同,病证各异。《灵枢·五邪》说:"邪在肺,则病皮肤痛,寒热,上气喘,汗出,咳动肩背……邪在肝,则两胁中痛,寒中,恶血在内,行善掣节,时脚肿……邪在脾胃,则病肌肉痛,阳气有余,阴气不足,则热中善饥;阳气不足,阴气有余,则寒中肠鸣腹痛……邪在肾,则病骨痛阴痹;阴痹者,按之而不得,腹胀,腰痛,大便难,肩背颈项痛,时眩……邪在心,则病心痛,喜悲,时眩仆。"说明病邪所中部位不同,功能障碍的证候表现亦不一样。

 知识链接

脑卒中后不同的功能障碍
——病邪对人体功能障碍的影响因素

同样是中风患者,青少年功能恢复较好,老年人功能恢复较差,这是由于青年人正气较强。有些中风患者可能发病后无法挽回生命,有些则只有短暂的功能障碍,可自身恢复,可能与感邪性质、感邪轻重有关,如短暂性脑缺血发作和脑出血结局大不相同;同样是脑梗死,有些只有运动功能障碍,有些患者还有言语功能障碍或吞咽障碍,这与梗死部位(感邪部位)有关。

二、传统扶正祛邪康复方法

疾病所致功能障碍的发生发展过程，从邪正关系来说，是正气与邪气矛盾双方互相斗争的过程。邪正斗争的胜负，决定着功能障碍的转归。邪胜于正则功能障碍加剧，正胜于邪则功能障碍改善或恢复。因而对功能障碍的康复，就要扶助正气，祛除邪气，改变邪正双方的力量对比，使功能障碍尽可能向完全康复的方向转化。所以扶正祛邪是指导康复治疗的一个重要法则，传统中医康复技能可以最大限度地达到扶正祛邪，以促进脏腑气血功能的恢复或改善。

（一）扶正与祛邪

所谓扶正，即是扶助正气，增强体质，提高机体抗邪及康复能力。

所谓祛邪，即是祛除病邪，消除邪气侵袭、抑制亢奋有余的病理反应，促进机体康复能力。

（二）扶正与祛邪康复方法的应用

扶正与祛邪，其方法虽然不同，但两者相互为用，相辅相成。扶正使正气加强，有助于机体抗御和祛除病邪；祛邪能够排除病邪的侵害和干扰，使邪去正安，则有利于正气的保存与恢复。

1. 扶正祛邪康复方法　运用扶正祛邪法则时，要认真细致地观察和分析正邪两方消长盛衰的情况，并根据正邪在矛盾斗争中的地位，决定扶正与祛邪的主次和先后。一般有如下几种情况。

（1）祛邪：适用于各种实证为主，正气也不衰的病证导致的功能障碍，即所谓"实则泻之"。发汗、攻下、涌吐、化痰、散寒、消导、活血、清热、除湿等，均是祛邪的方法。具体康复手段方面，可体现于内服汤药、针刺、灸法等多种中医康复技能上。邪在胸脘上部，如食物中毒，或痰涎壅塞、宿食停滞等，宜用吐法；表热者，宜解表清热；邪在肠胃下部，如热邪与肠中糟粕互结，应采取下法。总之，湿证宜化湿、利湿；食积胀满，则宜用消食导滞方法；有痰的应祛痰；有瘀血的应活血化瘀等。均属祛邪范围。

（2）扶正：适用于各种虚证为主，邪气也不盛的病证导致的功能障碍，即所谓"虚则补之"。益气、养血、滋阴、温阳、填精、补津及补养各脏的阴阳等，均是扶正的具体方法。如气虚导致的脱肛或子宫下垂，应宜用补法；肾阳虚导致的泄泻，宜温补肾阳。总之，滋阴、益气、补血、壮阳均属扶正方法。具体康复手段方面可体现于针刺、灸法、推拿、内服或外用中药、气功及体育锻炼等康复技能中，而精神的调摄和饮食营养的补充对于扶正具有重要的意义。

（3）扶正与祛邪兼用：适用于正虚邪实病证，两者同时兼用则扶正不留邪，祛邪又不会伤正。但在具体应用时，还要分清以正虚为主，还是以邪实为主。邪实较急重的，则以祛邪为主，兼顾扶正；正虚较急重的，应以扶正为主，兼顾祛邪。

（4）先祛邪后扶正：适用于虽然邪盛正虚，但正气尚能耐攻，或同时兼顾扶正反会助邪的病证，应先祛邪而后扶正。如瘀血所致的崩证，瘀血不去，则崩难止，故应先用活血祛瘀法，然后补血。

（5）先扶正后祛邪：适用于正虚邪实，以正虚为主的患者，因正气过于虚弱，兼以攻邪，则反而更伤正气，故应先扶正而后祛邪。如某些虫积患者，因正气太虚弱，不宜驱虫，应先健脾以扶正，使正气得到一定恢复之时，然后再驱虫消积。

2. 扶正祛邪中医康复方法应用原则

（1）预防功能障碍的原则：中医学历来就重视预防，早在《黄帝内经》中就提出"治未病"思想。《素问》说："圣人不治已病治未病，不治已乱治未乱……夫病已成而后药之，乱已成而后治之，譬犹渴而穿井，斗而铸锥，不亦晚乎？"这里就生动地指出了"治未病"的重要意义。所谓治未病，包括未病先防和既病防变两个方面的内容。

1）未病先防：就是在功能障碍未发生之前，做好各种预防工作，以防止功能障碍的发生。治未病，必须从增强人体正气和防止病邪侵害两方面着手。①增强正气包括：第一，适当锻炼，增强体质；汉代医家华佗根据"流水不腐，户枢不蠹"的道理，创造了"五禽戏"健身运动以防治疾病，此外还有后世不断演变的太极拳、八段锦、易筋经等多种健身方法。第二，顺应自然，正如《素问》所说"春夏养阳，秋冬养阴"。因此，要保持身体健康，精力充沛，益寿延年，就应该懂得顺应自然变化规律，以调整起居时间。第三，养性调神和调摄饮食，《素问》说："其知道者……饮食有节，起居有常，不妄作劳，故能形与神俱，而尽终其天年，度百岁乃去。"因此，对饮食起居、劳逸等有适当的节制和安排，不要"以酒为浆，以妄为常，醉以入房，以欲竭其精，以耗散其真"。第四，针灸、推拿和药物调养。②防止病邪侵害包括：第一，避其邪气，包括顺应四时，防止外伤与虫兽伤，防止空气、水源、食物污染，讲究卫生。第二，药物预防及人工免疫，《素问》有"小金丹……服十粒，无疫干也"的记载，说明我国很早就有了药物预防方法；16世纪的人痘接种法预防天花，是"人工免疫法"的先驱；此外，还有用艾叶、苍术等烟熏以消毒防病等。

2）既病防变：指在功能障碍发生的开始阶段，力求做到早期诊断，以早期康复治疗，防止功能障碍的发展及传变。①早期诊断：疾病初期，病位浅，功能障碍少且不严重，正气未衰，疾病易治，功能易恢复，故应早期诊断，早期康复治疗。②防止传变：第一，阻截疾病传变途径；第二，先安未受邪之地，根据五行生克乘侮规律、五脏整体规律的指导，可实施预见性康复治疗，控制疾病和功能障碍的发展，如《金匮要略》说："见肝之病，知肝传脾，当先实脾"，即是已病防变。

（2）治疗功能障碍的原则

1）正治与反治：《素问》提出"逆者正治，从者反治"两种方法，就其原因来说，都是治病求本治疗原则的具体运用。①正治：采用的康复方法性质与疾病的性质相反，故又称逆治。即通过分析疾病的临床证候，辨明疾病性质的寒热虚实，然后分别采用"寒者热之""热者寒之""虚则补之""实则泻之"等不同康复方法。由于临床上大多数疾病的征象与疾病的性质是相符的，即热病见热象，寒病见寒象，所以，正治法是临床上最常用的一种康复方法。②反治：采用的康复方法性质与疾病的假象相同，故又称从治。究其实质，还是在治病求本法则指导下，针对疾病本质而进行治疗的方法，主要有以下四法。热因热用：即用热性药物或温补的康复手段治疗具有假热症状的病证，适用于阴寒内盛，格阳于外，反见热象的真寒假热证，如《伤寒论》"少阴病，下利清谷，里寒外热，手足厥逆，脉微欲绝，身反不恶寒，其人面色赤……通脉四逆汤主之"；寒因寒用：即用寒性药物或泻火的康复手段治疗具有假寒症状的病证，适用于里热盛极，阳盛格阴，反见寒象的真热假寒证，如热厥证，因阳胜于内，格阴于外，出现四肢厥冷，脉沉，很似寒证，但有壮热心烦，口渴而喜冷饮，小便短赤等，因为热盛是其本质，故须用寒凉药治其真热,假象方能消失;塞因塞用:是以补开塞,即用补益药或扶正的康复手段治疗具有闭塞不通症状的病证,适用于因虚而闭的真虚假实证,如久病精血不足的便闭,血枯、冲任亏损的闭经等,都应采取补益的方法;通因通用:即用通利的康复手段治疗具有通泄症状的病证,如膀胱湿热所致的尿频、尿急、尿痛等病证,可用清利膀胱湿热等方法。

2)治标与治本:在复杂的功能障碍中,常有标本主次的不同,因而在康复过程有先后缓急之别。一般来说治病必求于本,但在标病甚急,如不及时解决,可危及患者生命时,应采取"急则治其标"的法则。①急则治其标:《素问》说:"小大不利,治其标","先热而后生中满者,治其标",大小便不利、中满,都是急重的证候,故当先治疗。如水臌患者,当腹水大量增加,腹部胀满,呼吸喘促,大小便不利的时候,应先治疗标病的腹水。待腹水减轻,病情稳定后,再调理肺脾肾,治其本病。②缓则治其本:对慢性病或急性病的恢复及功能障碍的康复有重要指导意义,如在急性出血后期,则应益气补血等。③标本兼治:是指标病本病并重,则应标本兼治,如阳虚水肿,治宜温阳利尿,温阳为治本,利尿是治标。

3)"三因"制宜:是指对功能障碍的康复治疗要根据季节、地区以及人体的体质、性别、年龄等不同而制订适宜的中医康复方法。由于功能障碍的发生、发展与转归,受多方面因素的影响,如时令气候、地理环境等,尤其是患者个体的体质因素,对功能的影响更大。因此,在功能障碍康复治疗时,必须考虑上述的因素,做到具体情况具体分析,制订出适宜的康复方法。①因时制宜:根据不同季节气候特点,来制订适宜的康复治疗原则,即为"因时制宜"。一般来说,春夏季节,气候由温渐热,阳气升发,人体腠理疏松开泄,即使患外感风寒,也不宜过多使用辛温发散药物,以免开泄太过,耗伤气阴;而秋冬季节,气候由凉变寒,阴盛阳衰,人体腠理致密,阳气内敛,此时若非大热之证,当慎用寒凉药物,以防伤阳。《素问》说:"用寒远寒,用凉远凉,用温远温,用热远热,食宜同法",正是这个道理。②因地制宜:根据不同地区的地理特点,来制订适宜的康复治疗原则,即为"因地制宜"。如我国西北高原地区,气候寒冷,干燥少雨,其民依山陵而居,经常处在风寒的环境之中,多食鲜美酥酪骨肉和牛羊乳汁,体质较壮,故外邪不易侵犯,其病多为内伤;东南地区,滨海傍水,平原沼泽较多,地势低洼,温热多雨。其民食鱼而嗜咸,大都皮肤色黑,肌理疏松,病多痈疡,或较易外感,所以治病须因地制宜。③因人制宜:根据患者年龄、性别、体质、生活习惯等不同特点,来制订适宜的康复治疗原则,即为"因人制宜"。老年人生机减退,气血亏虚,患病多虚证,或虚实夹杂,治疗虚证宜补,有实邪的攻邪要慎重,用药量应比青壮年较轻;小儿生机旺盛,但气血未充,脏腑娇嫩,易寒易热,易虚易实,病情变化较快,故治小儿病,忌投峻攻,少用补益,用药量宜轻;妇女有经、带、胎、产等情况,治疗用药应加以考虑,如在妊娠期,对峻下、破血、滑利、走窜伤胎或有毒药物,当禁用或慎用;产后应考虑气血亏虚及恶露情况等。体质有强弱与寒热之偏,阳盛或阴虚之体,慎用温热之剂;阳虚或阴盛之体,慎用寒凉伤阳之药。此外,有的病者素有某些慢性病或职业病,以及情志因素、生活习惯等,在诊治时,也应注意。

另外,调整阴阳、调整脏腑功能和调理气血关系等中医康复方法应用原则分别在阴阳五行、脏腑功能与康复和气血功能与康复内容中提及,不再赘述。

学习小结

1. 学习内容

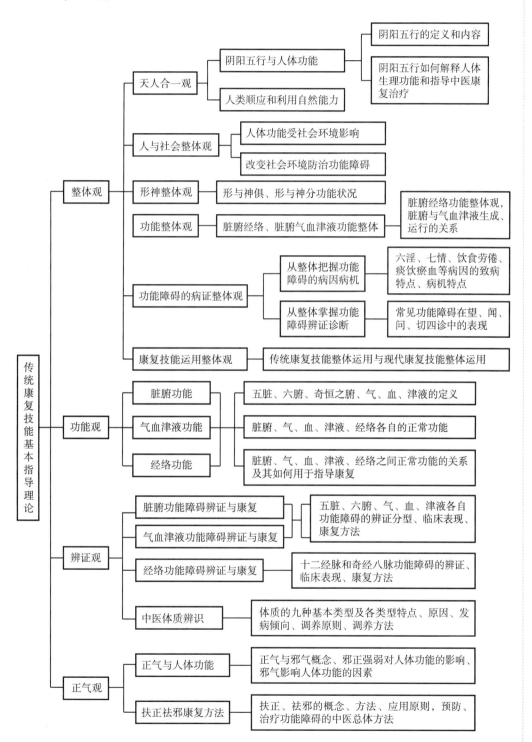

传统康复技能基本指导理论

整体观
- 天人合一观
  - 阴阳五行与人体功能
    - 阴阳五行的定义和内容
    - 阴阳五行如何解释人体生理功能和指导中医康复治疗
  - 人类顺应和利用自然能力
- 人与社会整体观
  - 人体功能受社会环境影响
  - 改变社会环境防治功能障碍
- 形神整体观
  - 形与神俱、形与神分功能状况
- 功能整体观
  - 脏腑经络、脏腑气血津液功能整体
    - 脏腑经络功能整体观，脏腑与气血津液生成、运行的关系
- 功能障碍的病证整体观
  - 从整体把握功能障碍的病因病机
    - 六淫、七情、饮食劳倦、痰饮瘀血等病因的致病特点、病机特点
  - 从整体掌握功能障碍辨证诊断
    - 常见功能障碍在望、闻、问、切四诊中的表现
- 康复技能运用整体观
  - 传统康复技能整体运用与现代康复技能整体运用

功能观
- 脏腑功能
  - 五脏、六腑、奇恒之腑、气、血、津液的定义
- 气血津液功能
  - 脏腑、气、血、津液、经络各自的正常功能
- 经络功能
  - 脏腑、气、血、津液、经络之间正常功能的关系及其如何用于指导康复

辨证观
- 脏腑功能障碍辨证与康复
- 气血津液功能障碍辨证与康复
  - 五脏、六腑、气、血、津液各自功能障碍的辨证分型、临床表现、康复方法
- 经络功能障碍辨证与康复
  - 十二经脉和奇经八脉功能障碍的辨证、临床表现、康复方法
- 中医体质辨识
  - 体质的九种基本类型及各类型特点、原因、发病倾向、调养原则、调养方法

正气观
- 正气与人体功能
  - 正气与邪气概念、邪正强弱对人体功能的影响、邪气影响人体功能的因素
- 扶正祛邪康复方法
  - 扶正、祛邪的概念、方法、应用原则，预防、治疗功能障碍的中医总体方法

2. 学习方法

课堂上老师结合学生和临床实际情况进行中医阴阳五行学说、病因病机、望闻问切四诊方法、脏腑气血津液功能、经络功能在判定人体功能和指导功能康复上的具体运用,以及如何综合运用中医康复技术理论去判定人体功能状况和指导功能障碍的康复。

课外鼓励学生多阅读古代哲学类书籍,如《易经》;多阅读中医经典著作,如《黄帝内经》、张仲景《伤寒论》等;课外学习参考书《中医基础理论》和《中医诊断学》;带领学生到临床见习,对各种功能障碍进行中医康复理论的讨论分析。

(沈　会　郝丽霞)

复习思考题

1. 试述中医学阴阳五行理论如何解释人体生理功能。
2. 脏腑、气血津液、经络的功能包括哪些内容?
3. 试述中医体质的分类及调养原则。
4. 试述中医学对正邪的认识。

第三章

经络腧穴概论

学习目的

通过学习经络腧穴相关基本理论与基本知识,为临床康复治疗中针灸推拿等传统康复疗法奠定基础。

学习要点

经络系统的组成,经络的特点及临床意义;十二经脉、任督脉体表循行分布位置以及联系的脏腑和器官;腧穴的分类,腧穴主治规律,腧穴的定位方法,特定穴的意义和内容。

第一节 经 络 总 论

一、经络的概念

经络,是经和络的总称。经,有路径之意,又称经脉。经脉贯通上下,沟通内外,是经络系统中纵行的主干。经脉大多循行于人体的深部,且有一定的循行部位。络,有网络之意,又称络脉。络脉是经脉别出的分支,较经脉细小。络脉纵横交错,网络全身,无处不至。

经络遍布于全身,是人体气血运行的主要通道,也是联结人体各个部分的基本途径。经络外行于体表,内达于脏腑,纵横交错,沟通表里,贯穿上下,通过多种通路和途径联系机体内外上下左右前后各个部分。人体脏与脏、腑与腑、脏与腑、脏腑与体表、脏腑与官窍,皮肉、筋腱和骨骼之间依靠经络的沟通和联结成为一个有机整体。脏腑、器官、皮毛、孔窍、肌肉、筋腱、骨骼等通过经络的联系,相互协调、相互促进、相互制约,形成一个内部协调稳定,并与外部环境息息相关的有机整体。

经络的功能活动表现称为"经气"。经气来源于真气,而真气源于先天之元气,又依赖后天水谷精微之气的不断充养,是机体生命活动的最根本动力。经气推动气血在经络中运行,约束气血的运行,调节气血容量,对全身脏腑气血阴阳的协调平衡起着总领作用。没有经络系统对全身的维系、协调和平衡,就不可能有机体正常的生命运动。经气还表现为经络的"反应性"和"传导性"。针刺治疗必须"得气",针刺和艾灸作用于人体经络系统,使经气被激发,才能疏通经脉,通行周身,调节机体阴阳平衡,促使机体功能活动向正常状态恢复,即所谓"刺之要,气至而有效"。经络的"反应性"和"传导性"还表现在抵御外邪、传入疾病和反映疾病方面。经络内连脏腑,外络肢节,网络周身,当人体正气充足时,经脉之气就能奋起抵御外邪入侵;当人体正气不足,抵抗力下降时,经络便会成为疾病的传入通路。邪气(致病因素)侵入人体,通过经络的传导由表向里,由浅入深,传入内脏,并且还会通过经络系统影响到机体其他部位。同时,脏腑病变有时也会通过经络传出到体表,在体表某些部位出现压痛、结节、隆起、凹陷、充血等反应,这类反应常可用以帮助诊断有关内脏的疾病。因此,经络又有诊断疾病的作用。所以《灵枢·经脉》说:"经脉者,所以决死生,处百病,调虚实,不可不通。"

经络的特点为中医辨证论治提供了一定的理论依据。各条经脉循行均有一定的部位,可据此进行"经络辨证"进而指导临床实践。经络辨证是指以经络理论为指导,根据经络的循行分布、功能特性、病理变化及与脏腑的相互联系,四诊合参,确定疾病部位在何经、何络及相关脏腑,并明确病因病机,指导临床实践。

经络的特点更为针灸治疗提供了理论依据。除根据经络的反应性可以帮助诊断疾病、确定治疗原则外,根据经络联系全身的特点及经气的传导作用,在相应部位循经取穴施术,可治疗经脉脏腑的相应病症与功能障碍;通过经络协调、平衡全身阴阳的作用,应用各种刺灸方法补虚泻实,便能达到扶正祛邪、调整阴阳的目的。

在康复治疗中可根据各科病症与功能障碍的特点,应用中医脏腑、阴阳、八纲等辨证方法,结合经络辨证进行分析,选择相应经脉进行刺激。如脑卒中偏瘫上肢伸肌肌力减退可选上肢手阳明大肠经、手少阳三焦经、手太阳小肠经进行治疗刺激,因为手三阳经在上肢循行经过处是上肢伸肌肌群分布所在;吞咽困难可选任脉咽喉部腧穴,因任脉循行经过咽喉部;运动性失语除可选任脉咽喉部腧穴,还可选手少阴心经腧穴,因为"舌为心之苗",同时手少阴心经经别也上达咽喉;认知功能障碍可选与脑相联系的经脉,如督脉、足太阳膀胱经、足阳明胃经、足少阳胆经,另外根据"脑为髓海""肾主骨生髓",还可选用足少阴肾经;肺功能不足可选手太阴肺经和手厥阴心包经,因为这二经循行至胸,与肺相联系,还可根据脏腑辨证选用足太阴脾经或足少阴肾经。心功能不足可选手厥阴心包经和手少阴心经,二经均与心密切联系,也可根据脏腑辨证选用足太阴脾经或足少阴肾经;心、肺功能不足还可选足太阳膀胱经进行刺激,足太阳膀胱经循行经过背部,其经脉上有背俞穴(如肺俞、心俞)与胸腹腔脏器有密切联系;排尿功能障碍可选任脉、足太阴脾经、足少阴肾经、足厥阴肝经、足太阳膀胱经,因为任脉和足三阴经循行均经过膀胱或其附近,同时肾与膀胱互为表里脏腑;若是脊髓损伤所致,还可选督脉,因为督脉循脊柱内部上行。

知识链接

经络循行路线是怎样形成的

经络循行路线分布的形成,可能与以下几个方面有关:①解剖启发:古代医学家通过解剖,观察到人体的血脉、筋肉、骨骼和内脏的位置、形状,并认识到它们的一些生理功能和相互之间的联系。②得气感应:针刺时会产生酸、麻、胀、重等感觉,这种针感有时沿着一定路线向远部传导。灸治有时也会有热感由施灸部位向远处扩散。推拿在按压的过程中也能出现气行现象。古代医家经过长期观察这种向远处传导与扩散的现象,逐步认识到人体各部存在着复杂而又有一定规律的联系通路。③对体表部位病理现象的观察分析,也是经络形成的依据之一。最典型的如心绞痛发作时,患者会有放射痛至左肩,有的甚至还沿左上肢内侧直至小指,这个放射痛的路线就是手少阴心经在体表的循行路线。

二、经络系统的组成

经络系统是由经脉、络脉及其连属部分构成的。经脉和络脉是它的主体。

（一）经脉的组成

1. 十二经脉

（1）正经:正经有十二条,即手三阴经、足三阴经、手三阳经、足三阳经,共四组,每组三条经脉,合称十二经脉。它们是经络系统的主体,故称为"正经"。

十二经脉左右对称地分布于头面、躯干和四肢,纵贯全身。凡联系六脏的经脉为阴经(六阴经),分布于四肢内侧和胸腹,上肢内侧为手三阴经,下肢内侧为足三阴经;联系六腑的经脉为阳经(六阳经),分布于四肢外侧和头面、躯干,上肢外侧为手三阳经,下肢外侧为足三阳经。十二经脉在四肢的分布规律如下:人体正立姿势,两臂下垂,两手掌心相对,拇指侧为前,小指侧为后,将上下肢的内外侧分别分成前、中、后三个区域。手足阳经为阳明在前、少阳在中、太阳在后;手足阴经为太阴在前、厥阴在中、少阴在后。其中足三阴经在足内踝上8寸以下为厥阴在前、太阴在中、少阴在后,至内踝上8寸以上,太阴交出于厥阴之前。

十二经脉的名称包含手足、阴阳、脏腑三方面:由于循行分布于上、下肢到达手或足,故有手经、足经之分。由于循行分布于四肢的内、外侧,故有阴经、阳经之分;一阴一阳衍化为三阴三阳,三阴分别为太阴、少阴、厥阴,三阳分别为阳明、太阳、少阳。各经属于脏腑不同,有属脏属腑之分。脏之在胸者(肺、心、心包)联系手阴经,在腹者(脾、肝、肾)联系足阴经;六腑则各随其表里相合关系与阳经相联系(又因六腑都在腹部,故其下合穴都出于足三阳经上)。如循行于上肢内侧经脉属手经、阴经,其中循行于上肢内侧后缘的经属心,故称之为手少阴心经。根据这样命名的方法就定出了十二经脉的名称。

十二经脉在循行中有脏腑属络表里关系,其表里关系与藏象学说中脏与腑的表里关系一致,各经属本脏或腑络相表里的腑或脏。如手太阴肺经属肺络大肠,手阳明大肠经属大肠络肺。十二经脉的循行走向规律是:手三阴经从胸部走向手,手三阳经从手走向头面部,足三阳经从头面部下行走向足,足三阴经从足上行走向腹(胸)。这样,有出有进,有上有下,经脉气血流注次序为肺经→大肠经→胃经→脾经→心经→小肠经→膀胱经→肾经→心包经→三焦经→胆经→肝经→肺经,构成了周而复始、如环无端的气血循环流注径路。十二经脉循行走向与交接规律如下:

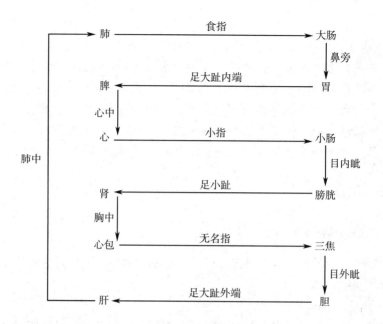

（2）十二经别：十二经别是十二经脉别行的部分，仍为正经，它们分别起于四肢，循行于体内，联系脏腑，上出颈项浅部。阳经经别从本经别出而循行体内，上达头面后，仍回到本经；阴经经别从本经别出而循行体内，上达头面后，与相表里的阳经相合。十二经别不仅加强了十二经脉中表里两经的联系，也加强了躯体内外的联系，还联系了某些正经未循行到的器官与形体部位，加强了十二经脉与头面的联系，补充了正经循行分布的不足。

（3）十二经筋：十二经筋是十二经脉之气"结、聚、散、络"于筋肉、关节的体系，是十二经脉的附属部分，是十二经脉循行部位上分布于筋肉系统的总称，它有联缀百骸、维络周身、约束骨骼、主司筋肉关节运动的作用。

（4）十二皮部：十二皮部是十二经脉在体表一定部位上的反映区。全身的皮肤是十二经脉的功能活动反映于体表的部位，所以把全身皮肤分为十二个部分，分属于十二经，称为"十二皮部"。由于十二皮部居于人体最外层，又与经络气血相通，故是机体的卫外屏障。当脏腑经络有病变时，也可在相应皮部有一定反应，所以在皮部进行诊察和施治，也可推断和治疗躯体内部病变。

2. 奇经八脉　奇经有八，即督脉、任脉、带脉、冲脉、阴跷脉、阳跷脉、阴维脉、阳维脉，合称奇经八脉。奇经八脉不同于十二正经，不属络十二脏腑，也无相互表里配合关系，故称"奇经"，也称"别道奇行"的经脉。奇经八脉有统率、联络和调节全身气血盛衰的作用。如任脉与六阴经有联系，称为"阴脉之海"，具有调节全身阴经经气的作用；督脉与六阳经有联系，称为"阳脉之海"，具有调节全身阳经经气的作用。

十二经脉和任督二脉，均具有一定的循行路线、病候及专属腧穴与主治，是经络系统中的主要部分，故元代滑伯仁《十四经发挥》中将它们合称为"十四经"。

（二）络脉的组成

络脉有别络、孙络、浮络之分。遍布全身的络脉，有促进气血渗灌输布，以濡养全身组织的作用。

1. 十五别络　别络有本经别走邻经之意，共有十五支，包括十二经脉在四肢各分出的别络,躯干部的任脉络、督脉络及脾之大络。四肢部的十二经别络,加强了十二经中表里两经的沟通和联系,补充了十二正经循行的不足。躯干部的任脉别络、督脉别络和脾之大络,分别沟通了身体前、后和侧部的调节联系。

2. 孙络 孙络是络脉中最细小的分支。

3. 浮络 浮络是络脉中浮行于浅表部位的分支。

知识拓展

经络客观化研究要点

1987年中国中医研究院(现为中国中医科学院)孟竞璧等应用γ-闪烁照相技术观察过锝酸钠洗脱液注入穴位产生的循经轨迹图像。方法:选健康成人94名为受试者,将过锝酸钠洗脱液注入受试者的腕踝部穴位,以放射性钴作为经线定位标志。结果:注入后同位素产生循经迁移。十二经脉中同位素循经迁移轨迹最长者为足太阴脾经,达85.87cm。手阳明大肠经最短,33.21cm。手足三阴经几乎能走完四肢全程,进入胸腹腔分布弥散,与《灵枢·经脉》手足三阴经路线对照,基本一致。手三阳经的绝大多数放射性轨迹循行至肱骨中段即向阴经偏移。足三阳经除个别上达躯干,大多数在股骨中段向股内侧偏移。

人体本身作为天然的红外源,可发射1~30μm连续红外光谱。据此,热成像技术应用于中医经络的研究始于20世纪70年代,它能方便和无干扰地测量人体体表的温度分布,具有实时性和无损性的特征。经络红外特性包括对红外辐射温度以及红外辐射光谱的研究,循经高温线及相关机制是经络红外辐射温度研究的重点。

经穴电位法直接测量人体经穴参考点的经穴电压,由于在测量上具有无创、廉价、易操作、安全性高的特点,被广泛操作,通过对健康人,在无外界刺激情况下,采用人体等效电路的研究方法,分析了经脉在皮肤表面运行的规律,发现将手太阴肺经穴点电位的分布规律等效为皮肤电流,其流向与中医经脉运行方向相同,从而证明了中医经脉理论有其电磁学机制,所得结果对人体经络的电磁学研究具有一定的参考价值。若能对光电测量仪进行数字化改进,则将有助于人体经脉电磁特性的生理研究。

第二节 腧穴总论

一、概述

(一)腧穴的概念

腧穴是人体脏腑经络气血输注于体表的部位。"腧"与"俞""输"义通,有转输的含义;"穴"是孔隙的含义。在古代文献中,腧穴还有"砭灸处""节""会""骨空""气府""孔穴""气穴""穴道""穴位"等不同名称。现在通常俗称"穴位"。作为脏腑经络气血转输出入的特殊部位,腧穴与脏腑、经络有着密切关系:腧穴与脏腑通过经络内外相应,经络是腧穴与脏腑两者的信使,腧穴—经络—脏腑间相互联系,所以经气通内达外。一方面,脏腑病变可以通过经络反映到体表腧穴,所以检查腧穴是重要的传统诊断方法;另一方面,在体表腧穴施以各种刺激,也能通过经络作用于脏腑,则可防治疾病。

（二）腧穴的分类

人体的腧穴很多,一般根据经脉归属及位置特点分为十四经穴、经外奇穴和阿是穴三类。"十四经穴"是指既有明确位置又有固定穴名,归属于十二经脉和任督二脉的腧穴,它们是腧穴的主要部分,又简称"经穴";"经外奇穴"是指既有明确位置,又有固定穴名,但尚未归入十四经系统中的经验有效穴,又简称"奇穴""经外穴";"阿是穴"是指以病痛的压痛点或其他反应点作为针灸部位,随病而定,没有固定位置和具体穴名的一类腧穴。最早见于唐代孙思邈的《备急千金要方》:"有阿是之法,言人有病痛,即令捏其上,若果当其处,不问孔穴,即得便快或痛处,即云阿是,灸刺皆验,故曰阿是穴也。"又称"不定穴""天应穴"等。其思想根源,乃始自《黄帝内经》所言的"以痛为输"。如临床上许多部位肌筋膜炎所致疼痛的康复治疗可以首选阿是穴进行刺激。

二、腧穴的作用

（一）反映病证,协助诊断

1. 反映病证　腧穴是人体脏腑经络气血输注出入的特殊部位,当人体受到外邪侵袭时,皮毛首先受病而后内传,逐渐深入脏腑。在这个内传过程中,腧穴是邪气出入的门户。当外感六淫或七情内伤导致脏腑病变,可通过经络反映于体表,其反映的主要部位就是腧穴。如胃肠疾病常在足三里、地机等穴出现压痛、过敏、皮下结节等反应;肺脏疾病常在中府、肺俞等穴出现压痛、过敏、皮下结节等反应。因此,腧穴是疾病的重要反应点。

2. 协助诊断　中医学望诊、切诊过程中通过检查腧穴部位出现的各种反应,可协助定向诊断脏腑病证以及与脏腑相关的组织、器官的病证。临床上,一般以背俞穴、募穴、原穴、络穴、五输穴、郄穴、八脉交会穴、下合穴等为重点部位,望诊审其皮肤的色泽、斑点、丘疹、脱屑以及肌肉的隆起、凹陷等,切诊审其压痛、过敏、肿胀、硬结、凉热以及肌肉的坚实虚软程度等,来协助诊断。如检查肝俞、太冲等,可以诊断肝病,检查中脘、足三里、胃俞等,可诊断胃病。

（二）接受刺激,防治疾病

1. 接受刺激　《素问·五脏生成》说:"人有大谷十二分,小溪三百五十四名,少十二俞,此皆卫气之所留止,邪气之所客也,针石缘而去之。"指出腧穴不仅是气血输注部位,邪气所客之处,也是针灸防治疾病所致功能障碍的刺激点。目前,腧穴刺激技术种类繁多,既有传统针法、灸法、按摩法等,又有结合现代光、声、电、磁、化学药物等新方法。

2. 防治疾病　腧穴接受适当的刺激,以疏通经脉,调和气血,使阴阳归于平衡,脏腑趋于调和,达到扶正祛邪、防治疾病的目的。

腧穴预防疾病,主要是刺激某些腧穴能提高机体的抗病能力。《扁鹊心书·须识扶阳》曰:"人于无病时,常灸关元、气海、命门、中脘,虽未得长生,亦可保百年寿矣。"《备急千金要方》说:"凡人吴蜀地游宦,体上常须三两处灸之,勿令疮暂瘥,则瘴疠、瘟疟、毒气不能着人也。"

采用腧穴治疗疾病及其功能障碍一直是针灸学(传统康复学)的主要治疗手段之一。临床统计,应用针灸等手段刺激腧穴治疗疾病及其功能障碍多达 200 多种,疗效显著者有 40 多种。1979 年,世界卫生组织列出了建议采用针灸治疗的疾病有 43 种。总的来看,腧穴治疗疾病主要是功能性疾病、传染性疾病及某些器质性疾病,特别是对各种痛证、感觉障碍和各种功能失调的病症疗效尤为显著。

三、腧穴的主治规律

腧穴的主治规律可概括为以下三个方面。

(一)分部主治规律

腧穴能治疗所在部位及邻近器官的病症,这是腧穴的近部治疗作用,即"腧穴所在,主治所在"。这是所有腧穴具有的共同特点。如眼区的睛明、承泣、四白、丝竹空、阳白等穴,均能治疗眼部病症。鼻区的迎香以及邻近的上星、通天等均能治疗鼻病。耳区的听宫、听会、耳门、翳风诸穴,均能治疗耳病。腹部的中脘、建里、梁门诸穴,均能治疗腹部、胃的病症;肩部的穴位多能治疗肩部病症。在躯干部的穴位,由于邻近脏腑,均能治疗相应部位脏腑的病症。大体来说:胸部属上焦,位于胸部的穴位多能主治心、肺病症;上腹部属中焦,位于上腹部的穴位多能主治肝、胆、脾、胃的病症;下腹部属下焦,位于下腹部的穴位多能主治肾、膀胱、肠的病症。

当然,在同一区域的腧穴除有相同作用外,每一个穴位又有其单独的作用,有其不同的特点,临床应用时,应该既掌握其共性,又掌握其个性,才能做到正确选穴。

(二)分经主治规律

腧穴能治疗所属经脉循行部位及其深部组织、器官的病症,这是腧穴的远部治疗作用,即"经脉所过,主治所及"。十二经脉在四肢肘膝以下的腧穴远治作用尤其显著。如神门属手少阴心经,可治疗本经循行所及的心的病症以及腋部、上臂部、肘部、前臂部、掌指部等病症。合谷属手阳明大肠经,可治疗本经循行所及的前头部、面部、眼部、口部、鼻部、咽喉部、颈项部、肩部、上臂部、肘部、前臂部、腕、指等病症;委中属足太阳膀胱经,可治疗本经循行所及的前头部、眼部、鼻部、头顶部、项部、背部、腰部、臀部、大腿部、小腿部、足踝部、跖趾部等病症;列缺不仅能治疗上肢病症,还能治疗头项部、胸、肺、咽喉以及外感病症;阳陵泉不仅能治疗下肢病症,还能治疗胁肋、胆、肝、神志病以及痉挛、抽搐等筋的病症。

十二经脉中,手三阴经联系胸部,分别主治胸部心、肺病症;手三阳经联系头面颈项部,分别主治头面、头侧及颈项部的病症;足三阳经联系头身部,分别主治头身的前、侧、后部的病症;足三阴经联系腹部,分别主治腹部内脏病症。

(三)特殊主治规律

是既不属于分部主治规律又不属于分经主治规律的一类独特的腧穴治疗作用。大致有三种情况。一是全身性治疗作用。如合谷、大椎、曲池诸穴均治疗热证;丰隆穴治疗痰证;风池穴治疗风证;关元穴、气海穴治疗脱证;百会穴升提中气等。二是部分特定穴、奇穴的特定治疗作用。如足三里是胃的下合穴,能治疗胃的病症;内关是八脉交会穴之一,通阴维脉,能治疗阴维脉的病症(胃的病症);膈俞是八会穴之血会,能治疗各种血证;定喘穴治疗咳嗽、气喘;腰奇治疗癫痫;四缝穴治疗疳积、百日咳等。三是长期的临床经验总结。如水沟穴的急救作用;曲池穴、血海穴能治疗皮肤病症;至阴穴用于胎位不正、难产的治疗;少泽穴治疗乳痈、缺乳;支沟穴治疗便秘等。

 知识拓展

针刺"调气"的原理

有学者用组织化学方法,观察了人及动物某些经穴部位的小血管壁,在这些小动脉树周围有肾上腺素能神经和胆碱能神经形成的动脉周丛和毛细血管前动脉旁丛。实验证明,这两种末梢都是交感神经节的节后纤维,有控制外周循环阻力和局部组织血流的作用。同时还观察到由脊神经无髓纤维构成的胆碱酯酶阳性的小神经束,它们沿细小动、静脉走行,直至毛细血管前动脉附近,才形成游离末梢,终止于结缔组织的基质中,并参加到毛细血管前动脉旁丛,形成了躯体神经和自主神经在末梢的汇合。他们据此认为,这是针刺传入、针刺镇痛及"通其经脉,调其气血"作用的形态学基础。(朱兵.针灸的科学基础.青岛:青岛出版社,1998)

四、腧穴的定位方法

针灸临床中,治疗效果与取穴是否准确有着密切的关系。为了定准穴位,必须掌握好定位方法,常用定位方法有以下四种。

(一)体表解剖标志定位法

体表解剖标志定位法,是以人体解剖学的各种体表标志为依据来确定腧穴位置的方法,俗称自然标志定位法。可分为固定标志和活动标志两种。

1. 固定标志　指各部位由骨节和肌肉所形成的突起或凹陷、五官轮廓、发际、指(趾)甲、乳头、肚脐等。如腓骨小头前下方定阳陵泉,足内踝尖上 3 寸、胫骨内侧缘后方定三阴交,眉头定攒竹,脐中旁开 2 寸定天枢等。

2. 活动标志　指各部的关节、肌肉、肌腱、皮肤随着活动而出现的空隙、凹陷、皱纹、尖端等,即需要采取相应的活动姿势才会出现的标志。如在耳屏与下颌关节之间微张口呈凹陷处取听宫,下颌角前上方约一横指当咀嚼时咬肌隆起,按之凹陷处取颊车等。

(二)骨度折量定位法

骨度折量定位法,是以体表骨节为主要标志折量全身各部的长度和宽度,定出分寸,用于腧穴定位的方法,又称"骨度分寸定位法"。即以《灵枢·骨度》规定的人体各部的分寸为基础,结合历代学者创用的折量分寸(将设定的两骨节点或皮肤横纹之间的长度折量为等分,每 1 等分即为 1 寸,10 等分为 1 尺)作为定位的依据。不论男女、老少、高矮、胖瘦,均可按这一标准在其自身测量(表 3-1,图 3-1~图 3-3)。

表 3-1　常用骨度折量分寸表

部位	起止点	折量寸	度量法	说明
头面部	前发际正中至后发际正中	12	直寸	用于确定头部经穴的纵向距离
	眉间（印堂）至前发际正中	3	直寸	用于确定前或后发际及其头部经穴的纵向距离
	第 7 颈椎棘突下（大椎）至后发际正中	3	直寸	
	眉间（印堂）至后发际正中第 7 颈椎棘突下（大椎）	18	直寸	
	前两额发角（头维）之间	9	横寸	用于确定头前部经穴的横向距离
	耳后两乳突（完骨）之间	9	横寸	用于确定头后部经穴的横向距离
胸腹胁部	胸骨上窝（天突）至胸剑联合中点（歧骨）	9	直寸	用于确定胸部经穴的纵向距离
	胸剑联合中点（歧骨）至脐中	8	直寸	用于确定上腹部经穴的纵向距离
	脐中至耻骨联合上缘（曲骨）	5	直寸	用于确定下腹部经穴的纵向距离
	两乳头之间	8	横寸	用于确定胸腹部经穴的横向距离
	腋窝顶点至第 11 肋游离端（章门）	12	直寸	用于确定胁肋部经穴的纵向距离
背腰部	肩胛骨内缘（近脊柱侧点）至后正中线	3	横寸	用于确定背腰部经穴的横向距离
	肩峰缘至后正中线	8	横寸	用于确定肩背部经穴的横向距离
上肢部	腋前、后纹头至肘横纹（平肘尖）	9	直寸	用于确定上臂部经穴的纵向距离
	肘横纹（平肘尖）至腕掌（背）侧横纹	12	直寸	用于确定前臂部经穴的纵向距离
下肢部	耻骨联合上缘至股骨内上髁上缘	18	直寸	用于确定下肢内侧足三阴经穴的纵向距离
	胫骨内侧髁下方至内踝尖	13	直寸	
	股骨大转子至腘横纹	19	直寸	用于确定下肢外后侧足三阳经穴的纵向距离（臀沟至腘横纹相当于 14 寸）
	腘横纹至外踝尖	16	直寸	

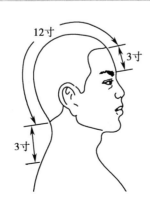

图 3-1　骨度分寸头部直寸

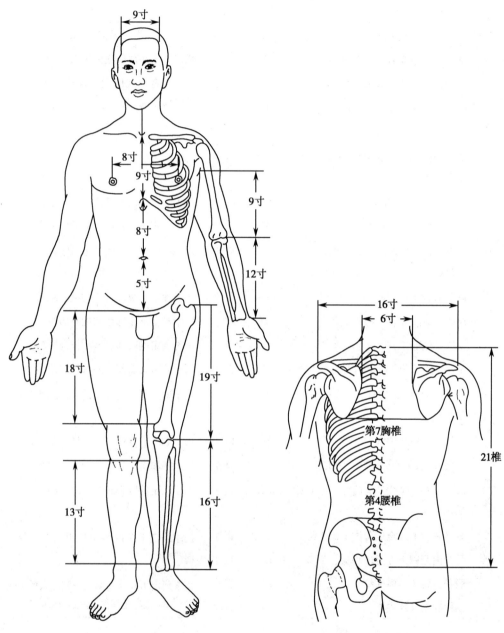

图 3-2　正面胸腹、上下肢骨度分寸　　　　　图 3-3　背腰部骨度分寸

（三）指寸定位法

　　指寸定位法，是指依据患者本人手指所规定的分寸来量取腧穴的定位方法，又称"手指同身寸取穴法"，常用有以下三种。

　　1. 中指同身寸　以患者中指中节桡侧两端纹头（拇、中指屈曲成环形）之间的距离作为 1 寸（图 3-4）。

　　2. 拇指同身寸　以患者拇指的指间关节的宽度作为 1 寸（图 3-5）。

　　3. 横指同身寸（一夫法）　令患者将食指、中指、无名指和小指并拢，以中指中节横纹为标准，其四指的宽度作为 3 寸（图 3-6）。

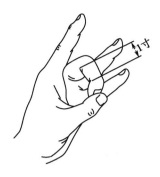
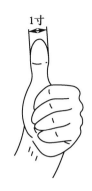
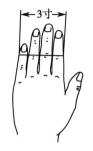

图 3-4 中指同身寸　　　图 3-5 拇指同身寸　　　图 3-6 横指同身寸

（四）简便取穴法

简便取穴法是临床中一种简便易行的方法,如立正姿势,自然垂手,中指端大腿处取风市;两手虎口自然平直交叉,在食指尽端到达处取列缺等。此是一种辅助取穴方法,为了定穴的准确,最好结合体表解剖标志或骨度折量定位等方法取穴。

五、特定穴

十四经中具有特殊治疗作用,并按特定称号归类的腧穴,称为特定穴。包括在四肢肘膝以下的五输穴、原穴、络穴、郄穴、八脉交会穴、下合穴;在胸腹、背腰部的募穴、背俞穴;在四肢躯干的八会穴以及诸多的交会穴。这些腧穴在十四经中不仅在数量上占有相当的比例,而且在针灸学的基本理论和临床应用方面也有着极其重要的意义。

（一）五输穴

十二经脉在肘膝关节以下各有称为井、荥、输、经、合的五个腧穴,合称"五输穴"。有关记载首见于《灵枢·九针十二原》:"所出为井,所溜为荥,所行为经,所注为输,所入为合。"《灵枢·本输》详细载述了各经井、荥、输、经、合各穴的名称和具体位置,唯独缺手少阴心经的五输穴,在《针灸甲乙经》中才补充完备（表 3-2、表 3-3）。

表 3-2 阴经五输穴表

经脉名称	井	荥	输	经	合
手太阴肺经	少商	鱼际	太渊	经渠	尺泽
手厥阴心包经	中冲	劳宫	大陵	间使	曲泽
手少阴心经	少冲	少府	神门	灵道	少海
足太阴脾经	隐白	大都	太白	商丘	阴陵泉
足少阴肾经	涌泉	然谷	太溪	复溜	阴谷
足厥阴肝经	大敦	行间	太冲	中封	曲泉

表3-3　阳经五输穴表

经脉名称	井	荥	输	经	合
手阳明大肠经	商阳	二间	三间	阳溪	曲池
手少阳三焦经	关冲	液门	中渚	支沟	天井
手太阳小肠经	少泽	前谷	后溪	阳谷	小海
足阳明胃经	厉兑	内庭	陷谷	解溪	足三里
足少阳胆经	足窍阴	侠溪	足临泣	阳辅	阳陵泉
足太阳膀胱经	至阴	足通谷	束骨	昆仑	委中

古人把经气运行过程用自然界的水流由小到大、由浅入深的变化来形容,把五输穴按井、荥、输、经、合的顺序,从四肢末端向肘、膝方向依次排列。"井"穴多位于手足之端,喻做水的源头,是经气所出的部位,即"所出为井"。"荥"穴多位于掌指或跖趾关节之前,喻做水流尚微,萦迂未成大流,是经气流行的部位,即"所溜为荥"。"输"穴多位于掌指或跖趾关节之后,喻做水流由小到大,由浅注深,是经气渐盛,由此注深的部位,即"所注为输"。"经"穴位于腕踝关节以上,喻做水流变大,畅通无阻,是经气正盛运行经过的部位,即"所行为经"。"合"穴位于肘膝关节附近,喻做江河水流汇入湖海,是经气由此深入,进而会合于脏腑的部位,即"所入为合"。

五输穴是常用要穴,为古今医家所重视。如井穴可用来急救治疗昏迷,荥穴可用来治疗热病,输穴可用来治疗喘咳,合穴可用来治疗六腑病症等。即《难经·六十八难》所言"井主心下满,荥主身热,输主体重节痛,经主喘咳寒热,合主逆气而泻"。

附:井荥输原经合歌

少商鱼际与太渊,经渠尺泽肺相连,商阳二三间合谷,阳溪曲池大肠牵。
隐白大都太白脾,商丘阴陵泉要知,厉兑内庭陷谷胃,冲阳解溪三里随。
少冲少府属于心,神门灵道少海寻,少泽前谷后溪腕,阳谷小海小肠经。
涌泉然谷与太溪,复溜阴谷肾所宜,至阴通谷束京骨,昆仑委中膀胱知。
中冲劳宫心包络,大陵间使传曲泽,关冲液门中渚焦,阳池支沟天井索。
大敦行间太冲看,中封曲泉属于肝,窍阴侠溪临泣胆,丘墟阳辅阳陵泉。

(二)原穴

十二经脉在腕踝关节附近各有一个腧穴,是脏腑原气输注、经过和留止的部位,称为"原穴",合称"十二原穴"。"原"即本原、原气之意,是人体生命活动的原动力。

原穴名称,首载于《灵枢·九针十二原》"肺原出于太渊,心原出于大陵,肝原出于太冲,脾原出于太白,肾原出于太溪"。《灵枢·本输》补充了六腑原穴:大肠原过于合谷,胃原过于冲阳,小肠原过于腕骨,膀胱原过于京骨,三焦原过于阳池,胆原过于丘墟(表3-4)。据《难经》所论,原气代表原穴,原气导源于肾间动气,是人体生命活动原动力,通过三焦运行于脏腑,是十二经的根本。因此脏腑发生病变时,就会相应地反映到原穴上来。

表3-4　十二经脉原穴表

经脉	原穴	经脉	原穴
手太阴肺经	太渊	手阳明大肠经	合谷
手厥阴心包经	大陵	手少阳三焦经	阳池
手少阴心经	神门	手太阳小肠经	腕骨
足太阴脾经	太白	足阳明胃经	冲阳
足厥阴肝经	太冲	足少阳胆经	丘墟
足少阴肾经	太溪	足太阳膀胱经	京骨

在治疗方面，《灵枢·九针十二原》说："五脏有疾也，当取之十二原。"针刺原穴能使三焦原气通达，从而发挥其维护正气、抗御病邪的作用，说明原穴有调整其脏腑经络的功能。

附：原穴歌

穴有十二原，都在四肢中。
胆原丘墟穴，肝原号太冲，
小肠原腕骨，脾经太白容，
心原神门过，胃经冲阳通，
膀胱原京骨，肺经太渊逢，
大肠原合谷，肾原太溪从，
三焦阳池伴，心包大陵同。

（三）络穴

络脉在经脉分出之处各有一穴，称络穴。络穴名称首载于《灵枢·经脉》。十二经肘膝关节以下各有一络穴，加上任脉络穴、督脉络穴和脾之大络，合称"十五络穴"（表3-5）。《素问·平人气象论》还载有"胃之大络，名曰虚里"，故又有"十六络穴"之说。

表3-5　十五络穴表

经脉	络穴	经脉	络穴
手太阴肺经	列缺	手阳明大肠经	偏历
手厥阴心包经	内关	手少阳三焦经	外关
手少阴心经	通里	手太阳小肠经	支正
足太阴脾经	公孙	足阳明胃经	丰隆
足厥阴肝经	蠡沟	足少阳胆经	光明
足少阴肾经	大钟	足太阳膀胱经	飞扬
任脉	鸠尾	督脉	长强
脾之大络	大包		

络穴主治各自络脉的病症,如手少阴络穴通里可治"实则支膈,虚则不能言"之络脉病症。十二络穴能沟通表里两经,故有"一穴通两经"之说。因此,络穴不仅能治疗本经病症,也能治疗相表里经的病证,如手太阴经的络穴列缺,既能治疗肺经的咳嗽、喘息,又能治手阳明大肠经的齿痛、头项强痛等疾患。

附:十五络穴歌

人身络脉一十五,我今逐一从头举:手太阴络为列缺,手少阴络即通里,
手厥阴络为内关,手太阳络支正是,手阳明络偏历当,手少阳络外关位,
足太阳络号飞扬,足阳明络丰隆记,足少阳络为光明,足太阴络公孙寄,
足少阴络名大钟,足厥阴络蠡沟配。阳督之络号长强,阴任之络号尾翳,
脾之大络为大包,十五络名君须记。

(四)郄穴

郄穴是各经经气深聚的部位。郄与"隙"通,是空隙、间隙的意思。郄穴大多分布于肘膝关节以下。十二经脉、阴阳跷脉和阴阳维脉各有一郄穴,合称为"十六郄穴"。郄穴的名称和位置首载于《针灸甲乙经》(表3-6)。

表3-6　十六郄穴表

阴经	郄穴	阳经	郄穴
手太阴肺经	孔最	手阳明大肠经	温溜
手厥阴心包经	郄门	手少阳三焦经	会宗
手少阴心经	阴郄	手太阳小肠经	养老
足太阴脾经	地机	足阳明胃经	梁丘
足厥阴肝经	中都	足少阳胆经	外丘
足少阴肾经	水泉	足太阳膀胱经	金门
阴维脉	筑宾	阳维脉	阳交
阴跷脉	交信	阳跷脉	跗阳

临床上郄穴常用来治疗本经循行部位及所属脏腑的急性病症。阴经郄穴多治疗血证,如孔最治咳血,中都治崩漏等;阳经郄穴多治急性疼痛,如颈项痛取外丘,胃脘痛取梁丘。

附:十六郄穴歌

郄义即孔隙,本属气血集。肺向孔最取,大肠温溜别;胃经是梁丘,脾属地机穴;
心则取阴郄,小肠养老列;膀胱金门守,肾向水泉施;心包郄门刺,三焦会宗持;
胆郄在外丘,肝经中都是;阳跷跗阳走,阴跷交信期;阳维阳交穴,阴维筑宾知。

(五)背俞穴

背俞穴是脏腑之气输注于背腰部的腧穴。五脏六腑各有一背俞穴,位于足太阳膀胱经第一侧线上,大体依脏腑位置而上下排列。首载于《灵枢·背腧》,其中载有五脏背俞穴的名称和位置(表3-7)。

表 3-7 脏腑背俞穴表

脏	背俞穴	六腑	背俞穴
肺	肺俞	大肠	大肠俞
心包	厥阴俞	三焦	三焦俞
心	心俞	小肠	小肠俞
脾	脾俞	胃	胃俞
肝	肝俞	胆	胆俞
肾	肾俞	膀胱	膀胱俞

背俞穴不但可以治疗与其相应的脏腑病症,也可以治疗与五脏相关的五官九窍、皮肉筋脉骨的病症。如肝俞既能治疗肝病,又能治疗与肝有关的目疾、筋疾等病;肾俞既能治疗肾病,又能治疗与肾有关的耳鸣、耳聋、阳痿及骨病等。

附:十二背俞穴歌

三椎肺俞四厥阴,心五肝九十胆俞,十一脾俞十二胃,
十三三焦椎旁居,肾俞却与命门平,十四椎外穴是真,
大肠十六小十八,膀胱俞与十九平。

(六) 募穴

脏腑之气结聚于胸腹部的腧穴,称募穴。五脏六腑各有一募穴。募穴部位都接近于其脏腑所在,有的在任脉(单穴),有的在两旁各经(双穴)(表 3-8)。

表 3-8 脏腑募穴表

双穴募穴	单穴募穴
肺——中府	心包——膻中
肝——期门	心——巨阙
胆——日月	胃——中脘
脾——章门	三焦——石门
肾——京门	小肠——关元
大肠——天枢	膀胱——中极

募穴首见于《素问·奇病论》:"胆虚气上溢而口为之苦,治之以胆募俞。"
滑伯仁《难经本义》说:"阴阳经络,气相交贯,脏腑腹背,气相通应",说明脏腑之气与背俞、募穴是相互贯通的。当脏腑发生病变,常在其相应的背俞、募穴出现疼痛或过敏等病理反应。因此,临床上可通过观察、触扪背俞、募穴的异常变化,以诊断相应脏腑疾病,又可刺灸俞募穴来治疗相应的脏腑疾病。

附:十二募穴歌

大肠天枢肺中府,小肠关元巨阙心,中极膀胱京门肾,胆日月肝期门寻,

脾募章门胃中脘,气化三焦石门针,心包募穴何处取?胸前膻中觅浅深。

（七）下合穴

下合穴,即六腑下合穴,是六腑之气下合于足三阳经的六个腧穴(表3-9)。

表3-9 六腑下合穴表

六腑	胃	大肠	小肠	三焦	膀胱	胆
下合穴	足三里	上巨虚	下巨虚	委阳	委中	阳陵泉

附:下合穴歌

胃经下合三里乡,上下巨虚大小肠,膀胱当合委中穴,三焦下合属委阳,
胆经之合阳陵泉,腑病用之效必彰。

《素问·咳论》说:"治府者,治其合。"说明下合穴是治疗六腑病症的主要穴位。如足三里治胃脘痛,下巨虚治泄泻,上巨虚治肠痈、痢疾,阳陵泉治胆绞痛,委阳、委中治三焦气化失常而引起的排尿障碍、遗尿、尿失禁等。

（八）八会穴

八会穴是指脏、腑、气、血、筋、脉、骨、髓等精气汇聚的八个腧穴(表3-10)。八会穴首载于《难经·四十五难》:"腑会太仓(中脘),脏会季胁(章门),筋会阳陵泉,髓会绝骨,血会膈俞,骨会大杼,脉会太渊,气会三焦外,一筋直两乳内(膻中)也。"

表3-10 八会穴表

八会	脏会	腑会	气会	血会	筋会	脉会	骨会	髓会
穴位	章门	中脘	膻中	膈俞	阳陵泉	太渊	大杼	绝骨

此八穴除了各自原有的功能以外,与脏、腑、气、血、筋、脉、骨、髓的生理功能还有着特殊关系。如章门原是脾之募穴,因为五脏皆禀气于脾,故称为脏会;中脘为胃之募穴,因六腑皆禀气于胃,故为腑会;膻中为宗气之所聚,故为气会;膈俞位于心俞、肝俞之间,心主血,肝藏血,故为血会;大杼近于椎骨,是柱骨之根,故为骨会;阳陵泉位于膝下,膝为筋之府,故为筋会;太渊居于寸口,为脉之大会,故为脉会;绝骨(悬钟穴的别名)属于胆经,主骨所生病,骨生髓,故为髓会。临床上,凡与此有关的病症均可选用八会穴来治疗。

附:八会穴歌

腑会中脘脏章门,筋会阳陵髓绝骨;骨会大杼气膻中,血会膈俞脉太渊。

（九）八脉交会穴

八脉交会穴,原称"交经八穴"和"八脉八穴",是十二经脉与奇经八脉脉气相通的八个腧穴,均分布于肘膝以下,原属于五输穴和络穴,故称为"流注",通过十二经脉以交通于奇经八脉,故称为"交经",后来又称此为"八脉交会穴"。

八脉交会穴首载于窦汉卿《针经指南》,因窦氏善用此法故又称"窦氏八穴"。八穴与八脉的相会关系见表3-11。

表3-11 八脉交会穴表

经属	八穴	通八脉	会合部位
足太阴	公孙	冲脉	心、胸、胃
手厥阴	内关	阴维	
手少阳	外关	阳维	目外眦、颊、颈、耳后、肩
足少阳	足临泣	带脉	
手太阳	后溪	督脉	目内眦、项、耳、肩胛
足太阳	申脉	阳跷	
手太阴	列缺	任脉	肺、胸、膈、喉咙
足少阴	照海	阴跷	

八脉交会穴，临床上可作为远部取穴单独选用，再配上头身部的邻近穴，成为远近配穴，又可以上下配穴。如公孙配内关，治疗心、胸、胃部疾病；后溪配申脉，治疗眼角、耳、项、肩胛部位疾病以及发热恶寒等表证；外关配足临泣，治疗外眼角、耳、颊、颈、肩部疾病以及寒热往来；列缺配照海，治疗咽喉、胸膈、肺病和阴虚内热等病症。

附：八脉交会八穴歌

公孙冲脉胃心胸，内关阴维下总同；临泣胆经连带脉，阳维目锐外关逢；
后溪督脉内眦颈，申脉阳跷络亦通；列缺任脉行肺系，阴跷照海膈喉咙。

（十）交会穴

交会穴是指两经或数经相交会合的腧穴，多分布于头面、躯干部。交会穴的记载首见于《针灸甲乙经》。交会穴不但能治本经病，还能治所交经脉的病症。如大椎是督脉经穴，又与手足三阳经相交会，既可治督脉的疾患，又可治诸阳经的全身性疾患；三阴交是足太阴脾经穴，又与足少阴肾经和足厥阴肝经相交会，故不但能治脾经病，还能治肝肾两经的疾病。

 知识链接

腧穴的命名

孙思邈在《千金翼方》中指出："凡诸孔穴，名不徒设，皆有深意。"腧穴命名是古人以其部位及作用为基础，结合自然界多种事物及医学理论等，采用取类比象等方法制订的。比拟，如有的腧穴分布在肢体的凸出部位附近，比拟为山、陵、丘、墟；有的腧穴分布在肢体的凹陷部位，或说明腧穴的气血流注状态，比拟为谷、溪、沟、渎、渊、渠、盆、井、泉、池、泽、海等；象形，如动物象形犊鼻（屈膝时髌韧带两边有凹陷恰似牛鼻）、伏兔（屈股时大腿似伏俯状之兔）等，植物象形如攒竹（眉毛聚集处眉毛头）、丝竹空（眉毛梢眉毛渐消处）等；会意法，根据经络腧穴的生理功能、病理现象、治疗作用以及解剖部位等特点，通过会意的方法，使腧穴的特点从名称上反映出来，以利记忆。如口唇下的承浆，目下的承泣，鼻旁的迎香，口旁的地仓。

71

第三节 经络腧穴各论

一、十二经脉及其腧穴

（一）手太阴肺经及其常用腧穴

【经脉循行】（图3-7）

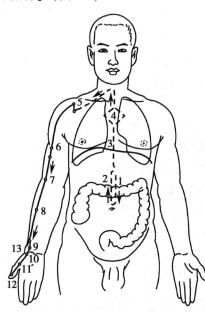

图3-7 手太阴肺经循行示意图

1. 起于中焦,下络大肠;2. 还循胃口;3. 上膈;4. 属肺;5. 从肺系横出腋下;6. 下循臑内,行少阴心主之前;7. 下肘中;8. 循臂内上骨下廉;9. 入寸口;10. 上鱼;11. 循鱼际;12. 出大指之端;13. 其支者,从腕后直出次指内廉,出其端

手太阴肺经,起始于中焦,向下联络大肠,回过来沿贲门上行,穿过膈肌,属于肺。再从肺系——气管、喉咙部横出腋下,沿臂内侧前边(手少阴心经和手厥阴心包经之前)走行,下行至肘关节中,沿前臂内侧桡骨边缘,进入桡腕关节桡动脉搏动处,走向鱼际部,循拇指桡侧出该指桡侧端。

它的腕部支脉从腕后(列缺处)分出,沿食指桡侧到该指桡侧端。

【常用腧穴】

手太阴肺经起于中府,止于少商,左右各11个腧穴。此处仅介绍常用腧穴。

1. 中府　LU1　募穴

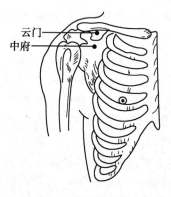

图3-8 手太阴肺经中府穴

［定位］在胸部,横平第1肋间隙,锁骨下窝外侧,前正中线旁开6寸。或先确定云门(LU2),中府即在云门(LU2)下1寸(图3-8)。

［主治］①上肢功能障碍(沿肺经循行):肩部活动障碍,肩背痛,肘臂外侧痛,肩内侧痛,手不能伸。②呼吸系统病症:慢性阻塞性肺病,肺炎,支气管炎,支气管扩张,呼吸困难,咳嗽,哮喘。

［操作］向外斜刺0.5～0.8寸;禁向内斜刺及深刺;可灸。

［应用举例］①哮喘:配伍列缺、肺俞。②肩背

痛:配伍肩井。

2. 尺泽 LU5 合穴

[定位] 在肘区,肘横纹上,肱二头肌腱桡侧缘凹陷中(图3-9)。

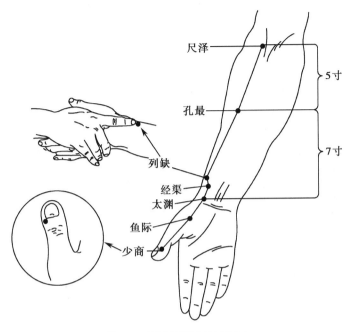

图 3-9 手太阴肺经前臂部穴

[主治] ①上肢功能障碍(沿肺经循行):上肢运动、感觉功能障碍,肘臂外侧痛,肩内侧痛,肘部屈伸障碍,手不能伸。②呼吸系统病症:胸闷,胸痛,咳嗽,哮喘。③消化系统病症:急性吐泻,消化道出血。

[操作] 直刺0.5~0.8寸,或点刺放血;可灸。

[应用举例] ①哮喘、咳嗽:配伍肺俞。②急性胃肠炎:配伍委中,可点刺放血。

3. 孔最 LU6 郄穴

[定位] 在前臂前区,腕掌侧远端横纹上7寸,尺泽(LU5)与太渊(LU9)连线上(图3-9)。

[主治] ①呼吸系统病症:肺炎,支气管炎,支气管扩张,呼吸困难,咯血,咳嗽,哮喘,急性咽喉肿痛,喉中如有物阻,声音嘶哑。②上肢功能障碍(肺经所过的肢体病症):网球肘,上肢失用性肌萎缩、肌力减退、挛缩、麻木。③其他病症:痔疮出血。

[操作] 直刺0.5~0.8寸;可灸。

[应用举例] ①胸闷:配伍内关。②哮喘:配伍鱼际。③急性咽喉肿痛:配伍少商。

4. 列缺 LU7 络穴 八脉交会穴 通任脉

[定位] 在前臂,腕掌侧远端横纹上1.5寸,拇短伸肌腱与拇长展肌腱之间,拇长展肌腱沟的凹陷中。取穴方法:①以病人左右两手虎口交叉,一手食指压在另一手桡骨茎突上,当食指尖到达之处为穴(图3-9)。②立拳,把拇指向外上方翘起,先取两筋之间的阳溪穴,在阳溪穴上1.5寸的桡骨茎突中部有一凹陷即是本穴。

[主治] ①呼吸系统病症:胸闷,咯血,咳嗽,哮喘,发热。②咽喉病症:急性咽喉肿痛,喉中如有物阻,声音嘶哑,构音障碍。③头部病症:枕项部疼痛,偏头痛("四总

穴歌"载："头项寻列缺"）。④生殖泌尿系统病症：阴茎痛，尿血，尿道炎，前列腺炎，痛经，遗精，死胎不下（穴通任脉，任主胞胎，因此本穴又为治疗生育病症的腧穴之一）。⑤消化系统病症：腹痛，腹泻痢疾，上消化道出血，食管炎。⑥循环系统病症：心绞痛，高血压。⑦上肢功能障碍（肺经所过的肢体病症）：颈肩痛，肩周炎，网球肘，上肢失用性肌萎缩、肌力减退、挛缩、疼痛、麻木等。

　　［操作］向肘部斜刺 0.2~0.3 寸；可灸。

　　［应用举例］①感冒咽痒咳嗽、头背痛：配伍风门、合谷、风池。②慢性咽喉炎：配照海、太溪；急性咽喉肿痛：配伍合谷、商阳。③遗精：配伍肾俞。④痛经：配伍三阴交。

　　5. 太渊　LU9　输穴　原穴　脉会穴

　　［定位］在腕前区，桡骨茎突与舟状骨之间，拇长展肌腱尺侧凹陷中（图3-9）。

　　［主治］①呼吸系统病症：肺功能下降，呼吸功能下降，胸背痛，胸闷，锁骨上窝痛，咳嗽，声音嘶哑，支气管咳嗽，百日咳，肺结核。②上肢功能障碍（肺经所过的肢体病症）：腕关节及周围软组织损伤，腕管综合征等。③循环系统病症：无脉症，高血压，心绞痛。④消化系统病症：腹胀，嗳气，呕吐，呕血。

　　［操作］直刺 0.2~0.3 寸，避开桡动脉；可灸，禁化脓灸、瘢痕灸，勿刺伤桡动脉。

　　［应用举例］①肺功能下降，呼吸功能下降：配伍尺泽、风门、肺俞。②腕关节软组织损伤：配伍阳溪、列缺。③腕管综合征：配伍大陵、阳溪、阳池、神门。④无脉症：配伍内关、冲阳、三阴交。

知识链接

针灸歌赋中太渊穴主治

　　（1）寒痰咳嗽更兼风，列缺二穴最可攻，先把太渊一穴泻，多加艾火即收功。（《玉龙歌》）

　　（2）咳嗽风痰，太渊、列缺宜刺。（《玉龙赋》）

　　6. 鱼际　LU10　荥穴

　　［定位］在手外侧，第1掌骨桡侧中点赤白肉际处（图3-9）。

　　［主治］①呼吸系统病症：咳嗽，哮喘，咳血，胸背痛，胸闷，感冒发热。②咽喉器官病症：咽喉肿痛，声音嘶哑，失音。③消化系统病症：腹痛，呕吐，小儿单纯性消化不良。④上肢功能障碍（肺经所过的肢体病症）：肩周炎，拇指指间关节及周围软组织损伤，手指麻木等。⑤精神障碍：焦虑，抑郁，善悲易恐。⑥其他病症：乳腺肿痛，心律失常。

　　［操作］直刺 0.5~0.8 寸，或点刺放血；可灸。

　　［应用举例］①咽喉肿痛：配伍合谷。②咳嗽、哮喘：配伍孔最、中府。③拇指腱鞘炎：配伍合谷、阳溪。④小儿单纯性消化不良、食欲不振：可按揉此穴，每次 300~500 次，每日一次。

　　7. 少商　LU11　井穴

　　［定位］在手指，拇指末节桡侧，指甲根角侧上方 0.1 寸（指寸）（图3-9）。

　　［主治］①急症：多用于抢救脑卒中昏迷，晕厥，高热，小儿惊风，中暑。②头面五官病症：急性咽喉肿痛，急性扁桃体肿大，吞咽困难，鼻衄。③呼吸系统病症：咳嗽，哮

端。④精神障碍:躁狂。⑤上肢功能障碍(肺经所过肢体病症):拇指间关节及周围软组织损伤,拇指麻木疼痛等。

[操作] 向腕斜刺或平刺0.2~0.3寸,或点刺放血;可灸。

[应用举例] ①急救昏迷,晕厥,小儿惊风,中暑等:配伍关冲、中冲、商阳、少泽、少冲。②急性咽喉肿痛、扁桃体肿大:三棱针点刺放血,挤出3~5滴血。③手指麻木:配伍十宣、合谷、鱼际。

（二）手厥阴心包经及其常用腧穴

【经脉循行】（图3-10）

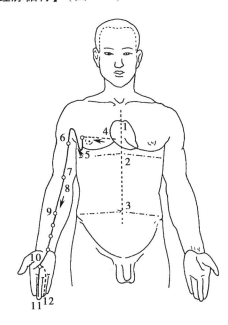

图3-10 手厥阴心包经循行示意图
1.起于胸中,出属心包络;2.下膈;3.历络三焦;4.其支者,循胸;5.出胁,下腋三寸;6.上抵腋下;7.循臑内,行太阴少阴之间;8.入肘中;9.下臂,行两筋之间;10.入掌中;11.循中指,出其端;12.其支者,别掌中,循小指次指,出其端

手厥阴心包经从胸中开始,浅出属于心包,通过膈肌,经过胸部、上腹和下腹,络于三焦。

它的干脉:沿胸内出胁部,当腋下三寸处向上到腋下,沿上臂内侧,于手太阴、手少阴之间,进入肘中,下向前臂,在桡侧腕屈肌腱与掌长肌腱之间走行,进入掌中,沿中指桡侧出于末端。

它的支脉:从掌中分出,沿无名指出于末端,接手少阳三焦经。

【常用腧穴】

手厥阴心包经起于天池,止于中冲,左右各9个穴位。此处仅介绍常用腧穴。

1. 曲泽 PC3 合穴

[定位] 在肘前区,肘横纹上,肱二头肌腱的尺侧缘凹陷中(图3-11)。

[主治] ①循环系统、呼吸系统功能障碍:胸闷,呼吸困难,胸痛,心绞痛,心肌缺血,心律不齐,心动过速,心动过缓。②消化系统病症:膈肌痉挛,胃痛,反酸,恶心,急性吐泻。③上肢功能障碍:失用性肌萎缩、肌力减退、挛缩、手足撤搦

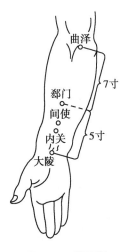

图3-11 手厥阴心包经前臂部穴

75

症,麻木,疼痛。④精神障碍:焦虑,抑郁,喜怒无常。

[操作] 直刺1~1.5寸,或用三棱针点刺出血。

[应用举例] ①心绞痛:配伍内关。②上肢功能障碍:配伍尺泽、曲池、手三里、合谷、外关。③心悸:配伍大陵。④急性吐泻:配伍委中点刺放血。⑤呕吐、胃痛:配伍内关、中脘。

2. 郄门 PC4 郄穴

[定位] 在前臂前区,腕掌侧远端横纹上5寸,掌长肌腱与桡侧腕屈肌腱之间(图3-11)。

[主治] ①循环系统、呼吸系统功能障碍:胸闷,呼吸困难,胸痛,心绞痛,心肌缺血,心律不齐,心动过速,心动过缓。②消化系统病症:膈肌痉挛,胃痛,反酸,恶心,呕吐。③上肢功能障碍:失用性肌萎缩,肌力减退,挛缩,麻木,疼痛。④精神障碍:神经衰弱,焦虑,抑郁,喜怒无常。

[操作] 直刺0.5~1寸。

[应用举例] ①咯血:配伍尺泽、肺俞。②心悸、心绞痛:配伍神门、心俞。

3. 间使 PC5 经穴

[定位] 在前臂前区,腕掌侧远端横纹上3寸,掌长肌腱与桡侧腕屈肌腱之间(图3-11)。

[主治] ①循环系统、呼吸系统功能障碍:胸闷,呼吸困难,胸痛,心绞痛,心肌缺血,高血压,低血压,心律不齐,心动过速,心动过缓。②消化系统病症:膈肌痉挛,胃痛,反酸,恶心,呕吐。③精神障碍:癔症,抑郁,焦虑,恐惧,对妄言谵语、情绪不稳定的癫、狂、痫患者有缓解作用。④上肢功能障碍:失用性肌萎缩,肌力减退,挛缩,麻木,疼痛。

[操作] 直刺0.5~1寸。

[应用举例] ①心悸、心绞痛:配伍心俞。②胃痛:配伍足三里、合谷。

4. 内关 PC6 络穴 八脉交会穴之一 通阴维脉

[定位] 在前臂前区,腕掌侧远端横纹上1寸,掌长肌腱与桡侧腕屈肌腱之间(图3-11)。

[主治] ①循环系统、呼吸系统功能障碍:胸闷,呼吸困难,胸痛,心绞痛,心肌缺血,高血压,低血压,心律不齐,心动过速,心动过缓。②循环系统病症:膈肌痉挛,胃痛,反酸,恶心,呕吐。③精神障碍:抑郁,焦虑,心烦,躁狂,恐惧,强迫症,神经衰弱。④上肢功能障碍:失用性肌萎缩,肌力减退,挛缩,麻木,疼痛。

[操作] 直刺0.5~1寸。

[应用举例] ①心绞痛、心悸:配伍三阴交、合谷。②呕吐、胃痛:配伍公孙、中脘。③膈肌痉挛:配伍足三里、膻中、膈俞。

知识拓展

针刺内关调整心功能

针刺内关穴,可使减慢的心率明显加快,使之恢复正常,对心律失常患者,其调整作用极其明显,如窦性心动过速者常于针后3~5分钟,心率可由150~200次/分减至70~80次/分。

5. 大陵 PC7 输穴 原穴

[定位] 在腕前区,腕掌侧远端横纹中,掌长肌腱与桡侧腕屈肌腱之间(图3-11)。

［主治］①循环系统、呼吸系统功能障碍:胸闷,胸痛,心绞痛,心肌缺血,心律不齐,心动过速,心动过缓。②消化系统病症:膈肌痉挛,胃痛,反酸,恶心,呕吐。③精神障碍:抑郁,焦虑,心烦,躁狂,恐惧,强迫症,癫、痫,神经衰弱。④腕关节功能障碍:腕痛,屈伸困难,腕管综合征。

［操作］直刺0.3~0.5寸。

［应用举例］①腕管综合征:配伍太渊、神门。②冠心病:配伍心俞、膈俞。③精神分裂症:配伍丰隆、太冲。

6. 劳宫　PC8　荥穴

［定位］在掌区,横平第3掌指关节近端,第2、3掌骨之间偏于第3掌骨(图3-12)。

［主治］①循环系统、呼吸系统功能障碍:胸闷,胸痛,心绞痛,心肌缺血,心律不齐,心动过速,心动过缓。②精神障碍:抑郁,焦虑,心烦,躁狂,恐惧,强迫症,癫、痫。③手功能障碍:手部肌肉痉挛,手掌肌力减退,手掌肌肉萎缩、麻木、疼痛。④急症:昏迷,中暑。⑤其他病症:口疮,口臭,鼻出血。

［操作］直刺0.3~0.5寸。

［应用举例］①手掌肌肉萎缩:配伍合谷、后溪、少府。②口疮、口臭:配伍内庭、太冲。③急救昏迷、中暑:配伍人中、涌泉。

7. 中冲　PC9　井穴

［定位］在手指,中指末端最高点(图3-13)。

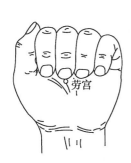

图3-12　手厥阴心包经手部劳宫穴

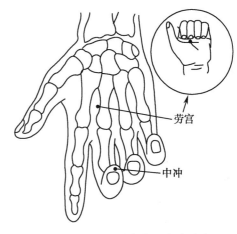

图3-13　手厥阴心包经手部中冲穴

［主治］①急症:昏迷,中暑,小儿惊风,高热。②循环系统病症:冠心病、心绞痛。③其他病症:舌体强硬肿胀疼痛,各种原因引起的发热,小儿夜啼。

［操作］浅刺0.1寸,或用三棱针点刺出血。

［应用举例］①急救昏迷、中暑:配伍少商、商阳。②小儿惊风:配伍印堂。③口臭:配伍少商、合谷。④舌体强硬肿胀疼痛:配伍廉泉。

（三）手少阴心经及其常用腧穴

【经脉循行】（图3-14）

起始于心中,循行出心的系统（心系）,下行过膈,络于小肠;

心经的支脉,从心的系统上行于咽部,联系于目及周围组织;

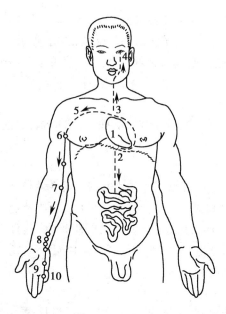

图 3-14 手少阴心经循行示意图

1. 起于心中,出属心系;2. 下膈,络小肠;3. 其支者,从心系,上挟咽 4. 系目系;5. 其直者,复从心系却上肺,下出腋下;6. 下循臑内后廉,行太阴心主之后;7. 下肘内,循臂内后廉;8. 抵掌后锐骨之端;9. 入掌内后廉;10. 循小指之内,出其端

心经的直行主干,再次从心及周围组织上行至肺,向下出于腋下(极泉),向下沿上臂内侧后缘,循行于手太阴经、手厥阴经之后(青灵),向下行至肘内(少海),沿前臂内侧后缘(灵道、通里、阴郄、神门),到掌后豌豆骨部进入掌内后边(少府),沿小指桡侧出末端(少冲)。

【常用腧穴】

手少阴心经起于极泉,止于少冲,左右各 9 个穴位。此处仅介绍常用腧穴。

1. 极泉 HT1

[定位] 在腋区,腋窝中央,腋动脉搏动处(图 3-15)。

[主治] ①由于外伤等引起的臂丛神经损伤。②脑卒中上肢功能障碍:麻木,肌力下降,肩痛不举。③循环系统病症:心绞痛、心悸。

[操作] 避开腋动脉和静脉,直刺 0.5~0.8 寸。可灸。

[应用举例] 脑卒中上肢功能障碍:在原穴位置下 2 寸心经上取,避开腋毛,直刺进针,用提插泻法,以患者上肢有麻胀和抽动感为度。

2. 少海 HT3 合穴

[定位] 在肘前区,横平肘横纹,肱骨内上髁前缘(图 3-16)。

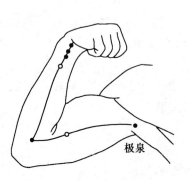

图 3-15 手少阴心经极泉穴

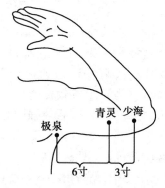

图 3-16 手少阴心经少海穴

78

[主治]①循环系统病症:心功能下降,心肌缺血。②神经精神障碍:失眠,记忆力下降,痴呆、癫痫、躁狂。③上肢功能障碍:偏瘫等引起的上肢麻痹、手臂震颤,肱骨内上髁炎致局部疼痛。④其他病症:瘰疬。

[操作]向桡侧直刺0.5~1寸。

[应用举例]①心肌缺血:配伍神门、内关。②肱骨内上髁炎:配伍小海。③手臂震颤:配伍后溪。④失眠:配伍神门、百会。

3. 通里 HT5 络穴

[定位]在前臂前区,腕掌侧远端横纹上1寸,尺侧屈腕肌腱的桡侧缘(图3-17)。

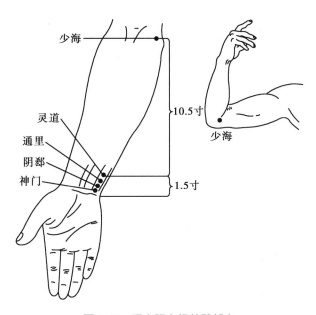

图3-17 手少阴心经前臂部穴

[主治]①言语功能障碍:如脑卒中后遗症的运动性失语,癔症性失语。②循环系统病症:冠心病引起的心绞痛,心动过速,心动过缓,心律不齐,心烦。③上肢功能障碍:手指挛痛,腕痛无力。④神经症:神经衰弱,失眠,健忘。⑤妇科病症:月经过多,崩漏。

[操作]直刺0.3~0.5寸。

[应用举例]①脑卒中运动性失语,癔症性失语:配伍廉泉、哑门。②心悸、心烦:配伍内关、心俞。

4. 阴郄 HT6 郄穴

[定位]在前臂前区,腕掌侧远端横纹上0.5寸,尺侧屈腕肌腱的桡侧缘(图3-17)。

[主治]①急性出血病症:吐血、咯血。②循环系统病症:心悸,心绞痛,心动过速,心动过缓,心律不齐。③神经精神障碍:失眠,健忘,易惊恐。④言语功能障碍:失语,喉肿如有物阻。⑤其他病症:阴虚体弱,骨蒸盗汗。

[操作]避开尺动、静脉,直刺0.3~0.5寸。

[应用举例]①吐血、咯血:配伍尺泽、鱼际。②心绞痛:配伍内关、心俞。③盗汗:配伍太溪、三阴交。

5. 神门 HT7 输穴,原穴

[定位]在腕前区,腕掌侧远端横纹尺侧端,尺侧屈腕肌腱的桡侧缘(图3-17)。

[主治]①循环系统病症:心绞痛,心悸,心烦,心动过速,心动过缓,胸胁痛,高血压。②神经精神障碍:脑损害认知障碍,痴呆,失眠,健忘,癫、狂、痫。③手功能障碍:腕管综合征,腕局部挫伤,外伤痛。

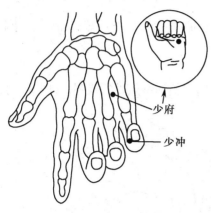

图3-18　手少阴心经手部少冲穴

[操作]　避开尺动、静脉,直刺0.3~0.5寸。

[应用举例]①痴呆健忘:配伍百会、大钟。②心烦、失眠:配伍三阴交。

6. 少冲　HT9　井穴

[定位]　在手指,小指末节桡侧,指甲根角侧上方0.1寸(指寸)(图3-18)。

[主治]①循环系统病症:心悸,心痛。②神经精神障碍:癫狂。③手功能障碍:小指挛痛、麻木。④急症:昏迷,热病。

[操作]　浅刺0.1寸或点刺出血。

[应用举例]①脑卒中昏迷:配伍百会、人中。②发热:配伍少商、商阳、中冲点刺出血。

(四)手阳明大肠经及其常用腧穴

【经脉循行】(图3-19)

手阳明大肠经,起始于食指桡侧末端,沿食指桡侧缘上行,走行于第一、二掌骨之间,进入拇长伸肌腱和拇短伸肌腱之间,沿前臂桡侧上行,经肘关节外侧,行于上臂外侧前边,上肩,循肩峰部前边,向上交会于第七颈椎棘突下,向前下进入锁骨上窝,络于肺,通过横膈,属于大肠。

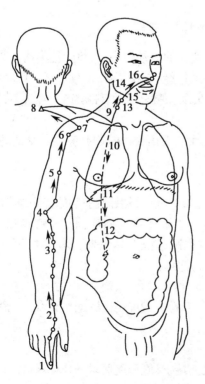

图3-19　手阳明大肠经循行示意图

1.起于大指次指之端;2.循指上廉出合谷两骨间,上入两筋之中;3.循臂上廉;4.入肘外廉;5.上臑外前廉;6.上肩;7.出髃骨之前廉;8.上出于柱骨之会上;9.下入缺盆;10.络肺;11.下膈;12.属大肠;13.其支者,从缺盆上颈;14.贯颊;15.入下齿中;16.还出挟口,交人中,左之右,右之左,上挟鼻孔

它的颈部支脉从锁骨上窝上行,经颈部,通过面颊,进入下齿中,出来夹口旁,交会于人中,左支向右行,右支向左行,上夹鼻孔旁,接足阳明胃经。

【常用腧穴】

手阳明大肠经起于商阳,止于迎香,左右各 20 个穴位。此处仅介绍常用腧穴。

1. 商阳 LI1 井穴

[定位] 在手指,食指末节桡侧,指甲根角侧上方 0.1 寸(指寸)。或食指桡侧指甲根角侧上方(即沿角平分线方向)0.1 寸。相当于沿爪角桡侧画一直线与爪角基底缘水平线交点处取穴(图 3-20)。

[主治] ①头面五官病症:眼睛红肿疼痛,突然失明,牙痛,咽喉肿痛,腮腺炎,鼻出血,耳鸣,听力下降。②上肢功能障碍(大肠经所过的肢体病症):肩部疼痛,食指肿痛,食指麻木。③急症:昏迷,发热,嗜睡。

[操作] 向手掌方向斜刺 0.2~0.3 寸,或向合谷斜刺,或点刺出血;可灸。

[应用举例] ①结膜炎,角膜炎:配伍合谷、少商、关冲。②咽喉肿痛、牙痛:配伍合谷。③食指麻木:配二间、三间。④发热:配伍合谷、曲池。

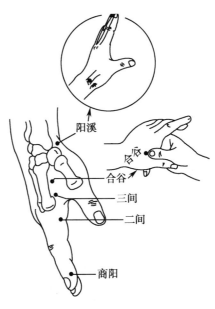

图 3-20 手阳明大肠经手部穴

2. 合谷 LI4 原穴

[定位] 在手背,第二掌骨桡侧的中点处。简便取穴:①拇食两指张开,以另一手的拇指关节横纹放在虎口上,当拇指尖到达之处是穴。②拇食两指并拢,在肌肉的最高处取穴。③拇食两指张开,当虎口与第一、二掌骨结合部连线的中点(图 3-20)。

[主治] ①上肢功能障碍(大肠经所过的肢体病症):失用性肌萎缩、肌力减退、挛缩,肩部疼痛,手指麻木等。②消化系统病症:胃痛,胃胀,腹痛,急慢性腹泻,痢疾,便秘等(胃肠病主要配穴之一)。③呼吸系统病症:感冒鼻塞、涕多、咳嗽,疟疾,无汗症,多汗症等。④妇产科病症:月经不调,闭经,痛经,乳房肿痛,难产、胎盘不下。⑤神经精神障碍:脑卒中,破伤风,晕厥,小儿惊风抽搐,狂躁、癫痫等。⑥头面五官病症:头痛,眩晕,眼睛红肿疼痛,夜视功能下降,麦粒肿,鼻出血,牙痛,腮腺炎,面神经麻痹,面肌痉挛,听力减退,耳鸣,急慢性咽喉肿痛,失音等头面疾患("四总穴歌"载:"面口合谷收")。⑦其他病症:本穴为全身镇痛、镇静要穴之一,常用于针刺麻醉;也用于急救,如中暑、脑卒中、大失血等;同时治疗毛囊炎,过敏性皮炎,皮疹等皮肤外科病症。

[操作] 直刺 0.5~0.8 寸;可灸。(孕妇禁刺灸)

[应用举例] ①结膜炎,角膜炎:配伍太阳、关冲。②鼻炎:配伍迎香、上星。③牙痛:配伍颊车。④周围性面瘫:配伍阳白、四白、地仓、颊车。⑤感冒:配伍外关、风池、列缺。⑥痛经、闭经、月经不调、难产:配伍三阴交。⑦腹泻:配伍足三里。⑧便秘:配伍上巨虚。⑨高血压:配伍太冲、风池。⑩荨麻疹:配伍大椎、风池、曲池、血海。

合谷穴治疗面神经麻痹机制

合谷穴针刺治疗面神经麻痹有确切的疗效,但其机制缺乏强有力的证明。Rijntjes 等对 9 例患面神经麻痹的患者采用了经颅磁刺激和正电子发射计算机断层显像(PET)相结合的研究方法观察到,合谷穴区的拇短展肌皮层代表区已扩展到了面部肌肉的皮层代表区,感觉皮层也发生了同样的功能重组改变。因而在脑科学方面解释了合谷穴治疗面神经麻痹的机制。

3. 阳溪　LI5　经穴

[定位] 在腕区,腕背侧远端横纹桡侧,桡骨茎突远端,解剖学"鼻烟窝"凹陷中(图 3-20)。

[主治] ①上肢功能障碍(大肠经所过的肢体病症):腕关节及周围组织功能障碍,腕管综合征,肩部疼痛、活动受限,手指麻木疼痛等。②消化系统功能紊乱:腹泻,消化不良。③神经精神障碍:癫痫,抽搐,自语。④头面五官病症:头痛,耳鸣,耳聋,咽喉肿痛,牙痛,眼睛红肿疼痛,白内障。⑤其他病症:发热,疟疾。

[操作] 直刺 0.3~0.5 寸;可灸。

[应用举例] ①结膜炎:配伍阳谷。②腕管综合征:配伍合谷、阳池。

4. 偏历　LI6　络穴

[定位] 在前臂,腕背侧远端横纹上 3 寸,阳溪(LI5)与曲池(LI11)连线上(图 3-21)。

[主治] ①泌尿系统功能障碍:排尿障碍,水肿。②上肢功能障碍(大肠经所过的肢体病症):肌力减退,上臂、前臂肌肉酸痛,肩、肘、腕关节疼痛。③头面五官病症:头痛,鼻出血,结膜炎,视疲劳,听力减退,耳鸣,面肌痉挛,面神经麻痹,牙痛,咽喉炎。④其他病症:疟疾。

[操作] 直刺 0.3 寸,或向肘或向腕部斜刺 0.3~0.5 寸,可灸。

[应用举例] ①耳鸣:配伍腕骨、商阳。②水肿:配伍水分、阴陵泉。

5. 手三里　LI10

[定位] 在前臂,肘横纹下 2 寸,阳溪(LI5)与曲池(LI11)连线上(图 3-21)。

[主治] ①消化系统病症:消化不良,胃痛,呕吐,胃胀,腹泻,腹痛。②上肢功能障碍(大肠经所过的肢体病症):肌力减退,上臂、前臂肌肉酸痛、麻木,肩、肘关节疼痛。③头面五官病症:牙痛,面肿,眼睛红肿疼痛,舌痛,面神经麻痹,面肌痉挛。④其他病症:甲状腺瘤,针刺不当引起的上肢不适,急性腰扭伤疼痛等。因其经筋夹脊,所以本穴可用来治疗腰脊

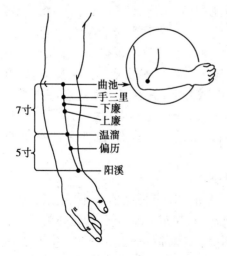

图 3-21　手阳明大肠经前臂部穴

疼痛。

[操作] 直刺0.5~0.8寸;可灸。

[应用举例] ①咽喉痛:配伍合谷、曲池。②腹痛:配伍足三里。

6. 曲池 LI11 合穴

[定位] 在肘区,尺泽(LU5)与肱骨外上髁连线的中点处。或90°屈肘,肘横纹外侧端外凹陷中;极度屈肘,肘横纹桡侧端凹陷中(图3-22)。

[主治] ①消化系统病症:急性吐泻,腹痛,腹泻,痢疾,便秘,急慢性阑尾炎疼痛。②呼吸系统病症:胸闷,感冒,咳嗽,哮喘。③循环系统病症:高血压。④精神障碍:躁狂。⑤上肢功能障碍(大肠经所过肢体病症):上臂、前臂肌力减退,肌肉酸痛、麻木,肩关节炎,肘关节疼痛,网球肘。⑥头面五官病症:头痛,眩晕,耳前疼痛,视疲劳,牙痛,咽喉肿痛。⑦妇科病症:月经不调。⑧其他病症:毛囊炎,过敏性皮炎,荨麻疹,甲状腺瘤,疟疾等。

[操作] 直刺0.8~1.2寸;可灸。

[应用举例] ①便秘:配伍足三里、内庭。②痢疾:配伍合谷、天枢、下巨虚。③高血压:配伍太冲、合谷。④咽喉肿痛、牙痛:配伍商阳、合谷。⑤发热:配伍合谷、大椎。⑥荨麻疹:配伍合谷、三阴交、委中、血海、膈俞。

知识链接

曲池穴能调理肠功能

曲池具有调理肠功能的作用,是治疗肠疾的主穴之一。现代研究证实,本穴是治疗痢疾的重要穴位之一。有报道针刺曲池等穴,可见空肠、回肠的蠕动有即时性的改变,蠕动弱者增强,强者减弱。针刺足三里、曲池穴,对阑尾炎患者,无论在X线观察下或直接手术观察,可见阑尾的蠕动明显加强,紧张度增加,或阑尾弧度变动、移位,呈卷曲摆动,或见分节气泡移动加快,内容物排出。

7. 肩髃 LI15

[定位] 在三角肌区,肩峰外侧缘前端与肱骨大结节两骨间凹陷中。或屈臂外展,肩峰外侧缘前后端呈现两个凹陷,前一较深凹陷即本穴,后一凹陷为肩髎(图3-22)。

[主治] ①上肢功能障碍(大肠经所过的肢体病症):脑卒中后遗症,臂丛神经痛(前臂神经),肌肉疼痛、麻木,肌力减退,挛缩,肩部疼痛、运动障碍。②其他病症:牙痛,颈部肿块,甲状腺瘤等。

[操作] 直刺0.5~0.8寸;也可向后透肩髎;可灸。

[应用举例] 脑卒中偏瘫、臂丛神经痛、肩周炎:配伍曲池、合谷、外关、肩贞。

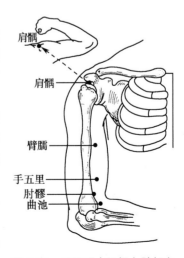
图3-22 手阳明大肠经上臂部穴

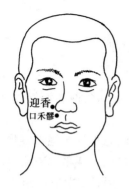

图 3-23 手阳明
大肠经面部穴

8. 迎香 LI20

[定位] 在面部,鼻翼外缘中点旁,鼻唇沟中(图 3-23)。

[主治] ①头面五官病症:鼻塞,流清涕,鼻涕浓浊,鼻息肉,面神经麻痹,面肌痉挛,面痒,面浮肿。②其他病症:胆道蛔虫。

[操作] 直刺 0.1~0.2 寸,或斜向上沿鼻唇沟向鼻刺 0.3~0.5 寸;禁灸。

[应用举例] ①鼻炎:配伍印堂、颧髎、合谷。②面神经麻痹:配伍四白、地仓。③胆道蛔虫:配伍四白、阳陵泉。

（五）手少阳三焦经及其常用腧穴

【经脉循行】(图 3-24)

手少阳三焦经,起于无名指末端,上行小指与无名指之间,沿着手背,出于前臂伸侧两骨(尺骨、桡骨)之间,向上通过肘尖,沿上臂外侧,向上通过肩部,交出足少阳经的后面,进入锁骨上窝,分布于纵隔中,散络于心包,通过膈肌,广泛遍属于上、中、下三焦。

它的支脉:从纵隔中上行,出锁骨上窝,向后上项,连系耳后,直上出耳上方,弯向下至面颊,到达眼睛下方。

它的支脉:从耳后进入耳中,出走耳前,经过上关前,交面颊,到外眼角接足少阳胆经。

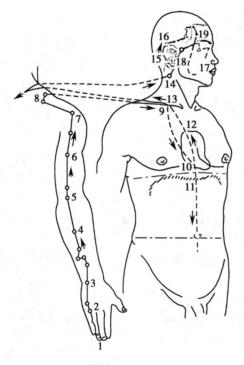

图 3-24 手少阳三焦经循行示意图
1. 起于小指次指之端;2. 上出两指之间;
3. 循手表腕;4. 出臂外两骨之间;5. 上贯肘;6. 循臑外;7. 上肩;8. 而交出足少阳之后;9. 入缺盆;10. 布膻中,散络心包;11. 下膈,循属三焦;12. 其支者,从膻中;13. 上出缺盆;14. 上项;15. 系耳后直上;16. 出耳上角;17. 以屈下颊至顿;18. 其支者,从耳后入耳中,出走耳前,过客主人前,交颊;19. 至目锐眦

【常用腧穴】

手少阳三焦经起于关冲,止于丝竹空,左右各 23 个穴位。此处仅介绍常用腧穴。

1. 关冲 TE1 井穴

[定位] 在手指,第 4 指末节尺侧,指甲根角侧上方 0.1 寸(指寸)(图 3-25)。

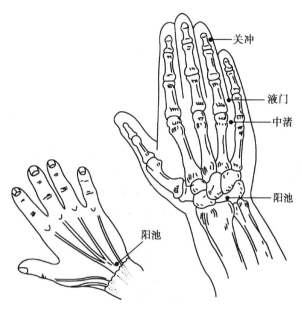

图 3-25　手少阳三焦经手部经穴

［主治］①急症：昏迷,晕厥。②头面五官病症：偏头痛,眼睛肿痛,耳鸣、耳聋,咽喉肿痛。③其他病症：发热。

［操作］浅刺 0.1 寸,或用三棱针点刺出血。

［应用举例］①咽喉肿痛：配伍少商、少泽。②发热无汗：配伍风池、商阳。

2. 中渚　TE3　输穴

［定位］在手背,第 4、5 掌骨间,第 4 掌指关节近端凹陷中（图 3-25）。

［主治］①上肢功能障碍：手部肌肉萎缩,肘臂肩背麻木、疼痛、运动障碍。②头面五官病症：头痛,眼睛肿痛,耳聋,咽喉肿痛。

［操作］直刺 0.3~0.5 寸。

［应用举例］①无名指、小指不能屈伸：配伍八邪、合谷。②耳鸣耳聋：配伍翳风、听宫。

3. 阳池　TE4　原穴

［定位］在腕后区,腕背侧远端横纹上,指伸肌腱的尺侧缘凹陷中（图 3-25）。

［主治］①腕关节功能障碍：腕部疼痛,运动障碍。②头面五官病症：眼睛肿痛,耳聋等。③其他病症：糖尿病口渴尿多。

［操作］直刺 0.3~0.5 寸。

［应用举例］①腕部疼痛：配伍阳谷、阳溪。②前臂肌痉挛或麻木：配伍外关、曲池。③糖尿病：配伍脾俞、太溪。

4. 外关　TE5　络穴　八脉交会穴之一　通阳维脉

［定位］在前臂后区,腕背侧远端横纹上 2 寸,尺骨与桡骨间隙中点（图 3-26）。

［主治］①上肢功能障碍：偏瘫,臂肩背麻木、疼痛、运动障碍。②头面五官病症：偏头痛,眼睛肿痛,耳鸣耳聋,咽喉肿痛。③其他病症：感冒,落枕,急性腰扭伤,踝关节扭伤。

笔记

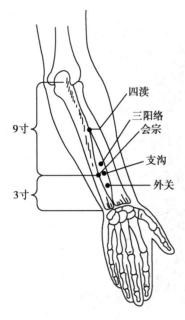

图 3-26　手少阳三焦经
前臂部经穴

[操作]　直刺 0.5~1 寸。

[应用举例]　①腕部疼痛:配伍阳池、中渚。②偏头痛:配伍太阳、率谷、风池。③耳鸣耳聋:配伍足临泣。

5. 支沟　TE6　经穴

[定位]　在前臂后区,腕背侧远端横纹上 3 寸,尺骨与桡骨间隙中点(图 3-26)。

[主治]　①消化系统病症:便秘,恶心,呕吐,腹胀。②上肢运动功能障碍:偏瘫,前臂麻木疼痛,肩不能举,肘屈伸受限等。③其他病症:失语症,构音障碍,胁肋部疼痛,带状疱疹。

[操作]　直刺 0.5~1 寸。

[应用举例]　①便秘:配伍天枢。②肋间神经痛:配伍章门。③带状疱疹:配伍阳陵泉。

6. 肩髎　TE14

[定位]　在三角肌区,肩峰角与肱骨大结节两骨间凹陷中。或屈臂外展时,肩峰外侧缘前后端呈现两个凹陷,前一较深凹陷为肩髃,后一凹陷即本穴。垂肩时,肩髎后约 1 寸(图 3-27)。

[主治]　上肢功能障碍:肩部疼痛麻木,肩部肌肉挛缩、肌力减退,肌萎缩,运动性疲劳。

[操作]　直刺 1~1.5 寸。

[应用举例]　肩部疼痛、运动障碍:配伍肩贞、肩髃、曲池。

7. 翳风　TE17

[定位]　在颈部,耳垂后方,乳突下端前方凹陷中(图 3-28)。

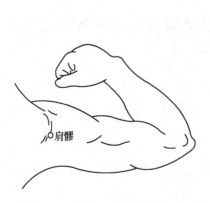

图 3-27　手少阳三焦经肩部经穴

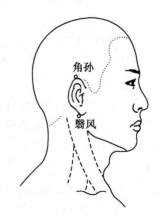

图 3-28　手少阳三焦经翳风穴

[主治]头面五官病症:周围性面神经麻痹,面肌痉挛、耳聋,耳鸣,耳中痒痛,听力减退,牙痛,牙关紧闭,颊肿,偏头痛。

[操作]　直刺 0.5~1 寸。

[应用举例]　①周围性面神经麻痹:配伍下关、颊车、阳白。②耳聋,耳鸣,听力减

退:配伍听宫、率谷、中渚。③耳中痒痛:配伍外关、合谷、侠溪。

8. 角孙　TE20

[定位]　在头部,耳尖正对发际处(图3-29)。

[主治]　①头面五官病症:偏头痛,耳部肿痛,目赤肿痛,视力下降,角膜白斑,齿痛,颈颌痛。②其他病症:腮腺炎面颊肿大。

[操作]　平刺0.3~0.5寸;可灸。

[应用举例]　①偏头痛:配伍头维、太阳、外关。②耳聋,耳鸣,听力减退:配伍听宫、听会。

9. 耳门　TE21

[定位]　在耳区,耳屏上切迹与下颌骨髁突之间的凹陷中(图3-30)。

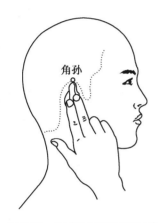

图3-29　手少阳三焦经角孙穴

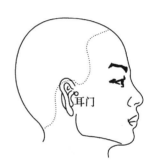

图3-30　手少阳三焦经耳门穴

[主治]　①耳、面部病症:三叉神经痛,耳鸣,耳聋,耳中痒痛,中耳炎。②其他病症:牙痛。

[操作]　微张口,直刺0.5~1寸。

[应用举例]　耳聋,耳鸣,听力减退:配伍足临泣、外关。

10. 丝竹空　TE23

[定位]　在面部,眉梢凹陷中(图3-31)。

[主治]　①头面五官病症:面神经麻痹致眼睑闭合不全,睑肌无力、痉挛,视力下降,眼压升高,目赤肿痛,偏头痛,头痛。②神经精神障碍:癫痫。

[操作]　平刺0.5~1寸;不灸。

[应用举例]　①目赤肿痛:配伍睛明、太阳。②视神经萎缩:配伍球后、四白、阳白。③偏头痛:配伍太阳、外关。

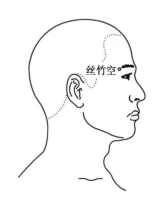

图3-31　手少阳三焦经丝竹空穴

（六）手太阳小肠经及其常用腧穴

【经脉循行】(图3-32)

起始于小指外侧末端(少泽),沿手掌尺侧(前谷、后溪),向上行至腕部(腕骨、阳谷),出尺骨小头部(养老),向上直行沿尺骨下边(支正),出于肘内侧当肱骨内上髁和尺骨鹰嘴之间(小海),向上沿臂外后侧,出肩关节部(肩贞、臑俞),绕肩胛(天宗、秉风、曲垣),交会肩上(肩外俞、肩中俞),进入缺盆,络于心,沿食管,通过膈肌,到胃,属于小肠;

颈部支脉,从缺盆上行沿颈旁(天窗、天容),向上行于面颊(颧髎),到外眼角,弯向后,进入耳中(听宫);

面颊部支脉,从面颊部分出,向上行至颧骨,经鼻旁至内眼角(会睛明)。

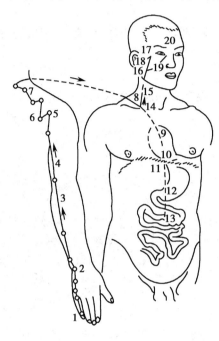

图 3-32　手太阳小肠经循行示意图

1. 起于小指之端;2. 循手外侧上腕,出踝中;3. 直上循臂骨下廉,出肘内侧两筋之间;4. 上循臑外后廉;5. 出肩解;6. 绕肩胛;7. 交肩上;8. 入缺盆;9. 络心;10. 循咽;11. 下膈;12. 抵胃;13. 属小肠;14. 其支者,从缺盆;15. 循颈;16. 上颊;17. 至目锐眦;18. 却入耳中;19. 其支者,别颊上䪼,抵鼻;20.至目内眦,斜络于颧

【常用腧穴】

手太阳小肠经起于少泽,止于听宫,左右各有 19 个穴位。此处仅介绍常用腧穴。

1. 少泽　SI1　井穴

[定位] 在手指,小指末节尺侧,指甲根角侧上方 0.1 寸(指寸)(图 3-33)。

[主治] ①急症:昏迷,晕厥,高热。②妇产科病症:产后乳汁分泌不足,乳腺炎肿胀疼痛。③上肢功能障碍:肩臂外后侧疼痛麻木,活动障碍,手小指麻木。④头面五官病症:颈项部僵硬酸痛不适,目翳,咽喉肿痛。

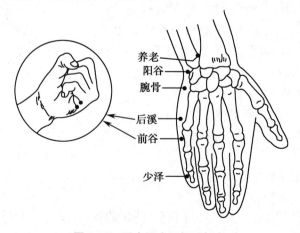

养老
阳谷
腕骨
后溪
前谷
少泽

图 3-33　手太阳小肠经手部穴

[操作]　浅刺 0.1 寸或点刺出血。孕妇慎用。

[应用举例]　①急性乳腺炎:配伍曲池、肩井、足临泣。②产后乳汁分泌不足:配伍足三里。③咽喉痛:配伍天容。

2. 后溪　SI3　输穴　八脉交会穴之一　通督脉

[定位]　在手内侧,第 5 掌指关节尺侧近端赤白肉际凹陷中。或半握拳,掌远侧横纹头(尺侧)赤白肉际处(图 3-33)。

[主治]　①头面五官病症:目赤,耳聋,咽喉肿痛,后头枕部项部酸痛、疼痛、僵硬、强直。②上肢功能障碍:手小指麻木,手指屈伸障碍,臂肩背外后侧疼痛麻木,活动障碍。③其他病症:腰痛,急性腰扭伤,癫狂,疟疾。

[操作]　直刺 0.5~0.8 寸,或向合谷方向透刺。

[应用举例]　①头项强痛:配伍昆仑。②咽喉肿痛:配伍鱼际、少泽。

3. 养老　SI6　郄穴

[定位]　在前臂后区,腕背横纹上 1 寸,尺骨头桡侧凹陷中。或掌心向上,用一手指按在尺骨头的最高点上,然后手掌旋后,在手指滑入的骨缝中(图 3-33)。

[主治]　①头面五官病症:后头、枕项部酸痛、疼痛、僵硬、强直,目眩,面部抽掣疼痛。②上肢功能障碍:肩关节及肩胛部疼痛,活动受限。③其他病症:视觉障碍,视力下降。

[操作]　直刺或斜刺 0.5~0.8 寸。

[应用举例]　①头枕部痛:配伍昆仑。②肩痛:配伍天柱。③视力下降:配伍太冲、光明、睛明。

4. 支正　SI7　络穴

[定位]　在前臂后区,腕背侧远端横纹上 5 寸,尺骨尺侧与尺侧腕屈肌之间(图 3-34)。

[主治]　①上肢功能障碍:痉挛,肩关节及肩胛部疼痛、活动受限、麻木,肘臂酸痛。②头面五官病症:头痛,目眩。③其他病症:热病,癫狂。

[操作]　直刺或斜刺 0.5~0.8 寸。

[应用举例]　①项部僵硬酸痛:配伍后溪、天柱。②癫狂:配伍小海、鱼际、腕骨。

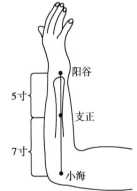

图 3-34　手太阳小肠经
小海、支正、阳谷穴

5. 小海　SI8　合穴

[定位]　在肘后区,尺骨鹰嘴与肱骨内上髁之间凹陷处(图 3-34)。

[主治]　①上肢功能障碍:肘部肿痛、屈伸障碍,手指痉挛,尺神经痛,舞蹈病。②头面五官病症:头痛,目眩,耳鸣,耳聋,牙痛。③其他病症:癫痫,躁狂。

[操作]　直刺 0.2~0.3 寸。可灸。

[应用举例]　①尺神经痛:配伍曲泽、支正。②癫狂:配伍风池、大椎。

6. 颧髎　SI18　手少阳、太阳经交会穴

[定位]　在面部,颧骨下缘,目外眦直下的凹陷中(图 3-35)。

[主治]　①面部病症:面瘫,面肌痉挛,三叉神经痛,眼肌痉挛。②面部养颜防衰。

[操作]　直刺 0.3~0.5 寸,或斜刺 0.5~1 寸。

[应用举例]　①面瘫:配伍四白、阳白、颊车。②三叉神经痛:配伍合谷、下关、太

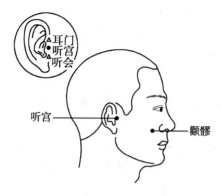

图 3-35　手太阳小肠经
耳部听宫穴、面部颧髎穴

阳、颊车。③面部美容:配伍印堂、四白、下关。

7. 听宫　SI19　手足少阳、手太阳交会穴

[定位]　在面部,耳屏正中与下颌骨髁状突之间的凹陷中(图 3-35)。

[主治]　①耳功能异常:由颅脑外伤、迷路炎、血管性疾病引起的神经性耳鸣、耳聋,精神障碍致幻听。②颞颌功能障碍:颞颌关节功能紊乱,颞颌关节处疼痛,口不能张。③其他病症:癫痫。

[操作]　张口,直刺 0.5~1 寸。

[应用举例]　①耳鸣、耳聋:配伍翳风、中渚、足临泣。②颞颌关节功能紊乱:配伍下关、上关、合谷。

(七) 足阳明胃经及其常用腧穴

【经脉循行】(图 3-36)

足阳明胃经,起于鼻翼两侧(会迎香),上行到鼻根部,与旁侧足太阳经交会(会睛明),向下沿鼻的外侧(承泣、四白),进入上齿龈中(巨髎),复出夹口旁(地仓),环绕口唇(会人中),向下相交于颏唇沟(会承浆),退回来再沿腮部后方的下缘,出于下颌大迎穴,沿着下颌角颊车,上行耳前(下关),经过颧弓上缘(会上关、悬厘、颔厌),沿着发际(头维),到达前额中部(会神庭)。

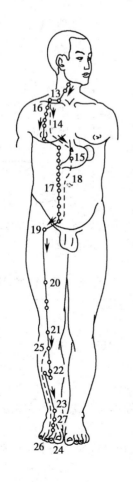

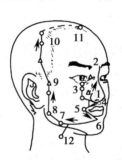

图 3-36　足阳明胃经循行示意图

1. 起于鼻之交頞中;2. 旁约太阳之脉;3. 下循鼻外;4. 入上齿中;5. 还出挟口环唇;6. 下交承浆;7. 却循颐后下廉出大迎;8. 循颊车;9. 上耳前,过客主人;10. 循发际;11. 至额颅;12. 其支者,从大迎前,下人迎,循喉咙;13. 入缺盆;14. 下膈;15. 属胃络脾;16. 其直者,从缺盆下乳内廉;17. 下挟脐入气街中;18. 其支者,起于胃口,下循腹里,下至气街中而合;19. 以下髀关;20. 抵伏兔;21. 下膝髌中;22. 下循胫外廉;23. 下足跗;24. 入中指内间;25. 其支者,下廉三寸而别;26. 下入中指外间;27. 其支者,别跗上,入大指间,出其端

　　分支:从大迎穴前下行至人迎穴,沿着喉咙(水突、气舍,会大椎)进入缺盆,向下通过横膈,属于胃(会上脘、中脘),联络与本经相表里的脾脏。

　　直行的分支:从缺盆经乳头(气户、库房、屋翳、膺窗、乳中、乳根),向下夹脐两侧而行(不容、承满、梁门、关门、太乙、滑肉门、天枢、外陵、大巨、水道、归来),入毛际两旁的气冲部。

　　分支:从胃口起始(幽门),向下至腹内,再下至气冲部与前直行的经脉会合,再由此下行,经大腿前方至髀关,直抵伏兔穴(阴市、梁丘),下入膝盖(犊鼻),沿着胫骨外侧前缘(足三里、上巨虚、条口、下巨虚),下至足背(解溪、冲阳),进入中趾内侧趾缝(陷谷、内庭),出第2足趾外侧端(厉兑)。

　　分支:从膝下3寸(足三里)处分出,向下进入足中趾外侧端。

　　分支:从足背上冲阳穴分出,进入足大趾内侧端(隐白),与足太阴脾经相连接。

【常用腧穴】

　　足阳明胃经起于承泣,止于厉兑,左右各45个穴位。此处仅介绍常用腧穴。

1. 承泣　ST1　足阳明、阳跷、任脉交会穴

　[定位]　在面部,眼球与眶下缘之间,瞳孔直下(图3-37)。

　[主治]　眼及眼睑功能障碍:视觉障碍,视力下降,目赤肿痛,迎风流泪,夜盲,眼肌痉挛,面瘫。

　[操作]　固定眼球,沿眶下缘缓慢进针0.5~0.8寸,不宜提插、捻转,以防刺伤眼球,刺破血管引起血肿。出针后按压针孔片刻,防止出血。禁灸。

　[应用举例]　①眼疾:配伍太阳、合谷。青光眼:配伍睛明、风池、曲池、太冲。视神经萎缩:配伍风池、肝俞、肾俞、合谷。②面瘫:配伍地仓、合谷、攒竹、风池。

2. 四白　ST2

　[定位]　在面部,眶下孔处(图3-37)。

　[主治]　①头面五官病症:目赤肿痛,迎风流泪,夜盲,眼肌痉挛,面瘫,目翳。②消化系统功能障碍:胆道蛔虫症。③神经系统功能障碍:头痛,眩晕。

　[操作]　直刺或斜刺0.2~0.4寸,不可深刺;不宜灸。

　[应用举例]　①头痛目眩:配伍涌泉、大杼。②胆道蛔虫症:配伍胆囊穴、天枢、关元。

3. 地仓　ST4　手、足阳明、任脉、阳跷之会

　[定位]　在面部,口角旁开0.4寸(指寸)(图3-37)。

　[主治]　头面五官病症:面瘫,面痛,齿痛,流涎,颊肿。

　[操作]　直刺0.2寸,或向颊车方向平刺0.5~0.8寸;可灸。

　[应用举例]　①三叉神经痛:配伍鱼腰、四白。②面瘫口角下垂:配伍颊车。

4. 颊车　ST6

　[定位]　在面部,下颌角前上方一横指(中指)。或沿下颌角角平分线上一横指,闭口咬紧牙时咬肌隆起,放松时按之有凹陷处(图3-38)。

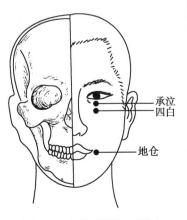

图3-37　足阳明胃经面部穴

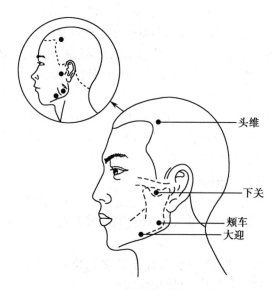

图 3-38　足阳明胃经侧面部穴

[主治] ①头面五官病症:面瘫,齿痛,颊肿。②神经系统功能障碍:口噤。

[操作] 直刺 0.3~0.4 寸,或向地仓方向斜刺 0.7~0.9 寸;可灸。

[应用举例] ①齿痛、面瘫:配伍合谷。②牙关紧闭:配伍翳风、合谷。

5. 下关　ST7　足阳明、足少阳交会穴

[定位] 在面部,颧弓下缘中央与下颌切迹之间凹陷中。或闭口,上关(GB3)直下,颧弓下缘凹陷中(图 3-38)。

[主治] ①头面五官病症:齿痛,面瘫,面痛,耳鸣,耳聋,聤耳。②神经系统功能障碍:口噤。

[操作] 直刺 0.5~0.8 寸;可灸。

[应用举例] ①耳鸣、耳聋、耳中痛:配伍听宫、翳风、外关。②齿痛:配伍合谷。

6. 头维　ST8　足阳明、少阳、阳维交会穴

[定位] 在头部,额角发际直上 0.5 寸,头正中线旁开 4.5 寸(图 3-38)。

[主治] ①头面五官病症:头痛,眼痛,迎风流泪,眼肌痉挛。②神经系统功能障碍:癫狂,眩晕。

[操作] 向下或向后平刺 0.5~1 寸。

[应用举例] ①偏头痛:配伍曲鬓、风池、列缺、率谷。②眩晕:配伍印堂、太阳。③癫狂:配伍太冲、涌泉、合谷透后溪。

7. 人迎　ST9　足阳明、少阳交会穴

[定位] 在颈部,横平喉结,胸锁乳突肌前缘,颈总动脉搏动处(图 3-39)。

[主治] ①神经系统功能障碍:头痛,眩晕。②呼吸系统功能障碍:咽喉肿痛,胸满喘息,咯血。③其他功能障碍:瘿气,瘰疬。

[操作] 避开颈总动脉,直刺 0.3~0.8 寸;不宜灸。

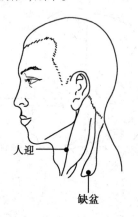

图 3-39　足阳明胃经颈肩部穴

[应用举例] ①眩晕:配伍太冲、曲池、足三里。②甲状腺肿大:配伍天突、合谷、中封、内庭。

8. 梁门 ST21

[定位] 在上腹部,脐中上4寸,前正中线旁开2寸(图3-40)。

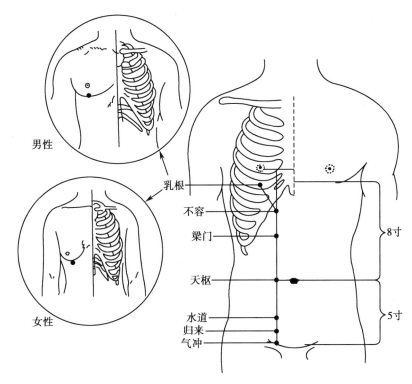

图3-40 足阳明胃经腹部穴

[主治] 消化系统功能障碍:胃痛,呕吐,纳呆,腹胀,腹泻。

[操作] 直刺0.5~0.8寸。

[应用举例] ①胃痛、腹胀、呕吐:配伍公孙、足三里、内关。②腹泻:配伍胃俞、脾俞、肾俞、上巨虚。

9. 天枢 ST25 大肠募穴

[定位] 在腹部,横平脐中,前正中线旁开2寸(图3-40)。

[主治] ①消化系统功能障碍:绕脐腹痛,腹胀,肠鸣,便秘,腹泻,痢疾,肠痈。②妇产科病症:痛经,月经不调,癥瘕。

[操作] 直刺0.8~1.2寸。注意缓慢下针,切忌快速和用力提插,以防刺伤肠管而致肠穿孔,尤其是肠麻痹患者,因肠不能蠕动,更需谨慎。

[应用举例] ①痢疾:配伍上巨虚。②腹泻:配伍足三里。③肠痈:配伍上巨虚、阑尾穴。④肠麻痹:配伍大肠俞、足三里。⑤痛经、月经不调:配伍中极、三阴交、太冲。

知识链接

天枢对肠鸣腹痛的治疗

文献摘要:"腹胀肠鸣,气上冲胸,不能久立,腹中痛濯濯,冬日重感于寒则泄,当脐而痛,肠胃间游气切痛,食不化,不嗜食,身肿侠脐急,天枢主之。"(《针灸甲乙经》)

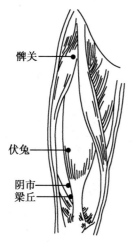

髀关

伏兔

阴市
梁丘

图 3-41　足阳明胃经大腿部穴

10. 归来　ST29

[定位] 在下腹部,脐中下 4 寸,前正中线旁开 2 寸(图 3-41)。

[主治] ①生殖系统功能障碍:月经不调,痛经,闭经,带下,阴挺,阳痿,遗精,早泄,茎中痛。②其他病症:小腹疼痛,疝气。

[操作] 直刺 1~1.5 寸或向耻骨联合处平刺 1~1.5 寸,局部酸胀,可扩散至小腹及外生殖器。注意掌握针刺角度、方向和深度,以免刺伤肠管。

[应用举例] ①闭经:配伍天枢、地机。②疝气:配伍太冲。

11. 梁丘　ST34　郄穴

[定位] 在股前区,髌底上 2 寸,股外侧肌与股直肌肌腱之间(图 3-41)。

[主治] ①消化系统功能障碍:胃痛。②下肢功能障碍:下肢肌力减退,下肢肌肉萎缩,膝肿痛。③其他病症:急性乳腺炎。

[操作] 直刺 1~1.5 寸;可灸。

[应用举例] ①胃痛:配伍中脘、内关。②急性乳腺炎:配伍地五会。

12. 足三里　ST36　合穴　胃下合穴

[定位] 在小腿外侧,犊鼻(ST35)下 3 寸,犊鼻(ST35)与解溪(ST41)连线上(图 3-42)。

[主治] ①下肢功能障碍:下肢运动功能障碍,下肢感觉障碍,膝痛,肌肉萎缩。②消化系统功能障碍:胃痛,胃胀,呕吐,腹胀,肠鸣,腹泻,便秘。③循环系统功能障碍:心烦,心悸,低血压。④妇产科病症:月经不调,急性乳腺炎。⑤泌尿系统功能障碍:排尿障碍,尿失禁,水肿。⑥神经系统功能障碍:癫狂,眩晕。⑦其他病症:体质虚弱,咳嗽,呼吸困难。

[操作] 直刺 1~2 寸;保健多用灸法。

[应用举例] ①胃痛:配伍中脘、内关。②眩晕:配伍曲池、丰隆、三阴交。③足下垂:配伍冲阳、仆参、飞扬、复溜、完骨。④心悸:配伍天枢、三阴交、肾俞、行间。⑤乳腺炎:配伍梁门、期门、内关、肩井。⑥腹泻:配伍天枢、中脘。

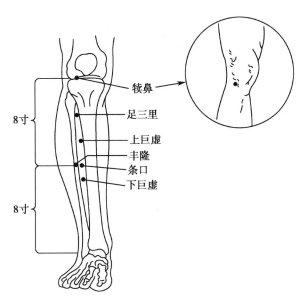

图 3-42 足阳明胃经小腿部穴

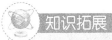 知识拓展

足三里对胃功能的调节作用

据报道针刺足三里对胃功能有良性调整作用:胃弛缓时针刺足三里可以使收缩加强,胃紧张时针刺足三里可以使其变为弛缓,并可解除幽门痉挛。

13. 上巨虚 ST37 大肠下合穴

[定位] 在小腿外侧,犊鼻(ST35)下 6 寸,犊鼻(ST35)与解溪(ST41)连线上(图 3-42)。

[主治] ①消化系统功能障碍:腹痛,腹胀,便秘,腹泻,阑尾炎,痢疾。②下肢功能障碍:下肢运动功能障碍,感觉功能障碍,肌肉萎缩。

[操作] 直刺 1~2 寸;可灸。

[应用举例] ①痢疾:配伍天枢、曲池。②阑尾炎:针刺此穴强刺激,使针感直达右下腹。

14. 条口 ST38

[定位] 在小腿外侧,犊鼻(ST35)下 8 寸,犊鼻(ST35)与解溪(ST41)连线上(图 3-42)。

[主治] ①下肢功能障碍:下肢运动功能障碍,感觉功能障碍,肌肉萎缩,小腿肿。②消化系统功能障碍:脘腹疼痛。③其他病症:肩痹痛。

[操作] 直刺 1~2 寸;可灸。

[应用举例] ①下肢运动障碍:配伍足三里、悬钟。②肩痹痛:配伍承山,针刺时由本穴深刺透向承山。

15. 下巨虚 ST39 小肠下合穴

[定位] 在小腿外侧,犊鼻(ST35)下 9 寸,犊鼻(ST35)与解溪(ST41)连线上

（图 3-42）。

［主治］①消化系统功能障碍：小腹痛，腹泻，大便脓血，痢疾。②下肢功能障碍：下肢运动功能障碍，感觉功能障碍，肌肉萎缩，小腿肿。③其他病症：急性乳腺炎。

［操作］直刺 1~1.5 寸；可灸。

［应用举例］①腹泻、痢疾：配伍足三里、上巨虚，大便脓血加配幽门、太白。②下肢运动障碍：配伍阳陵泉、解溪。③急性乳腺炎：配伍行间。

16. 丰隆　ST40　络穴

［定位］在小腿外侧，外踝尖上 8 寸，胫骨前肌的外缘（图 3-42）。

［主治］①呼吸系统功能障碍：咳嗽、痰多、哮喘、胸痛。②下肢运动系统功能障碍：下肢运动功能障碍、感觉功能障碍，肌肉急性痉挛。③精神神经系统功能障碍：癫狂，痫症，失眠，头晕，头痛。④消化系统功能障碍：阑尾炎，便秘。

［操作］直刺 1~1.5 寸；可灸。

［应用举例］①咳喘痰多：配伍天突、风门、中脘、尺泽、足三里。②失眠、头痛、头晕：配伍风池、神门、内关。③癫痫：配伍照海、陶道。

17. 解溪　ST41　经穴

［定位］在踝区，踝关节前面中央凹陷中，当姆长伸肌腱与趾长伸肌腱之间（图 3-43）。

［主治］①下肢功能障碍：下肢运动功能障碍、感觉功能障碍，足下垂，踝部肿痛。②消化系统功能障碍：腹胀，便秘。③其他病症：癫痫，头痛，眉棱骨痛，眩晕。

［操作］直刺 0.3~0.5 寸；可灸。

［应用举例］①膝股肿痛：配伍条口、丘墟、太白。②眉棱骨痛：配伍合谷、风池、太阳、印堂。③踝部痛：配伍商丘、丘墟、太溪、昆仑。

18. 内庭　ST44　荥穴

［定位］在足背，第 2、3 趾间，趾蹼缘后方赤白肉际处（图 3-43）。

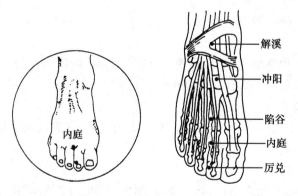

图 3-43　足阳明胃经足部穴

［主治］①头面五官病症：齿痛、咽喉肿痛、鼻衄，头面痛。②消化系统功能障碍：胃痛，腹胀，便秘，腹泻，痢疾。③足功能障碍：足背肿痛。

［操作］直刺或斜刺 0.3~0.5 寸；可灸。

［应用举例］①齿痛、咽喉肿痛：配伍合谷。②头痛：配伍上星、太阳、头维。

19. 厉兑　ST45　井穴

［定位］在足趾，第 2 趾末节外侧，趾甲根角侧后方 0.1 寸（指寸）（图 3-43）。

[主治] ①精神神经系统功能障碍:癫狂,嗜睡。②头面五官病症:鼻衄,齿痛,面瘫。③其他病症:热病,足胫冷痛。

[操作] 浅刺0.1寸;可灸。

[应用举例] ①梦魇:配伍隐白。②足胫冷痛:配伍条口、三阴交。

（八）足少阳胆经及其常用腧穴

【经脉循行】（图3-44）

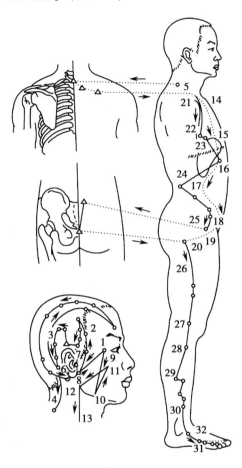

图3-44 足少阳胆经循行示意图
1.起于目锐眦;2.上抵头角;3.下耳后;4.循颈行手少阳之前,至肩上却交出手少阳之后;5.入缺盆;6.其支者,从耳后入耳中;7.出走耳前;8.至目锐眦后;9.其支者,别目锐眦;10.下大迎;11.合于手少阳抵于䪼;12.下加颊车;13.下颈合缺盆;14.以下胸中贯膈;15.络肝;16.属胆;17.循胁里;18.出气街;19.绕毛际;20.横入髀厌中;21.其直者,从缺盆;22.下腋;23.循胸;24.过季胁;25.下合髀厌中;26.以下循髀阳;27.出膝外廉;28.下外辅骨之前;29.直下抵绝骨之端;30.下出外踝之前,循足跗上;31.入小指次指之间;32.其支者,别跗上,入大指之间,循大指歧骨内出其端,还贯爪甲,出三毛

足少阳胆经,从外眼角开始(瞳子髎),向上到达额角部(颔厌、悬颅、悬厘、曲鬓,会头维、和髎、角孙),下行至耳后(率谷、天冲、浮白、头窍阴、完骨、本神、阳白、头临泣、目窗、正营、承灵、脑空、风池),沿颈旁行手少阳三焦经之前(经天容),到肩上交出手少阳三焦经之后(会大椎,经肩井,会秉风),向下进入缺盆。

耳部支脉:从耳后进入耳中(会翳风),出走耳前(听会、上关,会听宫、下关),到外眼角后方。

目部支脉:从外眼角分出,下走大迎,会合手少阳三焦经到达目眶下,下行经过颊车(下颌角),于颈部向下合前脉于缺盆,然后向下进入胸中,通过膈肌,络于肝,属于胆,沿着胁肋内,出于少腹两侧腹股沟动脉部,经过外阴部毛际,横行进入髋关节部(环跳)。

躯体部直行脉:从缺盆下行腋部(渊腋、辄筋,会天池),沿着胸侧,经过季胁(日月、京门,会章门),向下会合前脉于髋关节部(带脉、五枢、维道、居髎、环跳),再向下沿着大腿外侧(风市、中渎),出于膝外侧(膝阳关),下行经腓骨前面(阳陵泉),直下到达腓骨下段(阳交、外丘、光明、阳辅、悬钟),下出外踝的前面(丘墟),沿足背部,进入足第四趾外侧端(足临泣、地五会、侠溪、足窍阴)。

足背部支脉:从足背部足临泣处分出,沿第一、二跖骨之间,出于大趾端,穿过趾甲,回过来到趾甲后的毫毛部(大敦),与足厥阴肝经相接。

【常用腧穴】

足少阳胆经起于瞳子髎,止于足窍阴,左右各 44 个穴位。此处仅介绍常用腧穴。

1. 瞳子髎　GB1　手太阳,手、足少阳经交会穴

[定位]　在面部,目外眦外侧 0.5 寸凹陷中(图 3-45)。

[主治]　头面五官病症:目痛,目赤,目翳,青盲,头痛。

[操作]　直刺或平刺 0.3~0.5 寸;或用三棱针点刺出血。

[应用举例]　①目痛,目赤,目翳:配伍睛明、丝竹空、攒竹、四白、光明。②三叉神经痛:配伍太阳、鱼腰、四白、夹承浆、合谷。

2. 听会　GB2

[定位]　在面部,耳屏间切迹与下颌骨髁突之间的凹陷中(图 3-45)。

[主治]　头面五官病症:耳鸣,聤耳,耳聋,齿痛,面痛,面瘫,头痛。

[操作]　张口,直刺 0.5~0.8 寸;可灸。

[应用举例]　①耳聋,耳鸣:配伍听宫、翳风、外关。②面瘫:配伍颊车、地仓、下关、完骨。③偏头痛:配伍太阳、率谷、头维。

3. 曲鬓　GB7

[定位]　在头部,当耳前鬓角发际后缘的垂线与耳尖水平线交点处(图 3-46)。

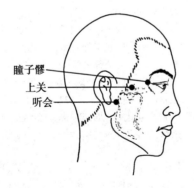 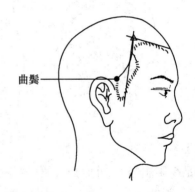

瞳子髎
上关
听会

曲鬓

图 3-45　足少阳胆经侧面部穴　　　　图 3-46　足少阳胆经颞部穴

[主治]　头面五官病症:目赤肿痛,齿痛,偏头痛,额颞肿,暴喑。

[操作]　平刺 0.5~0.8 寸;可灸。

[应用举例]　①齿痛:配伍冲阳、颊车。②偏头痛:配伍太阳、头维。③暴喑:配伍廉泉、合谷。

4. 完骨　GB12　足少阳、足太阳经交会穴

[定位]　在头部,耳后乳突的后下方凹陷中(图 3-47)。

[主治]　①头面五官病症:头痛,齿痛,颊肿,咽喉肿痛,面瘫。②其他病症:颈项强痛,疟疾,失眠,癫狂。

[操作]　斜刺 0.5~0.8 寸;可灸。

［应用举例］①偏头痛:配伍风池、率谷。②咽喉肿痛:配伍天容、气舍、天突。③癫疾:配伍风池、大椎、内关。

5. 阳白　GB14

［定位］在头部,眉上1寸,瞳孔直上(图3-48)。

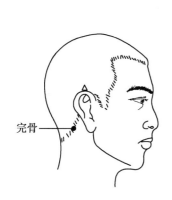

图3-47　足少阳胆经完骨穴

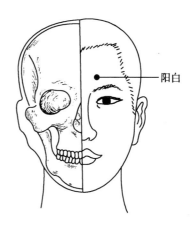

图3-48　足少阳胆经阳白穴

［主治］①头面五官病症:头痛,目赤肿痛,眼睑下垂,面瘫。②其他病症:眩晕,颈项强痛。

［操作］平刺0.3~0.5寸;可灸。

［应用举例］①目赤肿痛:配伍睛明、太阳。②面瘫:配伍颧髎、颊车、合谷。

6. 风池　GB20　足少阳、阳维脉交会穴

［定位］在颈后区,枕骨之下,胸锁乳突肌上端与斜方肌上端之间的凹陷中(图3-49)。

［主治］①头面五官病症:头痛,齿痛,目赤肿痛,口眼㖞斜,鼻渊,鼻衄,耳鸣,耳聋,咽喉肿痛。②神经系统功能障碍:失眠,脑卒中,眩晕。③其他病症:颈项强痛,疟疾,热病,足跟痛。

［操作］向对侧眼睛方向斜刺0.5~0.8寸;可灸。深部为延髓,必须严格掌握针刺角度与深度。

［应用举例］①颈项强痛:配伍大椎、后溪、委中。②头痛:配伍太冲、复溜。③目赤肿痛:配伍睛明、太阳、太冲。④眩晕:配伍风府。

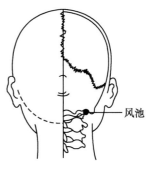

图3-49　足少阳胆经风池穴

知识拓展

风池对突眼症治疗的研究

以风池、上天柱(天柱穴上五分)为主穴行导气法,足三里、三阴交行补法对内分泌突眼症有一定疗效,对突眼症的瘀血状态、微循环、血液流变学、血流动力学有明显改善。

7. 肩井 GB21 手足少阳、足阳明与阳维脉交会穴

［定位］在肩胛区,第7颈椎棘突与肩峰最外侧点连线的中点(图3-50)。

［主治］①颈肩运动功能障碍:肩背疼痛活动受限,上肢运动障碍,颈项强痛。②妇产科病症:难产,乳汁不下,急性乳腺炎。③神经系统功能障碍:头痛,眩晕,脑卒中。

［操作］直刺0.5~0.8寸,深部正当肺尖,不可深刺;可灸。

［应用举例］①肩背疼痛活动受限:配伍肩髃、天宗。②乳汁不足,急性乳腺炎:配伍乳根、少泽、足三里。③难产:配伍合谷、三阴交。

8. 日月 GB24 胆募穴 足少阳、足太阴经交会穴

［定位］在胸部,第7肋间隙中,前正中线旁开4寸(图3-51)。

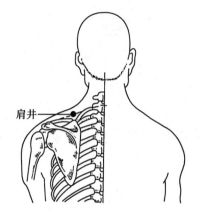

图3-50 足少阳胆经肩井穴

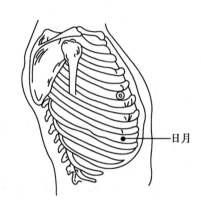

图3-51 足少阳胆经日月穴

［主治］①消化系统功能障碍:呕吐,吞酸,呃逆,黄疸,胃脘痛。②其他病症:胁痛。

［操作］斜刺0.5~0.8寸;可灸。

［应用举例］①胁痛:配伍支沟、阳陵泉、丘墟。②呕吐:配伍内关、中脘。③黄疸:配伍大椎、至阳、肝俞、阴陵泉。

9. 环跳 GB30 足少阳、太阳经交会穴

［定位］在臀区,股骨大转子最凸点与骶管裂孔连线的外1/3与内2/3交点处。侧卧,伸下腿,上腿屈髋屈膝取穴(图3-52)。

［主治］①下肢功能障碍:腰腿痛,下肢运动功能障碍、感觉功能障碍,偏瘫。②其他病症:风疹,水肿。

［操作］直刺2~2.5寸;可灸。

［应用举例］①腰腿痛:配伍殷门、阳陵泉、委中、昆仑。②风疹:配伍风池、曲池。

10. 风市 GB31

［定位］在股部,直立垂手,掌心贴于大腿时,中指尖所指凹陷中,髂胫束后缘(图3-53)。

［主治］①下肢功能障碍:腰腿痛,下肢运动功能障碍、感觉功能障碍。②其他病症:全身

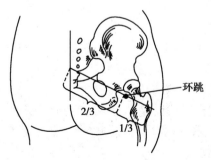

图3-52 足少阳胆经环跳穴

瘙痒。

　　[操作]　直刺1~1.5寸;可灸。

　　[应用举例]　①下肢运动功能障碍、感觉功能障碍:配伍阳陵泉、悬钟。②风疹:配伍风池、曲池、血海。

　　11. 阳陵泉　GB34　合穴　胆下合穴　八会穴之筋会

　　[定位]　在小腿外侧,腓骨小头前下方凹陷中(图3-54)。

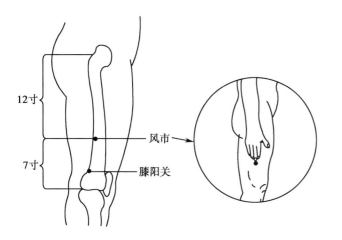
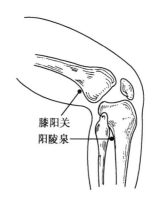

图 3-53　足少阳胆经风市穴　　　　　　图 3-54　足少阳胆经膝部穴

　　[主治]　①消化系统功能障碍:胆囊炎,胆结石绞痛,黄疸,呕吐,口苦,胃痛。②神经系统功能障碍:脑卒中,小儿惊风。③下肢功能障碍:下肢运动功能障碍、感觉功能障碍,膝肿痛。④其他病症:肩痛,胁肋痛。

　　[操作]　直刺或斜向下刺1~1.5寸;可灸。

　　[应用举例]　①下肢运动功能障碍、感觉功能障碍:配伍环跳、风市、委中、悬钟。②小儿惊风:配伍人中、中冲、太冲。③胆结石:配伍期门、日月。④胁肋痛:配伍支沟。⑤胃痛:配伍阴陵泉、中脘。

　知识链接

阳陵泉对偏瘫的治疗作用

　　文献摘要:①"治膝伸不得屈,冷痹脚不仁,偏风半身不遂,脚冷无血色。"(《铜人腧穴针灸图经》)②"主膝股内外廉不仁,偏风半身不遂,脚冷无血色,苦嗌中介然,头面肿。"(《针灸大成》)

　　12. 光明　GB37　络穴

　　[定位]　在小腿外侧,外踝尖上5寸,腓骨前缘(图3-55)。

　　[主治]　①头面五官病症:视觉障碍,视力下降,目痛,夜盲。②下肢功能障碍:下肢运动功能障碍、感觉功能障碍,肌肉萎缩。③其他病症:乳房胀痛。

　　[操作]　直刺0.5~0.8寸;可灸。

　　[应用举例]　①目痛:配伍睛明、风池。②下肢运动功能障碍、感觉功能障碍:配

伍阳陵泉、昆仑。

13．悬钟　GB39　八会穴之髓会

[定位]　在小腿外侧,外踝尖上3寸,腓骨前缘(图3-55)。

[主治]　①下肢功能障碍:下肢运动功能障碍、感觉功能障碍,腰腿痛,肌无力。②其他病症:偏头痛,瘰疬,颈项强痛,胸胁痛,痔疾。

[操作]　直刺0.5~0.8寸;可灸。

[应用举例]　①腰腿痛:配伍肾俞、膝关、阳陵泉。②颈项强痛:配伍风池、后溪。

14．丘墟　GB40　原穴

[定位]　在踝区,外踝的前下方,趾长伸肌腱的外侧凹陷中(图3-56)。

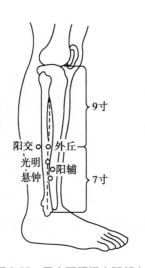

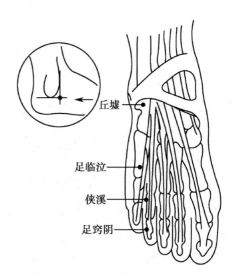

图3-55　足少阳胆经小腿部穴　　　　图3-56　足少阳胆经足部穴

[主治]　①下肢功能障碍:外踝肿痛,下肢运动功能障碍、感觉功能障碍。②头面五官病症:偏头痛,目赤肿痛。③其他病症:颈项痛,胸胁痛,疟疾。

[操作]　直刺0.5~0.8寸;可灸。

[应用举例]　①胆囊炎,胆结石:配伍阳陵泉、期门、日月、支沟、肝俞、胆俞。②外踝肿痛:配伍昆仑、申脉。③目赤肿痛:配伍风池、太冲。

15．足临泣　GB41　输穴　八脉交会穴　通带脉

[定位]　在足背,第4、5跖骨底结合部的前方,第5趾长伸肌腱外侧凹陷中(图3-56)。

[主治]　①头面五官病症:偏头痛,目外眦痛,目干涩。②妇科病症:乳房胀痛,月经不调。③其他病症:足肿痛,胁肋痛,瘰疬,疟疾。

[操作]　直刺0.5~0.8寸;可灸。

[应用举例]　①偏头痛:配伍风池、太阳、外关。②急性乳腺炎:配伍乳根、肩井。③足背肿痛:配伍丘墟、解溪、昆仑。

16．侠溪　GB43　荥穴

[定位]　在足背,第4、5趾间,趾蹼缘后方赤白肉际处(图3-56)。

[主治]　①头面五官病症:偏头痛,颊肿,目外眦痛,耳鸣,耳聋。②下肢功能障碍:膝股痛,足肿痛。③神经系统功能障碍:眩晕,脑卒中。④其他病症:胸胁痛,乳房

胀痛,热病。

[操作]　直刺0.3~0.5寸;可灸。

[应用举例]　①偏头痛:配伍太阳、率谷、风池。②耳鸣耳聋:配伍听宫、翳风。③胸胁痛:配伍支沟、阳陵泉。

17. 足窍阴　GB44　井穴

[定位]　在足趾,第4趾末节外侧,趾甲根角侧后方0.1寸(指寸)。或足第4趾外侧甲根角侧后方(即沿角平分线方向)0.1寸。相当于沿爪甲外侧画一直线与爪甲基底缘水平线交点处取穴(图3-56)。

[主治]　①头面五官病症:偏头痛,目赤肿痛,耳鸣,耳聋,咽喉肿痛。②神经系统功能障碍:失眠,多梦。③足功能障碍:足跗肿痛。④其他病症:热病,胸胁痛。

[操作]　浅刺0.1寸,或点刺出血;可灸。

[应用举例]　①偏头痛:配伍头维、太阳。②耳聋耳鸣:配伍翳风、听会、外关。③咽喉肿痛:配伍少商、商阳。④失眠:配伍心俞、神门、内关。

（九）足太阳膀胱经及其常用腧穴

【经脉循行】（图3-57）

足太阳膀胱经,从眼内角开始(睛明),向上行经额部(攒竹、眉冲、曲差;会神庭、头临泣),交会于头顶(五处、承光、通天,会百会)。

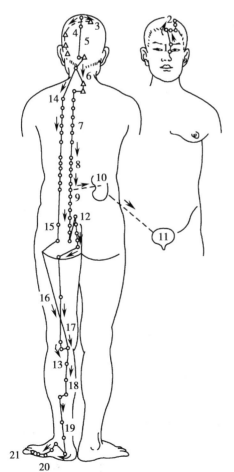

图3-57　足太阳膀胱经循行示意图

1. 起于目内眦;2. 上额;3. 交巅;4. 其支者,从巅至耳上角;5. 其直者,从巅入络脑;6. 还出别下项;7. 循肩髆内,挟脊;8. 抵腰中;9. 入循膂;10. 络肾;11. 属膀胱;12. 其支者,从腰中下挟脊贯臀;13. 入腘中;14. 其支者,从髆内左右,别下贯胛,挟脊内;15. 过髀枢;16. 循髀外后廉;17. 下合腘中;18. 以下贯踹内;19. 出外踝之后;20. 循京骨;21. 至小指外侧

头顶部支脉,从头顶分出到耳上方(会曲鬓、率谷、浮白、头窍阴、完骨)。

直行主干,从头顶入内络于脑(络却,玉枕,会脑户、风府),回出项部分开下行:一支沿肩胛内侧,夹脊旁(会大椎、陶道,经大杼、风门、肺俞、厥阴俞、心俞、督俞、膈俞),到达腰中(肝俞、胆俞、脾俞、三焦俞、肾俞),进入脊旁筋肉,络于肾,属于膀胱(气海俞、大肠俞、关元俞、小肠俞、膀胱俞、中膂俞、白环俞)。一支从腰中分出,夹脊旁,通过臀部(上髎、次髎、中髎、下髎、会阳、承扶),进入腘窝中(殷门、委中)。

背部另一支脉,从肩胛内侧分别下行,通过肩胛(附分、魄户、膏肓、神堂、譩譆、膈关、魂门、阳纲、意舍、胃仓、肓门、志室、胞肓、秩边),经过髋关节部(会环跳),沿大腿外侧后边下行(浮郄、委阳),会合于腘窝中(委中),由此向下通过腓肠肌部(合阳、承筋、承山),出外踝后方(飞扬、跗阳、昆仑),沿第五跖骨粗隆(仆参、申脉、金门、京骨),到小趾外侧(束骨、足通谷、至阴),下接足少阴肾经。

【常用腧穴】

足太阳膀胱经起于睛明,止于至阴,左右各 67 个穴位。此处仅介绍常用腧穴。

1. 攒竹 BL2

[定位] 在面部,眉头凹陷中,额切迹处(图 3-58)。

[主治] ①头面五官病症:头痛,面瘫,面痛,眉棱骨痛,视觉障碍,视力下降,目赤肿痛,眼肌痉挛,眼睑下垂,迎风流泪。②其他病症:腰痛。

[操作] 平刺 0.5~0.8 寸。

[应用举例] ①眼睑下垂:配伍阳白透鱼腰、丝竹空。②头痛项强:配伍列缺、后溪。③面瘫:配伍列缺、颊车。

2. 天柱 BL10

[定位] 在颈后区,横平第 2 颈椎棘突上际,斜方肌外缘凹陷中(图 3-59)。

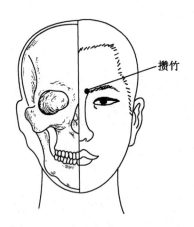

图 3-58 足太阳膀胱经攒竹穴

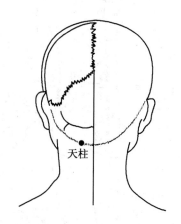

图 3-59 足太阳膀胱经天柱穴

[主治] ①神经系统功能障碍:头痛,眩晕。②局部功能障碍:项强,肩背痛。③头面五官病症:目赤肿痛,视觉障碍,视力下降,鼻塞。

[操作] 直刺或斜刺 0.5~0.8 寸,不可向内上方深刺。

[应用举例] ①头痛、项痛:配伍列缺、后溪。②目赤肿痛:配伍合谷、太阳。

3. 大杼 BL11 骨会,手足太阳经交会穴

[定位] 在脊柱区,第 1 胸椎棘突下,后正中线旁开 1.5 寸(图 3-60)。

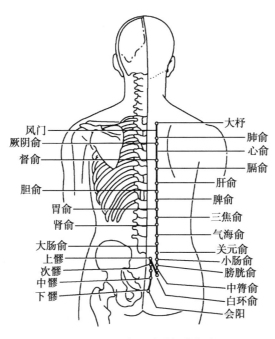

风门
厥阴俞
督俞
胆俞
胃俞
肾俞
大肠俞
上髎
次髎
中髎
下髎

大杼
肺俞
心俞
膈俞
肝俞
脾俞
三焦俞
气海俞
关元俞
小肠俞
膀胱俞
中膂俞
白环俞
会阳

图 3-60 足太阳膀胱经背部穴

[主治] ①外感表证:咳嗽,发热。②其他病症:颈项强急,肩背痛。

[操作] 斜刺 0.5~0.8 寸。

[应用举例] ①咳嗽,呼吸困难:配伍列缺、尺泽。②颈项强痛:配伍夹脊穴、绝骨。

4. 风门 BL12 足太阳、督脉交会穴

[定位] 在脊柱区,第 2 胸椎棘突下,后正中线旁开 1.5 寸(图 3-60)。

[主治] ①外感表证:伤风,咳嗽,发热。②其他病症:头痛,项强,胸背痛。

[操作] 斜刺 0.5~0.8 寸。

[应用举例] ①肩背痛:配伍肩井、支沟。②发热,咳嗽:配伍合谷、外关。

5. 肺俞 BL13 背俞穴

[定位] 在脊柱区,第 3 胸椎棘突下,后正中线旁开 1.5 寸(图 3-60)。

[主治] ①呼吸系统病症:咳嗽,呼吸困难,咳血,鼻塞。②其他病症:骨蒸潮热,盗汗,瘾疹。

[操作] 斜刺 0.5~0.8 寸。

[应用举例] ①咳血:配伍尺泽、太渊。②皮肤瘙痒:配伍曲池、血海。③潮热,盗汗:配伍膏肓、复溜、三阴交。

6. 心俞 BL15 背俞穴

[定位] 在脊柱区,第 5 胸椎棘突下,后正中线旁开 1.5 寸(图 3-60)。

[主治] ①循环系统病症:心痛,心悸,心烦。②神经精神病症:失眠,易惊恐,健忘,梦遗,癫狂痫。③呼吸系统病症:咳嗽,咯血,盗汗。

[操作] 斜刺 0.5~0.8 寸。

[应用举例] ①心痛,心悸:配伍巨阙,为俞募配穴法。②失眠,健忘,梦遗,惊悸:配伍神门、三阴交。③咳嗽,咳血:配伍太渊、孔最。

7. 膈俞　BL17　血会

[定位] 在脊柱区,第7胸椎棘突下,后正中线旁开1.5寸(图3-60)。

[主治] ①消化系统病症:胃脘痛,呕吐,呃逆,饮食不下,便血。②呼吸系统病症:咳嗽,呼吸困难,吐血。③其他病症:潮热,盗汗,瘾疹。

[操作] 斜刺0.5~0.8寸。

[应用举例] ①胃痛,呃逆,呕吐:配伍中脘、内关。②咳嗽,呼吸困难:配伍膻中、肺俞。③瘾疹:配伍曲池、三阴交。

8. 肝俞　BL18　背俞穴

[定位] 在脊柱区,第9胸椎棘突下,后正中线旁开1.5寸(图3-60)。

[主治] ①眼部病症:目赤,视觉障碍,视力下降,夜盲。②神经系统病症:眩晕,癫狂痫。③消化系统病症:黄疸,胁痛,肝炎,吐血,衄血。

[操作] 斜刺0.5~0.8寸。

[应用举例] ①目疾:配伍光明、百会。②眩晕:配伍百会、太冲。③癫狂痫:配伍大椎、曲池。④黄疸,胁痛:配伍期门,为俞募配穴法。

9. 胆俞　BL19　背俞穴

[定位] 在脊柱区,第10胸椎棘突下,后正中线旁开1.5寸(图3-60)。

[主治] ①消化系统病症:黄疸,口苦,呕吐,食不化,胁痛,胆囊炎。②其他病症:肺结核,潮热。

[操作] 斜刺0.5~0.8寸。

[应用举例] ①黄疸:配伍肝俞、太冲、足三里。②胆囊炎:配伍日月,为俞募配穴法。③肺痨:配伍膏肓、三阴交。

10. 脾俞　BL20　背俞穴

[定位] 在脊柱区,第11胸椎棘突下,后正中线旁开1.5寸(图3-60)。

[主治] ①消化系统病症:纳呆,食不化,腹胀,呕吐,腹泻,痢疾,便血,黄疸。②其他病症:胸、背、胁肋疼痛。

[操作] 直刺0.5~1寸。

[应用举例] ①胃痛,腹胀:配伍章门,为俞募配穴法。②吐血,便血:配伍大椎、膈俞。

11. 胃俞　BL21　背俞穴

[定位] 在脊柱区,第12胸椎棘突下,后正中线旁开1.5寸(图3-60)。

[主治] ①消化系统病症:胃脘痛,呕吐,腹胀,肠鸣。②其他病症:胸、背、胁肋疼痛。

[操作] 直刺0.5~1寸。

[应用举例] ①胃痛,呕吐:配伍中脘,为俞募配穴法。②腹泻,痢疾:配伍上巨虚、三阴交。

12. 肾俞　BL23　背俞穴

[定位] 在脊柱区,第2腰椎棘突下,后正中线旁开1.5寸(图3-60)。

[主治] ①泌尿生殖系统病症:遗精,阳痿,月经不调,白带过多,遗尿,排尿障碍,水肿。②其他病症:耳鸣,耳聋,哮喘,呼吸困难,腰痛。

[操作] 直刺0.5~1寸。

[应用举例] ①阳痿,遗精:配伍京门,为俞募配穴法,配关元、太溪。②耳鸣耳

聋:配伍听宫、翳风。③水肿,排尿障碍:配伍关元、三阴交。

13. 大肠俞　BL25　背俞穴

[定位] 在脊柱区,第4腰椎棘突下,后正中线旁开1.5寸(图3-60)。

[主治] ①消化系统病症:腹胀,腹泻,便秘,痢疾,痔疾。②其他病症:腰脊痛。

[操作] 直刺0.5~1.2寸。

[应用举例] ①胃肠食积,肠鸣腹泻:配伍天枢,为俞募配穴法。②腰脊痛:配伍至阳、腰阳关。

14. 膀胱俞　BL28　背俞穴

[定位] 在骶区,横平第2骶后孔,骶正中嵴旁开1.5寸(图3-60)。

[主治] ①泌尿生殖系统功能障碍:排尿困难,尿频,遗尿,尿失禁,遗精,淋浊。②消化系统病症:腹泻,便秘。③其他病症:腰脊强痛。

[操作] 直刺0.8~1.2寸。

[应用举例] ①排尿困难,小便赤涩:配伍中极,为俞募配穴法。②阴部瘙痒,淋浊:配伍阴廉、血海。③腰脊强痛:配伍筋缩、犊鼻。

15. 次髎　BL32

[定位] 在骶区,正对第2骶后孔中(图3-60)。

[主治] ①泌尿生殖系统功能障碍:月经不调,痛经,白带过多,子宫脱垂,遗精,阳痿,排尿障碍、排便障碍。②其他病症:腰骶痛。

[操作] 直刺1~1.5寸。

[应用举例] 痛经:配伍三阴交、血海;腰腿痛:配伍秩边、环跳;白带过多,月经不调:配伍关元、三阴交。

16. 承扶　BL36

[定位] 在股后区,臀沟的中点(图3-61)。

[主治] ①下肢功能障碍:腰腿痛,下肢运动功能障碍、感觉功能障碍。②其他病症:痔疾。

[操作] 直刺1.5~2.0寸。

[应用举例] ①腰腿痛,下肢运动功能障碍、感觉功能障碍:配伍环跳、悬钟。②痔疾:配伍承山。

17. 委阳　BL39　三焦下合穴

[定位] 在膝部,腘横纹上,股二头肌腱的内侧缘(图3-61)。

[主治] ①水液代谢功能障碍:小腹胀满,水肿,排尿障碍。②运动系统功能障碍:腰脊强痛,下肢挛痛。

[操作] 直刺1~1.5寸。

[应用举例] ①肾炎,排尿障碍:配伍三阴交、昆仑。②腰痛:配伍殷门、太白。

18. 委中　BL40　合穴　膀胱下合穴

[定位] 在膝后区,腘横纹中点(图3-61)。

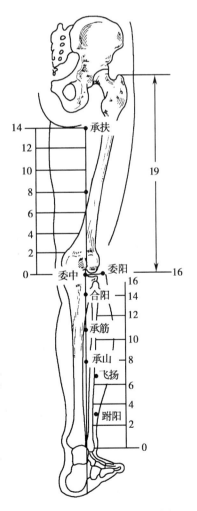

图3-61　足太阳膀胱经下肢穴

[主治]①运动系统功能障碍:腰痛,下肢运动功能障碍、感觉功能障碍。②消化系统病症:腹痛,吐泻。③泌尿系统功能障碍:排尿障碍,遗尿。④其他病症:丹毒,瘾疹,皮肤瘙痒,疔疮。

[操作]直刺1~1.5寸,或用三棱针点刺腘静脉出血。

[应用举例]①下肢运动功能障碍、感觉功能障碍:配伍阳陵泉、悬钟。②腰腿痛:配伍肾俞、腰阳关。③急性腰扭伤:配伍水沟。④湿疹,疔疮:配伍曲池、风市。

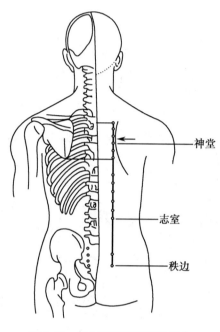

图3-62 足太阳膀胱经腰背部穴

19. 志室 BL52

[定位]在腰区,第2腰椎棘突下,后正中线旁开3寸(图3-62)。

[主治]①泌尿生殖系统功能障碍:遗精,阳痿,阴肿,月经不调,小便不畅,水肿。②其他病症:腰脊强痛。

[操作]直刺0.5~1寸。

[应用举例]①阳痿,遗精:配伍肾俞、关元。②腰脊强痛:配伍命门、委中。

20. 秩边 BL54

[定位]在骶区,横平第4骶后孔,骶正中嵴旁开3寸(图3-62)。

[主治]①运动系统功能障碍:腰腿痛,下肢运动功能障碍、感觉功能障碍。②消化系统功能障碍:痔疾,便秘。③泌尿生殖系统功能障碍:排尿障碍,阴痛。

[操作]直刺1.5~3寸。

[应用举例]①下肢运动功能障碍、感觉功能障碍:配伍阳陵泉、委中。②便秘,排尿障碍:配伍支沟、承山。③阴痛:配伍曲泉、阴廉。

21. 承山 BL57

[定位]在小腿后区,腓肠肌两肌腹与肌腱交角处。伸直小腿或足跟上提时,腓肠肌肌腹下出现尖角凹陷中(即腓肠肌内、外侧头分开的地方,呈"人"字形沟)(图3-63)。

[主治]①消化系统功能障碍:痔疾,便秘。②运动系统功能障碍:腰腿拘急疼痛,腓肠肌痉挛,肌无力。

[操作]直刺1~2寸。

[应用举例]①腓肠肌痉挛,下肢运动功能障碍、感觉功能障碍:配伍环跳、阳陵泉。②便秘:配伍大肠俞、秩边。③痔疾:配伍长强。

22. 飞扬 BL58 络穴

[定位]在小腿后区,昆仑(BL60)直上7寸,腓肠肌外下缘与跟腱移行处(图3-63)。

[主治]①头面五官病症:头痛,目眩,鼻塞,鼻衄。②腰及下肢功能障碍:腰背痛,腿软无力。③其他病症:癫狂,痔疾。

[操作]直刺1~1.5寸。

[应用举例]①头痛,目眩,鼻衄:配伍太溪,为原络配穴法。②癫狂:配伍百会、后溪。

23. 昆仑　BL60　经穴

[定位] 在踝区,外踝尖与跟腱之间的凹陷中(图3-64)。

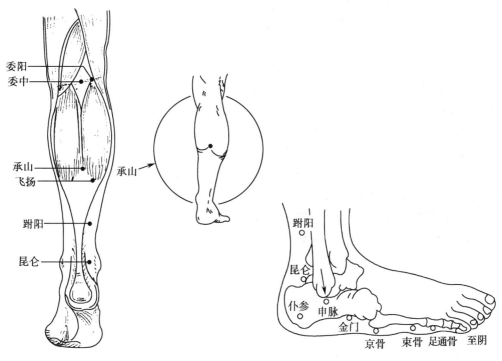

图 3-63　足太阳膀胱经小腿部穴　　　图 3-64　足太阳膀胱经足部穴

[主治] ①头颈部病症:头痛,项强,目眩,鼻衄。②运动系统功能障碍:腰骶痛,足跟肿痛。③其他病症:难产,惊痫。

[操作] 直刺0.5~0.8寸。

[应用举例] ①头痛,目眩:配伍风池。②下肢运动功能障碍、感觉功能障碍:配伍风市、阳陵泉。③惊痫:配伍风池、后溪。

24. 申脉　BL62　八脉交会穴　通阳跷脉

[定位] 在踝区,外踝尖直下,外踝下缘与跟骨之间凹陷中(图3-64)。

[主治] ①神经系统病症:头痛,眩晕,失眠,嗜卧,癫狂痫。②眼部病症:目赤痛,眼睑下垂。③运动系统功能障碍:腰腿痛,项强,足外翻。

[操作] 直刺0.3~0.5寸。

[应用举例] ①头肩痛:配伍后溪。②眩晕:配伍肾俞、肝俞、百会。③失眠:配伍照海。

25. 束骨　BL65　输穴

[定位] 在跖区,第5跖趾关节的近端,赤白肉际处(图3-64)。

[主治] ①神经系统功能障碍:头痛,目眩,癫痫。②其他病症:项强,腰腿痛。

[操作] 直刺0.2~0.5寸。

[应用举例] ①头痛,目眩:配伍百会、肝俞。②腰腿痛:配伍殷门、昆仑。③项强:配伍天柱。

26. 至阴　BL67　井穴

[定位] 在足趾,小趾末节外侧,趾甲根角侧后方0.1寸(指寸)(图3-64)。

［主治］①生殖系统功能障碍:胎位不正,难产,胞衣不下。②头面五官病症:头痛,目痛,鼻塞,鼻衄。

［操作］浅刺0.1~0.5寸或点刺出血,胎位不正用灸法。

［应用举例］①难产,胞衣不下:配伍三阴交。②头痛,目痛:配伍风池、攒竹。

（十）足太阴脾经及其常用腧穴

【经脉循行】（图3-65）

足太阴脾经,起始于足大趾末端(隐白),沿大趾内侧赤白肉际(大都),经第一跖骨基底粗隆部后(太白、公孙),上行于内踝前面(商丘),再上行小腿内侧,沿着胫骨后面(三阴交、漏谷),交出足厥阴肝经之前(地机、阴陵泉),再向上行,沿着膝股内侧前边(血海、箕门),进入腹部(冲门、府舍、腹结、大横,会中极、关元),属于脾,络于胃(腹哀,会下脘、日月、期门),向上通过膈肌,夹行食管两旁(食窦、天溪、胸乡、周荣,络大包,会中府),连系舌根,散布舌下。

它的支脉:从胃部分出,上行通过膈肌,流注于心中,接手少阴心经。

脾之大络,穴名大包,位于渊腋穴下三寸,分布于胸胁。

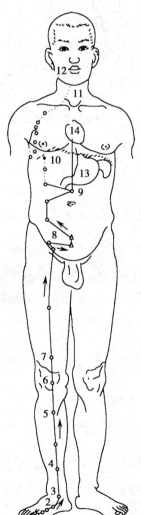

图3-65 足太阴脾经循行示意图

1. 起于大指之端,循指内侧白肉际;

2. 过核骨后;3. 上内踝前廉;4. 上踹内;5. 循胫骨后;6. 交出厥阴之前;

7. 上膝股内前廉;8. 入腹;9. 属脾络胃;10. 上膈;11. 挟咽;12. 连舌本散舌下;13. 其支者,复从胃别上膈;

14. 注心中

笔记

【常用腧穴】

足太阴脾经起于隐白,止于大包,左右各 21 个穴位。此处仅介绍常用腧穴。

1. 隐白　SP1　井穴

［定位］在足趾,大趾末节内侧,趾甲根角侧后方 0.1 寸(指寸)(图 3-66)。

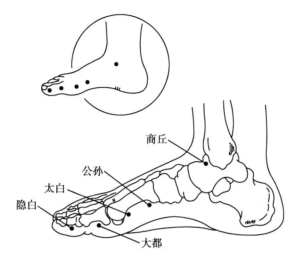

图 3-66　足太阴脾经足部穴

［主治］①生殖系统功能障碍:月经不调,崩漏,产后血晕,恶露不行。②消化系统功能障碍:肠鸣,腹胀,腹痛,饮食不化,便血。③神经系统功能障碍:癫狂,妄言,嗜睡,多梦,惊风,晕厥。

［操作］浅刺 0.1 寸,或用三棱针点刺出血;可灸。

［应用举例］①月经不调,崩漏:配伍三阴交、关元、血海、天枢。②腹胀,腹泻:配伍脾俞、胃俞、足三里、天枢、中脘。③梦魇:配伍厉兑。

2. 太白　SP3　输穴　原穴

［定位］在跖区,第 1 跖趾关节近端赤白肉际凹陷中(图 3-66)。

［主治］①消化系统功能障碍:腹胀,腹痛,肠鸣,便秘,腹泻,痢疾。②足功能障碍:足无力,足肿,足痛。③其他病症:体重节痛。

［操作］直刺 0.8~1 寸;可灸。

［应用举例］①腹胀:配伍复溜、足三里。②小儿腹泻:配伍丰隆,每穴艾灸 10 分钟。

3. 公孙　SP4　络穴　八脉交会穴　通于冲脉

［定位］在跖区,第 1 跖骨底的前下缘赤白肉际处(图 3-66)。

［主治］①消化系统功能障碍:肠鸣,腹胀,腹痛,饮食不化,胃痛,呕吐,痢疾,腹泻。②其他病症:心烦,失眠,发狂,妄言,嗜卧。

［操作］直刺 0.5~0.8 寸。可灸。

［应用举例］①心、胸、胃疾病:配伍内关。②眩晕,呕吐痰涎:配伍丰隆、阳溪、膻中。

4. 三阴交　SP6　足太阴、少阴、厥阴经交会穴

［定位］在小腿内侧,内踝尖上 3 寸,胫骨内侧缘后际(图 3-67)。

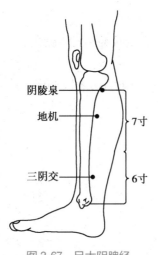

图 3-67　足太阴脾经
小腿部穴

阴陵泉
地机
三阴交
7寸
6寸

[主治] ①消化系统功能障碍:肠鸣,腹胀,腹痛,饮食不化,便秘。②精神神经系统功能障碍:失眠,倦怠。③下肢功能障碍:下肢运动功能障碍、麻木疼痛,足内翻。④泌尿生殖系统功能障碍:排尿障碍,遗尿,月经不调,崩漏,带下,闭经,产后血晕,恶露不行,难产,癥瘕,遗精,阳痿,阴茎痛,疝气,阴缩。⑤其他病症:瘾疹。

[操作] 直刺 1~1.5 寸。可灸。孕妇不宜针灸。

[应用举例] ①腹痛:配伍天枢、合谷。②原发性痛经,针尖略偏向心方向,快速提插捻转,使局部有麻胀感,以向上传导为佳。于每次行经前 3~5 天针刺。③排尿困难:配伍阴陵泉、膀胱俞、中极。④失眠:配伍内关、神门。

知识拓展

三阴交对淋巴细胞的影响

针刺兔的"三阴交"30 分钟时,腘淋巴结输出淋巴液平均升高 3.24 倍,淋巴细胞升高 16.06 倍,出针 30 分钟则逐渐恢复,此时淋巴液为针前的 1.74 倍。淋巴细胞为针前的 4.15 倍,通常淋巴液增加时淋巴细胞的密度亦相应增加。淋巴细胞如此迅速成倍的增加,可能与针刺改变了毛细血管后静脉的通透性有关。

5. 地机　SP8　郄穴

[定位] 在小腿内侧,阴陵泉(SP9)下 3 寸,胫骨内侧缘后际(图 3-67)。

[主治] ①消化系统功能障碍:腹痛,腹泻,食欲不振。②循环系统功能障碍:浮肿。③生殖系统功能障碍:遗精,阳痿,性功能减退,痛经,月经不调。④其他病症:排尿障碍,遗尿。

[操作] 直刺 1~1.5 寸;可灸。

[应用举例] 地机配血海,埋针治疗功能失调性子宫出血,效果良好。

6. 阴陵泉　SP9　合穴

[定位] 在小腿内侧,胫骨内侧髁下缘与胫骨内侧缘之间的凹陷中(图 3-67)。

[主治] ①运动系统功能障碍:膝关节运动功能障碍。②消化系统功能障碍:急、慢性肠炎,细菌性痢疾,肠鸣,腹胀,腹痛。③循环系统功能障碍:浮肿。④呼吸系统功能障碍:咳嗽,喘逆。⑤生殖系统功能障碍:阴茎痛,遗精,妇人阴痛,阴道炎。⑥其他:黄疸,尿路感染,排尿障碍,遗尿。

[操作] 直刺 0.5~0.8 寸;可灸。

[应用举例] ①排尿困难,腹水:配伍水分、中极、足三里、三阴交。②黄疸:配伍三阴交、日月、至阳、胆俞、阳纲。③水肿:配伍水分。

笔记

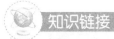

阴陵泉的临床治疗作用

文献摘要：①"妇人阴中痛，少腹坚急痛，阴陵泉主之。"（《针灸甲乙经》）②"兼水分，能去水肿脐盈。"（《百症赋》）③"兼阳陵，治膝肿之难消。"（《玉龙赋》）

7. 血海　SP10

［定位］在股前区，髌底内侧端上 2 寸，股内侧肌隆起处（图 3-68）。

［主治］①血液系统功能障碍：贫血。②生殖系统功能障碍：月经不调，闭经，崩漏，痛经，功能失调性子宫出血，睾丸炎。③皮肤科功能障碍：瘾疹，瘙痒，荨麻疹，神经性皮炎，丹毒，湿疹。④其他病症：股内侧痛，小便不畅，气逆腹胀。

［操作］直刺 0.8~1 寸；可灸。

［应用举例］①月经不调：配伍地机。②荨麻疹：配伍合谷、曲池、三阴交。

8. 大横　SP15　足太阴、阴维脉交会穴

［定位］在腹部，脐中旁开 4 寸（图 3-69）。

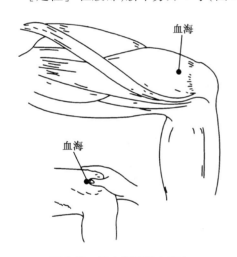

图 3-68　足太阴脾经血海穴

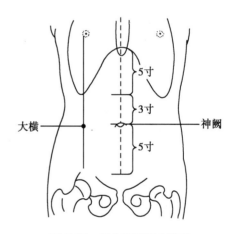

图 3-69　足太阴脾经大横穴

［主治］消化系统功能障碍：急、慢性肠炎，细菌性痢疾，肠鸣，腹胀，腹痛，习惯性便秘，肠麻痹，肠寄生虫病。

［操作］直刺 0.8~1.2 寸，可灸。

［应用举例］①腹痛，腹泻：配伍天枢、中脘、关元、足三里、三阴交。②肠道蛔虫症：配伍四缝、足三里。

9. 大包　SP21　脾之大络

［定位］在胸外侧区，第 6 肋间隙，在腋中线上（图 3-70）。

［主治］①呼吸系统功能障碍：胸胁胀满，咳

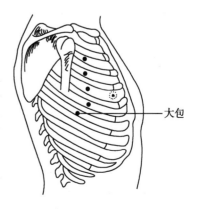

图 3-70　足太阴脾经大包穴

笔记

嗽,呼吸困难;②其他病症:胁肋痛,四肢无力,全身疼痛。

[操作] 斜刺或向后平刺 0.5~0.8 寸;可灸。

[应用举例] 胁肋痛:配伍郗门、阳辅、足临泣。

（十一）足厥阴肝经及其常用腧穴

【经脉循行】（图 3-71）

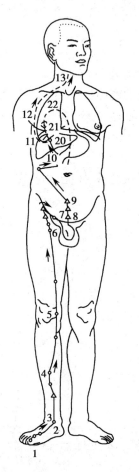
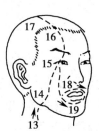

图 3-71　足厥阴肝经循行示意图

1. 起于大指丛毛之际;2. 上循足跗上廉;3. 去内踝一寸;4. 上踝八寸,交出太阴之后;5. 上腘内廉;6. 循股阴;7. 入毛中;8. 过阴器;9. 抵小腹;10. 挟胃属肝络胆;11. 上贯膈;12. 布胁肋;13. 循喉咙之后;14. 上入颃颡;15. 连目系;16. 上出额;17. 与督脉会于巅;18. 其支者,从目系下颊里;19. 环唇内;20. 其支者,复从肝;21. 别贯膈;22. 上注肺

足厥阴肝经,起于足大趾趾甲后毫毛部(大敦穴),沿足背内侧(第一、二跖趾关节之间)(行间、太冲)上行,经过内踝前 1 寸处(中封),向上行小腿内侧面(会三阴交,经蠡沟、中都),至内踝上 8 寸处交出足太阴脾经的后面,上行膝胴内侧(膝关、曲泉),沿着大腿内侧(阴包、足五里、阴廉),进入阴毛中,环绕阴部,上达小腹(急脉,会冲门、府舍、曲骨、中极、关元),夹胃旁,属于肝,络于胆(章门、期门),向上通过横膈,分布于胁肋部,沿着喉咙之后,向上进入鼻咽部,连接于"目系"(眼球连系于脑的部位),向上出于额前,与督脉会于巅顶;

"目系"的支脉:从"目系"下颊里,环绕唇内;

肝部的支脉:从肝分出,通过横膈,向上流注于肺,与手太阴肺经相接。

【常用腧穴】

足厥阴肝经起于大敦,止于期门,左右各 14 个穴位。此处仅介绍常用腧穴。

1. 大敦　LR1　井穴

[定位] 在足趾,大趾末节外侧,趾甲根角侧后方 0.1 寸(指寸)(图 3-72)。

［主治］①生殖系统功能障碍:闭经,崩漏,子宫脱垂,阴缩,阴中痛。②泌尿系统功能障碍:小儿功能性遗尿,排尿困难,小便频数。③精神神经系统功能障碍:脑卒中,癫狂,痫证。④其他病症:消渴,疝气。

［操作］点刺0.1寸,或点刺出血;可灸。

［应用举例］①临床上针灸大敦、隐白治疗崩漏、便血、尿血等有较好疗效。②子宫脱垂:配伍百会、三阴交、照海。③疝气:配伍太冲、气海、地机。

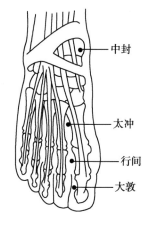

图3-72 足厥阴肝经足部穴

（图中标注：中封、太冲、行间、大敦）

2. 行间 LR2 荥穴

［定位］在足背,第1、2趾之间,趾蹼缘的后方赤白肉际处(图3-72)。

［主治］①头面五官病症:头痛,目赤痛,青盲,面瘫,咽痛,咽喉肿痛。②泌尿生殖系统功能障碍:月经不调,痛经,闭经,崩漏,带下,阴中痛,睾丸炎,排尿困难,尿路感染。③神经系统功能障碍:小儿惊风,脑卒中。④下肢功能障碍:足肿痛。⑤其他病症:疝气,胸胁痛。

［操作］直刺0.5~0.8寸;可灸。

［应用举例］①目赤肿痛:配伍睛明、太阳。②痛经:配伍气海、地机、三阴交。③偏头痛:配伍百会、风池、率谷。

3. 太冲 LR3 输穴 原穴

［定位］在足背,第1、2跖骨间,跖骨底结合部前方凹陷中,或触及动脉搏动(图3-72)。

［主治］①头面五官病症:头痛,目赤肿痛,青盲,面瘫,咽痛。②泌尿生殖系统功能障碍:月经不调,痛经,闭经,崩漏,带下,阴中痛,排尿困难,遗尿、尿失禁。③精神神经系统功能障碍:小儿惊风,脑卒中,癫狂,痫证。④循环系统功能障碍:高血压。⑤下肢功能障碍:足肿痛,下肢运动功能障碍、感觉功能障碍。⑥其他病症:胁痛,黄疸,呕逆,腹胀,疝气,乳腺炎。

［操作］直刺0.5~0.8寸;可灸。

［应用举例］①头痛:配伍风池。②小儿惊风:配伍印堂。③胁痛:配伍阳陵泉。

4. 蠡沟 LR5 络穴

［定位］在小腿内侧,内踝尖上5寸,胫骨内侧面的中央(图3-73)。

［主治］①泌尿生殖系统功能障碍:月经不调,带下,子宫脱垂,睾丸肿痛,排尿障碍。②其他病症:胫部酸痛,疝气。

［操作］平刺0.5~0.8寸;可灸。

［应用举例］①子宫脱垂:配伍百会、关元,悬灸或隔附子饼灸以温阳举陷。②疝气,睾丸肿痛:配伍太冲、气海。③胫部酸痛:配伍阴陵泉、三阴交。

5. 曲泉 LR8 合穴

［定位］在膝部,腘横纹内侧端,半腱肌肌腱内缘凹陷中(图3-74)。

［主治］①泌尿生殖系统功能障碍:子宫脱垂,月经不调,痛经,带下,遗精,阳痿,排尿障碍,尿路感染。②精神神经系统功能障碍:癫狂,头痛,目眩。③下肢功能障碍:膝髌肿痛,下肢运动功能障碍、感觉功能障碍。④其他病症:疝气,小腹痛。

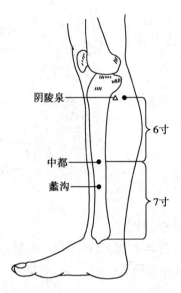

图 3-73 足厥阴肝经小腿部穴

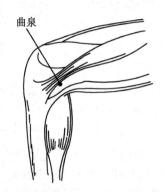

图 3-74 足厥阴肝经曲泉穴

[操作] 直刺1~1.5寸;可灸。

[应用举例] ①排尿障碍:配伍中极、阴陵泉。②膝髌肿痛:配伍膝眼、梁丘、血海。

6. 章门 LR13 脾募穴 脏会穴 足厥阴、足少阳经交会穴

[定位] 在侧腹部,在第11肋游离端的下际(图3-75)。

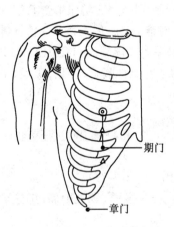

图 3-75 足厥阴肝经胸腹部穴

[主治] ①消化系统功能障碍:黄疸,肝区疼痛,腹泻,便秘,腹胀,肠鸣,痞块,呕吐,小儿疳积。②其他病症:胁痛。

[操作] 斜刺0.5~0.8寸;可灸。

[应用举例] ①腹胀:配伍中脘、梁门。②黄疸:配伍期门。

7. 期门 LR14 肝募穴

[定位] 在胸部,第6肋间隙,前正中线旁开4寸(图3-75)。

[主治] ①消化系统功能障碍:呕吐,肝区疼痛,胆囊炎,呃逆,饥不欲食,腹泻,腹胀,奔豚。②呼吸系统功能障碍:咳嗽,哮喘。③其他病症:疟疾,胸胁胀痛,胸中热。

[操作] 斜刺0.5~0.8寸;可灸。

[应用举例] ①饥不欲食:配伍章门、太白。②胸胁胀痛:配伍支沟、光明。

(十二)足少阴肾经及其常用腧穴

【经脉循行】(图3-76)

足少阴肾经,起始于足小趾之下,斜行走向足心(涌泉),出于舟骨粗隆下(然谷、照海、水泉),沿内踝之后(太溪),分支进入脚跟中(大钟),上向小腿内(复溜、交信,

会三阴交),出腘窝内侧(筑宾,阴谷),上大腿内后侧,通过脊柱(会长强),属于肾,络于膀胱(肓俞、中注、四满、气穴、大赫、横骨,会关元、中极)。

上行主干,从肾向上(商曲、石关、阴都、通谷、幽门),通过肝、膈,进入肺中(步廊、神封、灵墟、神藏、或中、俞府),沿着喉咙,夹舌根旁(通廉泉)。

其支脉,从肺出,络于心,流注于胸中,与手厥阴心包经相接。

【常用腧穴】

足少阴肾经起于涌泉,止于俞府,左右各 27 个穴位。此处仅介绍常用腧穴。

1. 涌泉　KI1　井穴

[定位] 在足底,屈足卷趾时足心最凹陷中。或卧位或伸腿坐位,卷足,约当足底第 2、3 趾蹼缘与足跟连线的前 1/3 与后 2/3 交点凹陷中(图 3-77)。

[主治] ①神经系统功能障碍:头顶痛,眩晕,昏厥,癫狂,小儿惊风,失眠。②口腔咽喉功能障碍:咽喉肿痛,舌干,失音。③足功能障碍:足底痛,足心热。

[操作] 直刺 0.5～1 寸。

[应用举例] ①昏厥,癫痫,休克:配伍百会、人中。②头晕,失眠:配伍神门、四神聪。③偏头痛:对侧涌泉透太冲,配伍印堂、太阳、风池。

2. 然谷　KI2　荥穴

[定位] 在足内侧,足舟骨粗隆下方,赤白肉际处(图 3-78)。

[主治] ①泌尿生殖系统功能障碍:月经不调,子宫脱垂,阴痒,遗精,白浊,排尿障碍。②下肢功能障碍:下肢运动功能障碍、感觉功能障碍,足痛。③其他病症:口渴多饮,腹泻,小儿脐风,咽喉肿痛,咳血,口噤。

[操作] 直刺 0.5～1 寸。

[应用举例] ①阴痒,白浊:配伍血海、三阴交。②足跟痛:配伍太溪。

3. 太溪　KI3　原穴　输穴

[定位] 在踝区,内踝尖与跟腱之间的凹陷中(图 3-78)。

[主治] ①泌尿生殖系统功能障碍:月经不调,遗精,阳痿,小便频数。②神经系统功能障碍:头痛,目眩,耳聋,耳鸣,失眠,健忘。③口腔咽喉功能障碍:咽喉肿痛,舌干,失音。④足部功能障碍:内踝肿痛,足跟痛。⑤其他病症:齿痛,腰脊痛,咳喘,咳血,消渴。

[操作] 直刺 0.5～1.5 寸。

[应用举例] ①遗精,阳痿,肾虚腰痛:配伍肾俞、志室。②头痛目眩:配伍飞扬,为原络配穴法。③咽喉肿痛,齿痛:配伍少泽。

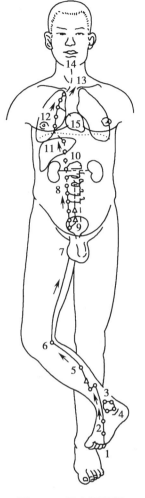

图 3-76　足少阴肾经循行示意图

1. 起于小指之下,邪走足心;2. 出于然谷直下;3. 循内踝之后;4. 别入跟中;5. 以上踹内;6. 出腘内廉;7. 上股内后廉;8. 贯脊属肾;9. 络膀胱;10. 其直者,从肾;11. 上贯肝膈;12. 入肺中;13. 循喉咙;14. 挟舌本;15. 其支者,从肺出络心注胸中

笔记

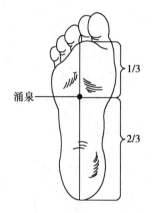

图 3-77　足少阴肾经涌泉穴

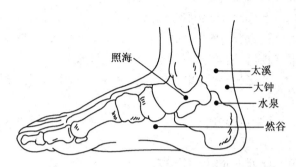

图 3-78　足少阴肾经足部穴

4. 大钟　KI4　络穴

[定位] 在足跟区,内踝后下方,跟骨上缘,跟腱附着部前缘凹陷中(图 3-78)。

[主治] ①泌尿系统功能障碍:排尿困难,遗尿。②神经系统功能障碍:痴呆,嗜卧。③其他病症:足跟痛,腰痛,便秘,咳血,呼吸困难。

[操作] 直刺 0.3~0.5 寸。

[应用举例] ①痴呆:配伍神庭、百会、风池、神门。②排尿困难:配伍中极、三阴交。

5. 照海　KI6　八脉交会穴　通阴跷

[定位] 在踝区,内踝尖下 1 寸,内踝下缘边际凹陷中(图 3-78)。

[主治] ①泌尿生殖系统功能障碍:月经不调,痛经,带下,子宫脱垂,阴痒,小便频数,排尿困难。②头面五官病症:咽喉干痛,目赤肿痛。③神经系统功能障碍:痫证,失眠,嗜卧。

[操作] 直刺 0.5~0.8 寸。

[应用举例] ①月经不调,痛经,白带过多:配伍中极、三阴交。②咽喉肿痛:配伍合谷、列缺。③嗜卧:配伍申脉、神门、心俞、脾俞。④排尿困难:配伍曲骨,先针照海,后针曲骨,以患者有尿意为佳,虚寒者配伍肾俞、膀胱俞。亦有以照海配伍肾俞、三阴交、中极透关元治疗尿闭。

6. 复溜　KI7　经穴

[定位] 在小腿内侧,内踝尖上 2 寸,跟腱的前缘(图 3-79)。

[主治] ①水液代谢功能障碍:水肿,腹胀,腹泻。②排汗功能障碍:盗汗,热病无汗或汗出不止。③腰及下肢功能障碍:下肢运动功能障碍、感觉功能障碍,腰脊强痛。

[操作] 直刺 0.5~1 寸。

[应用举例] ①排汗异常:配伍合谷。泻合谷,补复溜,治多汗;补合谷,泻复溜,治少汗或无汗。②腹泻,水肿:配伍肝俞、脾俞。

7. 阴谷　KI10　合穴

[定位] 在膝后区,腘横纹上,半腱肌肌腱外侧缘(图 3-80)。

[主治] ①泌尿生殖系统功能障碍:阳痿,月经不调,崩漏,小便难,阴中痛。②精神障碍:癫狂。③其他病症:膝股痛。

[操作] 直刺 1~1.5 寸。

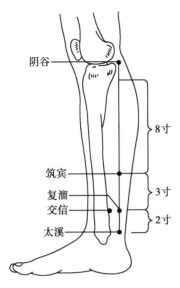

图 3-79　足少阴肾经小腿部穴

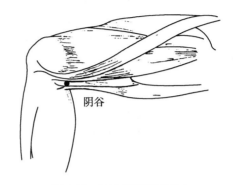

图 3-80　足少阴肾经阴谷穴

［应用举例］ ①阳痿,小便难:配伍肾俞、关元。②阴痛,阴痒:配伍曲池、血海、曲骨。

二、奇经八脉及其常用腧穴

（一）任脉及其常用腧穴

【经脉循行】（图 3-81）

任脉,起于小腹内,下出会阴部,向上行于阴毛部,沿腹内向上,到达咽喉部,上行环绕口唇,经过面部,至目眶下。

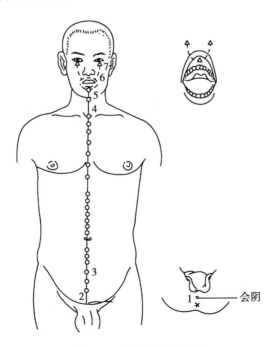

图 3-81　任脉循行示意图

1. 起于中极之下;2. 以上毛际;3. 循腹里,上关元;4. 至咽喉;5. 上颐;6. 循面;7. 入目

119

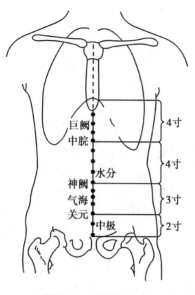

巨阙
中脘
水分 ——— 4寸
神阙
气海
关元
中极 ——— 2寸

图3-82　任脉腹部穴

【常用腧穴】

任脉起于会阴,止于承浆,一名一穴,共24个穴位。此处仅介绍常用腧穴。

1. 中极　CV3　膀胱募穴　任脉　足三阴经交会穴

[定位] 在下腹部,前正中线上,当脐中下4寸(图3-82)。

[主治] ①泌尿生殖系统功能障碍:排尿困难,遗尿,淋证,遗精,阳痿,月经不调,带下,痛经,崩漏,子宫脱垂,阴痒,不孕。②其他病症:疝气,水肿。

[操作] 直刺1~1.5寸,需在排尿后进行针刺。孕妇禁针。

[应用举例] ①排尿困难,淋证:配伍关元、三阴交、阴陵泉、次髎。②痛经:配伍地机。③白带过多,白浊,遗精:配伍中封、脾俞、小肠俞、章门、气海、关元。

2. 关元　CV4　小肠募穴　任脉、足三阴经交会穴

[定位] 在下腹部,前正中线上,当脐中下3寸(图3-82)。

[主治] ①泌尿生殖系统功能障碍:排尿困难,遗尿,尿频,遗精,阳痿,早泄,月经不调,带下,痛经,崩漏,子宫脱垂,不孕。②消化系统功能障碍:腹痛,腹泻,霍乱吐泻。③其他病症:疝气,少腹痛,脑卒中脱证,体虚易倦怕冷。

[操作] 直刺1~1.5寸,需排空小便后进行针刺。孕妇慎用。

[应用举例] ①排尿困难、尿黄,黄带阴痒:配伍阴陵泉。②久泻不止,久痢赤白:配伍太溪。③滑精:配伍涌泉。④脑卒中脱证:配伍气海、肾俞(重灸)、神阙(隔盐灸)。⑤本穴为保健要穴之一,艾灸关元可使免疫力增强。

3. 气海　CV6

[定位] 在下腹部,前正中线上,当脐中下1.5寸(图3-82)。

[主治] ①泌尿生殖系统功能障碍:排尿困难,遗尿,遗精,阳痿,闭经,痛经,崩漏,带下,子宫脱垂。②消化系统功能障碍:腹部胀痛,泄泻,便秘,气上冲胸。③其他病症:脑卒中脱证,虚劳羸瘦,疝气,水肿。

[操作] 直刺1~1.5寸。

[应用举例] ①子宫脱垂:配伍足三里、合谷、百会。②尿频尿急,黄白带过多,少腹胀痛:配伍关元、阴陵泉、大敦、行间。③痛经,崩漏,尿血:配伍大敦、阴谷、太冲、然谷、三阴交、中极。

4. 神阙　CV8

[定位] 在腹中部,脐中央(图3-82)。

[主治] ①消化系统功能障碍:绕脐腹痛,久泻,痢疾。②泌尿生殖系统功能障碍:不孕,排尿障碍,尿频尿急尿痛。③其他病症:脱肛,水肿,腹水,脑卒中脱证,尸厥。

[操作] 禁刺,宜灸。亦可采用药物敷贴。

[应用举例] ①久泻,肠鸣腹痛:配伍关元。②大腹水肿,排尿障碍:配伍石门。

③脱证:配伍百会、关元。④艾灸神阙穴可提高机体免疫力。

5. 中脘　CV12　胃募穴　腑会　任脉、手太阳、小肠、足阳明经交会穴

[定位] 在上腹部,前正中线上,当脐中上4寸(图3-82)。

[主治] ①消化系统功能障碍:胃痛,呕吐,吞酸,腹胀,消化不良,腹泻,便秘,黄疸。②神经系统功能障碍:癫狂痫,失眠,脏躁。③其他病症:咳嗽痰多,喘息不止。

[操作] 直刺1~1.5寸。

[应用举例] ①呕吐:配伍气海、膻中。②胃痛,腹泻,黄疸:配伍足三里。③痰多:配伍丰隆。

6. 膻中　CV17　心包募穴　气会

[定位] 在胸部,当前正中线上,平第四肋间,两乳头连线的中点(图3-83)。

[主治] ①心肺功能障碍:胸闷,气短,胸痛,心悸,咳嗽,呼吸困难。②消化系统功能障碍:呃逆,呕吐,食入不下。③妇产科病症:产后乳汁分泌不足,急性乳腺炎。

[操作] 直刺0.3~0.5寸,或平刺。

[应用举例] ①呼吸困难,咳喘:配伍华盖。②心痛,失眠,怔忡:配伍厥阴俞,属俞募配穴法。③急性乳腺炎,胸痛:配伍大陵、委中、少泽、俞府。

7. 天突　CV22　任脉、阴维脉交会穴

[定位] 前正中线上,胸骨上窝正中(图3-84)。

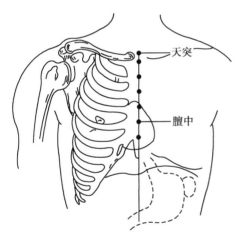

图3-83　任脉胸部穴

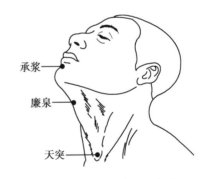

图3-84　任脉颈部、面部穴

[主治] ①呼吸系统功能障碍:咽喉肿痛,突发失语,梅核气,咳嗽,哮喘。②消化系统功能障碍:呃逆,食入不下。③其他病症:瘿气。

[操作] 先直刺0.2~0.3寸,然后将针尖向下,紧靠胸骨柄后方刺入1~1.5寸。注意针刺的角度和深度,以防刺伤肺脏和血管。

[应用举例] ①哮喘,胸痹:配伍膻中。②咽喉肿痛:配伍璇玑、风府、照海。③喑哑:配伍灵道、阴谷、复溜、丰隆、然谷。④呃逆:配伍膈俞、内关。⑤梅核气:配伍丰隆。

8. 廉泉　CV23　任脉、阴维脉交会穴

[定位] 仰靠坐位,在喉结上方,当舌骨体上缘的中点处(图3-84)。

[主治] ①舌体运动障碍:舌下肿痛,伸舌困难,舌纵流涎,舌本挛急,口舌生疮,

吞咽困难。②其他病症:暴喑,咽喉肿痛。

[操作] 向舌根斜刺 0.5~0.8 寸。

[应用举例] ①舌纵流涎,舌下肿痛:配伍然谷。②咽喉肿痛:配伍天井、太渊。

9. 承浆　CV24　任脉、足阳明经交会穴

[定位] 仰靠坐位。在面部,当颏唇沟的正中凹陷处(图 3-84)。

[主治] ①头面五官病症:齿龈肿痛,流涎,暴喑,口舌生疮,面瘫,面痛,面肌痉挛。②其他病症:消渴,癫狂。

[操作] 斜刺 0.3~0.5 寸。

[应用举例] ①口舌生疮:配伍劳宫。②齿龈出血:配伍委中。

（二）督脉及其常用腧穴

【经脉循行】(图 3-85)

督脉,起于小腹内,下出会阴部,后行于脊柱内部,上达项后风府,进入脑内,上行至巅顶,沿前额下行至鼻柱。

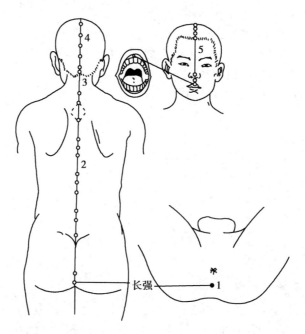

图 3-85　督脉循行示意图

1. 起于下极之俞;2. 并于脊里;3. 上至风府,入脑;4. 上巅;5. 循额,至鼻柱

【常用腧穴】

督脉起于长强,止于龈交,一名一穴,共 29 个穴位。此处仅介绍常用腧穴。

1. 长强 GV1　络穴　督脉、足少阳、足少阴经交会穴

[定位] 在会阴区,尾骨下方,尾骨端与肛门连线的中点处(图 3-86)。

[主治] ①消化系统功能障碍:痔疾,脱肛,腹泻,痢疾,便秘。②腰骶部功能障碍:腰痛,尾骶骨痛。③神经系统功能障碍:癫狂。

[操作] 斜刺,针尖向上与骶骨平行刺入 0.5~1 寸。不得刺穿直肠,以防感染。

[应用举例] ①痔疾,便秘:配伍承山。②脱肛,头昏:配伍百会。③脊背疼痛:配伍身柱。④癫痫:长强穴埋肠线,4 周后行第 2 次埋线,6 次为 1 个疗程。

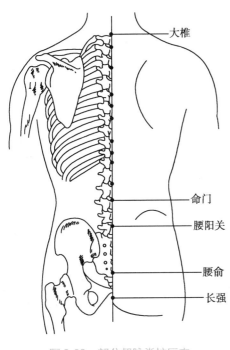

图 3-86　部分督脉脊柱区穴

[操作]　直刺 0.5~1 寸。

[应用举例]　①阳痿,早泄,滑精:配伍肾俞、气海、然谷。②泄泻:配伍天枢、关元、气海。③尿频:配伍命门、肾俞。④本穴为益肾壮阳要穴。

4. 大椎　GV14　督脉、手足三阳经交会穴

[定位]　在脊柱区,第 7 颈椎棘突下凹陷中,后正中线上(图 3-86)。

[主治]　①呼吸系统功能障碍:热病,疟疾,骨蒸盗汗,咳嗽,呼吸困难。②项背部功能障碍:项强,脊痛。③神经系统功能障碍:癫狂痫,小儿惊风。④其他病症:风疹,痤疮,黄疸。

[操作]　斜刺 0.5~1 寸。

[应用举例]　①疟疾:配伍间使、后溪。②感冒发热,头昏:配伍合谷、中冲。③脊痛:配伍长强。④痤疮:用三棱针点刺或梅花针叩刺数下,然后拔罐,以出血为度。

5. 哑门　GV15　督脉、阳维脉交会穴

[定位]　在颈后区,第 2 颈椎棘突上际凹陷中,后正中线上(图 3-87)。

[主治]　①语言功能障碍:脑卒中失语症,暴喑,吞咽障碍。②精神神经系统功能障碍:头痛,项强,脑卒中,癫狂痫。

[操作]　伏案正坐位,使头微前倾,项肌放松,向下颌方向缓慢刺入 0.5~1 寸。针刺时切不可向前上方深刺,以免伤及延髓。

[应用举例]　①舌强不语,暴喑:配伍水沟、廉

2. 腰阳关　GV3

[定位]　在脊柱区,第 4 腰椎棘突下凹陷中,后正中线上(图 3-86)。

[主治]　①腰及下肢功能障碍:腰骶疼痛,下肢运动、感觉功能障碍。②生殖系统功能障碍:月经不调,带下,阴冷,遗精,阳痿。

[操作]　直刺 0.5~1 寸。

[应用举例]　①寒湿性腰腿痛:配伍肾俞、次髎、委中。②下肢运动功能障碍、感觉功能障碍:配伍肾俞、环跳、足三里、委中。

3. 命门　GV4

[定位]　在脊柱区,第 2 腰椎棘突下凹陷中,后正中线上(图 3-86)。

[主治]　①腰及下肢功能障碍:腰痛,下肢运动、感觉功能障碍。②泌尿生殖系统功能障碍:遗精,阳痿,早泄,月经不调,赤白带下,胎屡坠,遗尿,尿频。③其他病症:虚寒腹泻,痢证。

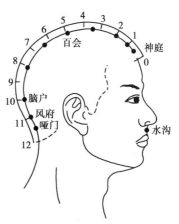

图 3-87　督脉头、项、面部穴

泉。②头痛:配伍通天、跗阳。③癫狂痫:配伍百会、水沟、丰隆、后溪。

6. 风府 GV16 督脉、阳维脉交会穴

[定位] 在颈后区,枕外隆凸直下,两侧斜方肌之间凹陷中(图3-87)。

[主治] ①精神神经系统功能障碍:头痛,眩晕,项强,脑卒中失语症,偏瘫,癫狂痫。②头面五官病症:目痛,鼻衄,咽喉肿痛。

[操作] 伏案正坐,使头微前倾,项肌放松,向下颌方向缓慢刺入0.5~1寸。针尖不可向上,以免刺入枕骨大孔,误伤延髓。

[应用举例] ①风寒感冒:配伍风池、风门、列缺、合谷、复溜。②狂证:配伍肺俞、太冲、丰隆。

7. 百会 GV20 督脉、足太阳经交会穴

[定位] 在头部,前发际正中直上5寸(图3-87)。

[主治] ①精神神经系统功能障碍:头痛,眩晕,脑卒中失语症,癫狂痫,昏厥,失眠,健忘,痴呆。②其他病症:脱肛,子宫脱垂,久泻。

[操作] 平刺0.5~1寸;升阳举陷多用灸法。

[应用举例] ①头风,眼花:配伍脑空、天柱。②脱肛:配伍长强、大肠俞。③昏厥:配伍水沟、内关。

8. 神庭 GV24 督脉、足太阳、足阳明经交会穴

[定位] 在头部,前发际正中直上0.5寸(图3-87)。

[主治] ①精神神经功能障碍:头痛,眩晕,惊悸,失眠,癫狂痫。②头面五官病症:鼻渊,鼻衄,流泪,目痛,目翳,雀目。

[操作] 平刺0.3~0.5寸。

[应用举例] ①癫疾:配伍兑端、承浆。②鼻衄:配伍攒竹、迎香、风门、合谷、至阴、通谷。③雀目,目翳:配伍上星、肝俞、肾俞、百会。

9. 水沟 GV26 督脉、手足阳明经交会穴

[定位] 在面部,人中沟的上1/3与中1/3交点处(图3-87)。

[主治] ①精神神经系统功能障碍:昏迷,晕厥,脑卒中,癫狂痫,抽搐。②头面五官病症:面瘫,唇肿,齿痛,鼻塞,鼻衄。③腰背部功能障碍:腰痛,脊膂强痛。④其他病症:消渴,黄疸,遍身水肿。

[操作] 向上斜刺0.3~0.5寸或用指甲按掐。一般不灸。

[应用举例] ①昏迷:配伍合谷、中冲。②腰痛:配伍委中。③小儿惊风:配伍印堂。

10. 印堂 GV29

[定位] 在额部,当两眉头中间。

[主治] ①头面五官病症:鼻渊,鼻衄,目赤肿痛,重舌,颜面疔疮。②精神神经系统功能障碍:头痛,头晕,失眠,癫狂痫。

[操作] 向下平刺0.3~0.5寸,或点刺出血;可灸。

[应用举例] ①鼻渊:配伍风门穴、合谷穴。②失眠:配伍神门,三阴交。

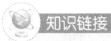

三、常用经外奇穴

1. 四神聪　EX-HN1

[定位] 头顶部,当百会穴前后左右各 1 寸处,共 4 穴(图 3-88)。

[主治] 精神神经系统功能障碍:偏瘫,头痛,眩晕,失眠,健忘,癫狂痫,痴呆。

[操作] 平刺 0.5~0.8 寸;可灸。

2. 太阳　EX-HN5

[定位] 在颞部,当眉梢与目外眦之间,向后约一横指的凹陷处(图 3-89)。

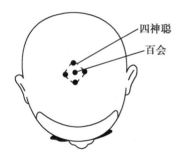

图 3-88　四神聪穴

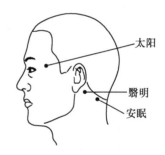

图 3-89　太阳、翳明、安眠穴

[主治] ①头面五官病症:目赤肿痛,目涩,齿痛,面痛。②神经系统功能障碍:头痛,眩晕,小儿惊风。

[操作] 直刺或斜刺 0.3~0.5 寸,或点刺出血;禁灸。

3. 金津、玉液　EX-HN12、EX-HN13

[定位] 在口腔内,当舌系带两侧静脉上,左为金津,右为玉液(图 3-90)。

[主治] ①舌体运动障碍:舌肿,舌强,口疮,失语。②内分泌系统功能障碍:消渴。

[操作] 点刺出血。

4. 翳明　EX-HN14

[定位] 在项部,当翳风后 1 寸(图 3-89)。

[主治] ①头面五官病症:目疾,雀目,青盲。②神经系统功能障碍:头痛,眩晕,失眠。

[操作] 直刺 0.5~1 寸;可灸。

5. 安眠　EX-HN22

[定位] 在项部,当翳风穴和风池穴连线的中点(图 3-89)。

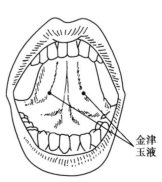

图 3-90　金津、玉液穴

125

〔主治〕精神神经功能障碍:失眠,头痛,眩晕,癫狂。

〔操作〕直刺 0.5~1 寸;可灸。

6. 定喘　EX-B1

〔定位〕在脊柱区,横平第 7 颈椎棘突下,后正中线旁开 0.5 寸(图 3-91)。

〔主治〕①呼吸系统功能障碍:哮喘,咳嗽。②其他病症:落枕,肩背痛,上肢疼痛不举。

〔操作〕直刺 0.5~1 寸;可灸。

〔应用举例〕①咳喘:配伍肺俞、中府。②哮喘发作期:配伍列缺、尺泽、合谷、膻中。

7. 夹脊　EX-B2

〔定位〕在脊柱区,第 1 胸椎至第 5 腰椎棘突下两侧,后正中线旁开 0.5 寸,一侧 17 穴(图 3-91)。

〔主治〕①上胸部穴治疗呼吸系统、循环系统、上肢功能障碍:咳嗽,呼吸困难,心悸,胸痛,上肢运动、感觉功能障碍。②下胸部穴治疗消化系统功能障碍:胃痛,腹胀,呕吐,腹泻,便秘。③腰部穴治疗腰、泌尿生殖系统及下肢功能障碍:腰痛,月经不调,痛经,带下,不孕,遗精,滑精,早泄,阳痿,小便失禁,下肢肿痛,下肢运动、感觉功能障碍。④神经系统功能障碍:自主神经功能紊乱,失眠。

〔操作〕直刺 0.3~0.5 寸,或用梅花针叩刺;可灸。

8. 胃脘下俞　EX-B3

〔定位〕在脊柱区,横平第 8 胸椎棘突下,后正中线旁开 1.5 寸(图 3-92)。

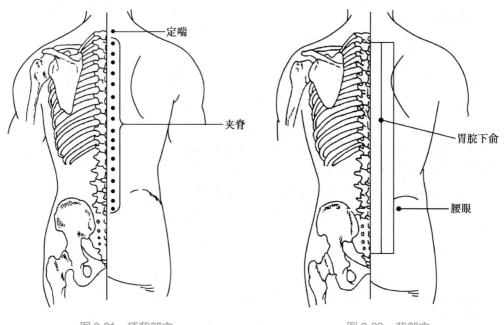

图 3-91　项背部穴　　　　　　　　　　图 3-92　背部穴

〔主治〕①消化系统功能障碍:胃痛,腹痛。②其他病症:消渴,咳嗽,咽干,胸胁痛。

〔操作〕斜刺 0.3~0.5 寸;可灸。

9. 腰眼　EX-B7

〔定位〕在腰区,横平第 4 腰椎棘突下,后正中线旁开约 3.5 寸凹陷中(图 3-92)。

笔记

［主治］①局部功能障碍:腰痛。②泌尿生殖系统疾病:尿频,月经不调,痛经,带下。③呼吸系统疾病:肺痨。④内分泌功能障碍:消渴。

［操作］直刺 0.5~1 寸;可灸。

10. 肘尖　EX-UE1

［定位］在肘后区,尺骨鹰嘴的尖端(图 3-93)。

［主治］瘰疬,痈疽,疔疮,肠痈,霍乱。

［操作］艾炷灸。

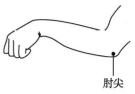

图 3-93　肘尖穴

 知识链接

肘尖穴治疗阑尾炎的历史记载

"肠痛,屈两肘,正灸肘头锐骨各百壮,则下脓血即瘥。"(《备急千金要方》)

11. 腰痛点　EX-UE7

［定位］在手背,第 2、3 掌骨间及第 4、5 掌骨间,腕背侧远端横纹与掌指关节的中点处,一手 2 穴(图 3-94)。

［主治］①腰部功能障碍:腰痛。②其他病症:手背红肿疼痛,头痛。

［操作］直刺 0.3~0.5 寸;可灸。

12. 八邪　EX-UE9

［定位］在手背,第 1~5 指间,指蹼缘后方赤白肉际处,左右共 8 穴(图 3-95)。

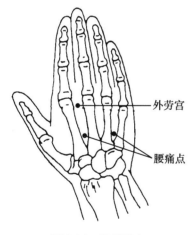

图 3-94　手背侧穴

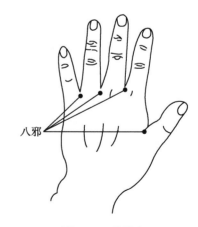

图 3-95　八邪穴

［主治］①头面五官病症:头痛,牙痛,咽痛,眼睛痛,项痛。②局部功能障碍:手背肿痛,五指麻木,手癣。③其他病症:毒蛇咬伤,疟疾。

［操作］向上斜刺 0.5~0.8 寸,或点刺出血;可灸。

13. 四缝　EX-UE10

［定位］在手指,第 2-5 指掌面的近侧指间关节横纹的中央,一手 4 穴(图 3-96)。

［主治］儿科病症:小儿疳积,小儿腹泻,咳嗽,呼吸困难,百日咳,肠虫症。

［操作］直刺 0.1~0.2 寸,挤出少许黄白色透明样黏液或出血。

14. 十宣　EX-UE11

[定位] 在手指,十指尖端,距指甲游离缘0.1寸(指寸),左右共10穴(图3-96)。

[主治] ①急症:昏迷,中暑,小儿惊厥,癫狂发作。②局部功能障碍:指端麻木。③其他病症:咽喉肿痛。

[操作] 浅刺0.1寸,或点刺出血;可灸。

15. 内膝眼　EX-LE5

[定位] 在膝部,髌韧带内侧凹陷处的中央(图3-97)。

[主治] 下肢功能障碍:膝关节酸痛,膝关节炎,腿痛。

[操作] 向膝中斜刺0.5~1寸,或透刺对侧膝眼;可灸。

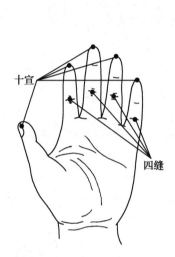

图3-96　四缝、十宣穴

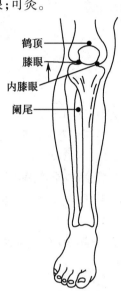

图3-97　膝部穴

16. 胆囊　EX-LE6

[定位] 在小腿外侧,腓骨小头直下2寸(图3-98)。

[主治] ①消化系统功能障碍:胁痛,胆囊炎,胆结石,黄疸。②下肢功能障碍:下肢运动功能障碍、感觉功能障碍。

[操作] 直刺1~1.5寸;可灸。

17. 阑尾　EX-LE7

[定位] 在小腿外侧,髌韧带外侧凹陷下5寸,胫骨前嵴外一横指(中指)(图3-97)。

[主治] ①消化系统功能障碍:肠痈,胃脘疼痛,食欲不振。②下肢功能障碍:下肢运动功能障碍、感觉功能障碍。

[操作] 直刺0.5~1寸;可灸。

18. 八风　EX-LE10

[定位] 在足背,第1~5趾间,趾蹼缘后方赤白肉际处,左右共8穴(图3-99)。

[主治] ①足功能障碍:趾痛,足跗肿痛,脚弱无力。②其他病症:头痛,齿痛,疟疾。

[操作] 向上斜刺0.5~0.8寸,或用三棱针点刺出血。

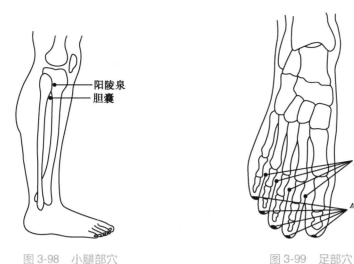

图 3-98　小腿部穴　　　　　　　　　图 3-99　足部穴

学习小结

1. 学习内容

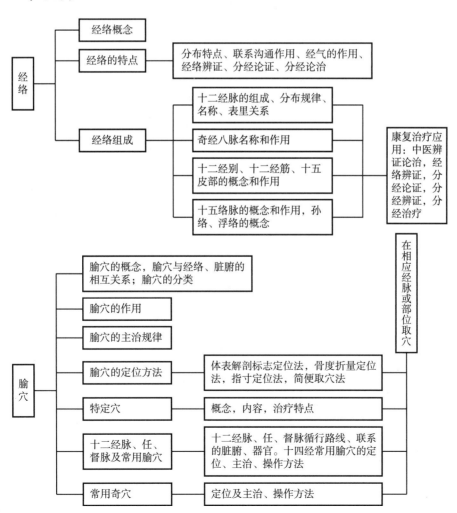

2. 学习方法

经络、腧穴理论是中医基础理论知识的重要组成部分，是针灸推拿等治疗方法的理论基础。一定要结合实际操作，才能加深对经络循行和腧穴定位的印象。

在学习中，可借助经络人模，也可在自己身体比划，来认识阴、阳经的位置，三阴、三阳经分布范围，手、足经循行经过的部位。掌握经络在人体循行分布规律则容易记忆每条经脉的循行路线。掌握经脉在循行过程中所到达部位以及联系的脏腑器官有助于掌握每条经脉腧穴主治病症的规律，即"经脉所过，主治所及"。掌握经络腧穴理论知识有助于临床诊断病症，有助于正确取穴治疗。

腧穴的定位与解剖学知识密切相关，要熟悉人体解剖知识，还要善于在自己或他人或经络人模身上经常揣摸，锻炼准确定准穴位。若结合在穴位应用针刺、艾灸或推拿等方法来解决临床问题则更易掌握腧穴的位置和主治。在临床实践中要注意总结、分析、归纳腧穴的主治。

在康复治疗时，要善于根据患者的临床症状、体征、功能障碍，分析其相关的脏腑、经脉，以做到经络辨证。然后根据辨证选取相关经脉或相关腧穴，做到分经治疗。

学生切忌纸上谈兵式的单纯背诵。不结合临床康复治疗实践，没有直接感受，不容易真正掌握经络和腧穴知识以及其在治疗中的作用。

（王艳君 蔡荣林）

复习思考题

1. 试述手阳明大肠经的循行。
2. 简述合谷、中脘、三阴交穴的定位、归经和主治。
3. 简述阳陵泉、阴陵泉、内关、外关穴的定位、归经、穴位属性。

第四章

针 灸 疗 法

 学习目的

通过学习常用的针灸方法,为治疗师今后将针灸疗法运用于康复临床打下基础。

学习要点

毫针、艾灸、头针、三棱针、电针、拔罐、刮痧等基本操作技术;临床常见功能障碍的针灸康复治疗。

第一节　针灸疗法简介

针灸疗法是中华文化的瑰宝,是我国传统医学的重要部分,早在两千多年前就形成了完整的理论体系和独特的治疗方法,后经历代医家不断补充、完善,流传至今。2010年,针灸疗法被列入联合国教科文组织非物质文化遗产名录。针灸疗法以天人合一的整体观为基础,以经络腧穴、气血运行理论为指导,运用各种针具与艾叶等主要工具和材料,通过刺入或熏灼身体特定部位,以激发经气,调整经络、脏腑的功能,调节人体阴阳平衡状态而达到防治疾病的目的。针灸疗法具有操作方便、经济安全、适应证广、疗效显著等优点,普遍应用于临床各科,在我国传统康复治疗中发挥着重要的作用。

一、针灸疗法的发展简史

针法的起源可以追溯到新石器时代,远在距今一万多年前,我们的祖先就开始运用石片磨削而成的"砭石"来刺痈肿、排脓、放血,可以认为砭石是最原始的针刺工具,是针具的雏形和前身。从战国到秦、西汉,随着冶金术的发明,青铜器的广泛应用,针具也由砭石、骨针、竹针、陶针,逐渐地被金属针所取代,据《灵枢》记载,当时的金属针具有九种不同的形状和用途,称为"九针"。九针的出现,标志着针具的形成,为针刺法的发展创造了有利的条件。经过历代针灸医家的不断发展、完善,针灸疗法到金元时期非常兴盛,到明代处于极盛阶段。

灸法的起源可追溯到原始社会人类学会用火以后。人们在用火的过程中,逐渐认识到了温热的治疗作用,发现病痛经火的烧灼、烘烤而得以缓解或解除,继而学会用兽皮或树皮包裹烧热的石块、砂土进行局部热熨,逐步发展成以点燃树枝或干草烘烤来

笔记

治疗疾病，并经过长期的摸索，选择了易燃而具有温通经脉作用的"艾"作为灸治的主要材料。通过长期的实践，形成了灸法。"灸"字，在现存文献中，以《庄子》最早提及。如《庄子·盗跖篇》载孔子劝说柳下跖，碰了个大钉子，事后对柳下季说，"丘所谓无病而自灸也"。但"灸"的本字是"久"字。如1975年于湖北云梦睡虎地出土的奉墓竹简（法律文书）《封诊式·贼死》中载，"男子丁壮，析（晳）色，长七尺一寸，发长二尺，其腹有久故瘢二所"，此"久"即"灸"之本义，训为灸灼。汉墓出土的《五十二病方》《阴阳十一脉灸经》（以下简称《阴阳》），《足臂十一脉灸经》（以下简称《足臂》）、《脉法》《武威汉墓医简》中均作"久"字。"久"以后演变为"灸"字。汉代许慎《说文解字》曰："灸，灼也，从火。"从甲骨文字形的研究考证，现代胡厚宣认为，"我释床，亦即麻字……字当象一人卧病床上，从木象以火艾灸病之形"。灸法已在殷代出现。康殷认为在商周初期灸法、熨法已普遍流行。

针法与灸法经后世数代医家不断创新、完善，发展于秦汉，兴盛于魏晋至唐宋，虽元明时期以后，灸法开始衰落，但逐渐向无痛方向改进，继而出现了艾条灸、雷火灸、灸器灸等新的灸法，薪火相传，直至今日。灸法和针刺相辅相成，逐渐成为防病治病、康复保健的重要方法之一。

二、针灸疗法的现代应用

针灸疗法是借助针或灸，应用一定手法，刺激体表的特定部位，通过经络系统，调动机体本身固有的调节功能，达到防治疾病的目的。熟悉针灸的作用特点及其影响因素，对提高临床疗效、扩大治病范围，都具有非常重要的意义。目前，针灸疗法应用广泛，内容丰富多彩。从刺激方法分类，除包括传统的毫针刺法、灸法、拔罐疗法、三棱针刺法、皮肤针刺法、火针刺法外，还包括后世发展起来的皮内针、水针、埋线、挑治、刮痧以及与现代理疗手段相结合产生的电针、电磁针、激光针、微波针、超声针等；按刺激的部位分类，又可分为体针巨针系统和耳针、头针、眼针、鼻针、腕踝针、手针、足针等微针系统。多种针灸方法，各具特色，各有专长，给临床应用提供了多种选择的可能，从而扩大了针灸治疗的适用范围，提高了治疗效果。

针灸疗法具有疏通经络的作用，可使淤阻的经络通畅而发挥其正常的生理作用，是针灸最基本最直接的治疗的作用。经络"内属于脏腑，外络于肢节"，运行气血是其主要的生理功能之一。经络不通，气血运行受阻，临床表现为疼痛、麻木、肿胀、瘀斑等症状。选择相应的腧穴和针刺手法及三棱针点刺出血等使经络通畅，气血运行正常。针灸调和阴阳的作用就是可使机体从阴阳失衡的状态向平衡状态转化，是针灸治疗最终要达到的目的。疾病发生的机制是复杂的，但从总体上可归纳为阴阳失衡。针灸调和阴阳的作用是通过经络阴阳属性、经穴配伍和针刺手法完成的。针灸扶正祛邪的作用就是可以扶助机体正气及驱除病邪。疾病的发生发展及转归的过程，实质上就是正邪相争的过程。针灸治病，就是在于能发挥其扶正祛邪的作用。针灸疗法的特点是治病不靠吃药，只是在病人身体的一定部位用针刺入，达到刺激神经并引起局部反应，或用火的温热刺激烧灼局部，以达到治病的目的。前一种称作针法，后一种称作灸法，统称针灸疗法。

针灸疗法在临床上具有协助诊断疾病的作用，主要体现在通过检查腧穴或某些特定部位，来推测疾病的性质、部位以及属于何经和虚实状态等，如通过耳穴部位诊断内脏疾病。其次,针刺有助于有关理化诊断的顺利进行并提高其诊断阳性率,如在上消化道 X 线透视、钡餐造影、纤维胃镜、食管镜等检查中的应用,有着较好的效果。

针刺麻醉(acupuncture anesthesia)简称"针麻"。是根据手术部位、手术病种等,按照循经取穴、辨证取穴和局部取穴原则进行针刺,在得到了麻醉的效果后在患者清醒状态下施行外科手术的一种麻醉方法。针刺麻醉具有四个方面的优点:使用安全,无麻醉药物过敏和其他毒副作用;病人处于清醒状态,能够与医生配合,提高手术效果;具有调整功能,术中生理扰乱较少;术后疼痛轻伤口愈合快,有利于病人康复。在前颅窝手术、甲状腺切除术、颈椎前路手术、肺叶切除术、子宫全切除术、剖宫产和输卵管结扎术等手术中,应用针刺麻醉有较理想的效果,从而成为目前较为理想的麻醉方式。

与一般药物不同,针灸是一种以非药物疗法的手段通过调节人体的自身功能来达到保健防病的目的的。中国医学认为,人体是由极复杂的五脏、六腑、皮、脉、肉、筋骨等组成的一个有机整体,而经络为人体气血运行的通路。经络的通畅是维持人体正常生理活动的基础。针灸可以疏通经络,调和气血,增强防御能力,从而能够预防疾病、保健强身。现代的大量工作,已经证明了针灸确实具有明显的保健防病的调节作用。针灸对人体细胞免疫功能及体液免疫功能有良好的双向调节作用,同时对人体各系统的功能活动也都有调节作用。这为古人将针灸用于预防保健提供了科学依据。

三、针灸的治疗作用

针灸疗法不同于药物疗法,它不是直接针对病原,也不是直接作用于罹病的组织器官,而是借助针或灸,应用一定手法,刺激体表的特定部位,通过经络系统,调动机体本身固有的调节功能,达到防治疾病的目的。熟悉针灸的作用特点及其影响因素,对提高临床疗效、扩大治病范围,都具有非常重要的意义。

(一)镇痛作用

中医理论认为,气血运行不畅,就会产生疼痛,称作"不通则痛";或者局部组织失去气血荣养,也会产生疼痛,称为"不荣则痛"。如果气血运行通畅,就没有疼痛的感觉,称为"通则不痛";或局部组织得到气血正常荣养,也不会产生疼痛,可称为"得荣则不痛"。针灸之所以能止痛,是因为针灸通过对穴位进行针刺和艾灸,可"通其经脉,调其气血",从而能活血化瘀,"通则不痛";或补益气血,"得荣则不痛"。因造成气血运行不畅的原因很多,所以针灸治疗疼痛的方法也不一样。如风湿性疾病,若因风、寒、湿之邪侵犯人体,致使气血运行不畅者,则以散风、祛寒、利湿的方法进行治疗。若由于风、湿、热邪侵犯人体,造成气血壅滞、关节肿痛,则宜采用清热消肿、疏通经络的方法。所以说,针灸镇痛,不是单纯的止痛,同时也可消除致病原因。

现代通过大量的实验研究证实了针灸镇痛或针刺麻醉的原理主要包括了两个相互密切联系的方面:神经机制与体液机制。针灸镇痛的神经机制与"闸门学说"有关,各级中枢均参与了针刺镇痛的过程,但最主要的整合作用是在丘脑。体液机制与针灸可使机体产生内啡肽等镇痛物质,降低前列腺素 E_2 等炎性致痛物质的浓度有关。针灸既可以治疗急性发作的神经性疼痛,也可以治疗由炎症等原因引起的慢性、持续性疼痛,也用于针刺麻醉。针灸镇痛,既可用针,也可用灸。镇痛效应的产生与刺激时间或刺激强度密切相关。

（二）调整作用

针灸治病，其治疗原则与内服中药一样，虚证用补法，实证用泻法，以纠正机体偏衰或偏盛的功能状态，使之恢复到平衡状态，这种作用我们称之为调整作用。但针灸的调整作用跟药物治疗作用不同，对机体生理、病理过程的影响具有"良性、双向性""整体性、综合性"和"功能性、早期性"的特点。

1. 良性、双向性 是指针灸对各脏腑器官功能的影响，既不是单纯的兴奋过程，也不是单纯的抑制过程，而是可因机体功能状况和相关条件的不同，分别使亢进或低下、过度兴奋或抑制的病理功能趋向正常化。针灸的这种使亢进或低下的脏腑经络功能向其相反的方向发展的作用叫做双向性调整作用；因其作用的结果，总是向正常化的方向发展，所以又称为良性双向性调整作用。历代针灸医籍记载，针灸既可发汗，又可止汗；既能通便，又能止泻；既能治癃闭，又能治遗尿。现代康复临床中也发现，当大脑功能处于高度抑制——昏迷的状态下，针刺人中穴，能起到兴奋作用，叫做"醒脑开窍"；当大脑功能处于过度兴奋——病人狂躁或严重失眠的状态下，针刺人中穴，又能起到抑制作用，称为"安神"。治疗高血压时，针灸能降低血压，但是降到正常水平就不再降低；治疗低血压时，针灸又能升高血压，但是升到正常水平就不再升高。又如心动过速时，针刺内关可减慢心率，但慢到正常范围后也不再减慢；心动过缓时，针刺内关则可提高心率，但也不会导致心动过速的情况。针灸这种良性、双向性调整作用的特性，也是针灸治疗无毒副反应的根本原因。此外，针灸在对某种病理状态的双向调整作用中存在疗效差异，即这种双向调整作用经常不是对等的。如在对神经系统运动感觉功能的康复中，针刺提高神经或肌肉兴奋性的作用要大于抑制作用，所以在临床上，针灸治疗中风偏瘫的疗效要比震颤显著，对周围性面神经麻痹的效果明显好于面肌痉挛。

2. 整体性、综合性 针灸的调整作用往往对机体多个系统、多个器官的功能均能发挥作用，通过多方面、多环节、多水平、多途径的综合调整来实现。例如，急性心肌梗死时因心肌收缩力下降而影响全身供血，机体常以增加心率来提高心排出量，其结果会导致心室充盈障碍、心肌耗氧量增加，进而加速心肌坏死，形成一种恶性循环。实验表明，针灸能够抑制甚至阻断这种恶性循环，不仅能促进心肌缺血区侧支循环形成，增加缺血区的供血，改善心肌氧代谢、能量代谢，缩小梗死范围，提高心肌收缩力，还能减慢心率，降低血脂和血液黏度，改善微循环，以减轻心脏负荷，而且能防止冠状动脉的进一步硬化。针灸的这种整体的、综合的调整作用是针灸具有广泛适应证的基本原因。但不管针灸调整作用的途径多么复杂，一般认为主要是通过神经-体液的反射活动而实现的。随着具体情况的不同，有时以神经因素为主，有时以体液因素为主；有时一种针灸效应，是通过多种途径实现的；有时仅通过一种途径就可以完成多重的针灸效应。然而，不论实现针灸调整作用的途径多么复杂，都属于反射调节的范畴，有赖于神经反射弧的完整性。所以，在康复临床上，如果遭遇局部感受器，传入、传出神经或中枢部分损伤时，均可引起针灸调整效应的减弱或消失。

3. 功能性、早期性 针灸的调整作用虽然对某些器质性疾病和晚期病例也有一定疗效，但主要适用于功能性、早期性疾病。因为针灸的调整作用主要通过改变身体的神经网络阈值来完成，且其调节的范围有一定限度，针灸只能对阈值改变不大时的功能性失调有明显影响。如果机体已有严重的器质性病变，超过了针灸的调节范围，针灸治疗也难有回天之力。如针刺治疗周围性面神经麻痹,一般而言,神经兴奋性降低者的疗效优于部分失神经支配者,部分失神经支配者的疗效又优于完全失神经支配者。脑血栓形成在 3 个月以内,针灸疗效明显优于 3 个月以上者。所以,分辨适应证,早期诊断、早期治疗是提高针灸康复疗效的重要措施。

（三）免疫调节作用

即中医所说的"扶正祛邪"。扶正,是扶助正气的意思,也就是增强机体抵抗力;祛邪,是祛除致病因素。大量实验研究证实,针灸的"扶正祛邪"作用,是通过对"神经—内分泌—免疫"这一网络的调控而得以实现。只有在神经—内分泌系统健全的情况下,针灸才能发挥其调整机体免疫的作用。神经—神经递质是针灸免疫效应及针灸抗炎必不可少的物质基础。针灸对机体内各种特异性和非特异性免疫功能均有明显作用。针刺正常人的足三里、合谷穴后,白细胞对金黄色葡萄球菌的吞噬指数上升 1~2 倍,吞噬能力也相应提高,针刺后 24 小时达到最高峰,72 小时恢复正常。针刺对抗体形成也有影响,如针刺正常人的足三里、天枢等穴位,观察针刺前后的补体效价,结果发现它的平均值普遍提高。针灸也具有免疫抑制作用,在治疗类风湿关节炎、过敏性鼻炎等多种疾病的临床和使用研究中都得到证明,针灸对免疫系统的影响与针灸方法相关。一般认为,毫针刺法中的补法和艾灸偏重于扶正;而毫针刺法中的泻法和放血疗法则侧重于祛邪。

（四）组织修复作用

组织修复作用或称为"康复作用",指针灸不仅促进外周组织器官损伤的恢复,而且能促进神经系统运动功能、感觉功能损伤或疾病的恢复。在康复临床上,针刺广泛应用于各种躯体活动、感觉功能的丧失,如不论是由周围神经损伤还是中枢性原因导致的瘫痪、失语、失明等,针灸都有相当程度的促进恢复作用。在这一康复功效上,针刺的作用可能要比艾灸明显,大多数这方面的研究与临床报道也是围绕针刺疗法进行的。文献报道艾灸的作用,则多表现在改善局部血液循环、防治失用性肌萎缩等方面,指出其在外周组织器官损伤的恢复上表现得更突出。

实验证明:针灸具有抗炎作用,可以减少炎性渗出物,使血管通透性降低;还证明针刺不仅可以控制、缩小炎性坏死病灶,而且可延缓或防止坏死的发生,加速肉芽组织的形成,增强细胞的修复再生和瘢痕化过程。针灸对周围神经损伤的作用已有不少动物实验和临床研究。其原理可能是针刺促进了残存的完整神经末梢芽支的增生,也有人认为与磷酸磷减少、核酸磷增高有关。在中枢神经系统,针灸具有促进中枢突触发芽,调节脑动脉的收缩与扩张,缩短脑损伤的休克期,促进脑某部或健侧脑对应区建立代偿功能区等作用。

目前,针灸疗法应用广泛,内容丰富多彩。从刺激方法分类,除包括传统的毫针刺法、灸法、拔罐疗法、三棱针刺法、皮肤针刺法、火针刺法外,还包括后世发展起来的皮内针、水针、埋线、挑治、刮痧以及与现代理疗手段相结合产生的电针、电磁针、激光针、微波针、超声针等;按刺激的部位分类,又可分为体针巨针系统和耳针、头针、眼针、鼻针、腕踝针、手针、足针等微针系统。多种针灸方法,各具特色,各有专长,给临床应用提供了多种选择的可能,从而扩大了针灸治疗的适用范围,提高了治疗效果。针灸对机体的影响是多方面的,但是主要作用为"镇痛作用""调整作用""免疫调节作用"和"组织修复作用"四种,这也是针灸在康复临床中能发挥重要作用的原因。然而,这些

笔记

效应和作用却受诸多因素影响,包括腧穴特异性,针灸的方式、方法和参数,针刺的时机和时间,机体功能状态,神经系统的完整性,心理因素等。

为适应针灸临床治疗和研究发展需要,世界卫生组织于1996年召开了意大利米兰会议,提出64种针灸适应证,并作如下论述:

采用类似针灸法或传统疗法随机对照试验过的针灸适应证:戒酒、变应性鼻炎(花粉症)、竞技综合征、面瘫、胆绞痛、支气管哮喘、心神经官能症、颈椎病、运动系统慢性疼痛(颈、肩、脊柱、膝等)、抑郁、戒毒、痛经、头痛、偏瘫或其他脑病后遗症、带状疱疹、高血压、原发性低血压、阳痿、引产、失眠、白细胞减少、腰痛、偏头痛、妊娠反应、恶心呕吐、肩周炎(冻结肩)、手术后疼痛、经前期紧张症、神经根疼痛综合征、肾绞痛、类风湿关节炎、扭伤和劳损、下颌关节功能紊乱、紧张性头痛、戒烟、三叉神经痛、泌尿道结石。

有足够数量的病人为样本但无随机性对照试验的针灸适应证:急性扁桃体炎和急性咽喉炎、背痛、胆道蛔虫症、慢性咽炎、胎位不正、小儿遗尿、网球肘、胆结石、肠道激惹综合征、梅尼埃病、肌筋膜炎、儿童近视、单纯性肥胖、扁桃体切除术后疼痛、精神分裂症、坐骨神经痛。

有反复的临床报道,效果较快或有一些试验依据的针灸适应证:便秘、缺乳、泄泻、女性不孕、胃下垂、呃逆、尿失禁、男性不育(精子缺乏)。

四、针灸疗法在康复医学中的应用

临床各科都有许多针灸疗法的适应证,包括许多功能性疾病、传染性疾病和某些器质性疾病。我国自1949年以来,经过大量的临床实践证明,针灸治疗有效的疾病有300余种,其中效果显著的有100多种。1979年,世界卫生组织建议各国采用针灸治疗的疾病有43种,1996年又增加到了64种。在我国,针灸疗法应用于康复治疗由来已久,包括各种疼痛、感觉障碍、运动障碍,以及语言功能障碍、认知功能障碍、吞咽功能障碍、二便功能障碍等各种功能障碍。针灸简便效廉、绿色环保,有明显的优势,现代康复治疗的各种物理手段配合具有明确疗效的传统针灸治疗,无疑是一种最大的互补,同时还能达到单一针灸治疗所没有的效果。

1. 运动系统疾病　颈椎综合征、肩关节周围炎、腰腿痛、风湿性关节炎、类风湿关节炎、骨质增生性疾病、扭伤等。

2. 神经系统疾病　神经性头痛、三叉神经痛、截肢后幻肢痛、股外侧皮神经炎、面神经麻痹、周围神经损伤、共济失调症、癫痫、脑卒中、颈强直性综合征、自主神经系统疾病等。

3. 心血管疾病　心绞痛、心力衰竭、高血压、心律失常、阵发性心动过速、无脉症等,其中针灸康复治疗冠心病效果较好。

4. 妇产科疾病　经前期紧张症、月经不调、痛经、闭经、更年期综合征、子宫脱垂、盆腔炎、产后腹痛、乳腺增生等,针灸对原发性痛经的康复效果良好。

5. 儿科疾病　小儿遗尿、小儿消化不良性营养不良、儿童精神发育迟滞、小儿脑瘫等。

综上所述,针灸疗法是中国传统康复医学的重要组成部分,具有独特的康复理论与治疗方法。数千年来,在历代医家的努力下,不断发展,为中华民族的繁衍作出了巨大的贡献,并在世界范围内广泛传播。"镇痛作用""调整作用""免疫调节作用"和"组织修复作用"是针灸疗法的基本作用,整体调整、辨证施治是针灸疗法最基本的特征,在调节脏腑功能、激发人体潜能等方面具有较大的优势。将传统的针灸疗法,与现代康复功能训练有机地结合起来,两者相辅相成、相互支持,必将会在某些神经系统病症、痛证、关节病等疾病的康复方法和原理上取得突破性进展,对发展我国的康复医学事业,具有很大的价值和意义。

 知识链接

针灸能治哪些病?

联合国世界卫生组织(WHO)机关刊物《世界卫生》(World Health),于 1979 年 12 月根据 WHO 北京会议提出并建议在全世界推广应用的 43 种病证:

1. 上呼吸道　急性鼻窦炎、鼻炎、感冒、急性扁桃体炎。
2. 呼吸系统　急性支气管炎、支气管哮喘。
3. 眼科　急性结膜炎、中心性视网膜炎、近视(儿童)、白内障(无并发症者)。
4. 口腔科　牙病、拔牙后疼痛、齿龈炎、急性或慢性咽炎。
5. 胃肠道　贲门痉挛、呃逆、胃下垂、急慢性胃炎、胃酸过多、慢性十二指肠溃疡(无并发者)、急慢性肠炎、急性痢疾、便秘、腹泻、麻痹性肠梗阻。
6. 神经肌肉和骨骼系统疾病　头痛、偏头痛、三叉神经痛、面瘫(早期,即 3~6 个月以内);中风后不完全性瘫痪、外周神经疾患、脊髓灰质炎后遗症(早期,即 6 个月以内)、梅尼埃病、神经性膀胱功能障碍、夜尿症、肋间神经痛、颈臂综合征、肩凝症、网球肘、坐骨神经痛、腰痛、关节炎。

第二节　针刺疗法

一、毫针针刺疗法

毫针针刺疗法,是以毫针为针刺工具,在人体腧穴或特定部位施行一定的操作方法,达到通调营卫气血、恢复脏腑功能而治疗疾病的一种疗法。毫针针刺疗法,是我国传统针灸疗法中最主要、应用最为广泛的一种疗法。毫针,又称"微针",是古代九针之一,因其针体微细,适用于包括腧穴在内的全身各部位,是针刺疗法的主体。毫针针刺疗法的基本操作方法包括持针法、进针法、行针法、补泻法、留针法、出针法等,是一套完整的技术方法。

（一）作用机制

1. 疏通经络　疏通经络是针刺最基本和最直接的治疗作用。经络"内属于腑脏,外络于肢节",运行气血是其主要生理功能之一。经络功能正常时,气血运行通畅,脏腑器官、体表肌肤及四肢百骸得以濡养,发挥其正常的生理功能。若经络功能失常,气血运行受阻,则会影响人体正常的生理功能,出现病理变化而引起疾病的发生。

经络不通,气血运行受阻,其临床症状常表现为痛、麻、胀等症状。针刺疏通经络就是使瘀阻的经络通畅而发挥其正常生理功能,临床上主要是根据经络循行,选择相应的腧穴和针刺手法使气血运行正常,达到通畅经络、治疗疾病的目的。

2. 调和阴阳　阴阳学说是中医基础理论的重要内容,对认识人体、认识疾病、辨证论治等均具有重要的指导作用。疾病的发生是极其复杂的,但总体上可归纳为阴阳失调。若因六淫、七情等因素导致人体阴阳出现偏盛或偏衰,失去相对平衡,就会使脏腑经络功能活动失常,从而引发疾病。

"阴胜则阳病,阳胜则阴病"。针对人体疾病的这一主要病理变化,运用相应的针刺方法调节阴阳的偏盛偏衰,促使机体转归为"阴平阳秘"的状态,从而达到治愈疾病的目的。《灵枢》记载:"用针之要,在于知调阴阳,调阴与阳,精气乃充,合形与气,使神内藏。"阐述了针刺治病的关键在于调节阴阳的偏盛偏衰,使机体阴阳调和,精气充足,形气相合,神气内存。

针刺调和阴阳的作用,主要是通过腧穴配伍和针刺手法,使阴阳之偏盛偏衰得以纠正。例如:中风后出现的足内翻,从经络辨证上可确定为阳(经)缓而阴(经)急,治疗时采用补阳经而泻阴经的针刺方法,平衡阴阳;阳气盛则失眠,阴气盛则多寐,根据阳跷、阴跷主眼睑开合的作用,取与阴跷相通的照海和与阳跷相通的申脉进行治疗,失眠应补阴跷(照海)泻阳跷(申脉),多寐则应补阳跷(申脉)泻阴跷(照海),使阴阳平衡。

3. 扶正祛邪　疾病的发生、发展及其转归的过程,实质上是正邪相争的过程。正胜邪退则病缓解,正不胜邪则病情加重。《素问·刺法论》说:"正气存内,邪不可干。"《素问·评热病论》说:"邪之所凑,其气必虚。"说明疾病的发生,是由于正气相对不足,邪气相对亢盛所致。因此,扶正祛邪既是疾病向良性方向转归的基本保证,同时也体现针刺治疗疾病的作用过程。

扶正祛邪作用就是针刺可扶助机体正气及祛除病邪。在临床上扶正祛邪主要是通过腧穴选择和针刺补泻手法来实现的。

(二)工具的构造和分类

一般而言,毫针分为针尖、针身、针根、针柄、针尾5个部分(图4-1)。针身的尖端部分称针尖;针尖至针柄间的主体部分称针身,又称针体;针身与针柄连接的部分称针根;从针根至针尾的部分称针柄,一般用镀银紫铜丝或经氧化的铝丝缠绕呈螺旋状;针柄的末端部分称针尾,用以观察行针时捻转的角度,或温针时装置艾绒或艾条的部位。

另外,根据针柄与针尾的构成和形状的不同,又分为环柄针(又称圈柄针,针柄用金属丝缠绕呈环形者)、花柄针(又称盘龙针,针柄的中间用金属丝缠绕成盘龙形者)、平柄针(又称平头针,针柄用金属丝缠绕成环形,但无针尾者)、管柄针(针柄用金属薄片制成管状者)(图4-1)。

毫针有不同的规格,主要以针身的直径和长度确定,详见表4-1和表4-2,临床一般以25~75mm(1~3寸)长、直径0.25~0.35mm(28~32号)粗细者最常用。短毫针主要用于耳穴和皮肉浅薄部位的腧穴,作浅刺之用。长毫针多用于肌肉丰厚部位的针刺,作深刺、透刺之用。毫针的粗细与针刺的刺激强度有关,供临床辨证施治时选用。

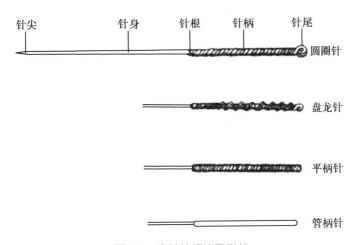

图 4-1 毫针的规格及形状

表 4-1 毫针直径规格表

规格/号数	22	24	26	28	30	32	34
直径/mm	0.5	0.45	0.40	0.35	0.30	0.25	0.22

表 4-2 毫针长度规格表

规格/寸	0.5	1.0	1.5	2.0	2.5	3.0	4.0	5.0
长度/mm	13	25	40	50	60	75	100	125

（三）操作方法

1. 毫针的检查与保养　为确保针刺安全及操作过程顺利,在针刺前,要对毫针进行常规检查。主要包括:针尖是否端正不偏,无毛钩;针体是否光滑挺直,上下匀称,富有弹性,无弯曲、折痕、斑剥、锈痕;针根是否牢固,无剥蚀、损伤及毛刺;针柄的金属丝是否缠绕均匀、牢固而无松动或断丝。

除了一次性使用的毫针外,需反复使用的针具都应注意保养,以防止针尖受损、针体弯曲或锈蚀、污染等。存放毫针可以选用针盒、针管等器具,将纱布、干棉球等柔软之物,使毫针与存放器具四壁隔开,以防针尖受损。已消毒毫针,存放时应避免污染。

2. 毫针刺法的训练　毫针刺法的训练,包括指力和手法两个方面。指力是指治疗师持针之手进针操作的力度。良好的指力是施行针刺手法的基础,精巧的手法是针刺治病获效的保证。换言之,针刺时要使针体轻巧无痛地刺入腧穴,必须具有一定的指力和熟练的手法,当指力和手法达到相当程度后,就会透皮不痛,行针自如,患者乐于接受,取效迅速。毫针针刺的练习,一般分三步进行:

（1）指力练针(图 4-2):纸垫练针主要是训练指力。

用松软的纸张,折叠成厚2cm、长8cm、宽5cm的纸块,外周用线以"井"字形扎紧,做成纸垫。练习时右手拇、食、中三指以执笔式持针,左手持纸垫,针身垂直于纸垫,针尖抵于纸垫上,然后右手三指交替捻动针柄,同时手指逐渐向下施加压力,使毫针刺透纸垫,然后另换一处反复练习。练习初期,宜选用1寸或1.5寸的毫针,待有了一定指力后,可练习其他型号的毫针。

（2）手法练针(图 4-3)：棉团练针可以练习提插、捻转、进针、出针等毫针各种基本操作手法。

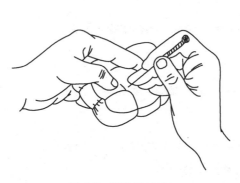
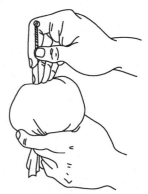

图 4-2　纸垫练针法　　　　　　　　　　　图 4-3　棉团练针法

用白布将一团棉絮包裹,下面用棉线缠绕,做成直径为 6～7cm 外紧内松的棉团。提插练针时,以执笔式持针,将针刺入棉球,在原处做上提下插的动作,要求深浅适宜,幅度均匀,针身垂直。在此基础上,再做提插与捻转配合练习,要求提插幅度一致,捻转角度一致,频率快慢一致,达到动作协调、运用自如、手法熟练的程度。开始练针时先做提插练习,再做提插捻转配合练习；先用右手练习,以后再进行双手行针的练习。

（3）手感练针：经过一段时间的练针,具有一定指力,手法较为熟练时,可以在自身试针,以体验指力的强弱、针刺和受刺部位的感觉、行针手法等。或者两人交叉进行练习,逐渐做到进针无痛或微痛,提插、捻转自如,指力均匀,手法熟练。同时注意严格消毒,防止感染。

3. 针刺前准备

（1）患者体位

1）体位选择的原则：正确的体位,对于准确取穴、顺利毫针操作、持久留针以及防止针刺意外,都具有重要意义。

另外,还要根据所取腧穴部位的特点,使患者舒适而有所依托,尽量选用一种体位使所要取的穴位都能使用,还要考虑体质和病情,如年老体弱、初诊及精神紧张者宜取卧位,肢体病残的患者,选择体位时要安放好患肢(良肢位)。

2）针刺常用体位

仰卧位：适用于头、面、胸、腹部腧穴和上下肢部分腧穴(图 4-4)。仰卧位舒适自然,全身放松,不易疲劳,易于持久,为临床最常用体位。对初次针刺、精神紧张、体虚病重者尤为适宜。

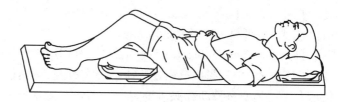

图 4-4　仰卧位

俯卧位:适用于头、项、背部、腰骶部和下肢背侧及上肢部分腧穴(图4-5)。

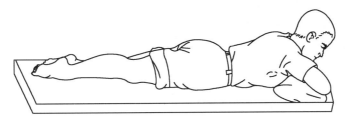

图4-5 俯卧位

侧卧位:适用于身体侧面少阳经腧穴和上下肢部分腧穴(图4-6)。

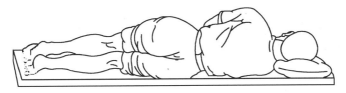

图4-6 侧卧位

仰靠坐位:适用于前头、颜面和颈前、上胸部以及肩部的腧穴(图4-7)。
俯伏坐位:适用于后头和项、背、肩部的腧穴(图4-8)。

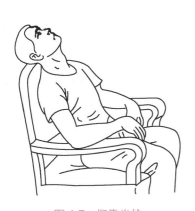

图4-7 仰靠坐位

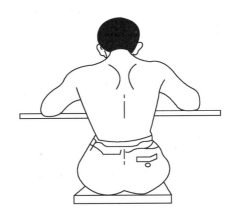

图4-8 俯伏坐位

侧伏坐位:适用于侧头、面颊及耳后部的腧穴(图4-9)。

(2)定穴:是根据针刺处方的要求,运用相应的取穴方法,逐个确定所选腧穴的位置。腧穴定位准确,是针灸取得疗效的基础。定穴主要根据"体表自然标志""骨度分寸"等方法,治疗师以手指在穴位处揣、摸、按、循,找出酸胀或痛感比较明显的部位即是腧穴所在(揣穴)。选定腧穴后,可用指甲在腧穴位置上切掐"十"字形纹,作为进针时的标记。

(3)消毒:毫针治疗过程中必须严格执行消毒灭菌的规范操作。针刺前的消毒包括针具、治

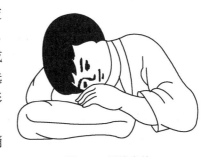

图4-9 侧伏坐位

疗师双手、患者施术部位、治疗室内等。

1）针具消毒：针具、器械的消毒方法很多，以高压蒸汽消毒法为佳。高压蒸汽灭菌法：将针具用布包好，放在密闭的高压蒸汽锅内消毒。一般在 $1.0 \sim 1.4 kg/cm^2$ 的压力，$115 \sim 123℃$ 的高温下，保持 30 分钟以上，可达到消毒灭菌的要求。

为避免临床上的交叉感染，尽可能使用一次性针刺器具，应用这种针具，不需要再消毒，但应注意在包装上注明的保质期内使用。使用后，也不能随便丢弃，应放在专用的容器内，待专门部门回收处理。

2）治疗师手指消毒：在施术前先用肥皂水洗手，待稍干后再用75%乙醇棉球，或0.5%的碘伏（碘—聚醇醚溶液）棉球擦拭。施术时尽量避免手指接触针身，需要接触时可用消毒棉球作为间隔物，以确保针身无菌。

3）施术部位消毒：在针刺的腧穴皮肤上用75%的乙醇棉球，或0.5%的碘伏棉球由中心向周围环绕擦拭；或先用2%碘酊涂擦穴位皮肤，待稍干后再用75%的乙醇棉球由内向外环绕脱碘。穴位皮肤消毒后，切忌接触污物，防止重新污染。

4）治疗室内消毒：针灸治疗室的消毒，包括床单、枕巾、毛毯等物品，要按时换洗晾晒；治疗室空气要定期消毒净化，保持空气流通，环境卫生洁净。

4. 毫针的基本操作技术

（1）持针法

1）刺手与押手："刺手"即持针施术的手，多为右手，其作用是掌握针具，实施毫针操作。"押手"是按压在穴位旁或辅助进针的手，多为左手，其作用是固定穴位皮肤，使毫针能准确刺入穴位；或使毫针有所依靠，不致摇晃、弯曲；或者辅助刺手控制针感。临床操作时，刺手与押手必须密切配合，才能使进针与行针顺利，减少疼痛，加强与调控针感，提高临床疗效。

2）持针姿势："持针之道，坚者为宝"，治疗师持针应保持毫针端直坚挺，这是持针的总则。根据持针时所用手指的多少，分为二指持针法、三指持针法、四指持针法及双手持针法。临床上以三指持针法较为常用。

二指持针法：用拇指、食指末节指腹捏住针柄，适用于短针。也可用拇、食两指捏一棉球于针身近针尖部，对准穴位迅速刺入皮肤后，再持针柄进针（图 4-10）。

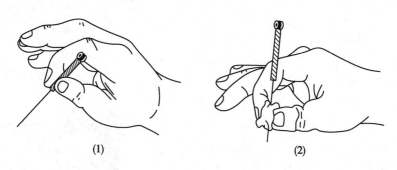

(1)　　　　　　　　　(2)

图 4-10　二指持针法

三指持针法：用拇指、食指、中指末节指腹捏拿针柄，拇指在内，食指、中指在外，或用拇、食二指捏持针柄，以中指抵住针身，三指协同，以使较长针具保持端直坚挺状态（图 4-11）。

四指持针法:用拇、食、中指捏持针柄,以无名指抵住针身,称四指持针法(图4-12),适用于长针,用此法可避免针身弯曲。

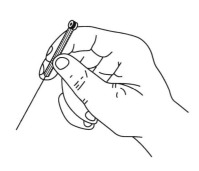 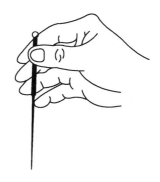

图4-11 三指持针法　　图4-12 四指持针法

双手持针法:用右手拇、食、中三指持针柄,左手拇、食两指握固针体末端,稍留出针尖1~2分(图4-13)。双手配合持针,可防止针身弯曲,减少进针疼痛,适于长针。

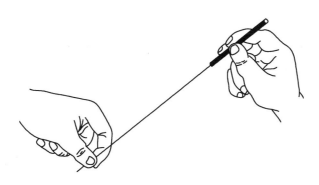

图4-13 双手持针法

(2)进针法:进针法指将毫针刺入皮下的操作方法。进针时要求指力、腕力、臂力协调一致,根据腧穴所在部位的解剖特点、针刺深浅和手法要求,灵活选用不同的进针法,尽量做到准确、快捷、轻巧、无痛或微痛,这对提高疗效与患者的依从性,避免针刺意外情况发生,具有十分重要的意义。

常用的进针法有单手、双手及管针进针法等。

1)单手进针法:刺手拇、食指持针,中指指端切按穴位,中指指腹抵住针身下段,当拇、食指用力向下按压的同时,中指随之屈曲,将针刺入皮肤,再将针推进至所需的深度。本法适用于较短毫针进针(图4-14)。

2)双手进针法

指切进针法:又称爪切进针法。以左手拇指或食指指甲掐切穴位上,右手持针,将针尖紧靠左手指甲缘刺入皮肤(图4-15)。本法适用于短针的进针。

夹持进针法:以左手拇、食指持消毒干棉球捏住针身下段,针尖露出3mm左右,针尖固定于针刺穴位的皮肤表面部位,右手拇、食、中指夹持针柄,使针体垂直,当

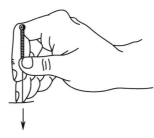

图4-14 单手进针法

143

右手指力下压时,左手拇、食二指同时用力,两手协同将针迅速刺入皮肤(图4-16)。本法适用于长针的进针。

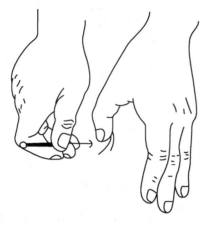

图4-15 指切进针法

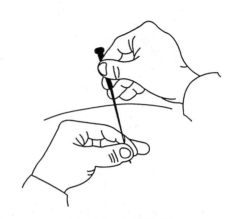

图4-16 夹持进针法

舒张进针法:以左手拇、食二指或食、中二指将穴位皮肤向两侧撑开,使之绷紧,右手持针从二指中间刺入皮肤(图4-17)。本法适用于皮肤松弛或有皱纹部位。

提捏进针法:以左手拇、食二指将针刺部位的皮肤捏起,右手持针从捏起部的上端刺入(图4-18)。本法适用于皮肉浅薄部位,特别是面部腧穴。

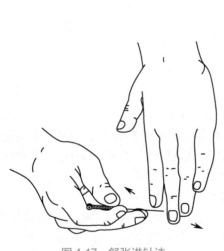

图4-17 舒张进针法

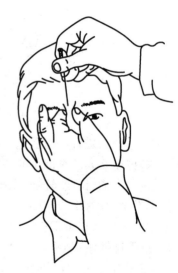

图4-18 提捏进针法

弹针速刺法:左手持针柄,留出针尾,将针置于穴上,用右手食指或中指指甲对准针尾垂直弹击,使毫针迅速刺入。此法适合短针进针。

3)管针进针法:以金属、玻璃或塑料等材料制成的针管辅助进针的方法。针管一般比所用毫针短3~5mm,针管的直径约为针柄的2~3倍。选平柄针或管柄针置入针管之中,将针尖一端置于腧穴上,左手夹持固定针管,用右手食指快速叩击或中指弹击针管外露出的针柄,将针刺入皮下,然后抽出套管,再将针推进至要求的深度。此法进针快而不痛(图4-19)。

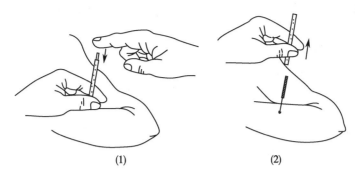

(1)　　　　　　　　　　(2)

图 4-19　管针进针法

（3）针刺的角度、方向和深度：同一腧穴，如果临床针刺的角度、方向、深度不同，那么，达到的组织结构、产生的针刺感应和治疗的效果，都会产生一定的差异。因此，掌握正确的针刺角度、方向和深度，是获得针感、施行补泻、提高疗效、避免针刺意外发生的重要因素。

1）针刺角度：针刺的角度是指进针时针身与皮肤表面所构成的夹角。根据腧穴所在的部位特点和治疗要求，针刺角度一般分为直刺、斜刺和平刺 3 种（图 4-20）。

直刺：针身与皮肤表面成 90°角，垂直刺入腧穴。适用于大部分腧穴。

斜刺：针身与皮肤表面成 45°角左右，刺入腧穴。适用于皮肉较为浅薄处，或内有重要脏器，或不宜直刺、深刺的腧穴。

平刺：又称横刺、沿皮刺，即针身与皮肤表面成 15°角左右，或沿皮以更小的角度刺入。适用于皮肉浅薄部位的腧穴，如头面部腧穴。

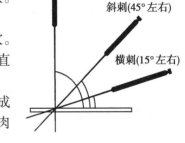

图 4-20　针刺角度

2）针刺方向：针刺方向是指在进针时和进针后针尖朝向或对准的方向。针刺方向的选择，除根据腧穴所在部位的解剖结构及安全性外，还应结合临床治疗需要，从针感传导、补泻操作等多方面综合考虑，灵活、及时地调整针刺方向，激发经络之气，才能达到预期疗效。

依经脉循行定方向　根据针刺迎随补泻理论，针刺时结合经脉循行方向，或顺经而刺，或逆经而刺，以达到或补或泻的治疗效果。

依腧穴定方向　根据针刺腧穴所在部位的特点，某些腧穴必须朝向某一特定方向，方能保证针刺安全。如针刺哑门时，针尖应朝向下颌方向等。

依病情定方向　根据治疗需要，针刺时针尖朝向病所，以促使针刺感应达到病变部位，通过气至病所以保证治疗效果。

3）针刺深度：针刺深度是指针身刺入人体内的深浅度。各腧穴的针刺深度，在经络腧穴中已有详述，临床上还需要结合患者的体质、年龄、病情、部位等因素进行调整。

体质：形瘦体弱者，宜浅刺；形肥体强者，宜深刺。

年龄：年老体弱、小儿娇嫩，均宜浅刺；中青年身强体壮者，可适当深刺。

病情：阳证、新病者，宜浅刺；阴证、久病者，宜深刺。

部位:头面、胸背及皮薄肉少、内有重要脏器处,宜浅刺;四肢、臀、腹及肌肉丰厚处,宜深刺。

此外,季节对针刺深浅的要求也不同,一般而言,"春夏刺浅,秋冬刺深"。

治疗过程中,针刺深度的确定应根据腧穴部位特点和病情需要,以保证安全、又有针感为原则,并结合体质年龄、季节时间、补泻手法等多种因素,正确掌握针刺的深浅度。

针刺的角度和深度关系极为密切。一般,深刺多用直刺,浅刺多用斜刺、平刺。对天突、风府、哑门等穴以及眼区、胸背和重要脏器部位的腧穴,尤其应注意掌握好针刺角度和深度。

透刺是一种将针刺方向、角度和深度有机结合的特殊针刺方法。腧穴确定后,将针尖朝向欲透刺的另一个腧穴方向,针体与皮肤呈一定角度,将针刺入第一个腧穴,针下得气后,再将针深刺抵达第二个腧穴,并再次得气。透刺形式可分为直透、横透和斜透等;根据透刺腧穴所属经脉,又分为本经经穴透刺、表里经经穴透刺、相邻经经穴透刺等。

(4)行针手法:进针后,为了达到一定的刺激量或促使得气、行气以及补泻等目的而施行的各种操作方法称为行针,又称运针。行针手法包括基本手法和辅助手法两类。

1)基本手法:行针的基本手法包括提插法和捻转法,临床应用时既可单独运用,又可配合应用。

提插法:将毫针刺入腧穴一定深度后,施以上提下插动作的行针手法称为提插法(图4-21)。将针由浅层向下刺入深层为插,从深层向上引退至浅层为提,如此反复上下做纵向运动,就构成了提插法。使用提插法时,要求针身保持垂直,不改变针刺方向和角度。提插时的指力、幅度、频率要均匀一致,提插幅度不宜过大,频率不宜过快。一般而言,提插幅度大(3~5分)、频率快(120~160次/分),则刺激量大,针感强;反之,提插幅度小(1~2分)、频率慢(60~80次/分),则刺激量小,针感弱。

捻转法:将毫针刺入腧穴一定深度后,施以向前向后反复捻转动作的行针手法称为捻转法(图4-22)。使用捻转法时要求捻转的指力、角度、频率均匀一致。一般捻转的幅度小(≤180°)、频率慢(60~80次/分),则刺激量小;捻转的幅度大(180°~360°)、频率快(120~160次/分),则刺激量大。切忌单方向连续捻转,否则针体容易被肌纤维缠绕,使病人产生疼痛,或进而导致滞针。

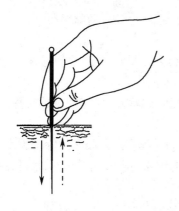

图4-21 提插法

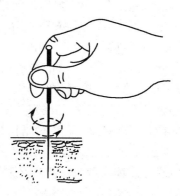

图4-22 捻转法

提插、捻转的频率快慢、幅度或角度、力度大小,操作时间的长短,均影响针刺的刺激量。临床上,应根据患者的体质、病情、部位、治疗目的等具体情况灵活把握。

2）辅助手法:辅助手法是行针基本手法的补充,目的是促使得气,加强或调控针感。临床常用的行针辅助手法有以下6种。

循法:是指针刺后,医者用手指顺着经脉的循行路线,在腧穴上下轻柔地循按或叩打的方法(图4-23)。尚未得气时,本法可促使气血运行,促使得气(催气)。针下过于沉紧甚至滞针时,本法可宣散气血,缓解紧张情绪,使针下徐和,解除滞针。

刮法:是指针刺入一定深度后,用拇指抵住针尾,食指或中指指甲自下而上,或用食指抵住针根,以拇指指甲自上而下,频频刮动针柄的方法(图4-24)。本法可激发经气,促使得气(催气);已得气者,可加强针感的传导或扩散。

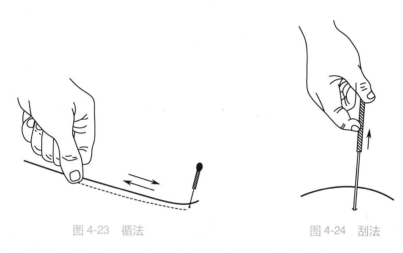

图4-23　循法　　　　　　　　　　　图4-24　刮法

弹法:是指针刺后在留针过程中,用手指轻弹针尾或针柄,使针体微微振动的方法(图4-25)。此法有催气、行气,加强针感的作用。

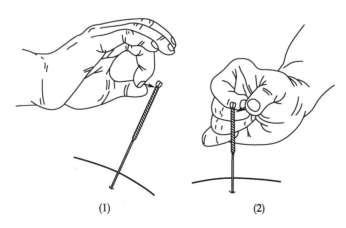

(1)　　　　　　　　　　　(2)

图4-25　弹法

摇法:针刺入一定深度后,手持针柄,将针轻轻摇动的方法(图4-26)。摇法有两种操作方法:一是直立针身,手持针柄,呈圆周样摇动,可加强针感,或将针由深层随摇随提至浅层出针,用于泻邪;一是卧倒针身,手持针柄,将针左右摇动,不进不退,促使针感向一定方向传导。

振颤法:针刺入一定深度后,刺手持针柄,施行小幅度、快频率地提插、捻转,使针身产生轻微震颤的方法(图4-27)。此法可激发经气,促使得气,加强针感。

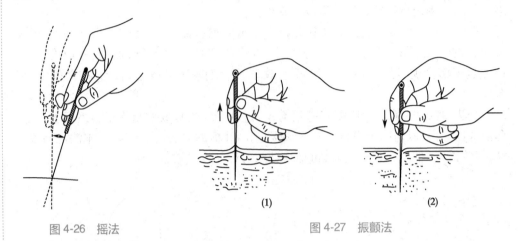

图4-26 摇法   图4-27 振颤法

飞法:将针刺入腧穴的一定深度后,用右手拇、食指持针柄,细细捻转数次,然后快速张开两指,反复数次,状如飞鸟展翅,故称飞法(图4-28)。此法可促使得气、催气、行气,增强针感。

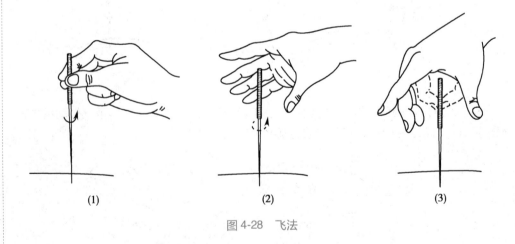

图4-28 飞法

(5)得气:古称"气至",近称"针感",是指毫针刺入腧穴一定深度后,施以提插、捻转等行针手法,使针刺部位获得经气感应。

1)得气的表现:针刺是否得气,可以从治疗师与患者两个方面的感觉来判断。当针刺得气时,患者的针刺部位有酸、麻、重、胀等感觉,或凉、热、痒、痛、抽动、蚁行等感觉及反应,或出现针感沿着一定方向传导和扩散的现象;少数患者还可见到针刺部位的循经性皮疹带或红、白线状等现象。治疗师的刺手则可以体会到针下有沉紧、涩滞等感觉或针体颤动等反应。如果针刺后未得气,患者可无任何特殊感觉或反应,治疗师也会感到针下空松、虚滑。正如《标幽赋》所说"轻滑慢而未来,沉涩紧而已至……气之至也,如鱼吞钩饵之沉浮;气未至也,如闲处幽堂之深邃",是对得气与否最形象的描述。

2) 得气的意义:得气,是获得针刺疗效的关键。《灵枢·九针十二原》说:"刺之要,气至而有效。效之信,若风之吹云,明乎若见苍天",足见得气的重要性。《标幽赋》说:"气速至而速效,气迟至而不治",进一步说明得气迅速,起效就快,得气缓慢,起效就慢,甚至没有疗效。

得气也是进一步实施补泻手法的基础和前提。只有在得气的基础上,施行补泻手法,才可能取得预期的临床效果。此外,得气还可以用来判断疾病的轻重和预后。一般来说,得气速者,病情较为轻浅,预后较佳;得气慢甚至长久不能得气者,病情较重,预后欠佳。故《金针赋》说:"生者涩而死者虚。候之不至,必死无疑。"

3) 影响得气的主要因素:影响得气的因素主要包括治疗师、患者和环境三个方面。取穴定位不准,或针刺角度有误、深浅失宜、手法运用不当等,均可影响得气。患者体质虚弱、病久体虚,以致正气不足,经气无力鼓动响应;或因其他病因,出现感觉迟钝、丧失,则均不易得气。气候温暖、天气晴朗,针刺较易得气;反之则较难得气。

4) 促使得气的方法:临床上,可以采取相应的方法促使或加强得气。

候气法:又称留针候气法。即针刺入穴位后,留针一段时间等待气至的方法。

催气法:即针刺入穴位后,采用一定的手法,催促气至的方法。如使用循、弹、刮、摇、搓、捻、飞、振颤等手法。

守气法:守气法是指治疗师守住针下经气,保持针感持久的方法。针刺得气后如果随意改变针刺的方向、深度或角度,往往会使已出现的得气感应变弱或消失。因此,针下得气后,治疗师将针尖顶住有感应的部位不动,推弩针柄,或用拇指向前或向后捻住针柄,使针尖不脱离经气感应的部位(推弩法);或治疗师用刺手的拇指将针柄搬向一方,用食指垫在针体与被针穴位之间,顶住有感觉的部位(搬垫法)以保持针感持久。还常用飞、弹、摇、刮等方法守气。

5) 气至病所和行气法:气至病所是指通过一定的手法,使针刺感应向着病所方向扩散和传布的现象。循经感传是指针刺得气后,针感沿着经脉走行方向传导的现象。气至病所是循经感传的最佳表现。促使气至病所的主要方法为行气法,又称运气法、气至病所法。临床常用的行气方法有:

循摄法:多用于经气不足,气行缓慢的患者。施术时用左手食、中、无名指平按于所针穴位的经脉上,顺着经脉循行的方向,上下往来轻柔循摄,以使气行加速,气至病所。

逼针法:针刺得气后,如气不行或气行不远,可将针尖于得气之处,按住不动。若使经气向上行时,针尖略朝上方;若使气向下行时,针尖略朝下方。

推气法:针刺得气后,若气行不远,可将针由得气处轻轻提起,使针尖朝向欲使气行的方向,拇指向前均匀而有力地推捻针柄,当拇指推至指腹后横纹时,即轻轻退后,然后再推捻第二次。如此反复,直至气至病所。

按截法:针刺得气后,右手握住针柄,左手按压针穴的上方,然后施以捻转、提插等手法,以使经气下行;反之,若使经气上行,则按压针穴下方。

此外,飞经走气法即青龙摆尾、白虎摇头、苍龟探穴、赤凤迎源四法,也可用于行气。

5. 毫针补泻手法 针刺补泻,是根据《灵枢·经脉》所载"盛则泻之,虚则补之,热则疾之,寒则留之,陷下则灸之,不盛不虚以经取之"的原则而确立的。其中,凡是能够扶助经气,使机体低下的功能状态恢复正常的针刺方法,称为补法;凡是能够疏泄邪气,使机体亢盛的功能状态恢复正常的针刺方法,称为泻法。毫针补泻手法是实现针刺补泻最主要的手段和方法。根据具体操作手法的不同,将毫针补泻手法分为单式补泻手法和复式补泻手法。

(1)单式补泻手法

1)提插补泻:针下得气后,由浅至深,重插轻提,以下插时用力为主者为补法;针下得气后,由深至浅,以上提时用力为主者为泻(图4-29)。

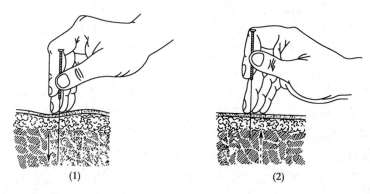

图 4-29 提插补泻

2)捻转补泻:针下得气后,拇指向前用力为主者为补法;针下得气后,拇指向后用力为主者为泻法(图4-30)。

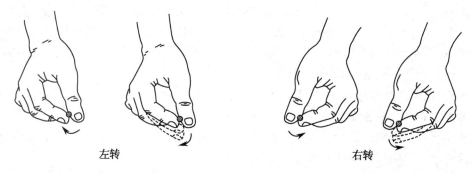

左转　　　　　　　　　　　右转

图 4-30 捻转补泻

3)迎随补泻:依据针尖的方向分补泻。进针时针尖顺(随)着经脉循行的方向刺入为补法;针尖逆(迎)着经脉循行的方向刺入为泻法。

4)徐疾补泻:以进针与出针的快慢分补泻。缓慢进针,快速出针为补法;快速进针,缓慢出针为泻法。

5)呼吸补泻:以患者呼吸为进出针的时机分补泻。呼气时进针,吸气时出针为补法;吸气时进针,呼气时出针为泻法。

6)开阖补泻法:以出针时是否闭按针孔分补泻。出针后迅速按闭针孔为补法;出针时摇大针孔而不按闭为泻法。

7)平补平泻:针刺入一定深度得气后,均匀地提插、捻转。

(2)复式补泻手法:复式针刺补泻手法,是由多种单式针刺补泻手法组合而成。

1)烧山火:将所取腧穴的可刺深度分为浅、中、深三层(天、人、地三部)。先浅后深,每层依次各做紧按慢提(或用捻转补法)九数,然后退回至浅层,称为一度。如此反复操作数度,再将针按至深层留针。在操作过程中,可配合呼吸补泻法中的补法,出针时按压针孔。多用于治疗顽麻冷痹、虚寒性疾病等(图4-31)。

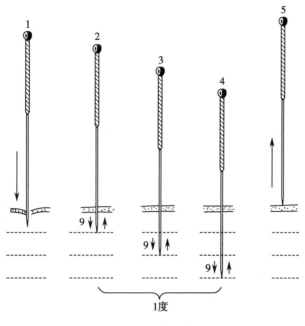

图 4-31 烧山火

2)透天凉:将所取腧穴的可刺深度分为浅、中、深三层(天、人、地三部)。针刺入后直插深层,按深、中、浅的顺序,在每一层中紧提慢按(或捻转泻法)六数,称为一度。如此反复操作数度,将针紧提至天部留针。在操作过程中,可配合呼吸补泻法中的泻法,出针时摇大针孔而不按压。多用于治疗热痹、急性痈肿等实热性疾病(图4-32)。

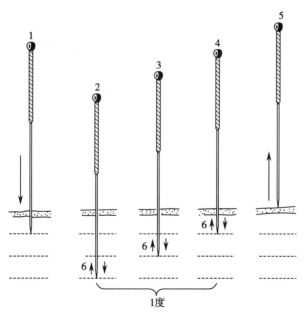

图 4-32 透天凉

知识拓展

通经接气的飞经走气四法

飞经走气四法，即青龙摆尾、白虎摇头、苍龟探穴、赤凤迎源，又称龙虎龟凤四法，首载于明代的《金针赋》："若关节阻涩，气不过者……若夫过关过节催运气，以飞经走气，其法有四。"具有行气和补泻作用。

1. 青龙摆尾

方法：针刺得气后，将针体提至浅层（天部）斜刺，针尖指向病所，持针柄缓缓左右摆动，如手扶船舵之状，摇摆九阳之数（图4-33）。此法通经接气，行气为主，兼能补虚。又称苍龙摆尾。

2. 白虎摇头

方法：直刺进针直达深层（地部），得气后，两指持针柄将针快速左右摇动，如手摇铃一样，边摇边提针（图4-34）。同时用左手指按压所针腧穴处的一端，使经气沿经脉向另一端传导运行，直达病所。此法通经接气，行气为主，兼能泻实。又称赤凤摇头。

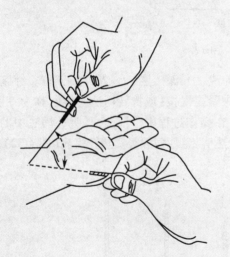

图4-33 青龙摆尾

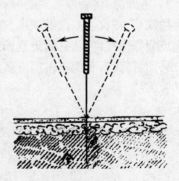

图4-34 白虎摇头

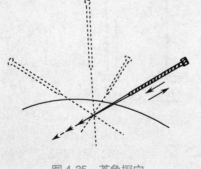

图4-35 苍龟探穴

3. 苍龟探穴

方法：直刺进针得气后，先退针至浅层（天部），然后更换针尖方向，前后左右多向透刺，浅、中、深三层逐渐加深以寻找最佳针刺感应，如乌龟入土探穴，钻剔四方之状（图4-35）。此法行气为主，兼能补虚，多用于治疗各种痛证。

4. 赤凤迎源

方法：先将针直刺入深层，得气后再上提

至浅层,候气摇针,再插入中层,然后用提插捻转,结合一捻一放,形如赤凤展翅(图 4-36),此法行气为主,加强针感,用于治疗各种疼痛、痿、痹等病症。

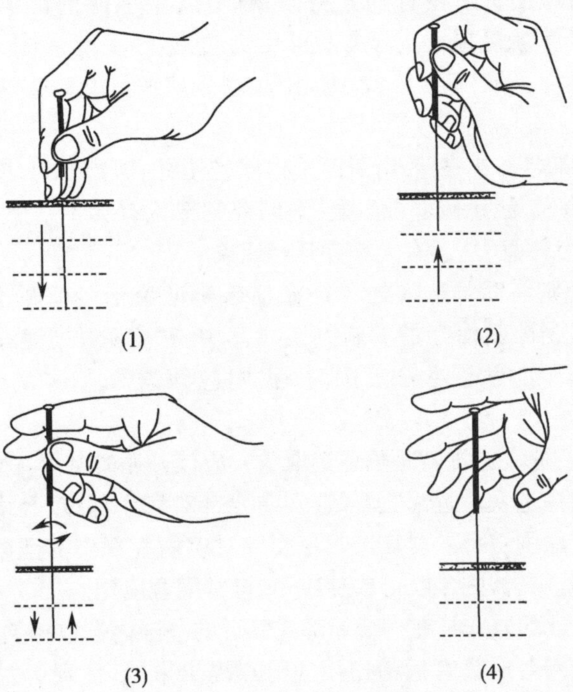

图 4-36 赤凤迎源

（3）影响针刺补泻效应的因素

1）患者的功能状态:患者的病理状态不同,针刺产生的调整作用(即补泻效果)也不同。当患者处于虚证状态时,针刺可以起到补虚扶正作用;当患者处于邪盛状态时,针刺可以起到泻实祛邪作用。如针刺足三里可以缓解胃痛,对于虚证患者,可以达到补中益气、荣胃止痛的效果;对于实证患者,可以发挥消积导滞、行气止痛的作用。针刺时的机体功能状态,是影响针刺补泻效果的主要因素。

2）腧穴的相对特异性:腧穴的主治功能,不仅具有普遍性,而且还具有相对特异性。如关元、气海、命门、足三里、膏肓等穴,均能提高人体正气,具有强壮作用,适用于补虚。而人中、委中、十二井、十宣等穴,都能疏泄病邪,具有祛邪作用,适用于泻实。在施行针刺补泻时,应结合腧穴作用的相对特异性,才能发挥更好的针刺补泻效果。

3）针刺手法因素:针刺补泻效果与所采用的补泻手法有直接关系。针刺补泻手法是促使机体虚实状态转化的手段和因素。针对患者虚实的性质和程度,选择合适的补泻手法,有机组合成综合手法,作用于相应的腧穴,以期获取最佳的补泻效应。

6. 留针　毫针刺入腧穴,行针得气并施以一定手法后,将针留置于腧穴内,称为留针。留针可以加强针刺作用和便于继续针刺手法操作。留针方法主要有静留针和动留针两种。留针期间不再施行任何针刺手法,称为静留针;在留针期间行针或进行各种手法,称为动留针。一般留针时间为 20~30 分钟。临床上留针与否及留针时间长短,应根据患者具体病情而定,不可一概而论。

7. 出针　出针,又称起针、退针,在施行针刺手法或留针已达到预定针刺目的和治疗要求后,即可出针。出针的方法,一般是以左手持消毒干棉球轻轻按压于针刺部位,右手将针缓慢提至皮下(不可用力过猛),静留片刻,然后出针。依补泻要求不同,可分别采取"疾出"或"徐出"以及"疾按针孔"或"摇大针孔"的方法出针。

出针后,除特殊需要外,都要用消毒干棉球轻压针孔片刻,以防出血或针孔疼痛。当针退出后,要仔细查看针孔是否出血,询问针刺部位有无不适感,核对针数有无遗漏,还应让患者稍事休息,注意有无晕针延迟现象。

8. 选穴处方原则　针刺选穴处方是在临床辨证论治的基础上,通过选取一定的腧穴和手法,完成针刺治疗的实施方案。其中,选穴处方是否得当,直接关系到治疗效果的好坏。在确定处方穴位时,我们应该遵循基本的选穴原则和配穴方法。

(1) 选穴原则:选穴原则就是临证选取腧穴应该遵循的基本法则,包括近部选穴、远部选穴和辨证对症选穴。近部、远部选穴主要针对病变部位、经络辨证比较明确的疾病而确定的选穴原则;辨证、对症选穴主要针对疾病表现出的证候或某些主要症状而制定的选穴原则。具体临床既可单独应用,也常配合应用。

1) 近部取穴:近部取穴是在病变局部或邻近的范围内选取相关穴位的方法,这一取穴原则是根据腧穴普遍具有近治作用的特点提出来的,体现了"腧穴所在,主治所在"的治疗规律。大凡症状在体表反映较为明显或较为局限的病证,均可按近部取穴原则选取腧穴。例如,鼻病取迎香,胃病取中脘、梁门,眼病取睛明,耳病选听宫、听会等,皆属于近部取穴。

2) 远部取穴:远部取穴是指在病变部位所属或相关经络上,距病位较远的部位选取穴位,这一取穴原则是根据腧穴具有远治作用的特点提出来的,体现了"经络所过,主治所及"的治疗规律。人体腧穴,尤其是四肢肘、膝关节以下的经穴,不仅能治疗局部病证,而且还可以治疗本经循行所及的远隔部位的病证。例如,目疾选足厥阴肝经的光明;急性腰痛取水沟;咳嗽、咳血选取手太阴肺经的尺泽、鱼际;胃脘疼痛选取足阳明胃经的足三里,同时可选足太阴脾经的公孙(表里经)等,均为远部取穴的具体应用。临床上常将近部与远部选穴配合应用,如面瘫局部选颊车、地仓,远部选合谷等。

3) 辨证取穴:辨证取穴,是根据疾病的证候特点,在综合分析病因病机的基础上辨证选取穴位的方法,这一取穴原则是根据中医理论和腧穴主治功能而提出的。临床上有许多疾病并没有明显局限的病变部位而呈现全身症状,如虚脱、抽风、失眠、多梦、盗汗、昏迷、疲乏无力等,应采用辨证选穴。例如,治失眠多梦可选取神门、百会,治盗汗可选取阴郄、后溪,治虚脱可选取气海、关元等。另外,对于病变部位明显、病因病机明确的疾病,也宜采用辨证选穴,如牙痛,辨为风火牙痛者选风池、外关,辨为胃火牙痛者选内庭、二间,辨为肾虚牙痛者选太溪、行间。

4) 对症选穴:对症选穴是根据疾病的特殊或主要症状而选取穴位的原则,这一取穴原则是根据腧穴包括奇穴的特殊治疗作用和临床经验而提出的。如汗症选合谷、复溜;筋病选阳陵泉;小儿疳积选四缝;腰痛选手背腰痛点;哮喘选定喘穴;胆绞痛选胆囊穴等。

（2）配穴方法：配穴方法是在选穴原则指导下，针对疾病的病位、病因病机等，选取主治相同或相近、具有协同作用的腧穴进行配伍应用的方法。配穴是选穴原则的具体应用。历代医家非常重视并总结出多种行之有效的配穴方法，总体可归纳为按经脉配穴法和按部位配穴法。

1）按经脉配穴法：是以经脉或经脉之间的密切联系为基础而进行腧穴配伍的方法，主要包括本经配穴法、表里经配穴法、同名经配穴法。

①本经配穴法：当某一脏腑、经脉发生病变时，即选该脏腑、经脉的腧穴配成处方。如胆经郁热导致的少阳头痛，可取率谷、风池、侠溪;胃火上扰导致的牙痛，可取颊车、内庭等。

②表里经配穴法：是以脏腑、经脉的阴阳表里关系为依据的配穴方法。如风热袭肺导致的咳嗽，可选肺经的尺泽和大肠经的曲池、合谷等。

③同名经配穴法：是基于"同气相求"理论，将手足同名经上的腧穴相互配合的方法。如阳明头痛取手阳明经的合谷配足阳明经的内庭;落枕取手太阳经的后溪配足太阳经的昆仑等。

2）按部位配穴法：是结合腧穴分布的不同部位进行腧穴配伍的方法，主要包括上下配穴法、前后配穴法、左右配穴法。

①上下配穴法：是指将腰部以上或上肢腧穴和腰部以下或下肢腧穴配合应用的方法。如胃痛可上取内关，下取足三里;子宫脱垂可上取百会，下取三阴交;肾阴不足导致的咽喉肿痛，可上取通里，下取太溪等。

②前后配穴法：是指将人体前部和后部的腧穴配合应用的方法，主要指胸腹部和背腰部的腧穴配合应用，在《黄帝内经》中称"偶刺"。本法常用于治疗脏腑疾患，如膀胱疾患，前取中极，后取膀胱俞;肺病前取中府，后取肺俞等。

③左右配穴法：是指将人体左侧和右侧的腧穴配合应用的方法。在临床上常选择左右同一腧穴配合运用，是为了加强腧穴的协同作用，如胃痛可选双侧足三里、梁丘等。当然左右配穴法并不局限于选双侧同一腧穴，如左侧偏头痛，可选同侧的太阳、头维和对侧的外关、足临泣;左侧面瘫可选同侧的颊车、地仓和对侧的合谷等。

（四）适用范围和注意事项

1. 适用范围　可广泛应用于内、外、妇、儿、五官及伤科的各种疾病，包括针刺麻醉等。

2. 注意事项

（1）针刺治疗过程中治疗师必须专心致志，注意患者表情，询问患者感觉和观察患者反应;

（2）患者处于饥饿、疲劳、精神过度紧张等状态时，不宜立即针刺。对于身体瘦弱、气虚血亏的患者，针刺手法不宜过重，并尽量选用卧位;

（3）对于孕妇，腰骶部、下腹部的穴位，以及涌泉、行间、合谷、三阴交等穴，均不宜针刺。针刺手法不可过猛，针感不宜过强;

（4）小儿囟门未合时，头顶部的腧穴禁针;

（5）对出血性疾病、慢性病末期、诊断不明的危重病人慎用针刺；

（6）对胸、胁、背等靠近脏腑的腧穴，不宜直刺、深刺。肝脾肿大、肺气肿患者更应注意。眼区和项部的风府、哑门等腧穴，注意掌握一定的角度，更不宜大幅度的提插、捻转和长时间留针，以免产生严重不良后果；

（7）对于尿潴留等患者在针刺小腹部腧穴时，应掌握适当的针刺方向、角度、深度等，以免误伤膀胱等器官出现意外事故。

（五）异常情况处理

毫针针刺疗法虽然比较安全，但如果对针刺部位的解剖结构缺乏全面了解，操作疏忽大意，或犯刺禁，或针刺手法不当，也会出现一些异常情况。常见有以下几种：

1. 晕针　是指在针刺过程中患者发生晕厥现象。

原因：患者体质虚弱，精神紧张，或疲劳、饥饿、大汗、大泻、大出血之后，或体位不当，或医者在针刺时手法过重，均可能引起晕针。

症状：患者突然出现精神疲倦，头晕目眩，面色苍白，恶心欲吐，多汗，心慌，四肢发冷，血压下降等现象，重者神志不清，仆倒在地，唇甲青紫，二便失禁，脉细微欲绝，甚至晕厥。

处理：立即停止针刺，将已刺之针全部起出。让患者平卧，松开衣带，注意保暖。轻者仰卧片刻，给饮温开水或糖水后，即可恢复正常；重者可选人中、内关、足三里等穴点刺或指压，或灸百会、关元、气海等穴，即可恢复；若仍不省人事，可考虑配合其他治疗或采用急救措施。

预防：对初次接受针刺治疗，或精神过度紧张、身体虚弱者，应先做好解释，消除其对针刺的顾虑。同时选择舒适持久的体位，初次接受针刺者最好采用卧位，选穴宜少，手法要轻。饥饿、疲劳、大渴的患者，应在进食、休息、饮水后半小时左右再予针刺。医者在针刺治疗过程中，精神要专一，随时注意观察患者的神色，询问患者的感觉，一旦患者有身心不适等先兆，应及早采取处理措施，防患于未然。

2. 滞针　指在行针时或留针过程中，医者感觉针下涩滞，捻转、提插、出针均感困难，而患者感觉疼痛的现象。

原因：患者精神紧张，当针刺入腧穴后，患者局部肌肉强烈收缩；或行针手法不当，向单一方向捻针太过，以致肌肉组织缠绕针体而成滞针。患者体位改变，留针时间过长，也可导致滞针。

现象：针在体内难以捻转，提插、出针均感困难，若勉强捻转、提插时，则患者痛不可忍。

处理：若患者精神紧张，局部肌肉过度收缩时，可稍延长留针时间，或循按滞针腧穴附近，或叩弹针柄，或在附近再刺一针，以宣散气血，缓解肌肉的紧张；若行针不当，或单向捻针而致者，可向相反方向将针捻回，并用刮柄、弹柄法，使缠绕的肌纤维回缩，即可消除滞针。

预防：对精神紧张者，应先做好解释工作，消除其顾虑，选择合适的体位，确定合理的留针时间；行针时应避免单向捻转，以防肌纤维缠绕针身而发生滞针现象。

3. 弯针　指将针刺入腧穴后，针身在体内形成弯曲，轻者形成钝角弯曲，重者形成直角弯曲。

原因:医生进针手法不熟练,用力过猛、过速,以致针尖碰到坚硬的组织器官,或患者在针刺或留针时移动体位,或因针柄受到某种外力压迫、碰击等,均可造成弯针。

现象:针柄改变了进针或留针时的方向和角度,提插、捻转及出针均感困难,甚至无法出针,而患者感到疼痛。

处理:出现弯针后,不得再行提插、捻转等手法。如属轻微弯曲,应慢慢将针起出;若弯曲角度过大,应顺着弯曲方向将针起出;如弯曲不止一处,应视针柄扭转倾斜的方向,逐步分段退出;若由患者移动体位所致,应使患者慢慢恢复原来体位,局部肌肉放松后,再将针缓缓起出。切忌强行拔针,以免将针体折断,留在体内。

预防:医者进针手法要熟练,指力要均匀,并要避免进针过速、过猛。体位选择要适当,在留针过程中,嘱患者不要随意变动体位,注意保护针刺部位,针柄不得受外物硬碰和压迫。

4. 断针 又称折针,是指针体折断在人体内。

原因:针具质量欠佳,针体或针根有损伤剥蚀,进针前失于检查;针刺时将针体全部刺入腧穴,行针时强力提插、捻转,肌肉猛烈收缩;或弯针、滞针未能及时正确处理等,均可导致断针。

现象:行针时或出针后发现针身折断,其断端部分针体浮露于体外,或断端全部没于皮下。

处理:医者应沉着冷静,安抚患者不要恐惧。嘱患者切勿变更原有体位,以防断针向肌肉深部陷入。若残端针体显露于体外,可用手指或镊子将针起出;若断端与皮肤相平,可用左手拇、食二指垂直向下挤压针孔两旁,使断针暴露于体外,右手持镊子将针取出;若断针完全没入皮下,应采用外科手术方法取出。

预防:针刺前应认真检查针具,尤其是针根,对不符合质量要求的针具应剔除不用;凡接过脉冲电针仪的毫针,应定期更换淘汰;避免过猛、过强地行针。在行针或留针时,应嘱患者不要随意更换体位;针刺时不宜将针体全部刺入穴内,应留部分针体在体外;在进针、行针过程中,如发现弯针时,应立即出针,切不可强行刺入、行针;对于滞针、弯针等异常情况应及时正确处理,不可强行出针。

5. 血肿 指针刺部位皮下出血引起的肿痛。

原因:刺伤血管所致。

现象:出针后,针刺部位肿胀疼痛,继则皮肤呈现青紫色。

处理:若微量的皮下出血而呈现局部小块青紫时,一般不必处理,可以自行消退。若局部肿胀疼痛较剧,青紫面积大而且影响到活动功能时,可先做冷敷止血,24小时后再做热敷或在局部轻轻揉按,以促使瘀血消散吸收。

预防:仔细检查针具,熟悉人体解剖部位,避开血管针刺,出针后立即用消毒干棉球按压针孔,切勿揉动。

6. 气胸 指由于针刺伤及肺脏,空气进入胸膜腔而引起的一系列症状。

原因:由于针刺胸、背、腋、胁、缺盆等部位腧穴时,直刺过深,伤及肺脏,引起创伤性气胸。

现象:轻者出现胸闷、心慌、呼吸不畅,严重者可见呼吸困难、唇甲发绀、出汗、血压下降等症。体检时,可见患侧胸肋部间隙变浅,胸部叩诊呈鼓音,气管向健侧移位,听

笔记

诊时呼吸音明显减弱或消失。也有部分病例针刺当时并无明显异常现象,隔数小时后才逐渐出现胸闷、呼吸困难等症状。

处理:一旦发生气胸,应立即起针,并让患者采取半卧位休息,要求患者心情平静,切勿翻转体位。一般漏气量少者,可自行吸收。医者要密切观察,随时对症处理,一般首先给患者吸氧,并根据气胸的严重程度,给予单纯的休养观察或胸腔穿刺抽气及其他治疗。对严重病例,如出现张力性气胸,需及时组织抢救。

预防:为患者选择合适体位;在针刺过程中,医者精神必须高度集中,严格掌握进针的角度、深度,避免伤及肺脏。

二、其他针刺疗法

用毫针以外的各种针具,通过相应技术,刺激人体特定部位(腧穴),以防治疾病的方法。其中既包括三棱针、皮肤针等传统针刺方法,也包括皮内针、电针等现代医家根据传统中医理论发明、研制的现代针刺工具及方法。

(一)三棱针刺法

三棱针古称"锋针",是《黄帝内经》九针之一。三棱针刺法指运用三棱针刺络或挑刺治疗疾病的方法,其中以刺络法应用广泛,近现代称为"放血疗法"。《灵枢·九针十二原》说:"宛陈则除之,去血脉也",《灵枢·九针论》中记载锋针"可以泻热出血"。《灵枢·官针》中"络刺""赞刺""豹文刺"等,均是刺络放血的方法。一般而言,三棱针刺法具有开窍醒神、泻热解毒、活血化瘀、消肿止痛等作用。

1. 操作方法 三棱针由不锈钢制成,针长约6.5cm,针柄呈圆柱形,针身呈三棱锥体,针尖锋利,三面有刃,针尖有大号及小号两种(图4-37)。

(1)持针姿势:医者一般右手持针,用拇、食两指捏住针柄中段,中指指腹从侧面紧靠针身下端,露出针尖3~5mm。

(2)操作方法

1)点刺法:用三棱针快速刺入腧穴放出少量血液或挤出少量体液的方法(图4-38)。点刺前,可在拟刺部位及其周围用推、揉、挤等方法,使局部充血,再常规消毒。点刺时,左手固定点刺部位,右手持针,对准所刺部位快速刺入刺出,然后轻轻挤压针孔周围,使出血少许,再以消毒干棉球按压针孔。此法多用于指、趾末端和头面、耳部,如十宣、井穴、印堂、攒竹、耳尖等穴。点刺穴位临床应用举例见表4-3。

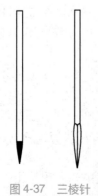

图 4-37 三棱针

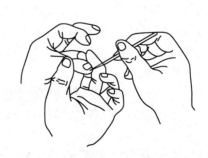

图 4-38 点刺穴位

笔记

表 4-3　点刺穴位临床应用举例

病　　症	点刺部位	出血量
高血压、发热	耳尖	10~20 滴
昏迷、高热抽搐	十宣、十二井	8~10 滴
头痛	百会、太阳、印堂	10~20 滴
目赤肿痛	太阳、耳尖	10~20 滴
咽喉肿痛	少商	10~20 滴
中风失语	金津、玉液	2~5ml
疳积	四缝	少许黏液或血水

2）刺络：用三棱针刺入血络或静脉放出适量血液的方法（图 4-39）。操作前，先用止血带结扎在拟刺部位上端（近心端），常规消毒后，左手拇指压在被针刺部位下端，右手持三棱针对准针刺部位的静脉，刺入脉中 2~3mm，立即出针，放出适量血液后，松开止血带。此法多用于肘窝、腘窝等部位的静脉，治疗急性吐泻、中暑、发热等。点刺血络临床应用举例见表 4-4。

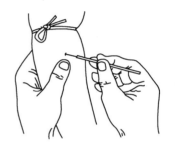

图 4-39　点刺血络

表 4-4　点刺血络临床应用举例

病　　症	点刺部位	方　　法
偏头痛	颞部畸络	浅刺血络
口眼㖞斜	耳背静脉	浅刺血络
中暑	曲泽、委中、太阳	深刺血络
急性腰扭伤	委中、腰部阿是穴	深刺血络，加拔罐

3）散刺法：是在病变局部及其周围进行连续多点点刺的方法。局部严格消毒后，根据病变部位大小，由外向内环形向中心垂直点刺 10~20 针或以上（图 4-40）。此法多用于局部瘀血、血肿、水肿或顽癣等，可配合拔罐。散刺法临床应用举例见表 4-5。

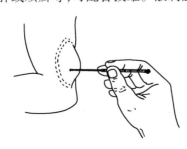

图 4-40　散刺法

表 4-5 散刺法临床应用举例

病 症	散刺部位
关节肿痛	关节周围
扭伤后局部瘀肿	病变局部
顽癣、疖肿初起（未化脓）	病位周围
陈旧性软组织损伤	阿是穴
毒蛇咬伤	伤口及其周围

4）挑刺法：用三棱针挑破腧穴皮肤或挑断皮下纤维组织的方法。局部消毒后，用押手按压施术部位两侧，或捏起皮肤固定，刺手持针迅速刺入皮肤 2~3mm，随即倾斜针身挑破皮肤，使之出少量血液或黏液。也可再刺入 5mm 左右，将针身倾斜使针尖轻轻挑起，挑断皮下部分或全部白色纤维组织，然后出针，覆盖无菌敷料，胶布固定。对于一些畏惧疼痛的患者，可先用 2% 利多卡因局麻后再挑刺。此法多常用于治疗肩周炎、胃脘痛、疳积、痔疮、痤疮、失眠、支气管哮喘、血管神经性头痛等。挑刺法临床应用见表 4-6。

表 4-6 挑刺法临床应用举例

病 症	挑刺部位
疳积	四缝、鱼际、脾俞、胃俞
痤疮	颈、胸上部督脉旁开 0.5~3 寸的阳性反应点
瘿气、瘰疬	颈部阿是穴
肩周炎	肩部阿是穴
慢性劳损	局部阿是穴
前列腺炎、不孕不育症	八髎、腰骶部
痔疮	八髎、腰骶部、龈交

2. 适用范围和注意事项

（1）适用范围：三棱针刺法适用范围较为广泛，凡各种实证、热证、瘀血、疼痛等的治疗。常用于某些急症和慢性病，如昏厥、高热、中风闭证、急性咽喉肿痛、中暑、顽癣、扭挫伤、头痛、肩周炎、丹毒、指（趾）麻木等。

（2）注意事项

1）先对患者要做必要的解释工作，以消除思想顾虑；

2）无菌操作，防止感染，一般先用 2% 碘酒消毒，再用 75% 乙醇脱碘；

3）点刺时手法宜稳、准、快，不可用力过猛，防止刺入过深，创伤过大，损害其他组织。一般出血不宜过多，切勿伤及动脉；

4）体质虚弱、贫血、孕妇、产后及有自发性出血倾向者不宜使用。注意患者体位要舒适，谨防晕针；

5）治疗局部皮肤有溃疡、感染、瘢痕、肿瘤处不宜使用。

（二）皮肤针刺法

皮肤针是由多支不锈钢短针集成一束，或均匀镶嵌在莲蓬形的针盘上，固定在针柄的一端而成的针具。皮肤针刺法是运用皮肤针叩刺人体一定部位或腧穴，以防治疾病的方法。根据所嵌短针的数量不同，有梅花针、七星针、罗汉针之分；根据针柄的材质不同，有硬柄皮肤针和软柄皮肤针之分。

皮肤针刺法的形成与《黄帝内经》中的"半刺""毛刺""扬刺"等皮肤浅刺有关。《灵枢·官针》说："半刺者，浅内而疾发针，无针伤肉，如拔毛状，以取皮气。""毛刺者，刺浮痹皮肤也。""扬刺者，正内一，旁内四而浮之，以治寒气之博大者也。"

1. 操作方法

（1）持针方法：硬柄皮肤针的持针以右手拇指、中指夹持针柄，食指置于针柄中段上面，无名指和小指将针柄固定在小鱼际处。软柄皮肤针式将针柄末端固定在掌心，拇指在上，食指在下，其余手指呈握拳状握住针柄(图4-41)。

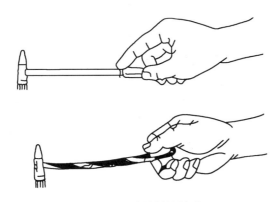

图 4-41　皮肤针持针式

（2）叩刺方法：将针具及皮肤消毒后，运用腕部上下摆动，将针尖对准叩刺部位迅速垂直叩打，并立即弹起，反复进行。

（3）刺激强度

1）弱刺激：用较轻的腕力叩刺，局部皮肤略见潮红，患者无疼痛感觉。适用于年老体弱、久病、孕妇、儿童以及头面五官肌肉浅薄处。

2）中刺激：叩刺的腕力介于强、弱刺激之间，局部皮肤潮红，但无渗血。适于治疗一般疾病和多数部位。

3）强刺激：用较重的腕力叩刺，局部皮肤可见明显潮红或微渗血。适用于年轻体壮，以及肩、背、腰、臀、四肢等肌肉丰厚处。

（4）叩刺部位

1）循经叩刺：即沿着与疾病有关的经脉循行路线进行叩刺。常用于项、背、腰、骶部的督脉和足太阳膀胱经，其次是四肢肘、膝关节以下的三阴、三阳经。

2）穴位叩刺：即选取与疾病有关的穴位进行叩刺。主要常用于某些特定穴、夹脊穴、阿是穴和阳性反应点等。

3）局部叩刺：即在病变局部进行叩刺。主要包括关节病变、局部扭伤、顽癣、感觉异常区域等。

2. 适用范围和注意事项

（1）适用范围:皮肤针的适用范围很广,临床各种病证均可应用,如近视、视神经萎缩、急性扁桃体炎、感冒、咳嗽、慢性肠胃病、便秘、头痛、失眠、腰痛、皮神经炎、斑秃、痛经等。皮肤针刺法临床应用举例见表4-7。

表4-7 皮肤针刺法临床应用举例

病 症	部 位	刺激强度
头痛、偏头痛	头项部、侧头部与有关循行经脉	弱~中
失眠、多梦	头项部、夹脊、印堂、太阳、百会	弱~中
口眼㖞斜	患侧颜面部、手阳明大肠经	中
目疾	眼周	弱
鼻疾	鼻周	弱
眩晕	头项部、夹脊、印堂、太阳	中
胃痛、呕吐	上腹部、背俞穴、足阳明胃经	中
呃逆	上腹部、背俞穴、足阳明胃经	中
腹痛	腹部、背俞穴、足阳明胃经	中
痿病、痹病	局部取穴、有关经脉	中~强
急性腰扭伤	脊柱两侧、阿是穴	强
肌肤麻木	局部叩刺加悬灸	中~强
牛皮癣	局部叩刺加悬灸	中~强
斑秃	局部叩刺、背俞穴	中
弱智儿童	头、颈、项部、华佗夹脊穴	弱~中

（2）注意事项

1）施术前应检查针具,用于脱脂棉轻沾针尖,如有钩曲、不齐或缺损等,应及时修理或更换;

2）针刺前必须消毒,叩刺后皮肤如有出血,须用消毒干棉球擦拭干净,保持清洁,以防感染;

3）操作时针尖须垂直上下,用力均匀,避免斜刺或钩挑。若手法重而出血者,应进行清洁和消毒,注意防止感染;

4）局部皮肤如有创伤、溃疡、瘢痕形成、急性传染病和急腹症等,不宜使用本法。

（三）皮内针刺法

皮内针刺法,又称"埋针法",是将特制小型针具刺入并固定于腧穴皮下,留置一段时间,以防治疾病的方法。本法是古代"静以久留"针刺法的发展,可以产生持续的刺激作用。

皮内针是以不锈钢制成的微细小针,分麦粒形和图钉形两种。

（1）麦粒形(颗粒形):针身长0.5~1cm,针柄呈麦粒或环形,针身与针柄在同一平面(图4-42)。

（2）图钉形(揿钉形):针身长0.2~0.3cm,针柄呈环形,针身与针柄呈垂直状(图4-43)。由于皮内针要在皮内留置较长的时间,所以皮内针的针刺部位应该以不妨碍人体正常的活动为原则,一般多选用背俞穴、四肢部位穴和耳穴。

1. 操作方法 皮内针、镊子和埋针部位皮肤严格消毒后,进行针刺。

(1) 麦粒形皮内针:治疗师用押手将穴位皮肤撑开绷紧,刺手用镊子夹住针柄,将针平刺入穴位皮下,使环状针柄平整留在皮肤上,然后用胶布覆盖固定,防止针具移动或丢失。本法多用于体穴。

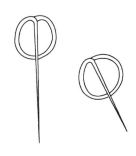
图 4-42 麦粒形皮内针

图 4-43 图钉形皮内针

(2) 图钉形皮内针:刺手用镊子夹住针柄,将针尖对准穴位垂直刺入,使针柄平附于皮肤上,再用胶布固定。本法适用于面部、耳部等须垂直浅刺部位的埋针。

针刺部位多以不妨碍肢体正常活动、较易固定的腧穴为主。皮内针留置的时间,应根据病情决定,一般为 2~3 天,最长可达一周。炎热天气埋针不宜超过 2 天,以防止感染。在埋针期间,可每天用手按压数次,加强刺激,提高疗效。

2. 适用范围和注意事项

(1) 适用范围:皮内针法临床常用于某些慢性顽固性疾病,以及经常发作的疼痛性疾病,如:高血压、偏头痛、神经衰弱、三叉神经痛、面肌痉挛、胃脘痛、胆绞痛、关节痛、软组织损伤、月经不调、痛经、遗尿等症。此外,还用于减肥、戒毒等。

(2) 注意事项

1) 针刺前应对针体详细检查,以免发生折针事故;

2) 埋针要选择较易固定和不妨碍肢体活动的穴位。关节附近因活动时会产生疼痛,不可埋针;

3) 埋针后,如患者感觉疼痛或妨碍肢体活动,应将针取出,或改用其他穴位;

4) 埋针期间,针处不可着水,避免感染;

5) 注意检查,发现埋针局部感染,应将针取出,并对症处理;

6) 溃疡、炎症或不明原因的肿块处,禁忌埋针。

(四) 电针

电针是在毫针针刺得气的基础上,应用电针仪输出脉冲电流,通过毫针作用于人体一定部位,以防治疾病的一种方法。将毫针与电刺激有机结合,既能减少行针工作量,又能在一定程度上提高毫针治疗效果,扩大治疗范围,并能准确客观地控制刺激量,因此目前临床应用十分广泛。

根据电源不同,电针仪可分为直流、交流可调电针仪。根据构造和性能不同,电针仪可分为脉动感应电针仪、音频电针仪、电子管电针仪、晶体管电针仪等。目前,我国普遍使用的电针仪属于脉冲发生器类型,以 G6805 型电针仪为例,其基本结构由电源电路、方波发生器电路、控制电路、脉冲主振电路和输出电路五部分组成(图 4-44)。

1. 操作方法

（1）选穴：电针的选穴处方与毫针刺法相同。按电流回路要求，选穴宜成对，一般选用同侧肢体的 1~3 对穴位为宜。也可结合神经的分布，选取有神经干通过的穴位和肌肉神经运动点。举例见表 4-8。当选择单个腧穴进行治疗时，应使用无关电极。

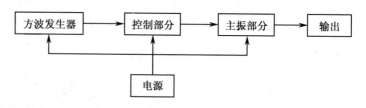

图 4-44　电针仪基本结构

表 4-8　不同神经干与腧穴的关系

神经干	腧　　穴
面神经	听会、翳风
臂丛神经	颈夹脊 6~7、天鼎
桡神经	曲池、手三里
坐骨神经	环跳、承扶
腓总神经	阳陵泉
三叉神经	下关、阳白、四白、夹承浆
尺神经	小海
正中神经	曲泽、郄门、内关
胫神经	委中、三阴交
股神经	冲门、髀关

（2）使用方法：毫针刺入穴位得气后，将电针治疗仪的强度调节按钮调至"0"位（调零），负极接主穴，正极接配穴，对不分正负极者，将两根导线任意接在两个针柄上。一般将同一对输出电极连接在身体的同侧。打开电源开关，选好波形，慢慢调高至所需输出电流量。根据病情决定电针治疗时间，一般为 15~20 分钟，用于镇痛可延长至 45 分钟。如感觉弱时，可适当加大输出电流量，或暂断电 1~2 分钟后再行通电。当达到预定时间后，先将输出电位器退至"0"位，然后关闭电源开关，取下导线，最后按毫针起针常规将针取出。

不同疾病的疗程不尽相同，一般 5~10 天为一疗程，每日或隔日治疗 1 次。两个疗程之间可以间隔 2~3 天。

（3）电针刺激强度：当电流达到一定强度时，患者有麻、刺感觉，此时的电流强度称为"感觉阈"；如电流强度再稍增加，患者会产生刺痛感，此时的电流强度称为电流的"痛阈"。感觉阈和痛阈因人而异，在不同病理状态下差异也较大。一般情况下，在感觉阈和痛阈之间的电流强度，患者能够耐受，是适宜的刺激强度。当患者对电流刺激产生耐受时，需及时调整。

（4）电针参数选择

1）波形（图 4-45）

164

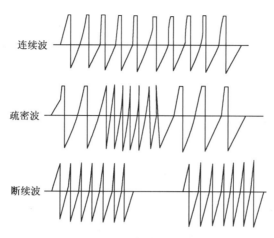

图 4-45　电针的波形

①连续波:是由基本脉冲波简单重复,中间没有停顿,波形规律,连续不变。一般频率低于 30Hz 的连续波,称为疏波;频率高于 30Hz 的连续波,称为密波。可通过频率旋钮选择疏密波形。密波易产生抑制反应,常用于止痛、镇静、缓解肌肉紧张和血管痉挛等,尤其是体表疼痛区的即时镇痛。疏波的兴奋作用较为明显,提高肌肉韧带的张力,调节血管的舒缩功能,改善血液循环,促进神经肌肉功能的恢复,长时间使用则抑制感觉神经和运动神经,常用于治疗痿痹和各种肌肉关节、韧带、肌腱损伤及慢性疼痛等;②疏密波:是疏波、密波交替出现的一种波形,疏、密交替持续的时间各约 1.5 秒,能克服单一波形易产生耐受现象的缺点,具有增强代谢,促进血液和淋巴循环,改善组织营养,消除炎性水肿的作用,常用于出血、软组织损伤、坐骨神经痛、关节周围炎、腰背筋膜劳损、面瘫、肌无力、针刺麻醉、局部冻伤等;③断续波:是节律性地时断时续的一种波形。断时在 1.5 秒时间内无脉冲电流输出,续时密波连续工作 1.5 秒。断续波形不易产生耐受现象,对神经肌肉的兴奋作用较疏密波和连续波更强,对横纹肌有良好的刺激收缩作用,常用于治疗痿证、瘫痪等。

2)波幅:波幅一般指脉冲电压或电流的最大值与最小值之差,也指它们从一种状态变化到另一种状态的跳变幅度值。电针的刺激强度主要取决于波幅的高低,波幅的计量单位是伏特(V),治疗时通常不超过 20V。若以电流表示,一般不超过 2mA,多在 1mA 以下。

3)波宽:波宽是指脉冲的持续时间,脉冲宽度越大则意味着刺激量越大。人体一般采用输出脉冲宽度在 0.4ms 左右。

2. 适用范围和注意事项

(1)适用范围:电针的适用范围基本和毫针相同。临床常用于治疗各种痛证、痹证和心、胃、肠、胆、膀胱、子宫等器官的功能失调性疾病,以及肌肉、韧带、关节的损伤性疾病等,并可用于针刺麻醉。

(2)注意事项:除遵循毫针刺法的注意事项外,电针还应注意:

1)电针仪器在使用前应仔细阅读产品使用说明书,检查仪器各项性能是否良好后再行使用,如电流输出情况,导线接触是否正常等。干电池使用一段时间后输出电流微弱,须更换新电池。

2)调节电流时,切勿突然增大,以防肌肉强烈收缩,造成弯针或断针。

3)电针刺激量较大,需要防止晕针,体质虚弱、精神紧张者,尤应注意电流不宜过大。

4）针柄经过温针的毫针，表面氧化不导电，不宜使用。若使用，输出导线应夹在针体上。

5）心脏病患者，应避免电流回路通过心脏。安装心脏起搏器者，应禁止应用电针。在接近延髓、脊髓部位使用电针时，电流量宜小，并注意电流的回路不要横跨中枢神经系统，以免发生意外。孕妇亦当慎用电针。

6）年老、体弱、醉酒、饥饿、过饱、过劳等，均不宜电针。

7）注意"电针耐受"现象的发生。"电针耐受"是指长期多次应用电针治疗后，机体对电针刺激产生一定的耐受，从而降低电针疗效的现象。

（五）头针刺法

头针又称头皮针，是在头皮特定部位（头穴线）针刺以防治疾病的一种方法。头针的理论依据主要有二：一是传统的脏腑经络理论；二是大脑皮质的功能定位。头针疗法是在传统的针灸理论基础上发展起来的，目前应用的头针以国际通用的头皮针标准穴线作为刺激部位，以"头上分区，区上定经，经上选穴"的原则而制定，针刺采用穴位透刺的方法。

头针治疗疾病的记载，始于《黄帝内经》，后世《针灸甲乙经》《针灸大成》等文献中，记载头部腧穴治疗全身疾病的内容则更加丰富。随着医学理论的发展和临床实践的积累，对头针的穴线定位、适用范围和刺激方法渐成体系，使得头针已发展成为世界范围针灸临床常用的治疗方法之一。

《素问·脉要精微论》指出"头者，精明之府"。头为诸阳之会，手足六阳经皆上循于头面，六阴经中手少阴与足厥阴经直接循行于头面部，所有阴经经别和阳经相合后亦上达于头面。通过刺激头穴，能调节气血运行，疏通经络而达到防治疾病的目的。

1. 操作方法

（1）针刺前准备：明确诊断，选定头穴线。取得患者合作后，取坐位或卧位，局部常规消毒。

（2）进针：一般选用 28~30 号，长 1.5~3 寸的毫针，针体与头皮成 30°左右夹角，针尖向穴线方向，快速刺入头皮下。当针尖达到帽状腱膜下层时，指下感到阻力明显减少，再将针体沿帽状腱膜下层与头皮平行进针，根据不同穴线刺入相应深度。

（3）行针手法

1）快速捻转：治疗师押手轻按进针点以固定头皮，术者肩、肘、腕关节和拇指固定不动，以保持毫针相对固定。用拇指掌侧面和食指桡侧面夹持针柄，以食指的掌指关节快速连续屈伸，使针体旋转，捻转速度每分钟可达 200 次左右，持续捻转 2~3 分钟。

2）提插：治疗师押手按压进针点以固定头皮，刺手拇、食指紧捏针柄，针身平卧进行提插，注意指力应均匀一致，幅度不宜过大，可持续提插 2~3 分钟，提插的幅度与频率视患者的病情与针感而定。

3）留针：得气后留针一段时间，头针留针时间宜在 15~30 分钟。根据病情需要采用静留针或动留针，一般行针次数不超过 3 次。偏瘫患者可适当延长留针时间，增加行针次数，期间可嘱其活动肢体，以提高疗效。

4）出针：押手固定穴线周围头皮，刺手夹持针柄轻轻捻转以松动针身，先缓慢出针至皮下，然后迅速拔出，出针时，要及时用消毒干棉球按压针孔，以免出血。

2. 适用范围和注意事项

（1）适用范围：头针临床适应证较为广泛，尤以脑源性疾病为主。

1）中枢神经系统疾病：包括脑血管病引起的偏瘫、失语、延髓麻痹，小儿神经发育不全和脑性瘫痪，颅脑外伤后遗症，脑炎后遗症等。此外，对癫痫、舞蹈病和震颤麻痹等疾病也有一定疗效。

2）精神疾病：包括精神分裂症、抑郁症、癔症、竞技紧张综合征、小儿先天愚型等。

3）疼痛和感觉异常：包括头痛、三叉神经痛、颈项痛、肩痛、腰背痛、坐骨神经痛、胆绞痛、胃痛、痛经等各种急慢性疼痛病症。还可用于多发性神经炎引起的肢体远端麻木，以及皮肤瘙痒症、荨麻疹、皮炎、湿疹等皮肤病所引起的瘙痒症状。

4）皮质内脏功能失调所致的疾病：如高血压、冠心病、溃疡病、男子性功能障碍和妇女月经不调（功能性者），以及神经性呕吐、功能性腹泻等。

（2）注意事项

1）头部有毛发，必须严格消毒，以防感染。

2）由于头针的刺激较强，刺激时间较长，在治疗过程中，治疗师必须注意观察病人表情，以防晕针。

3）留针时应注意安全，针体应稍露出头皮，不宜碰触针柄，以免发生弯针或引起疼痛。如患者局部感觉无法忍受时，可将针向外退出 0.1~0.2 寸，使异常感消失。

4）头针进针时要迅速，以减轻疼痛，并注意避开发囊、瘢痕。

5）颅骨缺损或开放性脑损伤部位，以及头皮严重感染、溃疡和创伤者，禁用头针。

6）患有严重心脏病、重度糖尿病、重度贫血、急性炎症和心力衰竭者，囟门和骨缝尚未闭合的婴儿及孕妇，慎用头针。

7）中风患者，如脑出血急性期，有昏迷、血压过高时，暂不宜头针治疗，需待血压和病情稳定后方可使用头针。

8）由于头皮血管丰富，容易出血，故出针时必须用干棉球按压针孔 1~2 分钟。头发较密部位易遗忘所刺毫针，起针时需反复检查。

第三节 灸 法

灸法，古称灸焫，是指用艾绒或以艾绒为主要成分制成的灸材，点燃后悬置或放置在体表腧穴或病变部位，进行烧灼、熏熨，借灸火的温热以及药物的刺激作用，通过经络的传导，达到防治疾病目的的一种方法。《说文解字》说："灸，灼也，从火音久，灸乃治病之法，以艾燃火，按而灼也。"《医学入门·针灸》载："凡病药之不及，针之不到，必须灸之。"说明了灸法作用的独特。

一、作用机制

灸法与针法一样都是通过刺激腧穴，激发经络的功能而起作用，从而达到调节机体各组织器官功能目的的方法，其治疗范围广泛，其作用概括起来主要有温经散寒、扶阳固脱、消瘀散结、防病保健 4 个方面。

（一）温经散寒

艾叶辛温走窜，能通十二经，灸火的温和热力具有直接的温通经络、祛散寒邪的作用，故灸法的重要作用是温经散寒。《素问·调经论》中记载："血气者，喜温而恶寒，寒则泣而不流，温则消而去之"，《素问·异法方宜论》中记载："北方者，天地所闭藏之域也,其地高陵居,风寒冰冽,其民乐野处而乳食,藏寒生满病,其治宜灸焫",《灵枢·禁服》中记载:"陷下者,脉血结于中,中有著血,血寒,故宜灸之"。现代医学认为,灸法的温热特性使患者机体局部毛细血管扩张,组织充血,血流加速,代谢加快,从而改善缺血、缺氧、缺营养的异常状态。由此可见,灸法适用于治疗风寒表证,风寒湿邪所致痹证,以及寒邪为患或偏于阳虚者所致诸证。

（二）扶阳固脱

《本草从新》中记载:"艾叶苦辛,生温熟热,纯阳之性,能回垂绝之阳,通十二经,走三阴,理血气,逐寒湿,暖子宫,止诸血……"灸法具有扶助阳气、举陷固脱的功能。《伤寒论》中记载:"下利,手足逆冷,无脉者,灸之","伤寒六七日,脉微,手足逆冷,烦躁,灸厥阴,厥不还者死","少阴病,下利,脉微涩,呕而汗出,必数更衣,反少者,当温其上,灸之"。而《扁鹊心书》中记载:"真气壮则人强,真气虚则人病,真气脱则人死,保命之法,灼艾第一"。这些都说明如果出现阳气虚衰、或者阳气下陷、甚至阳气欲脱之危证,可用灸法来温补、扶正救急。现代医学认为,灸法可以调整人体应激性,提高耐受力,调整各种腺体功能,从而维护机体生理功能。由此可见,灸法适用于阳气虚衰的虚脱证及阳气下陷而引起的脱肛、阴挺、崩漏、遗尿等证。

（三）消瘀散结

艾叶既能温补阳气,又能调理气血,加之灸火的温热,能使气机通畅,营卫调和,瘀结自散,故灸法具有行气活血、消瘀散结的作用,《灵枢·刺节真邪》中记载:"脉中之血,凝而留止,弗之火调,弗能取之",《圣济总录》中记载:"凡痈疽发背出生……须当上灸之一二百壮,如绿豆许大。凡灸后却似焮痛,经一宿乃定,即火气下彻。肿内热气被火夺之,随火而出也。"现代医学认为,灸法可使白细胞增多,吞噬能力增强,炎症渗出减少。由此可见,灸法可用于气血凝滞之疾病,如乳痈初起、瘿瘤、瘰疬等,以及疖肿未化脓者。

（四）防病保健

灸法用于防病保健有着悠久的历史,《诸病源候论·小儿杂病诸疾》中记载:"河洛间土地多寒,儿喜病痉,其俗生儿三日,喜逆灸以防之。又灸颊以防噤。"《备急千金要方·针灸上》中记载:"凡入吴蜀地游宦,体上常须两三处灸之,勿令疮暂瘥,则瘴疠温疟毒气不能著人也。"《扁鹊心书·须识扶阳》有云:"人于无病时,常灸关元、气海、命门、中脘,虽未得长生,亦可保百年寿也。"《针灸大成》中记载:"但未中风时,一两月前,或三四个月前,不时足胫上发酸重麻,良久方解,此将中风之候也。便宜急灸三里、绝骨四处,各三壮,后用生葱、薄荷、桃柳叶,四味煎汤淋洗,灸令祛逐风气自疮口出。"现代医学研究显示,艾灸足三里、百会等穴能降低血液凝聚度,降低胆固醇;艾灸内关穴可使脑血管扩张,脑血流量增加,从而改善脑部血液循环。这些都说明灸法可以起到激发人体正气,增强人体抗病能力并且可以预防疾病发生的作用。

二、工具的分类

施灸用的材料叫灸材或灸料,古今灸材以艾绒为主,故灸法又称艾灸,但也常常针对不同病症采用其他材料施灸。

（一）艾叶及艾绒

艾,别称冰台、艾蒿,为菊科多年生灌木状草本植物,自然生长于山野之中,我国各地均有生长。古时以蕲州产者为佳,特称"蕲艾"。艾叶中纤维质较多,水分较少,同时还有许多可燃的有机物,故艾叶是理想的灸疗原料(图 4-46、图 4-47)。

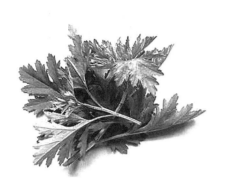

图 4-46 艾叶

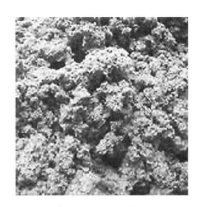

图 4-47 艾绒

1. 艾叶的性能 艾叶气味芳香,味辛、微苦,性温热,具纯阳之性,能通行十二经脉。艾叶经过加工,制成细软的艾绒,便于搓捏成大小不同的艾炷,易于燃烧;艾火燃烧时热力温和,能穿透皮肤,直达肌体深部。又因艾盛产于各地,易于采集,价格低廉。所以,自古以来一直为针灸临床上最为常用的施灸材料。

2. 艾绒的制备 每年农历四至五月间,采集肥厚新鲜的艾叶,放置日光下暴晒干燥,然后放在石臼中,用木杵捣碎,筛去杂梗。反复晾晒、捣筛,最后成为淡黄色洁净细软的艾绒。

艾绒按加工(捣筛)程度不同,分粗细两种。细艾绒一般用于直接灸;粗艾绒多用于间接灸和艾条灸。艾绒的质量以无杂质,柔软易团聚,干燥,存放时间久者为佳;以杂质较多,生硬不易团聚、潮湿者为劣。劣质艾绒,因燃烧时易爆裂,散落火星易灼伤皮肤,不宜使用。

3. 艾绒的贮藏 古代医家认为,艾绒以陈久者为上品。一般将采集的艾叶放置三年后再制成艾绒,或当年制好的艾绒,放置三年后再用,这样的艾绒点燃后,火力温和,不易伤人肌肤,故有"七年之病,求三年之艾"之说。艾绒吸水性强,应贮藏在干燥之处,或于密闭的干燥容器内存放。每年天气晴朗时要反复暴晒几次,以防潮湿、霉烂或虫蛀,影响燃烧与效用。

(二)艾绒制品

1. 艾炷 艾绒施灸时,用手工或器具将艾绒制作成小圆锥形,称为艾炷(图 4-48、图 4-49)。每燃尽一个艾炷,称灸"一壮"。

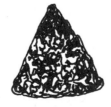

图 4-48 艾炷

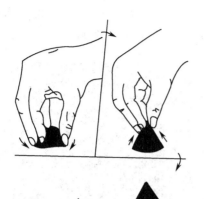

图 4-49 艾炷的手工制作

根据临床需要将艾炷分为大、中、小三种规格，小炷如麦粒（重约 0.5g），可直接置于穴位上烧灼，用于直接灸；中炷如莲子（重约 1g），大炷如半截橄榄（重约 2g），常用于间接灸（图 4-49）。

2.艾条 又称艾卷，指用艾绒为主要成分卷成的圆柱形长条，一般长 20cm，直径 1.5cm（图 4-50）。根据内含药物的有无，分为清艾条和药艾条两种。

（1）清艾条：取纯净的陈艾绒 20~30g，平铺在 26cm 长、20cm 宽的桑皮纸上，卷成直径 1.5cm 的圆柱形长条，越紧越好，胶水封口。

（2）药艾条：主要有普通药艾条、太乙神针、雷火神针三种。

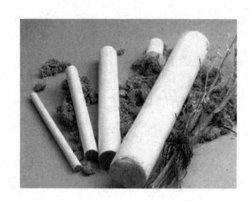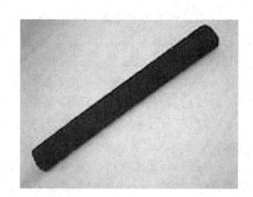

图 4-50 艾条

1）普通药艾条：取肉桂、干姜、木香、独活、细辛、白芷、雄黄、苍术、没药、乳香、川椒各等份，研成细末。将药末混入艾绒中，每支艾条加药末 6g。制法同清艾条。

2）太乙神针：太乙神针的药物配方历代医家记载各异。近代处方为：人参 250g、参三七 250g、山羊血 62.5g、千年健 500g、钻地风 500g、肉桂 500g、川椒 500g、乳香 500g、没药 500g、炮穿山甲 250g、小茴香 500g、蕲艾 2000g、甘草 1000g、人工麝香少许，经加工炮制后共研细末。取棉皮纸一层，高方纸二层（纸宽 41cm，长 40cm），内置药末约 25g 左右，卷紧成圆柱形长条，外用桑皮纸厚糊 6~7 层，阴干待用。

3）雷火神针：雷火神针的药物配方历代医家记载各异。近代处方为：沉香、木香、乳香、茵陈、羌活、干姜、炮穿山甲各 9g，人工麝香少许，经加工炮制后共研细末，将药末混入 94g 艾绒中，用棉皮纸卷成圆柱形长条，外涂鸡蛋清，以桑皮纸厚糊 6~7 层，阴干勿令泄气，待用。

（三）其他灸材

除艾绒外，还有其他一些物质可作为灸材，包括火热类和非火热类两种。火热类常为一些用于点燃生热的施灸材料，如灯心草、黄蜡、桑枝、硫黄、桃枝等，现代临床已很少使用。非火热类（药物贴敷法），无需点燃生热，而是利用药物本身的刺激性或辛香走窜的特性，通过贴敷穴位起作用，如毛茛、斑蝥、墨旱莲、白芥子、甘遂等，多用于发疱灸。

三、操作方法

（一）艾炷灸法

将艾炷置放在穴位上施灸,称为艾炷灸。根据艾炷与穴位皮肤之间是否间隔某种物品,又分为直接灸和间接灸两大类。

1. 直接灸 将艾炷直接置放在穴位皮肤上施灸的方法,称为直接灸,又称明灸、着肤灸、着肉灸。根据对皮肤刺激程度不同和灸后是否促使化脓,又分为化脓灸法和非化脓灸法。

 知识拓展

阳燧映日的来历

《本草纲目》:"阳燧,火镜也。以铜铸成,其面凹,摩热向日,以艾承之,则得火。"古时用铜制成凹面镜,用以聚集日光,点燃艾炷施灸,称作"阳燧映日"。此火称为"明火",以此火点燃艾炷施灸称为"明灸"。

（1）化脓灸法:一般多用小艾炷。施灸后,局部组织烫伤,产生无菌性化脓现象,称为化脓。这种化脓现象称为灸疮,因灸疮愈合、结痂脱落后会形成瘢痕,故该灸法又称为瘢痕灸。

操作时,首先要求患者身体放松、体位舒适,施灸部位平正,准确选穴后,在施灸的穴位皮肤局部涂抹少量大蒜汁、葱汁以增强黏附和刺激作用,然后将艾炷(除单纯采用细艾绒外,也可在艾绒中加一些芳香性药末,如丁香、肉桂等,以利于热力的渗透)粘贴其上,用线香自艾炷尖端点燃艾炷。在艾炷燃烧过半,局部皮肤潮红,患者感到剧烈灼痛时,术者可在施灸穴位周围用手指轻轻拍打或抓挠,以减轻痛感。待艾炷燃尽后,用镊子除去灰烬,易炷再灸,直至灸足规定的壮数。每换一炷,均以纱布蘸冷开水轻轻擦拭施灸穴位的皮肤,并涂抹少量大蒜汁、葱汁,一般每穴灸7~9壮。

化脓灸的施灸程度较重,会破坏皮肤基底层或真皮组织。通常在施灸5~7天后,发生皮肤水肿、溃烂、体液渗出,甚至形成无菌性化脓(脓液稀薄、色淡、多为白色、无味),即"灸疮"。轻者仅破坏皮肤基底层,受损伤的皮肤在7~20天结痂并自动脱落,留有永久浅在的瘢痕;重者真皮组织被破坏,创面在20~50天结厚痂并自动脱落,愈后留有永久瘢痕。在灸疮化脓期间,不宜从事体力劳动,要注意休息,局部应注意清洁,以免并发其他炎症。若发生感染(脓液黏稠、呈黄绿色,并有臭味),轻度发红或红肿,可在局部做消炎处理,一般会在短时间内消失;如出现红肿热痛且范围扩大,可在上述处理的同时口服或外用抗感染药物;化脓部位较深,则应请外科医生协助处理。

《针灸资生经》中说:"凡着艾得疮发,所患即瘥,不得疮发,其疾不愈"。说明在古代化脓灸法,必须要形成"灸疮",认为能否形成灸疮、灸疮是否透发是取得疗效的关键。此种灸法在古代非常盛行,现代临床已较少应用,但此法对于某些顽固性病症确有较好疗效。目前临床上,此法多用于哮喘、慢性胃肠病、发育障碍及预防中风和肿瘤复发等疾病。

（2）非化脓灸:施灸时仅产生温热或烧灼感,灸后一般不起水疱,或起疱后也不致形成无菌性化脓现象,称为非化脓灸。因灸后不形成瘢痕,故又称非瘢痕灸。

操作时,首先要求患者体位舒适、施灸部位平正,准确选穴后,在施灸的穴位皮肤局部涂抹少量凡士林、甘油以增强黏附作用,然后将艾炷粘贴其上,用线香自艾炷尖端点燃艾炷。在艾炷燃烧过半,局部皮肤潮红,患者感到灼痛时,术者即用镊子移去艾炷,易炷再灸,连续灸足规定的壮数。

非化脓灸的施灸程度较轻,一般以局部皮肤出现红晕而不起疱为度。灸后的灼热感,不需处理,可自行消失。如对皮肤表皮基底层以上的皮肤组织造成灼伤亦可发生水肿或水疱。如水疱直径在 1cm 左右,一般不需任何处理,待其自行吸收即可;如水疱较大,可用消毒针剪刺破或剪开疱皮放出水疱内容物,并剪去疱皮,暴露被破坏的基底层,涂擦消炎膏药以防止感染,创面的无菌性脓液也不必特殊处理,直至结痂自愈。受损伤的皮肤可以在 5~8 天内结痂并自动脱落,愈后一般不留瘢痕。

此种灸法的灼痛时间短(约 20 秒),不留瘢痕,易被患者接受,适用于气血虚弱、小儿发育不良以及虚寒性疾病,也常用于畏针的患者和保健。

2. 间接灸　在艾炷与皮肤之间垫隔适当的中药后施灸的方法,称为间接灸,又称间隔灸、隔物灸。根据选用中药材的不同,又分为多种不同的间接灸,均以所间隔的药物直接命名。此法火力温和,具有艾灸和药物的双重作用,患者易于接受,临床较为常用。

（1）隔姜灸:一般多选用大、中艾炷。操作时,先将鲜生姜切成直径大约 2~3cm、厚约 0.4~0.6cm 的薄片,中心用针刺数孔,然后置于应灸的穴位或患处,再将艾炷放在姜片上点燃施灸。当艾炷燃尽,易炷再灸,直至灸足规定的壮数,一般每穴灸 5~10 壮,以局部皮肤潮红为度。施灸过程中,当患者感到灼痛时,可将姜片稍许上提,离开皮肤片刻,旋即放下再灸,或在姜片下衬垫纸片再灸(图 4-51)。生姜味辛,性微温,具有解表、散寒、温中、止呕的作用。故此法多用于治疗外感表证及虚寒性疾病,如感冒、呕吐、腹痛、腹泻、痛经、不孕、面瘫和风寒湿痹等。

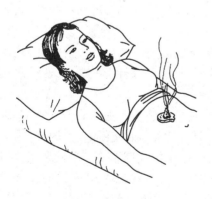

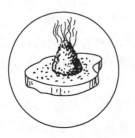

图 4-51　隔姜灸

（2）隔蒜灸:一般多选用中艾炷。操作时,先将独头蒜横切成厚约 0.3~0.5cm 的薄片(无独头蒜时,用大蒜瓣纵切成片亦可),中心用针刺数孔,然后置于应灸的穴位或患处,再将艾炷放在蒜片上点燃施灸。当艾炷燃尽,易炷再灸,每灸 4~5 壮,另换蒜片,继续施灸,直至灸足规定的壮数。一般每穴灸 5~7 壮,以皮肤呈现红晕为度。施灸过程中,当患者感到灼痛难忍时,可将蒜片上提稍许,离开皮肤片刻,旋即放下再灸。灸后一般不起疱,但因大蒜液对皮肤有刺激性,偶有起疱者,可不做任何处理,数天后水疱可自然吸收。大蒜味辛,性温,有拔毒、消肿、杀虫、散结、止痛之功。故本法多用于治疗痈、疽、疮、疖之未溃者,肺痨、腹中积块及蛇蝎毒虫所伤等。

本法也可将大蒜捣成泥糊状,平敷在穴位或患处,上置艾炷施灸。

(3)隔盐灸:又称神阙灸,本法只适于脐部。一般多选用中艾炷。操作时,令患者仰卧屈膝,以纯净干燥食盐填满脐孔,与周围皮肤相平,如患者脐部凸出,可用一直径约 1~1.5cm 的湿面条围脐如井口,再填盐于其中,上置大艾炷施灸。当患者感到灼痛,即可更换艾炷,直至灸足规定的壮数。也可于盐上再置一薄姜片或药饼,如隔姜灸法施灸。灸毕,停留数分钟后,将食盐末取出。此法具有回阳、救逆、固脱的作用,古时常用治疗伤寒阴证和中风脱证,临证时不拘壮数,连续施灸,以期脉起、肢温、症状改善为度。现代临床常用于治疗急慢性腹痛、风寒湿痹、痛经、不孕、产后受风而致周身疼痛等各种虚寒性病证,一般灸 7~10 壮,以脐周围皮肤呈现红晕为度。

(4)隔附子灸(隔附子饼灸):一般多选用大艾炷。操作时,取厚薄均匀,厚约 0.3~0.5cm 的附子饮片,在水中浸泡变软后沥干,中心用针刺数孔,制成附子片;也可将生附子研成粉末,以黄酒调和做成直径约 2~3cm、厚约 0.5~0.8cm,大小适中的附子饼,中心用针刺数孔。然后将附子片或附子饼置于应灸的穴位或患处,上置大艾炷点燃施灸。当艾炷燃尽,易炷再灸,附子饼干焦后更换新饼,直至灸足规定的壮数。一般每穴灸 5~7 壮,以皮肤呈现红晕为度。由于附子为辛温大热之品,有温肾补阳的作用,故用来治疗命门火衰而致的阳痿、早泄以及疮疡久溃不敛等。

除上述间接灸的方法外,还有隔豉饼灸、隔椒饼灸、隔葱灸、隔黄土灸、隔巴豆灸等。

知识拓展

治疗虚劳顽痹的间接灸——铺灸

铺灸,即长蛇灸,又称蒜泥铺灸,是我国浙江地区民间的传统灸疗方法。其法先取大蒜 500g,去皮捣成蒜泥。患者取俯卧位,沿脊柱正中,从督脉的大椎穴至腰俞穴之间,铺蒜泥一层,厚约 2.5cm,宽约 6cm,周围用棉皮纸封固,然后用中艾炷在大椎穴及腰俞穴点火施灸,不计壮数,直至患者觉口中有蒜味时停灸;可灸全段或分段;灸后,以温开水渗湿棉皮纸周围,移去蒜泥。因蒜泥和火热的刺激,脊部正中多起水疱,局部应注意防护。本法民间用于治疗虚劳顽痹等证。

(二)艾条灸法

将艾条在穴位上施灸,称为艾条灸。艾条灸分为悬起灸和实按灸两类。

1. 悬起灸 悬起灸是指将点燃的艾条直接悬于施灸穴位上,与之保持一定的距离,使热力较为温和地作用于施灸部位的一种施灸方法。其操作有温和灸、雀啄灸和回旋灸三种方式。

(1)温和灸:将艾条燃着端悬于施灸穴位上,距皮肤 2~3cm 处,灸至病人感觉温热舒适、无灼痛的感觉,皮肤稍潮红。每穴灸 10~15 分钟。对昏厥或局部知觉减退的患者或小儿,医者应将食、中两指置于施灸部位两侧以测知局部受热程度,随时调节施灸距离,防止烫伤。此法临床应用广泛,可用于一切适于灸法治疗的疾病(图4-52)。

(2)雀啄灸:将艾条燃着端悬于施灸穴位上,距皮肤2~3cm处,对准施灸部位的皮肤,如鸟雀啄食样,上下移动,一起一落,忽远忽近地来施灸。多用于昏厥急救、小儿疾病、胎位不正等(图4-53)。

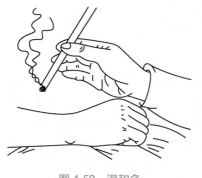
图4-52 温和灸

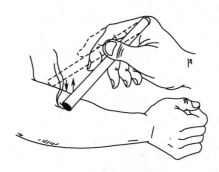
图4-53 雀啄灸

(3)回旋灸:将艾条燃着端悬于施灸穴位上,距皮肤2~3cm处,以某一点为中心平行环绕往复或沿直线左右往复移动施灸,使皮肤有温热感而不至于灼痛。用于面积较大的风湿痹痛、瘫痪、麻木、皮肤病等(图4-54)。

2. 实按灸 将点燃的药艾条隔布或隔绵纸数层实按在穴位上,使热力透达到皮肉深部,火灭热减后,重新点火再按,称为实按灸(图4-55)。由于治疗目的不同,药艾条的药物处方各异,又有太乙神针、雷火神针等。

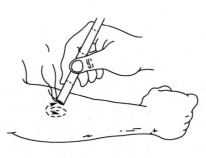
图4-54 回旋灸

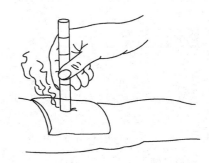
图4-55 实按灸

操作时,可先在施灸部位铺上6~8层绵纸、纱布或棉布(禁用化纤布)。术者手持艾条,将艾条的一端点燃,艾条的燃着端对准施灸部位,直按其上,稍停1~2秒,使热力透达到肌体深部,病人感到局部灼烫时,立即提起艾条,热减后再施按灸。每次每穴按灸7~10次。若火熄灭,重新点燃再灸,此法适用于风寒湿痹、虚寒证、痿证及顽固性疼痛。

也可将艾条的燃着端,以粗布数层包裹,趁热直按于腧穴或患部之上,方法同上。

(三)温针灸

毫针留针时,将针柄上置以艾绒(艾团或艾条段)施灸,是针刺与艾灸结合应用的一种治疗方法,又称温针、针柄灸及烧针柄等。

首先在选定的穴位针刺,毫针刺入穴位得气并施行适当的补泻手法后,在留针时将 2~3g 艾绒包裹于毫针针柄顶端捏紧成团状,或将约 1~3cm 长短的艾条段,直接插在针柄上,点燃施灸,待艾绒或艾条燃尽无热度后除去灰烬。艾灸结束,将针取出(图 4-56)。注意灸时嘱患者勿移动身体,并在施灸处下方垫厚纸片,以防艾火掉落烫伤皮肤。此法适用于既需留针又适宜用艾灸的病证。

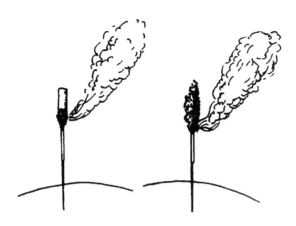

图 4-56　温针灸

（四）温灸器灸

温灸器是一种专门用于施灸的器具,用温灸器施灸的方法称为温灸器灸。目前常用的温灸器有灸架、灸筒、灸盒等。

1. 灸架

（1）器具:灸架是一种特制的圆筒形塑料制灸具,四面镂空,顶部中间有一置放和固定艾条的圆孔,灸架内中下部距底边 3~4cm 安装铁窗纱一块。灸架两边有一底袢,另有一根橡皮带和一灭火管(图 4-57)。

（2）操作方法:施灸时将艾条点燃后插入灸架顶孔,以可以上下自由移动为度。再将灸架固定在某一穴位上,用橡皮带套在灸架两边的底袢上,绕身一周系紧,使灸架与皮肤垂直,固定而不脱落。医生或患者可以通过上下调节插入艾条的高度以调节艾灸的温度,以患者感到温热略烫可耐受为宜。灸毕移去灸架,取出剩余艾条插入灭火管中熄灭。

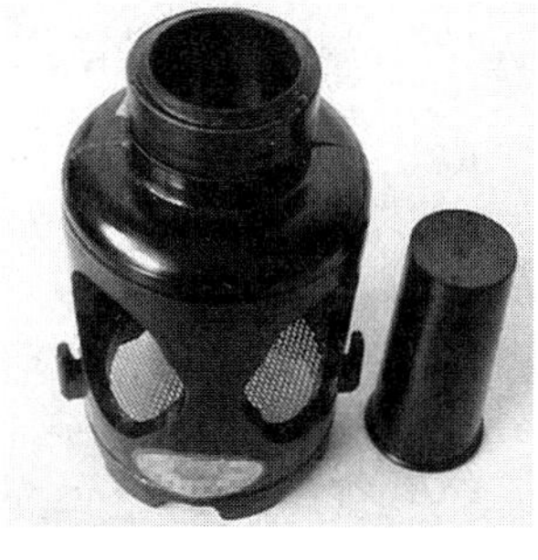

图 4-57　温灸架

2. 灸筒

（1）器具:灸筒由内筒和外筒两部分相套而成,均用 2~5cm 厚的铁片或铜片制成。内筒和外筒的底、壁均有孔,外筒上用一活动顶盖扣住,无走烟孔,施灸时可使热力下返,作用加强。内筒安置一定位架,使内筒与外筒间距固定。外筒上安置一手柄以便夹持或取下(图 4-58)。

（2）操作方法:施灸时,首先取出灸筒的内筒,装入艾绒后安上外筒。点燃内筒中央内的艾绒,置于室外,待灸筒外面热烫而烟较少时,盖上顶盖取回。医生在施灸部位铺上 6~8 层棉布或纱布,将灸筒放置其上,以患者感到舒适、热力足而不烫伤皮肤为宜。灸毕,移去灸筒,待灸筒变凉后,再将筒内艾灰倒出。

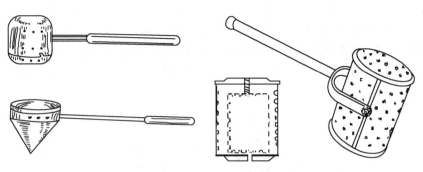

图 4-58　温灸筒

3. 灸盒

（1）器具：灸盒是一种木制盒形灸具。灸盒下面无底，上面有一可随时取下的与灸盒外径大小相同的盒盖，灸盒内中下部距底边 4～6cm 安装铁窗纱一块（图 4-59）。

（2）操作方法：施灸时，将灸盒放于施灸部位的中央，点燃艾绒或艾条段后，置放于灸盒内中下部铁窗纱上，盖上盒盖。灸至病人有温热舒适无灼痛的感觉，皮肤稍有红晕为度。如病人感到灼烫，可略掀开盒盖或抬起灸盒，使之离开皮肤片刻，随即放下，再行灸治，反复进行，直至灸足规定灸量。灸毕，移去灸盒，取出并熄灭灰烬。

另外，临床上已有微电脑仿灸仪投入使用。

（五）其他灸法

1. 灯火灸法　灯火灸是用灯心草蘸植物油，点燃后在施术部位直接焠烫的一种灸法，又称灯草焠、打灯火、爆灯火，是民间沿用已久的简便疗法。

首先选择点灸的穴位，并标记。然后取长约 10～15cm 灯心草一根，蘸麻油少许（浸润长度约 3～4cm），用干棉球吸除过多的浮油，右手拇、食指捏住灯心草下 1/3 处，在靠近施术部位处点燃灯心草，并快速对准穴位点灸烧灼，当接触的瞬间能听到"叭"的一声爆炸声，即迅速提起，如无此声，可重复一次（图 4-60）。灸后皮肤微黄（偶起小疱）或有轻微灼伤的痕迹，一般不需处理，可待其自愈。本法有疏风解表、清热解毒、行气化痰之功，主要用于治疗小儿痄腮、惊风、消化不良、胃痛、疟疾等症，《幼幼集成》对这种灸法给予高度的评价，认为是"幼科第一捷法"。

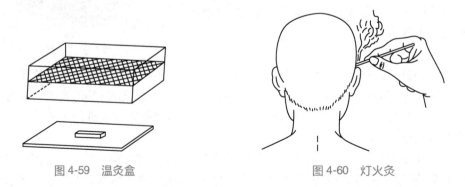

图 4-59　温灸盒　　　　　　　　　　　图 4-60　灯火灸

2. 天灸　非火热灸法中的主要方法，又称发疱灸、药物灸、敷灸。是将一些具有刺激性的药物，贴敷于穴位上，使局部皮肤发红充血，甚至起疱，犹如灸疮，故名天灸。所用药物多为单味中药，如白芥子灸、蒜泥灸、斑蝥灸、威灵仙灸等；也有用复方药，如冬病夏治三伏灸所使用的复方白芥子灸及丁桂散灸等。

3. 药物敷灸 形式与天灸同,但一般不发疱,是利用药物的药效发挥治疗作用。单味中药,如马钱子灸、甘遂灸、吴茱萸灸、蓖麻仁灸等。复方药,如小茴香灸、芫花灸等。

四、适用范围和注意事项

根据灸法的作用特点,其治疗范围十分广泛,以寒证、虚证、阴证为主,尤其对慢性病及阳气不足虚寒者更加适宜。

(一)适用范围

1. 肺系病类适应证 感冒、咳嗽、哮证、喘证。主穴:大椎、大杼、尺泽、肺俞等。

2. 心系病类适应证 风眩(高血压)、虚眩(低血压)、心悸(心律失常)、胸痹(冠心病)等。风眩主穴:曲池、风池、足三里;心悸主穴:心俞、内关、神门、膻中、阴郄。

3. 肝脾胃系病类适应证 胃瘅(急性胃炎)、胃痛(慢性胃炎)、胃缓(胃下垂)、气腹痛(胃肠痉挛)、呃逆、肝著(慢性肝炎)、泄泻(肠炎)等。主穴:肝俞、脾俞、胃俞、大肠俞、气海、天枢、足三里、下巨虚等穴。

4. 脑系病类适应证 喑痱(中风后遗症)、面瘫、胁肋痛(肋间神经痛)、肢痿(多发性神经炎)等。面瘫主穴:阳白、四白、颧髎、地仓、翳风。胁肋痛主穴:肝俞、胆俞、期门及肋间阿是穴。

5. 骨伤科病类适应证 项痹、肩痹、痹证、腰痛、伤筋(软组织损伤)、偏痹(坐骨神经痛)、足跟痹等。主穴:阿是穴及其经络循行部位腧穴。

6. 妇科病类适应证 痛经、月经不调、闭经、带下病(盆腔炎)、绝经前后诸证(更年期综合征)等。痛经主穴:关元、气海、三阴交;带下病主穴:气海、关元、次髎;绝经前后诸证主穴:心俞、膈俞、肝俞、脾俞、肾俞。

7. 儿科病类适应证 急惊风、厌食、遗尿、疳证等。急惊风主穴:人中、百会、印堂;厌食主穴:中脘、足三里、天枢;遗尿主穴:肾俞、膀胱俞、关元、中极。

8. 皮肤、外科病类适应证 风疹(荨麻疹)、顽癣(神经性皮炎)、疣、疔疮、精癃(前列腺增生)、痔疮等。风疹主穴:风池、曲池、血海、委中、神阙;疣主穴:阿是穴;精癃主穴:三阴交、阴陵泉、关元、中极、肾俞。

(二)注意事项及禁忌证

1. 施灸体位 施灸前,要使身体放松、体位舒适、施灸部位平适,便于准确定穴,有利于艾炷安放和施灸。可选用卧位和坐位。《备急千金要方》中记载:"凡点灸法,皆须平直,四体无使倾侧,灸时孔穴不正,无益于事,徒破好肉耳。若坐点则坐灸之,若卧点则卧灸之,立点则立灸之,反此亦不得其穴也。"说明古人对于施灸时的体位和点穴是十分重视的。

2. 施灸顺序 《备急千金要方》中记载:"凡灸当先阳后阴,言从头左而渐下,次后从头右而渐下,先上后下,先少后多。"先阳后阴,可从阳引阴而无亢盛之弊,先上后下,是为循序而不乱,先少后多,是使灸火由弱增强,便于患者耐受。简而言之,一般宜先灸上部,后灸下部;先背、腰部,后胸、腹部;先头部,后四肢,壮数由少逐渐增多,或分次灸之。但在特殊情况下可酌情灵活运用。譬如对于气虚下陷之证,宜从下而上地施灸,如脱肛,可先灸长强以收肛,后灸百会以举陷,这样疗效更佳。

3. 灸量 指运用艾灸治疗时所用艾量以及局部达到的温热程度。不同的灸量产生不同的治疗效果。灸量与施灸方法、施灸部位、患者体质、病情以及疗程相关。

艾炷灸的灸量一般以艾炷的大小和壮数的多少来计算。炷小、壮数少则灸量小，炷大、壮数多则灸量大；艾条温和灸、温灸器灸则以时间计算；艾条实按灸是以熨灸的次数计算。

艾灸部位如在头面胸部、四肢末端皮薄而多筋骨处，灸量宜小；在腰腹部、肩及两股等皮厚而肌肉丰满处，灸量可大。

病情如属沉寒厥冷、阳气欲脱者，灸量宜大；若属外感、痈疽痹痛，灸量以小为宜。

凡体质强壮者，灸量可大；久病、体质虚弱、老年及小儿患者，灸量宜小。

急性病疗程较短，有时只需灸治 1~2 次即可；慢性病疗程较长，可连续灸治数月乃至 1 年以上。一般初灸时，每日 1 次，3 次后改为 2~3 天 1 次。急性病亦可 1 天灸 2~3 次，慢性病需长期灸治者，可隔 2~3 日灸 1 次。

4. 灸法的补泻　灸法和针法一样，亦分补泻。关于灸法的补泻，《针灸大成·艾灸补泻》记载："以火补者，毋吹其火，须待自灭，即按其穴；以火泻者，速吹其火，开其穴也。"以艾炷灸为例，补法是：点燃艾炷后，不吹其火，火力宜微而温和，待其慢慢地自灭，壮数可多，时间较长，使真气聚而不散；如选用艾条灸，可用雀啄灸弱刺激，每穴灸 0.5~2 分钟，或用温和灸或回旋灸，每穴灸 3~5 分钟。泻法是：点燃艾炷后，以口吹旺其火，火力较猛，快燃速灭，当患者感觉局部灼痛时可更换艾炷再灸，促使邪气消散；若用艾条灸，可选用温和灸或回旋灸强刺激，每穴每次灸 10 分钟以上，达到镇静、抑制的作用。

5. 注意事项

（1）艾灸火力应先小后大，灸量先少后多，程度先轻后重，以使病人逐渐适应。

（2）需采用瘢痕灸时，必须先征得患者同意，并应处理好灸疮。

（3）注意晕灸的发生。若发生晕灸现象，应立即停止艾灸，按晕针处理方法施救。

（4）患者在精神紧张、大汗后、劳累后或饥饿时不宜用灸法，对昏迷、肢体麻木、感觉障碍的患者，注意灸量，以免烫伤。

（5）注意防止艾灰脱落或艾炷倾倒而烫伤皮肤或烧坏衣物。尤其幼儿患者更应认真守护观察，以免发生烫伤。艾条灸毕后，应将剩下的艾条套入灭火管内或将燃着端浸入水中，以彻底熄灭，防止复燃。如有绒灰脱落床上，应清扫干净，以免复燃烧坏被褥等物品。

6. 禁忌证

（1）颜面五官、心前区、大血管分布等部位和关节、肌腱处不可用瘢痕灸；乳头、外生殖器不宜施灸。

（2）妊娠期妇女的少腹部和腰骶部不宜用灸法。

（3）实热证、阴虚发热及热毒炽盛者不宜灸；极度虚弱、形瘦骨弱者亦不宜灸。

五、异常情况处理

（一）皮肤损伤

指艾灸时患者因灸火而导致皮肤烫伤。

1. 原因　灸火与皮肤距离太近，或直接烫伤患者。皮肤感觉正常患者因灸火火力过大，或火星直接伤及机体；除上述原因外，皮肤感觉减退者尚因患者对痛温觉不敏感而近距离灸时,烧灼累及而导致机体灸伤。

2. 临床表现 轻者皮肤泛红,局部烧灼样疼痛;重者出现水疱,局部烧灼样疼痛或刺痛,皮肤绷紧感;严重者皮肤直接烧伤,剧烈疼痛,甚则出现休克等急危症。

3. 处理 轻症者一般无需特殊处理,可自行缓解;若出现小水疱,只要不擦破,可任其自然吸收;若水疱过大,可用消毒针从疱底刺破,放出水液后,再涂以湿润烧伤膏或万花油。并要预防感染,保护疮面,勿沾水及局部污染等,并以纱布包裹。出现危重症时要积极给予相应急救措施。

4. 预防 灸疗过程中,要随时了解患者的反应,及时调整灸火与皮肤间的距离,掌握灸疗的量,以免造成施灸意外。对于皮肤感觉减退者,施灸时医者应以另一手指放于患者施灸皮肤附近,根据医者自身感觉调整灸火与皮肤间距离。尤其是对于有糖尿病的患者,施灸千万要注意,切不可灸伤。如行化脓灸者,灸疮化脓期间,要注意适当休息,保持局部清洁,防止污染,可用敷料保护灸疮,待其自然愈合。如因护理不当并发感染,灸疮脓液呈黄绿色或有渗血现象者,可用消炎药膏或玉红膏涂敷,必要时配合西医抗感染治疗。

（二）晕灸

晕灸即患者在接受艾灸治疗过程中发生晕厥现象。

1. 原因 患者饥饿、过饱、极度疲劳、体质虚弱或者精神紧张,或者灸治时刺激量过强,易引发此症。

2. 临床表现 灸治时突然出现头晕目眩、面色苍白、恶心呕吐、汗出、心慌、四肢发凉、血压下降等症状。重者出现神志昏迷、跌仆、唇甲青紫、二便失禁、大汗、四肢厥冷、脉微欲绝。

3. 处理 立即令患者平卧,并注意保暖。轻者服些温开水或糖水即可缓解并恢复正常;重者应针刺人中、内关、足三里等穴,或灸百会、关元、气海等穴,即可恢复。若仍不省人事,脉细弱者,应采用其他治疗方法进行急救。

4. 预防 施灸前应先对患者进行治疗方案的讲解,消除患者紧张情绪,然后为其选取舒适体位,避免在患者饥饿、过饱、极度疲劳时施灸,刺激强度由弱至强,治疗室保持空气流通,在施灸过程中,随时注意观察患者的神情,询问患者的感觉,一旦出现不适感,立即停止治疗,及早采取处理措施。

（三）灸疗过敏

1. 原因 导致过敏反应的主要原因是患者本身为过敏体质,其次可能因为艾叶中含有某些致敏物质。

2. 临床表现 患者接受灸法治疗后出现局部皮肤瘙痒,甚至出现局部或全身性过敏性皮疹,伴有或不伴有发热、口干、烦躁不安等症状。

3. 处理 出现过敏性皮疹者,一般于停止艾灸后几天内自然消退,可配合服用抗组胺、维生素 C 等药物,多饮水。如果出现发热、烦躁等症状,可适当应用小剂量皮质类激素,如强的松:每日 20~40mg,症状减轻后每隔 1~2 日减少 5mg,直至停服。如果严重者出现面色苍白、大汗淋漓、脉微欲绝等过敏性休克症状,可参照治疗过敏性休克的治疗方案。

4. 预防 实施灸法前需了解患者过敏史,避免艾油直接接触皮肤,或选择悬灸或隔物灸。

第四节 拔罐疗法

拔罐疗法是利用燃烧、抽吸等方法排出罐内空气,造成负压,使罐吸附于体表腧穴或患处产生刺激,以达到防病治病的方法。拔罐疗法最早是利用筒形兽角作罐具的,所以古称"角法"。在马王堆汉墓出土的帛书《五十二病方》中就早有记载,历代中医文献中也多论述,起初主要为外科治疗疮疡时用来吸血排脓的方法。《本草纲目拾遗》中记载:"罐得火气合于肉,即牢不可脱,须待其自落。患者但觉有一股暖气从毛孔透入,少顷火力尽则自落,肉上起红晕,罐中有气水出。风寒尽出,不必服药。"

拔罐后,能引起局部组织充血或皮下轻度的瘀血,使机体气血活动旺盛,经络通畅,从而达到祛风散寒、行气止痛、消肿散结、清热拔毒的作用,本法广泛应用于各科疾病,是治病保健、操作方便、疗效确实、副作用少的一种治疗方法。

一、作用机制

中医学认为,疾病是在各种致病因素诸如风、寒、暑、湿、燥、火等外部因素,脏腑功能失调而致的痰饮、瘀血、食积等内部因素,或外伤、瘀血、肿痛等不内外因素的作用下,引起机体阴阳失衡,脏腑功能气血紊乱所致。而拔罐疗法,随罐具、操作方法、穴位选择、配合疗法等方面的不同,而分别有祛风除湿、温经散寒、活血通络、消肿止痛、清热降火、解毒泄浊、吸毒拔脓、祛腐生新、扶正固本等作用。从而可将充斥于体表、经络、局部病灶乃至脏腑中的各种致病因素祛除掉,使失调的脏腑功能得以恢复,平衡机体阴阳,最终使身体恢复健康。

现代研究也证实拔罐疗法具有良性的物理刺激作用和体内生物学效应两大类。

(一)中医学对拔罐作用机制的认识

1. 调整阴阳 中医基础理论认为,机体阴阳平衡失调是疾病发生的根本原因,拔罐通过吸拔身体的特定部位,能调整脏腑功能,使机体恢复到阴阳平衡状态,即可达到治愈疾病的目的。

2. 扶正祛邪 拔罐能通过吸拔作用,祛除风、寒、湿邪及瘀血,使邪去正安,同时能鼓舞人体正气,振奋脏腑功能,达到"正气存内,邪不可干"的作用。

3. 通经止痛 经络是运行营卫气血的通路,当人体发生疾病时,经络气血功能失调,会出现脉络瘀滞,"气滞血瘀,不通则痛"。拔罐能畅通经络,消除瘀滞,故拔罐具有通经活络,祛瘀止痛的效果,尤其是刺络拔罐法能拔除局部瘀血,使局部气血通畅,止痛效果更佳。

(二)现代医学对拔罐作用机制的认识

1. 良性的物理刺激作用

(1)机械刺激作用:拔罐的罐内负压作用,可致机体局部组织充血、水肿,负压使局部的毛细血管通透性发生变化,与组织的气体交换增强,进而毛细血管破裂,少量血液进入组织间隙,从而产生瘀血,红细胞受到破坏,血红蛋白释出,出现自身溶血现象。同时由于负压的吸拔或熨刮、摩擦、牵拉、挤压对皮肤与肌肉浅层的良性刺激,不仅调节血液循环,也刺激了神经、皮下腺体、肌肉等多系统,引起一系列的神经—内分泌反应。

（2）温热作用：拔罐法对局部皮肤有温热刺激作用，尤其火罐、水罐、药罐等更具温热刺激作用。温热刺激使局部温度升高，血管扩张，血流量增加，促进血液循环，加强新陈代谢，增强组织的耐受性与抗病能力，通过反射机制而调节全身。

2. 体内生物学效应

（1）促进血液循环：拔罐使局部肌肤充血，毛细血管扩张，血液循环加强，还能使淋巴循环加强、淋巴细胞的吞噬能力活跃。拔罐刺激可通过神经调节机制加强血管收缩与舒张功能，增加血管壁的弹性，能促进血液循环，改善全身营养状况。还可以加速静脉血回流，降低大脑循环阻力，减少心脏负荷，调节肌肉与内脏血流量，增强内脏的活力。

（2）促进新陈代谢：拔罐可使局部组织充血，血流加快，血流量增加，加速局部组织的氧气与营养物质供给及体内废物与毒素的排出，提高新陈代谢水平。皮肤内汗腺与皮脂腺有分泌、排泄的功能。拔罐的负压作用可使汗腺与皮脂腺功能增强，协助与加强肾脏排泄体内新陈代谢的废物，同时体内酶、内分泌等也随之变化，直接或间接地促进新陈代谢。

（3）提高免疫能力：拔罐的物理刺激可使机体产生自身溶血，刺激白细胞与淋巴细胞的吞噬作用，促进免疫系统活性与加速淋巴循环，使皮肤对外界变化的耐受力与敏感性增强，提高防病抗病能力。

（4）缓解机体疼痛：拔罐的物理刺激可调节神经系统的功能，提高局部痛阈，促进全身血液循环和淋巴循环，加速了体内酸性物质与致痛物质的排出，缓解局部血管与平滑肌的痉挛，改善缺氧状态，从而使疼痛得以缓解。

（5）调节大脑功能：拔罐可加速机体血液循环，促进大脑皮质的氧气及营养物质的供给，二氧化碳及各种毒素的排出。背部走罐还能通过脊神经根反射性地刺激中枢神经，振奋和调节神经系统的功能活动，改善精神紧张和大脑的疲劳状态。

（6）调节肌肉功能：拔罐尤其是走罐能改善皮肤的呼吸和营养，促进汗腺与皮脂腺分泌，可加速局部血液循环与淋巴回流，增加局部组织的营养供给，促进代谢产物的排泄，从而解除机体疲劳状态，并防止肌肉萎缩，甚至有松解粘连、伸展肌肉、解除压迫、改善局部组织结构和功能的作用，从而促进肌肉关节的活动功能。

二、工具的分类

拔罐疗法常用的罐具有竹罐、玻璃罐、陶罐、抽气罐、多功能罐等。

（一）竹罐

取直径 3~5cm 坚实成熟的毛竹，截成长约 6~10cm 长的竹筒，一头开口，一头留节作底，经去皮、锉底、磨口、煮管、取膜等工艺制成两端稍小、中间稍大，且平整光滑的腰鼓形圆筒。它的优点是取材容易、制作简便、轻巧价廉、不易摔碎、能耐高温，可用中药煎煮后制成药罐使用。缺点是其罐易燥裂漏气，吸附力不大，罐身不透明，难以观察罐内皮肤变化。

（二）玻璃罐

玻璃火罐是用耐热硬质玻璃烧制的。形似笆斗，肚大口小，罐口边缘略突向外，分大、中、小三种型号。优点是罐身质地透明，便于观察罐内皮肤的充血及出血情况，罐口光滑,吸拔力好,易于消毒清洗,是目前最常用的罐具之一。缺点是导热快,易于破碎(图4-61)。

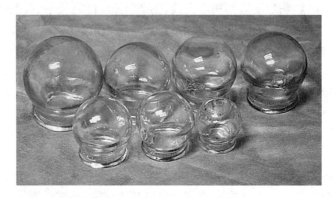

图4-61　玻璃罐

（三）陶罐

由陶土烧制而成,能够制作成不同规格的罐体,罐的口、底较小,肚大而圆。优点是易于高温消毒,吸力强。缺点是质地较重,容易摔碎,罐身不透明,难以观察罐内皮肤变化。

（四）抽气罐

以挤压方式排气的罐具,分为连体式与分体式两类。

1. 连体式　是将罐与抽气器连接成一体。其上半部为圆柱形的抽气筒,下半部呈腰鼓形的罐体,采用双逆止阀产生负压,穴位吸附力可随意调节,不易破损。

2. 分体式　是指抽气器与罐体分离,包括带有活塞嘴的透明塑料管、橡皮排气球抽气罐、电动抽气罐。抽气罐的优点是可以避免烫伤,易于操作。不足之处是没有火罐的温热刺激。

（五）多功能罐

均系配置有其他治疗作用的现代新型罐具。如在罐内架设艾灸,灸后排气拔罐的灸罐;罐内安有电热元件(电阻丝等)的电热罐等。

三、操作方法

（一）吸罐法

临床上常用的吸拔方法有火吸法、水吸法和抽气法三大类。

1. 火吸法　是利用燃烧时消耗罐中部分氧气,使罐内气压低于外面大气压,利用负压将罐吸着于施术部位的皮肤上。火罐法其吸附力的大小与罐具的大小和深度、罐内燃火的温度和方式、扣罐的时机与速度及空气在扣罐时再进入罐内的多少等因素有关。常用有以下几种。

（1）闪火法:用止血钳或镊子等夹住95%乙醇棉球,一手握罐体,罐口朝下,将棉球点燃后立即伸入罐内摇晃数圈随即退出,速将罐扣于应拔部位。此法适用于任何部位,可拔留罐、闪罐、走罐等,临床上最为常用。此法吸附力强,无燃烧物坠落,不易烫伤皮肤。但蘸酒精宜少,且不能沾于灌口,同时注意操作时不要烧罐口,以免灼伤皮肤(图4-62)。

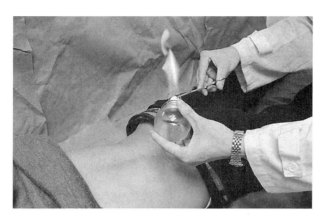

图 4-62　闪火法

（2）投火法：将易燃软质纸片（卷）或 95% 乙醇棉球点燃后投入罐内，趁火旺时迅速将罐扣于应拔部位。本法多适用于侧面横向拔罐，拔单罐、留罐、排罐等。需注意将纸条投入罐内时，未燃的一端应向下。若燃烧后罐内剩余纸条的长度大于罐口直径，此法即便是用于仰卧位或俯卧位拔罐，也不至于灼伤皮肤。

（3）贴棉法：将直径 1~2cm 的 95% 乙醇棉片贴于罐中段内侧壁，点燃后迅速将罐扣于应拔部位，此法亦可用于身体侧面横向拔罐。需注意所蘸酒精必须适量，酒精过多或过少均易于发生棉片坠落，且酒精过多尚易淌流于罐口，而引起皮肤烫伤。

（4）架火法：置胶木瓶或薄小面饼、中药饮片（可视病情而选）于应拔部位，并在其上放置 95% 乙醇棉球，点燃后迅速将罐吸拔该处。此法较安全，适用于肌肉丰厚而平坦处，可留罐、排罐。架火法应注意扣罐要准确，以免撞翻燃烧的火架，患者不能移动，以免火架翻倒烫伤皮肤。

2. 抽气法　先将抽气罐紧扣在应拔部位，用抽气筒将罐内的部分空气抽出，使之产生所需负压，可吸拔于皮肤上。此法可应用于任何部位拔罐，缺点为无温热作用。

3. 水吸法　水吸法是利用沸水排出罐内空气，形成负压后使罐吸附在皮肤上的方法。此法常选用竹罐。将完好竹罐放在锅内用水煮沸，然后用镊子倒夹竹罐底部，甩去罐中热水，并立即用湿毛巾扪紧罐口，趁热将罐扣于施术部位上，即可吸附。此方法还可根据病情需要在水中放入适量的药物同煮，即称药罐法。

（二）拔罐法的运用

1. 单罐法　即单罐独用，运用于治疗病变部位明确，范围局限，或有固定压痛点的疾病。可根据病变或压痛范围大小，选择适当口径的火罐。如胃痛，可在中脘穴拔罐；冈上肌腱炎，可在肩髃穴处拔罐；软组织损伤可拔阿是穴，以及虫蛇叮咬处拔毒、疮痛部排脓等［图 4-63（1）］。

2. 多罐法　多罐法即多罐并用，一般用于治疗病变范围比较广泛、病变处肌肉较丰满的疾病，或敏感反应点较多者，可根据病变部位的解剖形态等情况，酌情吸拔数个至十余个。如沿某一经脉或某一肌束的体表位置，按顺序成行排列吸拔多个罐具，又称排罐法。多用于神经肌肉痛、陈旧性软组织损伤及气血瘀滞病证。如腰痛，可在肾俞、大肠俞、腰眼和疼痛明显的部位纵横并列吸拔数罐［图 4-63（2）］。

3. 留罐法　又称坐罐法，指罐吸拔在应拔部位后留置一段时间，使局部皮肤潮

笔记

红,甚或皮下瘀血呈紫黑色后再将罐具取下的拔罐法。留置时间一般为 5～10 分钟,它可用于拔罐治疗的大部分病证,主要有深部组织损伤、颈肩腰腿痛、关节病变等临床各科疾病,是最常用的拔罐法。留罐时间久暂应视拔罐反应与体质所定,夏季炎热、肌肤反应明显、皮肤薄弱、年老与儿童留罐时间不宜过长。

4. 闪罐法　闪罐法指罐吸拔在应拔部位后随即取下,反复操作至皮肤潮红或罐底发热为止的拔罐方法,若连续吸拔 20 次左右,又称连续闪罐法。此法的兴奋作用较为明显,适用于肌肉痿弱、吸拔不紧或留罐困难处、局部皮肤麻木或功能减退的虚弱病症、风湿痹痛、中风后遗症等。本法大多采用火罐法,所用罐不宜过大,要求动作迅速而准确。

5. 走罐法　又称推罐法、飞罐法。先于施罐部位涂上润滑剂(常用凡士林、医用甘油、液状石蜡或润肤霜等),也可用温水或药液,同时还可将罐口涂上油脂。用罐吸拔后,一手握住罐体,略倾斜,即推动方向的后边着力,前边略提起,稍用力将罐沿着肌肉或经络循行反复推拉,至走罐部位皮肤红润、充血,甚至紫红为度[图 4-63(3)]。

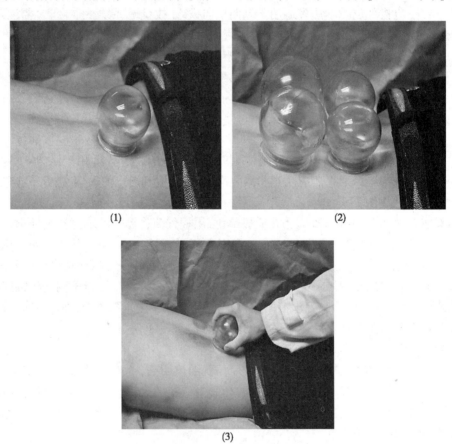

(1)　　　　(2)

(3)

图 4-63　各种拔罐方法

(1)单罐法;(2)多罐法;(3)走罐法

本法适用于面积较大,肌肉丰厚的部位,如腰背部、大腿等。可用于治疗急性热病、瘫痪麻木、风湿痹痛等病证。一般选用口径较大的罐,罐口要求平滑厚实,最好选用玻璃罐。根据病情以及患者体质而调节负压及走罐快慢与轻重;吸拔后应立即走罐,以防吸牢后难以走罐;走罐动作应轻柔,用力均匀,平稳,缓慢。罐内负压大小以推拉顺利为宜,若负压过大或用力过猛、速度过快,患者往往疼痛难忍,且易拉伤皮肤;负压过小,吸拔力不足,罐体则容易脱落,治疗效果差。

6. **针罐法** 即针刺与拔罐相结合的一种综合拔罐法。首先在选定穴位上行毫针针刺,得气或根据病情行补泻手法后留针时,以针为中心拔罐,留置5~10分钟后起罐。此法多用于风湿痹痛。在使用针罐时,需注意拔罐可使皮肤突起,肌肉收缩,加之罐底部的撞压,容易使针体弯曲或针刺的深度增加,尤其是胸背部的穴位,容易造成气胸,故胸背部慎用此法。

7. **刺络拔罐** 即拔罐与刺血疗法配合应用的治法。于施术穴位或痛点常规消毒后,用皮肤针、三棱针、粗毫针或注射针头等点刺出血,或三棱针挑治,挑破皮下血络或纤维数条后,再行拔罐、留罐,至拔出少量恶血为度,以达到加强刺血法的疗效的目的。此罐法的出血量应根据患者的性别、年龄、病情和体质而定,一般急性病、青壮年、体质强者出血量宜多,慢性病、老年、幼儿及体质弱者出血量宜少。起罐后用消毒棉球擦净血迹。挑刺部位用消毒敷料贴护。本法应用广泛,多用于各种伤筋(急慢性软组织损伤)、顽癣、痤疮、皮肤瘙痒证、丹毒、哮证、偏瘫。施用本法需注意,不宜在大血管上行刺络拔罐法,以免造成出血过多。

8. **药罐法** 药罐法使局部皮肤充血,有利于药物的吸收。常用的药罐法有以下两种。

(1)煮药罐:将配置好的药物装入布袋中,扎紧袋口后放入清水中煮至适当浓度,再把竹罐放入药液中煮15分钟。使用时,按水罐法将竹罐吸附在治疗部位上,多用于治疗风湿痹痛等病证。常用药物处方为艾叶、羌活、独活、防风、麻黄、秦艽、木瓜、乳香、没药、曼陀罗花、生乌头、刘寄奴、川椒各10g。

(2)贮药罐:在抽气罐内盛贮适量药液,常为罐容量的1/2左右,然后按抽气罐的操作方法使罐吸附在治疗部位上。此法常用于风湿痹痛、哮证、咳嗽、伤食(消化不良)、牛皮癣等。常用药液有生姜汁、风湿酒、辣椒水、两面针酊等。

(三)起罐方法

一般罐具起罐时要两手协作,一手拇指或食指轻按罐口附近的皮肤,一手扶持罐具腰底部稍倾斜,使罐口与皮肤之间形成空隙,待空气缓缓进入罐内后,罐体自然脱落;抽气罐打开罐顶气阀即可;水(药)罐起罐时,为防止水(药)液漏出,若吸拔部位呈水平面,应先将拔罐部位调整为侧面后再起罐。切不可用力硬拔,或让空气进入太快,以免损伤皮肤,产生疼痛。

四、适用范围和注意事项

(一)适用范围

1. **肺系病类适应证** 感冒、发热、咳嗽、哮证、喘证等。主穴:大椎、孔最、肺俞。

2. **心系病类适应证** 眩晕、头痛、心悸等。眩晕主穴:肝俞、胆俞、心俞、肾俞、风池、足三里、三阴交;心悸主穴:心俞、膈俞、肾俞、内关。

3. **肝脾胃系病类适应证** 胃脘痛、腹痛、吐酸、泄泻。主穴:肝俞、脾俞、胃俞、大肠俞、气海、天枢、足三里、下巨虚等穴。

4. **脑系病类适应证** 面瘫、面痛、胁肋痛等。面瘫主穴:下关、颊车、翳风。小罐闪罐法,勿留罐。头痛主穴:大椎、大杼、至阳;胁痛主穴:章门、期门及肋间阿是穴。

5. 骨伤科病类适应证　痹证、落枕、伤筋、足跟痛、腰痛等。主穴:压痛点及其关节周围。

6. 妇科病类适应证　痛经、月经不调、闭经、带下病、绝经前后诸证等。痛经主穴:关元、血海、阿是穴;月经不调主穴:关元、中极;闭经主穴:关元、肾俞;带下病主穴:关元、三阴交;绝经前后诸证主穴:关元、肝俞、脾俞。

7. 外科病类适应证　疖、疔、痈等。主穴:身柱、委中、合谷及疖肿部位。

（二）注意事项

1. 施罐前注意事项

（1）拔罐时室内应保持温暖,避开风口,以防患者受凉,并防止晕罐。

（2）仔细检查病人,以确定是否为适应证,有无禁忌。根据病情确定处方。

（3）检查罐口是否平整光滑,然后一一擦净,以防残留酒精于罐口上,并按次序排置在方便取用的位置。

（4）对患者说明施术过程,解除其恐惧心理,增强其治疗信心。

（5）选好体位,嘱患者体位应舒适,局部宜舒展、松弛,勿移动体位,以防罐具脱落。一般采用的体位包括仰卧位、俯卧位、侧卧位、俯伏坐位及坐位。

（6）选罐:根据部位的面积大小、患者体质强弱以及病情而选用大小适宜的火罐及其他罐具等。若留针拔罐,选择罐具宜大,毫针针柄宜短,以免吸拔时罐具碰触针柄而造成损伤。

（7）拔罐部位:一般宜选择肌肉丰满、富有弹性、没有毛发和无骨骼以及关节无凹凸的部位进行拔罐,以防掉罐。

（8）拔罐前应充分暴露应拔部位。拔针罐时应注重局部和器具消毒,以防交叉感染。

（9）老年、儿童、体质虚弱及初次接受拔罐者,拔罐数量宜少,留罐时间宜短,同时应采取卧位。

2. 施罐过程中的注意事项

（1）拔罐时的操作动作要迅速而轻巧,要做到稳、准、轻、快。注意燃火伸入罐内的位置。用于燃火的乙醇棉球,不可吸含乙醇过多,以免拔罐时滴落到患者皮肤上而造成烧烫伤。若不慎出现烧烫伤,按外科烧烫伤常规处理。

（2）拔罐数目要适宜,一般都采取单穴拔罐、双穴双罐法,罐多时罐间距离不宜太短,以免牵拉皮肤产生疼痛或相互挤压而脱罐。

（3）注意询问病人的感觉,观察其局部和全身反应。患者感觉部位紧束、酸胀、温暖舒适或有凉气外出,罐内肌肤突起,呈红疹或紫斑样变,为正常反应。患者感觉吸拔部位明显疼痛或烧灼、麻木,多为吸拔力过强,处理方法有减压放气、立即起罐重拔等。

（4）拔罐过程中若出现头晕、胸闷、恶心欲呕、肢体发软、冷汗淋漓,甚者瞬间意识丧失等晕罐现象。处理方法是立即起罐,使患者呈头低脚高卧位,必要时可饮用温开水或温糖水。密切注意血压、心率变化,严重时按晕厥处理。

3. 效应观察　拔罐可使皮肤局部出现小水疱、小水珠、出血点、瘀块,或兼温热痛感,或局部瘙痒,通称罐印或罐斑,均属正常治疗反应,一般1~2日即可消失。

一般阳证、热证、实证多呈现鲜红色瘀斑反应;阴证、寒证、血瘀证多呈现紫红色、黯红色瘀斑反应;寒证、湿证多呈现水疱、水珠;虚证多呈现潮红或淡红色。如局部没有瘀血现象或虽有轻度的潮红现象,但起罐后立即消失,恢复皮肤原来的颜色,一般提示病邪尚轻,病情不重,病已接近痊愈或取穴不够准确。前一次拔罐部位的瘀斑未消退之前,一般不宜再在原处拔罐。

4. 起罐后注意事项　起罐后应用消毒棉球轻轻拭去拔罐部位紫红色罐斑上的小水珠,若罐斑处微觉痛痒,不可搔抓,数日内自可消退。起罐后如果出现水疱,只要不擦破,可任其自然吸收。若水疱过大,可用一次性消毒针从疱底刺破,放出水液后,再用消毒敷料覆盖。若出血应用消毒棉球拭净。若皮肤破损,应常规消毒,并用无菌敷料覆盖其上。若用拔罐治疗疮痈,起罐后应拭净脓血,并常规处理疮口。

（三）禁忌证

1. 急性严重疾病、慢性全身虚弱性疾病及接触性传染病者禁拔罐。
2. 严重心脏病、心力衰竭者禁拔罐。
3. 血小板减少性紫癜、白血病及血友病等出血性疾病禁拔罐。
4. 急性外伤性骨折、严重水肿禁拔罐。
5. 精神分裂症、抽搐及不合作者禁拔罐。
6. 皮肤高度过敏、传染性皮肤病,以及皮肤肿瘤（肿块）部、皮肤溃烂部禁拔罐。
7. 心尖区体表、大动脉搏动部及静脉曲张部禁拔罐。
8. 瘰疬、疝气处及活动性肺结核胸部禁拔罐。
9. 眼、耳、口、鼻等五官孔窍部禁拔罐。
10. 乳房部、前后阴部、妊娠妇女的腹部、腰骶部禁拔罐。

五、异常情况处理

拔罐疗法异常情况主要是由火罐烫伤及各种拔罐法留罐时间过久而出现水疱。

1. 原因　进行拔火罐操作时,因酒精过多,或燃烧物松散,在操作过程中直接掉在患者皮肤上而引起的直接烫伤;或因火罐反复烧灼引起罐口局部温度升高,而导致患者皮肤缓慢烫伤;或患者皮肤脆弱,拔罐手法过重,引起皮肤组织破损,甚则深层组织拉伤;或因患者体质虚弱,拔罐手法过重而导致患者拔罐后强烈不适;或因在留罐过程中,留罐时间过长,而起水疱。

2. 临床表现　拔罐局部强烈酸胀不适、疼痛,活动困难;患者皮肤不同程度烫伤,或擦破皮,或出血;拔罐部位一个或多个水疱形成,晶莹透亮,大小不等;严重者皮肤组织撕裂伤,患者疼痛难忍。

3. 处理　轻度烫伤可给予局部消毒水消毒,外层敷料包扎,一般可自行缓解;若出现小水疱,只要不擦破,可任其自然吸收;若水疱过大,可用消毒针从疱底刺破,放出水液后,再涂以甲紫药水或万花油。并要预防感染,保护疮面,勿沾水及污染等,并以纱布包裹。出现危重症时要积极给予相应急救措施。

4. 预防　拔罐时一定让患者保持舒适、能持久的体位,酒精棉球酒精量适宜,勿使燃烧之品下落,要随时了解患者的反应,及时调整火罐手法轻重,掌握拔罐时间,以免造成拔罐意外。

第五节 刮痧疗法

刮痧疗法,也称痧疗法,或称挤痧疗法,是指在中医基础理论指导下,术者利用手或借助一定的器具(如牛角板、玉石板等),在人体的经络腧穴或特定部位的皮肤上进行反复刮、挤、揪、捏、刺等,使皮下出现点状或斑状出血点,以达到预防和治疗疾病目的的一种疗法。它与针灸疗法、推拿及拔罐疗法等中医传统疗法相似,均属中医外治疗法。

刮痧疗法的历史久远,多数学者认为其源于古代的砭石疗法和刺络放血疗法,长期以来,刮痧疗法流传于民间,薪火相传,也因此少见早期与其相关的文献,具体起源的年代也难以考证。唐宋时期,人们就用苎麻刮治痧病,宋代王裴在《指述方瘴疟论》中称刮痧为"挑草子"。元代危亦林的《世医得效方》中较早记载了"绞肠痧"一词:"心腹绞痛,冷汗出,胀闷欲绝,俗谓绞肠痧"。明代记述痧症的文献较为丰富,对痧症及其治疗也有了进一步的研究,如张景岳在《景岳全书·杂证谟·霍乱》提到:"……今东南人有括沙之法,以治心腹急痛。盖使寒随血聚,则邪达于外而脏气始安,此亦出血之意也",说明了刮痧疗法与放血疗法的关系密切。明代赵宜真辑录的《秘传外科方》中提到:"搅肠沙证,发即腹痛难忍,但阴沙腹痛而手足冷,看其身上红点,以灯草蘸油点火烧之;阳沙则腹痛而手足暖,以针刺其十指背近爪甲处一分半许,即动爪甲指背皮肉动处,血出即安。仍先自两臂将下其恶血,令聚指头出血为好",其中以"灯草蘸油烧之"与现在的"焠痧法"极为相似。

至清代,刮痧疗法大为盛行,记述痧病的医学著作也日渐增多。郭志邃撰写了第一部刮痧专著《痧胀玉衡》,从痧的病源、流行、表现、分类、刮痧方法、工具以及综合治疗方法等方面都做了较为详细的论述。如提出"刮痧法":"背脊、颈骨上下及胸前胁肋、两背肩臂痧,用铜钱蘸香油刮之,或用刮舌刡子脚蘸香油刮之。头额、腿上痧,用棉纱或麻线蘸香油刮之。大小腹软肉内痧,用食盐以手擦之"。其他如陆乐山的《养生镜》、王凯的《痧症全书》《痧症要法》、释普静的《痧症指微》、孙纪的《痧症会要》等。由于刮痧术得到了系统的理论指导后,流传得更为广泛。清代著名中医外治家吴尚先对刮痧给予了充分肯定,他说"阳痧腹痛,莫妙以瓷调羹蘸香油刮背,盖五脏之系,咸在于背,刮之则邪气随降,病自松解"。他的《理瀹骈文》记载了许多刮痧疗法在临床上的应用,如治疗伤寒发斑:"发斑用铜钱于胸背四肢刮透,即于伤处用蛋滚擦"。新中国成立以后,有关刮痧疗法的著作亦十分丰富,1960年江静波的《刮痧疗法》开现代研究刮痧疗法之先河,将刮痧放痧、拍痧等以"刮痧"概括,使刮痧由原来局限的"痧病"扩展到了普通内科疾病。如今,刮痧疗法与针灸、按摩、拔罐等传统疗法一样,成为临床实践中十分重要的中医特色疗法。

一、作用机制

刮痧疗法的预防与治疗作用主要体现在以下几点:

(一)中医学对刮痧作用机制的认识

1. 调和阴阳 中医基础理论认为,阴阳失调是疾病的基本病机,人体在六淫、七情等致病因素的作用下,机体阴阳的平衡遭受不同程度破坏,产生了"阴盛则阳病,阳盛则阴病"的病理变化,致使脏腑经络功能活动失常,从而引起了疾病的发生。刮痧治疗的关键就在于通过辨证施治,调节阴阳的偏盛偏衰,"实者泻之""虚者补之",从而使机体恢复"阴平阳秘"的平衡状态。而刮痧调和阴阳的作用,基本上是通过经络阴阳属性、腧穴配伍和刮拭手法的配合共同实现。临床实践证明,刮痧对内脏功能有明显的调整阴阳平衡的作用,且根据机体的不同状态,呈双向调节作用。

2.扶正祛邪 中医学认为外感六淫、疫疠之气可致多种外感疾病发生,七情内伤、宿食、痰饮、瘀血可导致多种内伤疾病,致病邪气阻滞经脉,尤其可致疼痛类疾病发生。如《素问·评热病论》中记载:"邪之所凑,其气必虚。"说明疾病的发生,是由于正气相对不足,邪气相对强盛所致。而刮痧疗法通过刮拭方法和补泻手法,能开泄腠理,通便利尿,有效祛除侵入经络之外邪,也可疏通经络,疏散阻滞于经络间的瘀血、痰浊。如郭志邃在《痧胀玉衡》中提出"肌肤痧,用油盐刮之,则痧毒不内攻;血肉痧,看青紫筋刺之,则痧毒有所泄",就是采用刮痧或放痧的方法,使"痧毒"从皮肤经脉驱出人体,减弱或消除其致病作用;并提出了"驱毒在先,温补在后"的原则。

3.活血化瘀 气、血是构成人体、维持人体活动的精微物质,气血既是脏腑功能活动的产物,又是供养脏腑进行功能活动的物质。瘀血是人体的病理性产物,常能阻滞经络气血的运行,致使人体气血失调,疾病由此而生。刮痧疗法可根据经络的循行,选择相应的腧穴和刮拭手法,消除气血瘀滞,促进气血运行,引导气血输布,濡养五脏,温煦组织皮毛,鼓舞正气,增强祛邪之力,从而起到活血化瘀、祛瘀生新的作用。

4.疏经通络 中医基础理论认为外周体表的筋肉、皮肤组织及肢节等,通过十二经脉的内属外连而与内在脏腑相互沟通。十二皮部是十二经脉功能活动反映于体表的部位,也是络脉之气散布的部位,皮部通过络脉、经脉的联系,与脏腑在生理、病理上有密切关系。刮痧疗法通过对人体皮部的刺激,激发经络之气的运行,解除局部气血瘀阻的状态,从而疏通经络,调和气血,使筋骨劲强,关节清利,脏腑气血和谐。

5.辅助诊断的作用

(1)判断病位:经脉有一定循行路线,经脉与脏腑有密切的联系,因此,根据出痧的部位可以推断病变的部位。如在位于背部膀胱经的心俞和上肢内侧后缘心经循行部位出痧或有阳性反应,即可判断病在心或心经。

(2)判断病因和病性:痧的色泽、形态、多少与人的体质、病性有密切关系。热邪所致者,痧色鲜明;寒邪所致者以及陈旧性疾病,痧色晦黯。出痧多者多为实热证、血瘀证、痰湿证;出痧少者,多属于气血不足的虚证。

(3)判断病势和疗效:观察每次治疗后出痧的情况,可以了解病情的轻重和进退。一般规律是病情较轻,病程较短者,出痧部位表浅,痧色鲜红,痧点分散;阳性反应物的部位较浅,体积较小,较柔软,疼痛较轻。反之,病情较重,病程较长者,出痧部位较深,痧色黯红或青紫,痧点密集;阳性反应物的部位较深,体积较大,质硬,疼痛较重。

若治疗后,出痧由多变少,由密变疏,痧色由深变浅,阳性反应物由大变小、由硬变软,疼痛由重变轻,说明治疗有效,病情减轻。反之,为治疗不佳。注意肥胖、肌肉丰厚、气血不足者不易出痧,故这些患者不能用出痧多少来判断病情。

（二）现代医学对刮痧作用机制的认识

现代医学认为,刮痧的过程可使局部组织高度充血,局部温度升高,血管神经受到刺激后使血管扩张,黏膜的通透性增强,血流及淋巴液循环增快,使体内废物、毒素加速排出,从而使血液得到净化,组织细胞活化。而且刮痧使毛细血管破裂,形成皮下出血,引起自身溶血现象产生,这种现象是一种良性的弱刺激,可促进血液循环,加速新陈代谢过程。毛细血管破裂时,血液外溢形成的瘀血被体内具有免疫功能的淋巴细胞和吞噬细胞分解,排出体外,这两种细胞的活性的增强,可以快速有效地清除体内病理产物,提高机体的应激能力和修复能力。刮痧作用于体表的特定部位,能产生一定的生物信息,通过信息传导系统,会对失常的生物信息加以调整,增加人体的抗病能力。此外,刮痧板的直接刺激,可以提高局部组织的痛阈,缓解肌肉痉挛,松解局部组织粘连,促进内啡肽的产生,发挥持久的镇痛作用。

二、工具的分类

（一）刮痧用具

刮痧用具多种多样,因材质、形状不同,其作用、治疗病种、治疗部位亦不同。材质包括木质、角质、玉石质、瓷质、金属质、胶质等,形状包括板状、条状、棍状、五爪状等。

1. 木制刮痧用具　木制刮痧用具的形状有板状、圈状、弧状等(表4-9)。

表4-9　木制刮痧用具表

	木材性质	作用	适用病证
柳木	柔软、湿润	发斑透疹,清除风热	儿童风热
桑木	坚韧、通顺	通经活络,祛风胜湿	风湿类病证
桃木	坚硬、质密	祛风镇邪,安神活血	二便不利
槐木 榆木	性气燥烈	止血明目	痔疮,便血,头目昏花,目胀睛迷
枳木	气香味浓	温通胃肠,导气通滞	胃肠胀痛,二便不利,呕吐,气短,吞酸
竹	气味清香	清热化痰,利尿通淋	多用于体肥痰多之人,如惊风、高血压等

2. 角制刮痧用具　角制刮痧用具多制作成板状,常用的有牛角,质地坚韧,具有发散行气、清热凉血作用;羊角,质地柔韧,有重镇息风的作用。

3. 其他材质的刮痧用具　玉石类材料制造的刮痧用具(图4-64),具有精致、小巧、光滑、圆润等特点,使用起来较为方便,且不易损伤皮肤,可清音哑,止烦渴,定虚喘,安神明目,滋养五脏六腑。

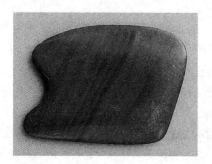

图4-64　砭石刮痧板

民间多用瓷制的刮痧用具,如瓷碗用于面积宽阔的部位,如胸腹、腰背等;瓷勺用于皮肉较厚的部位;瓷筷用于皮肉较薄的部位。

民间也多用金属制的刮痧用具,如硬币,选择边缘较厚而没有残缺的铜制或铝制硬币。此外,也可选用小蚌壳、苎麻等物作为刮痧用具。

（二）辅助材料

刮痧使用的辅助材料有很多，传统上常用香油、水、酒等作为润滑剂，目前则多选用活血通络酊、活血润肤脂、刮痧活血剂、正红花油、扶他林（双氯芬酸二乙胺乳膏）及其他特制的刮痧乳剂和刮痧油剂等，都是采用有油性的调配剂，配上一些天然的具有某些治疗作用的药物，经过科学的工艺方法精制而成的。一则可起到光滑滋润作用，使刮拭起来不至于伤害皮肤，另一方面这些介质包含了许多药物成分，可起到相应的治疗作用。

三、操作方法

（一）刮痧治疗前的准备工作

1. 选择适当的工具　刮痧板的边缘应当光滑，边角圆钝，厚薄适中，并以术者持握时感觉适合为宜。若刮痧板反复使用，治疗前应检查刮痧板是否残留有污垢、破损等。

2. 刮痧介质的选择　常用的刮痧介质的种类很多，实际操作时，可针对具体的刮拭辨证或部位的需求选择。如受术者气滞血瘀之象明显时，可配合具有活血化瘀、行气通络功效的介质，以增强疗效；如刮拭面部，可选择能杀菌消炎、性质柔和、渗透性好、易于清洗的介质作为润滑剂为宜。

3. 宣教工作　在治疗开始前，可嘱受术者休息数分钟，以缓解紧张情绪或疲劳，充分放松身体，以利于操作。对于初诊者，还应介绍刮痧疗法的一般常识，包括可能出现的不良反应，术后皮肤的护理或饮食禁忌等。

4. 消毒工作　消毒工作包括四方面的内容：治疗室内环境消毒，刮痧板消毒，术者手部消毒，施术部位消毒。

（1）治疗室内环境消毒：包括治疗台上的床垫、枕巾、毛毯等物品，应定期换洗消毒；治疗室也应定期消毒净化，保持空气流通，环境卫生洁净。

（2）刮痧板消毒：尤其刮痧板反复利用时。使用前可选用75%酒精棉球或苯扎溴铵溶液擦拭消毒；使用后以同样的方式消毒清洗后，用洁净的纱布包好存放备用。

（3）术者手部消毒：操作前，术者应先用肥皂水或消毒液等将手洗刷干净，待干再用75%酒精棉球擦拭后再开始刮痧操作。

（4）施术部位消毒：使用75%酒精棉球擦拭消毒，或先用2%碘酊涂擦，稍干后再用75%酒精棉球擦拭脱碘。擦拭时应从施术部位的中心点向外绕圈消毒，必要时可重复几遍。当皮肤消毒完毕后，勿再接触污物，保持洁净，防止重新污染。

（二）选择施术部位

选择合理恰当的施术部位十分重要，在实际操作中，术者应在中医基本理论的指导下，根据经脉的循行分布、腧穴的主治作用或部位的功能特异性（如全息点），结合受术者病证的虚实缓急进行辨证论治。

1. 局部部位　即选取病灶或不适部位及其邻近部位的腧穴、经络，常适用于治疗病变部位明确、范围局限或应加强局部刺激作用的病证。

2. 病理反应点　或称阳性反应点。《黄帝内经》提出"诸病于内，必形于外"，人体的内部脏腑有病变，会在外部表现出来，如表现为局部皮肤的色泽、温度或干湿度变化，或皮损、瘀点等，或肌肉皮肤的紧张度、突起及凹陷等，或压痛、结节、条索状物等，或触摸、按压时，受术者有酸、麻、胀、痛等感觉异常反应。通过仔细的检查，发现这类病理反应点后,可通过对这些部位进行恰当的刺激,以调整脏腑经络功能,达到预防或治疗疾病的目的。

3. 根据经络循行选取 "经脉所过,主治所及",循经选取可通过刮拭距离病灶较远的部位或腧穴,达到治疗的目的。如腰痛,可选取足太阳膀胱经的委中穴进行刮拭治疗。

4. 特定作用点 如全息点,或者根据神经系统在体表投影的分布选取一定的部位进行刮拭。

选择适当的施术部位后,应据此为患者摆放适合的体位,遵循便于术者操作及受术者舒适、安全的原则。常用的体位有仰卧位、俯卧位、侧卧位、正坐位、仰靠坐位、俯伏坐位、侧伏坐位等,根据不同的需要选择适宜的体位,如俯卧位适合于刮拭背部、腰骶部、下肢后侧或足底的腧穴与部位。

(三)操作过程

为患者摆放适合的体位后,在需要进行刮拭的部位涂抹适合的介质,再使用消毒过后的刮痧板,在施术部位以45°角的倾斜角度,平面朝下或朝外,沿着由上至下、由内及外的次序进行刮拭;在某些骨性突起处、关节处等部位上,可采用棱角刮摩方式,用力应适中、均匀、柔和(图4-65)。刮拭至施术部位皮肤发红充血,或出现痧斑、痧点时,可更换另一部位进行刮拭,刮拭面部时应根据患者意愿,决定是否刮拭至出痧。在刮拭的过程中,应不时询问患者有无疼痛、烦躁、恶心欲呕、汗出头晕等不适感觉,根据患者的反应调整刮拭的轻、重、快、慢。

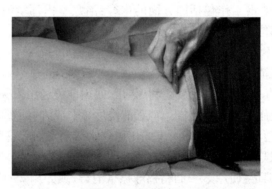

图 4-65 操作过程

刮痧治疗结束后,应将刮拭部位的介质清洁干净,将刮痧工具消毒清洗后放置妥当,让患者适当休息片刻,或适当饮用温开水等,并嘱咐患者刮痧疗法结束后的注意事项,如结束后1~3小时内不宜用冷水清洗施术部位;饮食不宜进食生冷、油腻、酸辣或难以消化等食物。

每次刮痧治疗应控制治疗时间,以不引起受术者疲劳为度,一般以15~40分钟为宜;两次治疗的间隔时间宜为5~7天,或应等痧斑、痧点消退后再进行;若病情仍未缓解,可适当减少间隔时间,或更换其他部位进行刮拭治疗。新病、急性病2~3次为1个疗程,久病、慢性病4~5次为1个疗程。

(四)操作方法

刮痧操作一般分为持具操作和徒手操作。

1. 持具操作 如刮痧法、挑痧法、放痧法和焠痧法等,其中以刮痧法为最常用方法,又可分为直接刮痧法和间接刮痧法。直接刮痧法指在患者体表均匀涂上刮痧介质后,术者用刮痧工具直接接触患者皮肤,在体表的特定部位反复进行刮拭,直到皮肤发红发紫或出现青紫红色的瘀斑痧点,本法多用于患者体质比较强壮而且病证又属于实盛者(图 4-66)。间接刮痧法,指在患者要刮拭的部位上放一层薄布或棉纱物,然后再用刮痧工具在其上面进行刮拭,使其皮肤发红发紫或出现青紫红色的瘀斑痧点,本法在具有刮痧功效的同时,还具有保护皮肤的作用。主要用于儿童、年老体弱、高热、中枢神经系统感染、抽搐及某些皮肤病患者。

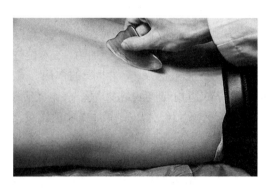

图 4-66　持刮痧板操作

(1)握持刮痧板的方法:单手握刮痧板,将板放置掌心,一侧由拇指固定,另一侧由食指与中指固定,也可由拇指以外的四指固定,利用腕力进行刮拭,刮痧板移动方向与皮肤之间的夹角以 45°为宜,不宜角度过大或使用削铲之法。

(2)刮痧的基本手法

1)轻刮法:指刮痧时刮痧板接触皮肤面积大,移动速度慢或下压刮拭力量小的一种方法。受术者多无疼痛或其他不适感觉,适用于儿童、妇女、年老体弱者或面部的保健刮拭。

2)重刮法:指刮痧时刮痧板接触皮肤面积小,移动速度快或下压刮拭力量大的一种方法,以受术者能承受为度。这是针对骨关节软组织疼痛病证的一种方法,多适用于年轻人或体质较强壮者,或适用于脊柱背部两侧、下肢及骨关节软组织较丰满处。

3)快刮法:指刮拭的次数在 30 次/分以上。力量较重者,多用于体质较强壮者,主要刮拭背部、下肢或疼痛较剧部位;力量较轻者,多用于体质较虚弱者,主要刮拭背腰部、胸腹部或下肢等部位。手法操作以受术者感觉舒适为度。

4)慢刮法:指刮拭的次数在 30 次/分以内。力量较重者,主要刮拭腹部、骨关节或疼痛较明显部位;力量较轻者,主要刮拭背腰部正中、胸腹部或下肢内侧等部位。手法操作以受术者感觉舒适为度。

5)直线刮法:亦称直板刮法,是指利用刮痧板的上下缘在体表进行直线刮拭,为刮痧疗法中常用的手法之一。施术者单手握板,用板薄的一面 1/3 或 1/2 与皮肤接触,使板与体表成 45°角,利用腕力下压并向同一方向直线刮拭,并刮拭一定的长度。该手法适用于体表比较平坦部位的经脉及穴位,如背部、胸腹部、四肢和头部。

6)弧线刮法:是指刮拭方向呈弧线,刮拭后体表出现弧形的痧痕,操作时刮痧板应循行肌肉走向或骨骼结构特点而定。如胸部肋间隙、肩关节或膝关节周围多用此法。

7)逆刮法:指刮拭的方向与常规的由上至下、由内到外的方向相反,即由下向上、由外及内进行刮拭的方法。多用于下肢静脉曲张、浮肿或常规刮拭方法疗效不显的部位。逆刮法操作时应轻柔和缓,由远心端部位开始,逐渐延向近心端部位,达到促进静脉回流、减轻水肿或疼痛的效果。

8)摩擦法:指用刮痧板的角、边或面与皮肤相贴或隔衣、布进行直线往返移动或有规律地旋转移动的刮拭方法,通过摩擦使皮肤产生热感并向深部深透为宜。多适用于伴有如麻木感、凉感等感觉异常或隐痛的部位,如腹部、肩胛内间或腰部;亦可用于其他手法操作之前,作为辅助手法。

9)梳刮法:指使用刮痧板或刮痧梳子由前额发际处及双侧太阳穴处向后发际做有规律的单方向刮拭手法。操作时,应使刮痧板或刮痧梳子与头皮成45°,轻柔和缓刮拭,如梳头状,故名。梳刮时力量适中,可逐渐加力,在穴位或痛点处可适当施以重刮、点压或按揉,具有醒神开窍、消除疲劳、安神助眠的作用。

10)点压法:用刮痧板厚的边角与皮肤成90°垂直,力度应逐渐加重,以耐受为度,保持数秒后迅速抬起,重复操作5~10次。操作时要求动作灵活,力道应柔和,切忌使用暴力。此法适用于肌肉丰厚,力量不能深达或不宜直接刮拭的部位或骨关节的凹陷处,如环跳、委中、内外膝眼、阳陵泉、水沟等穴位或脊柱的棘突间凹陷处。

11)按揉法:指用刮痧板在施术部位点压后做往复来回或顺逆旋转的手法,操作时刮痧板应紧贴不移,频率宜慢,控制在50~100次/分为宜。常用于经络腧穴处,如足三里、内关、涌泉等。

12)角刮法:是指使用特制的角形刮痧板或刮痧板的棱角接触皮肤进行刮拭的手法。操作时动作灵活,不宜生硬,避免过分用力致使皮肤损伤。

13)边刮法:指将刮痧板的两条长边棱与皮肤成45°进行刮拭,是常用的刮拭手法之一,适用于大面积部位如腹部、背部或下肢等。

2. 徒手操作 又称为撮痧法、揪痧法、扯痧法、挤痧法、拍痧法或抓痧法。指在患者的受术部位和术者的手涂上介质,然后术者五指屈曲,将中指和食指的第二指节对准施术部位,夹起皮肤和肌肉,然后松开,如此一揪一放,反复进行,并可发出"巴巴"的声响,在同一部位可连续操作5~7遍,直到皮肤发红发紫或出现青紫红色的痧斑痧点。本法具有通经活络、活血止痛、引血下行的作用。适用于皮肤张力较小的头面部及腹、颈、肩、背部等处。

(五)各部位刮拭方法

1. 头部

(1)侧头部:从太阳穴刮向风池。

(2)前头部:从百会穴刮向前发际。

(3)后头部:从百会穴刮向后发际。

(4)全头部:以百会为中心,呈放射状向全头刮拭。

注意:每个部位刮拭30次左右,刮至头皮有发热感为宜。

2. 面部

(1)前额部:从正中线开始,分别由内向外刮拭。

(2)颧部:由内向外刮拭。

(3)下颌部:以承浆穴为中心,由内向外上方刮拭。

注意:刮拭面部时,手法要轻柔,忌大力。

3. 项部

（1）项部正中线：从哑门穴刮向大椎。

（2）项部两侧：从风池穴刮向肩井穴、巨骨穴。

4. 背部

（1）背部正中线：从大椎刮向长强。

（2）背部两侧：刮拭膀胱经的两条循行路线。

5. 胸部

（1）胸部正中：从天突穴刮向鸠尾穴。

（2）胸部两侧：从正中线由内向外刮。

注意：乳头部位不可刮拭。

6. 腹部

（1）腹部正中线：从鸠尾穴刮向水分穴，从阴交穴刮向曲骨穴。

（2）腹部两侧：从幽门穴、不容穴、日月穴经天枢穴、肓俞穴刮向气冲穴、横骨穴。

注意：治疗内脏下垂者，应由下向上刮拭。

7. 四肢部　上下肢、内外侧，均从上向下刮拭。下肢静脉曲张及下肢浮肿者，从肢体远端向近端刮拭，刮至关节骨骼凸起部位应顺势减轻按压力度。

（六）刮痧的补泻手法（表 4-10）

表 4-10　刮痧的补泻手法表

	力度	速度	时间	与经脉走向的关系	适用人群、病证
补法	较小	较慢	较短	顺着经脉走行刮拭	老年人、体弱、重病、久病者
泻法	较大	较快	较长	逆着经脉走行刮拭	年轻体壮、新病、急病、实邪为患者
平补平泻	中等	适中	适中		正常人保健、虚实夹杂者

 知识拓展

放　痧　法

　　刮痧后在皮肤上会出现痧斑、痧疱或青紫肿块，此时，对皮肤消毒后，用三棱针或一次性放血针刺入皮肤，并放出少许瘀血，即称为放痧。术后应对创面进行消毒处理，然后用胶布或创可贴贴压固定。此法多用于腘窝、太阳穴等处的浅表静脉有扩张和瘀血的情况，可防治中暑、急性腰扭伤、下肢静脉曲张等。

四、适用范围和注意事项

（一）适用范围

　　刮痧疗法的适用范围十分广泛，经过长期的发展，其不仅适用于"痧症"，还可以广泛应用于内科、外科、妇科、儿科等临床各科常见疾病的治疗。略举如下：

1. 内科病类适应证　心悸、胸痹、头痛、不寐、眩晕、面瘫、喑痱、痿证、呃逆、胃痛、胁肋痛、气腹痛、泄泻、腹胀、便秘、咳嗽、哮证、中暑、感冒、消渴等。

2. 骨伤、外科病类适应证　如落枕、项痹、肩痹、腰痛、肘劳(肱骨外上髁炎、肱骨内上髁炎、尺骨鹰嘴炎)、痹证、足跟痛、风疹、痔疮等。

3. 妇科病类适应证　如月经不调、痛经、闭经、带下病、乳癖、绝经前后诸证等。

4. 五官科病类适应证　如牙痛、鼻渊、喉痹、眼疾等。

5. 儿科病类适应证　如小儿腹泻、小儿厌食、小儿遗尿等。

6. 其他病类适应证　如美容养颜及减肥保健等。

（二）注意事项

1. 选择合适的场所,光线充足,空气流通清新,室温适合;刮痧过程中让患者采取舒适、自然的体位,并注意避风及保暖。

2. 要根据病证的虚实、寒热、表里、阴阳,确定刮拭部位,采用不同的刮痧手法与补泻方法。

3. 皮肤出现渗液、溃烂、炎症病变等情况时不可直接刮拭。

4. 前后两次刮痧时间需间隔3~6天,以皮肤上痧斑消退为标准。

5. 不可片面追求出痧,以免因过分刮拭,致使疼痛、皮肤破损或引起病情加重。

6. 心尖部、体表大血管处不宜重力刮拭;过饥、过饱、过度疲劳或醉酒者不宜重力大面积刮拭。

7. 对于某些复杂危重病人,除用刮痧治疗,更应配合其他治疗,以免延误病情。

8. 刮痧后宜饮少量热水。

（三）禁忌证

1. 乳头部、孕妇的腹部、腰骶部禁止刮痧。

2. 活动性出血疾病,白血病、血小板减少、血友病患者禁止刮痧。

3. 危重病症,如急性传染病或有心力衰竭、肝肾衰竭、肝硬化腹水、全身重度浮肿者禁刮。

4. 醉酒、过饥、过饱、过渴、过劳者,久病身体极度虚弱,皮肤失去弹性者禁止刮痧。

5. 小儿囟门未闭合者,头部禁止刮痧。

6. 精神失常及精神病发作期患者,病人狂躁不宁或全身剧烈抽搐者禁止刮痧。

7. 凡刮治部位的皮肤有溃烂、损伤、感染、溃疡、疮痈,或不明包块处,均禁止刮痧。

8. 急性软组织损伤部位、骨折处或有开放性伤口处禁止刮痧。

五、异常情况处理

晕刮:是指刮痧治疗过程中发生晕厥现象。

1. 原因　手法不当或力度过大,或者患者紧张。

2. 临床表现　患者出现头晕目眩、心慌、烦躁不安、面色发白、四肢发凉、出冷汗或神昏跌倒等异常表现。

3. 处理　应马上停止刮拭,并让病人平卧休息,取头低足高位,注意保暖,让患者饮用温开水或温糖水,及时点按人中穴,按揉百会穴、内关穴、涌泉穴等,静卧片刻即可恢复。

4. 预防　刮痧前应向患者作一定的解释,消除其恐惧心理,取得患者的配合;刮拭时用力轻重要适中,不宜过重,以免病人感到疼痛或刮伤皮肤而发生意外。刮拭的过程中,应不时询问病人感受,观察患者神色变化,一旦有不适情况发生及时进行处理,防患于未然。

第六节 临床常见功能障碍的针灸康复治疗

一、认知功能障碍的针灸康复治疗

(一)认知障碍的概述

认知是指人脑接受外界信息,对客观事物的认识过程中对感觉输入信息的加工处理,转换成内在的心理活动,从而获取知识或应用知识的过程。它包括感知觉、记忆、语言、思维、视空间、计算和理解判断等。世界卫生组织颁布的《国际功能、残疾和健康分类》(International Classification of Functioning,Disability and Health,ICF)中关于认知功能的描述包括:意识功能(b110)、定向功能(b114)、智力功能(b117)、注意力功能(b140)、记忆功能(b144)、知觉功能(b156)、思维功能(b160)、高水平认知功能(b164)和计算功能(b172)。如果认知功能中某一个认知方面发生障碍,就称为该认知方面障碍,如记忆障碍、计算障碍、定向障碍等。如为多个认知方面发生障碍,则称为认知功能障碍。认知功能障碍是脑卒中、脑外伤、帕金森及各类痴呆患者常伴发的神经心理症状。根据第10版《国际疾病分类》(The International Statistical Classification of Diseases and Related Health Problems 10th Revision,ICD-10),认知功能障碍主要分为阿兹海默病(AD)(F00)、血管性痴呆(VaD)(F01)、轻度认知障碍(F06.7)、分类于他处的其他疾病引起的痴呆(F02)等。

临床流行病学调查发现目前我国是世界上痴呆患者最多的国家,65岁以上的老人中痴呆患病率高达10.1%,其中AD的患病率为3.5%,VaD患病率为1.1%。在发达国家,AD已成为继心脏病、恶性肿瘤、中风之后威胁人类健康的第四大杀手。各类原因所导致的不同形式和程度的认知功能障碍,已严重影响患者的工作和生活质量,如注意力障碍患者往往工作效率低下,记忆障碍患者工作、学习、生活均受影响,认知功能障碍患者生活无法自理。现有的疗法治疗认知功能障碍效果欠佳,而针灸及康复训练能够在一定程度上缓解病程的进展,帮助和加快认知功能的恢复。

认知功能障碍属于中医"呆证""痴证"的范畴。是以呆傻愚笨、智能低下、善忘迟钝等为主要临床表现的一种神志异常病证。其轻者可见神情淡漠,寡言少语,智力低下,反应迟钝,善忘等;重则表现为终日不语,或闭门独居,或口中喃喃,言辞颠倒,或举动不经,忽笑忽哭,或不欲食,数日不知饥饿等。

(二)认知障碍的病因病机

痴呆是一种全身性疾病,其病位在脑,与肾、心、肝、脾功能失调密切相关。病因为七情内伤,久病耗损,年迈体虚,而致气、血、痰、瘀等病邪为患,渐至脑髓空虚;或气血不足,肾精亏耗,痰瘀互阻,脑髓失养。

痴呆的发生,不外乎虚、痰、瘀,并且三者互为影响。虚指脾肾亏虚,脑脉失养;阴精亏空,脑消髓减。痰指痰浊中阻,蒙蔽清窍,痰火互虐,上扰心神;瘀指瘀血阻络,脑脉不通。其基本病机为髓减脑消,神机失用。本证以虚为本,以实为标,临床多见虚实夹杂之证。

（三）认知障碍的中医辨证分型

1. 髓海空虚型　表情呆滞,沉默寡言,记忆减退,失认失算,口齿含糊,伴腰膝酸软,头晕耳鸣,懒怠思卧,齿枯发焦,舌质淡白,苔薄白,脉沉细弱。

2. 痰浊蒙窍型　表情淡漠,反应迟钝,智力减退,或哭笑无常,喃喃自语,或终日无语,呆若木鸡,伴不思饮食,脘腹胀痛,痞满不适,口多涎沫,头重如裹,舌质淡,苔白腻,脉细滑。

3. 瘀血内阻型　表情淡漠,反应呆钝,言语木讷,善忘易惊,行为古怪,肌肤甲错,双目晦黯,舌质黯或有瘀点瘀斑,脉细涩。

4. 心肝火盛型　表情呆滞,心烦不寐,躁扰不宁,急躁易怒,头晕头胀,目赤耳鸣,口干舌燥,小便短赤,口舌生疮,舌尖红,苔薄黄,脉数有力或细数。

5. 痰热内扰型　表情淡漠,反应呆钝,睡眠不安,心烦懊恼,头晕目眩,胸闷脘痞,痰涎壅盛,舌质红,苔黄腻,脉滑数。

6. 阴虚火旺型　表情淡漠,反应呆钝,心悸不安,心烦不寐,腰膝足软,头晕耳鸣,健忘遗精,口干津少,潮热盗汗,五心烦热,舌红少苔,脉细数。

（四）认知障碍的针灸治疗

1. 体针的针灸辨证治疗

（1）髓海空虚

1）治则:健脑充髓,益神增智。

2）穴位选择

主穴:太溪、肾俞、志室、悬钟、三阴交、心俞。

穴位加减:头晕甚者加百会、四神聪。

3）操作:太溪、志室直刺0.5~0.8寸;肾俞、心俞向脊柱方向斜刺0.5~0.8寸;悬钟、三阴交直刺1~1.5寸;百会、四神聪平刺0.5~0.8寸。

4）注意事项:百会、四神聪因穴下有丰富的毛细血管网,出针时要按压针孔,以防出血。

（2）痰浊蒙窍

1）治则:健脾化浊,豁痰开窍。

2）穴位选择

主穴:足三里、脾俞、中脘、丰隆、阴陵泉、太冲、印堂。

穴位加减:头重如裹加百会、印堂。

3）操作:足三里、中脘、丰隆、阴陵泉直刺1~1.5寸;脾俞向脊柱方向斜刺0.8~1.2寸;太冲直刺0.5~1寸;印堂平刺0.5~1寸。

4）注意事项:无特殊注意事项。

（3）瘀血内阻

1）治则:活血化瘀,开窍醒脑。

2）穴位选择

主穴:合谷、太冲、足三里、三阴交、百会、神门。

穴位加减:言语木讷艰涩者加廉泉、金津、玉液。

3）操作:合谷、太冲、神门直刺0.5~1寸;足三里、三阴交直刺1~1.5寸;百会平刺0.5~0.8寸。

4）注意事项:百会穴所在头皮下有丰富的毛细血管网,出针时要按压针孔,以防出血。

（4）心肝火盛

1）治则:清心泻火,疏肝解郁。

2）穴位选择

主穴:安眠、神门、少府、劳宫、行间、足窍阴、风池。

穴位加减:口舌生疮加少冲、少泽。胁痛甚者加期门。

3）操作:安眠、风池向鼻尖方向斜刺0.5~1寸;神门、少府、行间直刺0.5~0.8寸;足窍阴直刺0.2~0.4寸或点刺出血。

4）注意事项:无特殊注意事项。

（5）痰热内扰

1）治则:健脾化痰、益智安神。

2）穴位选择

主穴:安眠、丰隆、内庭、公孙、神门。

穴位加减:头晕甚者加百会、印堂。

3）操作:安眠向鼻尖方向斜刺0.5~1寸;神门、公孙直刺0.5~0.8寸;丰隆直刺1~1.5寸。

4）注意事项:无特殊注意事项。

（6）阴虚火旺

1）治则:滋阴降火,益智安神。

2）穴位选择

主穴:安眠、太溪、神门、心俞、大陵。

穴位加减:头晕甚者加百会、印堂。腰酸无力加肾俞。

3）操作:安眠向鼻尖方向斜刺0.5~1寸;神门、太溪、大陵直刺0.5~0.8寸;心俞向脊柱方向斜刺0.6~1寸。

4）注意事项:无特殊注意事项。

上述认知功能障碍的针灸治疗的疗程是:针刺1次/天,急性期针刺2次/天,10天为1个疗程。疗程间休息3~5天。

2. 认知功能障碍的其他疗法

（1）耳针疗法

1）取穴:皮质下、交感、心、脾、神门。

2）操作及疗程:每次取2~3穴,轻刺激,留针20分钟,1次/日,10次为1个疗程,疗程间隔3~5天。

3）注意事项:①严格消毒,防止感染。耳郭暴露在外,结构特殊,血液循环较差,容易感染,且感染后易波及软骨,严重者可致软骨坏死,萎缩而导致耳郭畸变,故应重视预防。一旦感染,应立即采取相应措施,如局部红肿疼痛较轻,可涂2.5%碘酒,每日2~3次;重者局部涂擦四黄膏或消炎抗菌类的软膏,并口服抗生素;如局部化脓,恶寒发热,白细胞增高,发生软骨膜炎,当选用相应抗生素注射,并用0.1%~0.2%的庆大霉素冲洗患处,也可配合内服清热解毒剂,外敷中草药及外用艾条灸之。②耳郭上有湿疹、溃疡、冻疮破溃等,不宜用耳穴治疗。③有习惯性流产的孕妇禁用耳针治疗;

妇女怀孕期间也应慎用,尤其不宜用子宫、卵巢、内分泌、肾等穴。④对年老体弱者、有严重器质性疾病者、高血压者,治疗前应适当休息,治疗时手法要轻柔,刺激量不宜过大,以防意外。⑤对肢体活动障碍及扭伤的患者,在耳针留针期间,应配合适量的肢体活动和功能锻炼,有助于提高疗效。

（2）梅花针疗法

1）取穴:自项至腰部督脉和足太阳经第一侧线。

2）操作:用梅花针自上而下叩刺,至皮肤潮红为度。1 次/日,10 次为 1 个疗程,疗程间隔 3~5 天。

3）注意事项:①进行治疗时,应先选择好施针部位,将针具及皮肤以 75% 酒精消毒,其手法要求用腕力弹刺,如鸡啄食一样,用手腕的弹力,把针尖叩刺在皮肤上,随即借着反弹力作用,把针仰起,如此连续叩打。刺时落针要稳准。针尖与皮肤呈垂直接触,提针要快。不能慢刺、压刺、斜刺和拖刺。②频率不宜过快或过慢,70~90 次/分。③叩打的强度可根据病情、体质、部位选择不同的手法。通常选用轻、中、重 3 种手法。④操作时,腕力轻,冲力要小,叩打到皮肤有潮红为度。⑤中度刺激,叩打到皮肤潮红、丘疹,但不出血的程度。

二、吞咽障碍的针灸康复治疗

（一）吞咽障碍的概述

吞咽障碍是食物从口腔运送到胃的过程出现障碍的一种表现。由口腔、咽喉、食管疾患引起,由相关器官解剖结构异常改变的,为器质性吞咽障碍;而由中枢神经系统或周围神经系统损伤、肌病等引起运动功能异常,无器官解剖结构改变的吞咽障碍,为功能性吞咽障碍。中风后患者发生吞咽困难、妨碍进食,可能导致患者体重下降及脱水,经常肺部感染,严重影响患者的康复。严重者患者不得不长期鼻饲,会给患者带来肉体和心理上极大的痛苦,长此以往会给患者重返社会带来极大的不便。多数功能性吞咽障碍患者的吞咽功能可逐渐恢复,但仍有部分患者不能自行缓解,需要进行专门的康复治疗。吞咽障碍主要分为真、假性球麻痹两种情况。

1. 真、假性球麻痹

（1）假性球麻痹性摄食—吞咽障碍:假性球麻痹在摄食—吞咽准备期、口腔期障碍严重,咀嚼、食块形成、食块移送困难。但吞咽反射仍有一定程度的存留,虽然移至咽部期后吞咽反射表现迟缓,然而一旦受到诱发,其后的吞咽运动会依次进行。这种时间差会引起误咽。由于常并发高级脑功能障碍,其症状有:不知进食顺序,重复相同动作,进食中说话误咽危险加大,容易忽略餐桌一侧的食物,舌部和咬肌功能正常却无法吞咽塞满口内的食物。

（2）真性球麻痹性摄食—吞咽障碍:球麻痹由损害脑干部延髓吞咽中枢的病灶引起,摄食—吞咽障碍主要发生在咽部期,吞咽反射的诱发极其微弱甚至消失。在先行期、准备期,甚至口腔期没有障碍或障碍轻微。往往误咽情况突出。代表性疾病是延髓背外侧综合征。由于喉部抬高不够,且食管入口处扩张状况不好,环形咽肌不够松弛,导致食块在咽部滞留,常发生吞咽后的误咽。

2. 吞咽功能障碍属于中医"噎膈"的范畴。是以吞咽食物梗噎不顺,重则食物不能进入胃腑,食入即吐为主要临床表现的一种病证。噎,指吞咽时梗塞不顺;膈,指格拒,食物不能下,下咽即吐。噎较轻,是膈之前期表现,在临床中往往二者同时出现,故并称噎膈。

（二）吞咽障碍的病因病机

噎膈之病位在食道,属胃所主,其病变脏腑又与肝、脾、肾有密切关系,因三脏与胃、食道皆有经络联系。脾为胃行其津液,若脾失健运,可聚湿生痰,阻于食道。胃气之和降,赖于肝气之条达,若肝失疏泄,则胃失和降,气机郁滞,久则气滞血瘀,食管狭窄。中焦脾胃赖于肾阴的濡养和肾阳的温煦,若肾阴不足,失于濡养,或脾肾衰败,阳气虚弱,运化受阻,浊气上逆均可发为噎膈。

噎膈之病因病机复杂,但主要为七情内伤,饮食不节,日久则气郁生痰,气滞血阻,滞于食管而见噎膈;其次为年老体弱等原因,致阴津亏虚,气血枯燥,食管失于润养,干涩难下而见噎膈。但时常虚实交错,相互影响,互为因果,因而使病证极为复杂,病情缠绵难愈。

（三）吞咽障碍的辨证分型

1. 风痰阻络型　咽下困难,喉中痰鸣,或痰液稀薄而多,舌质红,苔黄腻,脉滑数。

2. 痰火上扰型　进食,言语及发声困难,烦躁多怒,流涎,口苦,强哭强笑,舌质红,苔黄腻,脉滑数。

3. 脾虚痰盛型　进食、言语及发声困难,苔腻,脉细滑。

4. 气虚血瘀型　咀嚼无力,咽下困难,饮水即呛,言语不清,肢体痿软无力,舌质淡黯,苔薄白,脉细弱。

5. 肾虚阴亏型　言语不清,咽下困难,饮水即呛,腰膝酸软,夜尿频,舌淡胖,苔薄白,脉沉细无力。

（四）吞咽障碍的针灸治疗

1. 体针的针灸辨证治疗

（1）风痰阻络型

1）治则:息风化痰。

2）穴位选择

主穴:廉泉、天突、商丘、足三里、丰隆。

穴位加减:若偏瘫麻木者,加肩髃、曲池、外关、合谷、环跳、阳陵泉、悬钟、太冲;烦躁易怒者,加合谷、太冲、肝俞。

3）操作:廉泉穴向舌根方向直刺0.5～0.8寸,使针感放射至舌根部;尺泽直刺0.8～1.2寸,或点刺出血;天突穴先直刺0.2～0.3寸然后沿胸骨柄后缘,气管前缘缓慢向下刺入0.5～1寸;商丘直刺0.5～1寸;足三里、丰隆均直刺1～1.5寸。

4）注意事项:针廉泉穴时,让患者低枕平卧;天突穴针刺不能过深,也不宜向左右刺,以防刺伤锁骨下动脉及肺尖。如刺中气管壁,针下有硬而轻度弹性的感觉,病人出现喉痒欲咳等现象;若刺破血管壁,可引起剧烈的咳嗽及血痰等现象。如刺中无名静脉或主动脉弓时,针下可有柔软而有弹力的阻力或病人有疼痛感觉,应立即退针。

（2）痰火上扰

1）治则:清热化痰,启窍通络。

2）穴位选择

主穴:通里、神门。配合局部之廉泉、上廉泉、风府、哑门、天突、金津、玉液。

穴位加减:若大便溏者,脾俞,阴陵泉;大便干结者,加支沟、天枢。

3) 操作:通里、神门直刺 0.3~0.5 寸。针风府穴伏案正坐位,使头微前倾,项肌放松,向下颌方向缓慢刺入 0.5~1 寸。针哑门穴取伏案正坐位,使头微前倾,项肌放松,向下颌方向缓慢刺入 0.5~0.8 寸。脾俞朝向脊柱方向斜刺 0.5~0.8 寸。阴陵泉、支沟、天枢均直刺 1~1.5 寸。

4) 注意事项:针廉泉、上廉泉穴时,让患者低枕平卧;金津、玉液点刺放血时,用纱布包裹患者舌头并拉出口外,速度要快,避免被患者咬伤;针风府穴时针尖不可向上,以免刺入枕骨大孔,误伤延髓;针哑门穴不可刺入过深以免伤及脊髓。

(3) 肾虚阴亏

1) 治则:补肾益阴,启窍通络。

2) 穴位选择

主穴:廉泉、风府、哑门、天突、太溪、肾俞。

穴位加减:若偏瘫麻木者,加肩髃、曲池、外关、合谷、环跳、阳陵泉、悬钟、太冲;烦躁易怒者,加合谷、太冲。

3) 操作:廉泉穴向舌根方向直刺 0.5~0.8 寸,使针感放射至舌根部;针风府穴伏案正坐位,使头微前倾,项肌放松,向下颌方向缓慢刺入 0.5~1 寸。针哑门穴取伏案正坐位,使头微前倾,项肌放松,向下颌方向缓慢刺入 0.5~1 寸。太溪直刺 0.5~0.8 寸;肾俞朝脊柱方向斜刺 0.5~0.8 寸。

4) 注意事项:针廉泉时让患者低枕平卧;针风府穴时针尖不可向上,以免刺入枕骨大孔,误伤延髓;哑门穴不可刺入过深以免伤及延髓。

(4) 脾虚痰盛

1) 治则:健脾化痰,启窍通络。

2) 穴位选择

主穴:廉泉、风府、哑门、天突、脾俞、丰隆。

穴位加减:便溏者加天枢,四肢无力者加手三里、足三里。

3) 操作:廉泉穴向舌根方向直刺 0.5~0.8 寸,使针感放射至舌根部;针风府穴伏案正坐位,使头微前倾,项肌放松,向下颌方向缓慢刺入 0.5~1 寸。针哑门穴取伏案正坐位,使头微前倾,项肌放松,向下颌方向缓慢刺入 0.5~1 寸。太溪直刺 0.5~0.8 寸;脾俞朝脊柱方向斜刺 0.5~0.8 寸;丰隆直刺 1~1.5 寸。

4) 注意事项:针廉泉穴时,让患者低枕平卧;针风府穴时针尖不可向上,以免刺入枕骨大孔,误伤延髓;哑门穴不可刺入过深以免伤及延髓。

(5) 气虚血瘀

1) 治则:益气活血,启窍通络。

2) 穴位选择

主穴:风府、人迎、廉泉、足三里。

穴位加减:若偏瘫麻木者,加肩髃、曲池、外关、合谷、环跳、阳陵泉、悬钟、太冲。

3) 操作:针风府穴伏案正坐位,使头微前倾,项肌放松,向下颌方向缓慢刺入 0.5~1 寸。针人迎用 2 寸毫针,在喉结尖旁开 1.5 寸,颈总动脉内侧缘取穴,直刺 1.8 寸,局部要有窒息样针感;廉泉穴向舌根方向直刺 0.5~0.8 寸,使针感放射至舌根部;足三里直刺 1~1.5 寸。

4）注意事项:针风府穴时针尖不可向上,以免刺入枕骨大孔,误伤延髓;针人迎避开颈总动脉,出针时要用干棉球按压针孔 1~2 分钟,以防出血。

上述吞咽功能障碍的针灸治疗的疗程是:针刺 1 次/天,每次留针 20~30 分钟,10 次为 1 个疗程。

2. 经验取穴

（1）针翳风、内关治疗中风后假性延髓麻痹。

1）穴位选择:翳风、内关。

2）操作:翳风用 30 号 2.5 寸毫针向咽部斜刺,进针 2 寸,使酸胀感传至咽部;内关用 28 号 2 寸毫针向肘部斜刺,进针 1.5 寸,麻胀感传至肘部。

3）治疗疗程:留针 30 分钟,1 次/天,10 次为一个疗程。

（2）针廉泉等为主治疗中风后假性延髓麻痹。

1）穴位选择

主穴:廉泉、风池、天突。

配穴:通里、鱼际、太渊、照海。痰涎壅盛,加丰隆、足三里、中脘;眩晕,加百会;舌强加金津、玉液点刺放血;精神障碍,加内关、神门、风池、三阴交。

2）操作:患者取低枕仰卧位,从舌骨上缘正中向舌骨方向刺入 0.8~1.2 寸,不留针;风池穴、天突向喉结方向刺入,行快速捻转手法 30 秒出针;上述各穴均用 26~28 号 1~1.5 寸毫针针刺,得气后,留针 30 分钟,5~10 分钟捻转 1 次。

3）治疗疗程:1 次/天,10 次为 1 个疗程,疗程间隔 5 天。

（3）针太渊,廉泉治疗中风后假性延髓麻痹。

1）穴位选择:太渊、廉泉。

2）操作:均用 26 号毫针直刺太渊穴 0.5~1 寸,平补平泻,3~5 分钟行针 1 次,留针 20~30 分钟;太渊穴出针后再取廉泉穴,用 30 号毫针向咽部斜刺 1~2 寸,反复提插约 5 分钟,不留针。针刺时引导患者发音、说话、起针后患者即进饮食。

3）治疗疗程:1 次/天,10 日为 1 个疗程,疗程间隔 3~5 日。

（4）针风池、廉泉为主治疗中风后假性延髓麻痹。

1）穴位选择

主穴:风池、廉泉。

配穴:哑门、人中、足三里、太冲。

2）操作:风池针尖向对侧眼球针刺 0.5~0.8 寸;廉泉微仰头,直刺 0.5~0.8 寸。用提插捻转平补平泻法,留针 10 分钟。

3）治疗疗程:1 次/天,10 次为 1 疗程,疗程间隔 3~5 日。

（5）针华佗夹脊穴为主治疗中风后假性延髓麻痹。

1）穴位选择

主穴:颈 2~7 夹脊穴。

配穴:风池、廉泉、丰隆、金津、玉液、太冲、肾俞、血海。

2）操作:均用 26~28 号,1.5~2 寸毫针针刺,得气后,留针 30 分钟,5~10 分钟捻转 1 次。

3）治疗疗程:1 次/天,10 次为 1 个疗程,疗程间隔 3~5 日。

3. 其他针疗法

（1）穴位注射法治疗中风后假性延髓麻痹。

1）穴位选择

主穴：廉泉、天柱（双）、哑门。

配穴：痰多、舌苔厚腻，配丰隆、足三里；胸满闷，配内关；腹胀满，配足三里（针感向肢体上下方向放射），均双侧。

2）操作：每次取主穴，酌情取配穴，廉泉（针尖向舌根方向刺入，针感放射至舌体后）、天柱（双）、哑门（针感放射至颈部及头项后）。痰多、舌苔厚腻，配丰隆、足三里；胸满闷，配内关；腹胀满，配足三里（针感向肢体上下方向放射），均双侧。每次取主穴，酌情取配穴，每穴注射药液（维生素 B_1 和磷酸川芎嗪等量混合液）1ml。足三里要求针感向肢体上下方向放射。

3）治疗疗程：1 次/天，7 次为 1 个疗程，疗程间隔 3~5 天。

（2）电针疗法治疗中风后假性延髓麻痹。

1）穴位选择

主穴：哑穴（位于风池上 0.4 分）。

配穴：上廉泉、天容。

2）操作：针刺哑穴时深度不超过 1 寸，斜刺，以 45°斜刺进针；天容（双）直刺向舌根部，用 G-6805 治疗仪，频率 3 次/秒，留针 20 分钟。

3）治疗疗程：1 次/天，10 次为 1 个疗程，疗程间隔 2~3 天。

（3）项针治疗吞咽障碍。

1）穴位选择：风池、翳明、上廉泉、外金津玉液、吞咽、舌中、发音。

2）操作：选用 28~32 号，1.5~2.5 寸长毫针，采取夹持进针法，行捻转进针，得气后即留针 30 分钟，中间行针 2 次，每次 2 分钟；上廉泉、外金津玉液、吞咽、舌中、发音等穴行针得气后即刻出针。

3）治疗疗程：1 次/日，7 次为 1 个疗程，疗程间隔 3~5 天，针刺 2~5 疗程。

注：该吞咽障碍是由脑中风等疾病引起真（假）球麻痹的临床常见症状。

三、言语障碍的针灸康复治疗

（一）言语障碍的概述

言语障碍分失语症和构音障碍两种情况。

1. 失语症和构音障碍

（1）失语症：是指由于脑部器质性损伤而使原已习得的语言功能缺失的一种语言障碍综合征。表现为对语言符号的感知辨识，理解接受，组织运用或表达等某一方面或几方面的功能障碍。即患者无法说他过去能说、现在想说的话，无法写他原来会写的字句，而且常同时有程度不等的语言理解困难。

（2）构音障碍：是由于神经病变，与言语有关的肌肉麻痹、收缩力减弱或运动不协调所致的言语障碍。此定义强调呼吸运动、共鸣、发音和韵律方面的变化，从大脑到肌肉本身的病变都可引起言语症状。病变常见于脑血管意外、脑肿瘤、脑瘫、肌萎缩性侧索硬化症、重症肌无力、小脑损伤、帕金森病、多发性硬化等。其病理基础为运动障碍，所以又称为运动性构音障碍，此种障碍可以单独发生，也可以与其他语言障碍同时存在,如失语症合并构音障碍。

2.言语障碍属于中医"音哑""失音""言语謇涩"等范畴,发声嘶哑者,称为音哑;欲语而无声者,称为失音,古称"喑"。神志清楚,思维正常,但语言不流利,吐词不清晰者,称为言语謇涩,简称言謇。

（二）言语障碍的病因病机

失音为音哑之甚。新病音哑或失音,多属实证,常因外感风寒或风热,或痰浊壅滞,以致邪阻息道,肺气不宣,清肃失职,即所谓"金实不鸣"。久病音哑或失音,多属虚证,常因精气内伤,肺肾阴虚,虚火灼肺,以致津枯肺损,声音难出,即所谓"金破不鸣"。暴怒叫喊或持续高声讲话,耗伤气阴,喉咙失润,也可导致音哑或失音。妊娠后期出现音哑或失音者,称为"子喑",多为胞胎阻碍脉气,肾精不能上荣咽喉所致,一般分娩后即愈。言语謇涩每与舌强并见,多因风痰阻络所致。若因习惯而成,或先天舌系带过短者,称为口吃,不属病态。

1.正气不足 年老体弱,或久病气血亏损,元气耗伤,脑脉失养。气虚则运血无力,血流不畅,而致脑脉瘀滞不通;阴血亏虚则阴不制阳,内风痰浊、瘀血上扰清窍,突发本病。

2.劳倦内伤 《黄帝内经》"阳气者,烦劳则张"。烦劳过度,易使阳气升张,引动风阳,内风旋动,则气火俱浮,或兼夹痰浊、瘀血上壅清窍脉络。因肝阳暴张,血气上涌,骤然而中风者,病前多重。

3.脾失健运,痰浊内生 过食肥甘醇酒,致使脾胃受伤,脾湿运化,痰浊内生,郁久化热,痰热互结,壅滞经脉,上蒙清窍,或素体肝旺,气机郁结,克伐脾土,痰浊内生;或肝郁化火,灼津成痰,痰瘀互结,携风阳之邪,窜扰经脉,发为本病,此即《丹溪心法·中风》所谓"湿土生痰,痰生热,热生风也"。

4.五志所伤,情志过极 七情失调,肝失条达,气机郁滞,血行不畅,瘀结脑脉,暴怒伤肝,则肝阳暴张,或心火暴盛,风火相煽,血随气逆,上冲犯脑。凡此种种,均易引起气血逆乱,上扰脑窍而发。尤以暴怒引发本病者最为多见。

风邪乘虚入中经络,气血痹阻,筋脉失于濡养;或外因引动痰湿,痹阻经络,而致语言不利。

本病多由于患者脏腑功能失调,或气血素虚,加之劳倦内伤、忧思恼怒、饮酒饱食、气虚血瘀、痰热腑实、痰浊阻络、肝肾阴虚而发。

（三）言语障碍的辨证分型

1.肝风上扰型 突然语言謇涩或失语,苔薄黄,脉弦。

2.风痰阻络型 语言謇涩或失语,舌强口謇。

3.痰热上扰型 语言謇涩或失语,口角流涎,舌质红,苔黄厚而腻,脉弦滑有力。

4.肾虚精亏型 言喑失语,腰酸软无力。

5.痰阻经络型 言喑失语,肢体麻木。

6.阳虚血瘀型 言謇失语,腰膝酸软。

（四）言语障碍的针灸治疗

1.体针的针灸辨证治疗

（1）肝风上扰型

1）治则:潜阳息风,启窍通络。

2）穴位选择

主穴:风池、风府、哑门、天突、廉泉、尺泽、太冲。

穴位加减:若大便干结者,加支沟;心中烦热者,加神门、心俞。

3)操作:针风池针尖微向下,向鼻尖方向斜刺 0.5~0.8 寸,或平刺透风府穴;针风府穴伏案正坐位,使头微前倾,项肌放松,向下颌方向缓慢刺入 0.5~1 寸。针哑门穴取伏案正坐位,使头微前倾,项肌放松,向下颌方向缓慢刺入 0.5~1 寸。天突穴先直刺 0.2~0.3 寸,然后沿胸骨柄后缘,气管前缓慢向下刺入 0.5~0.8 寸;廉泉穴向舌根方向直刺 0.5~0.8 寸,使针感放射至舌根部;尺泽直刺 0.8~1.2 寸;或点刺出血。针太冲直刺 0.5~0.8 寸。

4)注意事项:针风府穴时针尖不可向上,以免刺入枕骨大孔,误伤延髓。天突穴针刺不能过深,也不宜向左右刺,以防刺伤锁骨下动脉及肺尖。如刺中气管壁,针下有硬而轻度弹性的感觉,病人出现喉痒欲咳等现象;若刺破气管壁,可引起剧烈的咳嗽及血痰等现象。如刺中无名静脉或主动脉弓时,针下可有柔软而有弹力的阻力或病人有疼痛感觉,应即退针。

(2)风痰阻络型

1)治则:息风化痰,启窍通络。

2)穴位选择

主穴:风池、风府、哑门、廉泉、曲池、合谷、足三里、丰隆。

穴位加减:伴偏瘫者,加肩髃、阳陵泉;便溏者,加天枢、大肠俞。

3)操作:针廉泉穴向舌根方向直刺 0.5~0.8 寸,使针感放射至舌根部。针风池针尖微向下,向鼻尖方向斜刺 0.5~0.8 寸,或平刺透风府穴。针风府穴伏案正坐位,使头微前倾,项肌放松,向下颌方向缓慢刺入 0.5~1 寸。针哑门穴取伏案正坐位,使头微前倾,项肌放松,向下颌方向缓慢刺入 0.5~1 寸。曲池直刺 1~1.5 寸。合谷直刺 0.5~1 寸。足三里直刺 1.5~2 寸。丰隆直刺 1.5~2 寸。采取提插捻转平补平泻之手法。

4)注意事项:针风府穴时针尖不可向上,以免刺入枕骨大孔,误伤延髓。针风池穴时针尖应朝向对侧眼眶或鼻尖,不可太深,避免刺中脊髓。

(3)痰热上扰型

1)治则:化痰清热,启窍通络。

2)穴位选择

主穴:廉泉、哑门、曲泽、间使、丰隆、中冲、列缺、三阴交、照海。

穴位加减:大便干者,加支沟。

3)操作:廉泉穴向舌根方向直刺 0.5~0.8 寸,使针感放射至舌根部。针哑门穴取伏案正坐位,使头微前倾,项肌放松,向下颌方向缓慢刺入 0.5~1 寸。曲泽直刺 0.8~1 寸,或者用三棱针刺血。丰隆直刺 1.5~2 寸。间使直刺 1~1.5 寸。中冲点刺出血。列缺向上斜刺 0.5~0.8 寸。三阴交直刺 1~1.5 寸。照海直刺 0.5~1 寸。采取提插捻转平补平泻之手法。

4)注意事项:针廉泉穴时,让患者低枕平卧。针风府、哑门针尖方向不可向上斜,刺入深度不可过深。

(4)肾虚精亏型

1)治则:滋补肝肾,启窍通络。

2）穴位选择

主穴:廉泉、金津、玉液、列缺、照海、涌泉、然骨、三阴交、太溪。

穴位加减:重症则见反目、遗尿、口开、舌卷、手撒等脱绝危象。治当益火之源,以消阴翳。灸神阙、气海、关元、肾俞、命门等穴。再针刺百会、足三里、内关、公孙,运用温补手法,达到益火补肾的目的。

3）操作:廉泉穴向舌根方向直刺 0.5~0.8 寸,使针感放射至舌根部。金津、玉液用三棱针速刺放血。列缺向上斜刺 0.5~0.8 寸。涌泉直刺 0.5~0.8 寸。然骨直刺 0.5~1寸。三阴交直刺 1~1.5 寸。太溪直刺 0.5~1 寸。采取提插捻转平补平泻之手法。

4）注意事项:针廉泉穴时,让患者低枕平卧。金津、玉液点刺放血时,用纱布包裹患者舌头并拉出口外,速度要快,避免被患者咬伤。

（5）痰阻经络型

1）治则:祛痰化瘀,启窍通络。

2）穴位选择

主穴:中脘、天枢、气海、足三里、丰隆、内关、公孙。

穴位加减:若大便干燥者,加支沟、阴陵泉;食少神疲者,加百会、胃俞;口干舌红者,加金津、玉液。

3）操作:中脘、天枢直刺 1~1.5 寸。气海向会阴方向斜刺 1~1.5 寸。足三里、丰隆直刺 1~1.5 寸。内关直刺 1~1.5 寸。公孙直刺 0.5~1 寸。采取提插捻转平补平泻之手法。

4）注意事项:气海不可垂直插入,针中脘、天枢等穴时,上下提插幅度不可过大、过快。

（6）阳虚血瘀型

1）治则:温肾化瘀,启窍通络。

2）穴位选择

主穴:百会、神庭、神门、廉泉、曲池、足三里、丰隆、支沟、阳陵泉、涌泉、然骨、三阴交、气海。

穴位加减:若大便干燥者,加天枢;夜尿多者,加肾俞;肢体瘫痪者,加肩髃、外关、环跳、悬钟。

3）操作:百会、神庭均向后平刺 0.5~0.8 寸。廉泉穴向舌根方向直刺 0.5~0.8 寸,使针感放射至舌根部。曲池、足三里、丰隆、支沟、阳陵泉、三阴交均直刺 1~1.8 寸,涌泉、然骨、气海向会阴方向斜刺 0.5~1 寸。采取提插捻转平补平泻之手法。

4）注意事项:针廉泉穴时,让患者低枕平卧。百会穴下有丰富的毛细血管网,出针时要注意用干棉球按压 1 分钟。

上述言语功能障碍的针灸治疗的疗程是:针刺 1 次/天,急性期针刺 2 次/天,10 天为 1 个疗程。疗程间休息 3~5 天。

2. 头皮针疗法治疗言语功能障碍

（1）穴位选择:对中风失语患者采用优势半球头皮言语诸区针刺治疗,并根据失语症的类型选用不同语言区。如完全性失语取言语Ⅰ~Ⅲ区,以口语表达障碍为主者取语言Ⅰ和Ⅱ区,以听语理解障碍为主者取语言Ⅰ和Ⅲ区。

（2）操作:采用快速进针法,迅速将 0.5 寸,28 号毫针推进至帽状腱膜下层,进行快速捻转,频率为 200~300 次/分。也可选用 G-6805 型电针治疗机通电 20~30 分钟,疏密波和连续波交替使用,电流强度以患者耐受为度。

（3）治疗疗程:1 次/天,10 次为 1 个疗程,疗程间隔 3~5 天。

（4）注意事项:治疗时需掌握适当的刺激量,注意防止晕针,尤其取坐位时,应随时注意观察患者的表情及面色。

3. 眼针疗法治疗言语功能障碍

（1）穴位选择:取双眼的上焦穴、下焦穴,配心区、肝胆区。

（2）操作:用眼针,用左手压住眼球,并使眼皮绷紧,右手持 30 或 32 号 5 分针,在距眼眶缘周穴区 2 分许沿皮刺,顺经穴分布进针,用补法,不提插捻转,留针 5~15 分钟。

（3）治疗疗程:1 次/天,10 次为 1 个疗程,疗程间隔 3~5 天。

（4）注意事项

1）留针问题:眼针不宜留针过久,至少 5 分钟,最长不可超过 15 分钟。

2）病势垂危,抢救期间,精神错乱,气血虚脱已见绝脉者不可用眼针治疗。对震颤不止,躁动不安,眼睑肥厚者也可不用眼针治疗。

4. 舌针疗法治疗言语功能障碍

（1）穴位选择:第 1 针在舌伸出拽住靠近舌尖正中,直刺至舌根;第 2 针在舌尖部沿左侧舌边,直刺至舌根;第 3 针在舌尖部沿右侧舌边,直刺至舌根。

（2）操作:

1）舌针治疗前,给予患者 3% 过氧化氢或 1∶5000 高锰酸钾液漱口,以清洁口腔。

2）针刺舌面穴位,患者自然伸舌于口外。针舌底穴位,患者将舌卷起,舌尖抵住上门齿,将舌固定或将舌尖向上反卷,用上下门齿夹住舌,使舌固定;或由术者左手垫纱布敷料,将患者舌体固定于舌外,进行针刺。

3）针刺时采用快速进针,斜刺 1 寸左右,采用捻转与提插相结合的手法,不留针。

（3）治疗疗程:隔日一次,10 次为 1 个疗程,治疗 1~3 个疗程。

（4）注意事项

1）严格消毒,避免针刺感染或口腔污染。

2）年迈体弱,急重病患者,防止晕针。

3）注意掌握针刺深度与手法,严防毫针脱落而被患者吞咽。

4）舌针刺血时,须严格掌握"针不宜过粗,刺不宜过深,血不宜过多"的原则。

5）凝血功能较差或有自发性出血的患者,不宜针刺。

5. 电针疗法治疗言语功能障碍

（1）穴位选择:用电针治疗中风后语言障碍辨证取穴同毫针针刺部分。

（2）操作:所取各穴针刺得气后,使用 G-6805 型治疗仪,采用疏密波,电量逐渐递增,以患者能耐受为度。

（3）治疗疗程:1 次/天,30 分钟/次,选穴 2 个/次,交替使用。10 次为 1 个疗程,疗程间隔 3~5 天。

（4）注意事项

1）电针仪使用前必须检查其性能是否良好,输出是否正常。

2）调节电流量应仔细,开机时应逐渐从小到大,切勿突然增大,以免发生意外。

3）靠近延髓、脊髓等部位使用电针时,电流量宜小,不可过强刺激,孕妇慎用电针。

4）作为温针使用过的毫针,针柄表面往往氧化而不导电,应用时须将输出线夹在毫针的针体上。

5）年老、体弱、醉酒、饥饿、过饱、过劳等,不宜行电针。

四、运动功能障碍的针灸康复治疗

(一)运动功能障碍的概述

运动功能障碍主要分为中枢性、周围性和肌肉骨骼病损所致的功能障碍。

1. 中枢性运动功能障碍　中枢性损伤所致的运动功能障碍的本质是由于上运动神经元受损,包括因大脑皮质、内囊、小脑、脑干与脊髓部位损伤,病变所致的运动功能障碍。

上运动神经元病损后的病理改变:上运动神经元受损使运动系统失去高级神经中枢的控制,从而使一些原始的、被抑制的、皮层下中枢的运动反射释放,引起运动模式异常,而表现为肢体肌力、肌张力的不协调等。上运动神经元损伤分为功能单位损伤和传导通路损伤。

功能单位损伤是指大脑皮质内具有某些特殊定位功能的灰质的损伤,主要包括大脑皮质、小脑皮质内的功能单位,其损伤原因多为颅脑外伤等。临床上除产生肢体功能障碍外,多半还有情感、记忆力、定向力等认知功能障碍。传导通路损伤是指脑皮质内的功能单位与下段中枢联系的许多重要神经纤维通道的损伤,主要包括内囊、基底节等区域,多为脑血管病变引起,临床主要以肢体功能障碍为主,多伴有言语障碍。

2. 周围性运动功能障碍　周围性运动功能障碍是由周围神经病损引起的肢体运动功能障碍。周围神经病损是指周围运动、感觉和自主神经的结构和功能障碍,临床上相当多见,许多因素如感染、缺血、外伤、代谢障碍、中毒、营养缺乏以及一些先天性的原因均可引起周围神经病变,所致的运动功能障碍也常常较为严重。

3. 肌肉骨骼病损所致运动功能障碍　肌肉骨骼病损的运动功能障碍的本质是根据骨关节系统和肌肉系统在受到损伤时所表现的疼痛和运动功能障碍。其中肌肉损伤主要是由于过度的肌肉工作引起工作后肌肉收缩结构蛋白的降解和解聚等分解代谢优势而使肌肉的结构发生相对稳定的改变所致;骨骼损伤主要是因外伤、炎症等因素造成的骨或骨小梁的完整性或连续性发生断离,即骨折;关节炎症或畸形等因素开始以关节滑膜病变为主,其后波及肌腱、韧带等结缔组织,最后造成关节软骨和骨组织破坏。

4. 运动功能障碍属中医"痿证""痹证""筋伤"等肢体经络病的范畴。痿证是指以肢体筋脉弛缓,软弱无力,不能随意运动,或伴有肌肉萎缩为主要临床表现的一种病证。痿者,萎也,枯萎之意,即指肢体痿弱,肌肉萎缩。因其多发生于下肢,故又有"痿躄"之称。痹证是指以肢体筋骨、关节、肌肉等处疼痛、酸楚、麻木、重着,或关节屈伸不利、僵硬、肿大、变形等为主要临床表现的一种病证。其轻者病在四肢关节肌肉,重者可内舍于脏。本病以居潮湿、高寒之地,或气候变化之时,患病者为多。

(二)运动功能障碍的病因病机

痹证之病位多在经脉,累及肢体筋骨、肌肉、关节,甚则影响脏腑,出现相应的脏腑病变。痹证的发生与体质因素、气候条件、生活环境及饮食等有密切关系。正虚卫外不固是痹证发生的内在基础,感受外邪是痹证发生的外在条件。风、寒、湿、热、痰、瘀之邪滞留肢体筋骨、肌肉、关节,闭阻经脉为其病机根本。病初多实,日久耗伤气血,损及肝肾,则见虚实相兼。

　　痿证之病位在筋脉肌肉,但和五脏虚损有关。因肝藏血主筋,肾藏精生髓,心主血脉,津生于胃,散布于肺,脾主肌肉四肢,故本病与五脏关系密切。病机重点在肝肾二脏,亦可因肺燥、脾虚、湿热久羁而致。痿证病变累及五脏,常常相互传变。如肺热叶焦,津失敷布,久则五脏失濡,内热互起;肾水下亏,水不制火,则火烁肺金,导致肺热筋伤;脾虚与湿热更是互为因果,湿热亦能下注于肾,伤及肾阴。所以本病病证常常涉及诸脏,而不局限于一经一脏,各证候亦常交叉掺杂。由于真脏亏损,病多沉重深痼。

　　痿证之病性以热证、虚证为多,虚实夹杂者亦不少见。病初由感邪所致,多属实证;久病则五脏虚损,病性由实转虚,或虚实夹杂,表现本虚标实之候。

　　(三)运动功能障碍的辨证分型

　　1. 中枢性运动功能障碍

　　(1)经脉瘀阻型:损伤肢体肌肉松弛,痿废不用,麻木不仁,二便不通,舌苔黄腻,脉弦细涩。

　　(2)湿热浸淫型:肢体逐渐痿软无力,下肢为重,微肿而麻木不仁,或足胫热感,小便赤涩,舌红,苔黄腻。

　　(3)肺热伤津型:发热多汗,热退后突然出现肢体软弱无力,心烦口渴,小便短黄,舌红、苔黄,脉细数。

　　(4)脾胃虚弱型:肢体痿软无力日久,食少纳呆,腹胀便溏,面浮不华,神疲乏力,舌淡或有齿印、苔腻、脉细无力。

　　(5)肝肾亏虚型:肢体肌肉萎缩,拘挛僵硬,麻木不仁,头晕耳鸣,腰膝酸软,二便失禁,舌红少苔,脉弦细。

　　(6)气虚血瘀型:筋脉拘急,上肢屈曲,下肢伸直,强屈伸则疼痛或有躯干四肢刺痛,或肢体痿软无力,面色苍白,自汗便清,舌质黯,脉涩无力。

　　(7)虚风内动型:肢体瘫痪,伴有肢体不自主动作,多动不宁,坐立、行走困难或有抽搐发作,智力低下,语言发育弛缓,舌红,苔白,脉细。

　　2. 周围性运动功能障碍

　　(1)风寒证:见于发病初期,面部有受凉史,舌淡、苔薄白,脉浮紧。

　　(2)风热证:见于发病初期,多继发于感冒发热,兼见肢体困倦无力,面色淡白,头晕等症。

　　(3)气血不足证:多见于恢复期或病程较长的患者,兼见肢体困倦无力,面色淡白,头晕等症。

　　3. 肌肉骨骼病损致运动功能障碍

　　(1)痹证

　　1)行痹:痛无定处,时见恶风发热,舌淡、苔薄白,脉浮。

　　2)痛痹:疼痛较剧,痛有定处,遇寒痛增,得热痛减,局部皮色不红,触之不热,苔薄白,脉弦紧。

　　3)着痹:关节酸痛,重着不移,或有肿胀,肌肤麻木不仁,阴雨天加重或发作,苔白腻,脉濡缓。

　　4)热痹:关节疼痛,局部灼热红肿,痛不可触,关节活动不利,可累及多个关节;伴有发热、恶风、口渴烦闷。苔黄燥,脉滑数。

（2）劳伤血瘀:有外伤史或久坐低头职业者,颈项、肩臂疼痛,甚则放射至前臂,手指麻木,劳累后加重,项部僵直或肿胀,活动不利,肩胛冈上下窝及肩峰有压痛,舌质紫黯有瘀点,脉涩。

（3）肝肾亏损:颈项、肩臂疼痛,四肢麻木乏力。伴头晕眼花、耳鸣、腰膝酸软、遗精、月经不调,舌红、少苔,脉细弱。

（四）运动功能障碍的针灸治疗

1. 中枢性运动功能障碍

（1）全身性运动功能障碍:如脑卒中后偏瘫等。

1）治则:以督脉和下肢三阳经腧穴为主,辅以手足厥阴经。疏通经络,调和气血,以针刺为主,平补平泻。肺热伤津、湿热浸淫者,清热祛邪、通行气血,只针不灸,泻法;脾胃虚弱、肝肾亏虚者,补益气血、濡养筋脉,针灸并用,补法。

2）穴位选择:以督脉和三阳经腧穴为主及夹脊穴。

主穴:环跳、委中、阳陵泉、足三里、悬钟、三阴交。

上肢:肩髃、曲池、手三里、合谷、外关。

下肢:髀关、伏兔、丰隆、风市。

穴位加减:经脉瘀阻加合谷、太冲、膈俞。肺热津伤加鱼际、尺泽、肺俞。湿热浸淫加阴陵泉、中极。脾胃虚弱加脾俞、胃俞、章门、中脘。肝肾亏虚加肝俞、肾俞、关元。上肢瘫痪加肩髃、曲池、手三里、合谷、外关。下肢瘫痪加秩边、风市、丰隆、太冲。大便失禁加长强、大肠俞。小便失禁加中极、关元、肾俞、膀胱俞。小便不通加气海、关元、阴陵泉。

3）操作:督脉穴用28号、2寸毫针,向上斜刺1.5寸左右,如进针有阻力突然消失的感觉或出现触电样感向二阴及下肢放射,当终止进针,以免造成脊髓新的损伤。夹脊穴可刺向椎间孔,使针感向脊柱两侧或相应肢体放射,或相应部位的体腔出现紧束感。鱼际、尺泽针用泻法,或三棱针点刺出血。上肢肌肉萎缩手阳明经排刺,下肢肌肉萎缩足阳明经排刺;关元、中极在排小便后针刺,使针感向外生殖器放射,若尿潴留则应注意针刺深度。其他穴位按常规操作。

4）治疗疗程:1次/天,10次为1个疗程,疗程间隔3~5天。

（2）头面部中枢运动功能障碍:如面瘫等。

1）治则:活血通络,疏调经筋,针灸并用,平补平泻。

2）穴位选择

主穴:阳白、四白、颧髎、颊车、地仓、翳风、合谷。

穴位加减:风寒证加风池;风热证加曲池;抬眉困难加攒竹;鼻唇沟变浅加迎香;人中沟歪斜加水沟;颏唇沟歪斜加承浆;恢复期加足三里。

3）操作:面部腧穴均行平补平泻法,恢复期可加灸法;在急性期,面部穴位手法不宜过重,肢体远端的腧穴行泻法且手法宜重;在恢复期,合谷行平补平泻法,足三里行补法。

4）治疗疗程:1次/日,10次为1个疗程,疗程间隔3~5天。

（3）耳针疗法治疗中枢性运动功能障碍

1）穴位选择

主穴:脑、皮质下、肝、三焦。

配穴:脾、交感、神门、内分泌、肾及根据病损相应部位刺激区,如上肢,取肩、腕、肘等。

2)操作:用针刺或用王不留行籽贴压。

3)疗程:每日按压刺激 2~3 次。10 天为 1 疗程。

(4)电针疗法治疗中枢性运动功能障碍

1)穴位选择:太阳、阳白、地仓、颊车。

2)操作:在瘫痪肌肉处选取穴位,针刺后加脉冲电。用断续波中强度刺激,以患肢出现规律性收缩为佳。

3)治疗疗程:每次 20~30 分钟,每日 1 次,10 天为 1 个疗程。

(5)头针疗法治疗中枢性运动功能障碍

1)穴位选择:顶颞前斜线、顶旁 1 线、顶旁 2 线(运动区、言语区、感觉区、足运感区)、颞三针、"CT"定位围针。

2)操作:应用 2 寸,27 号毫针,采用丛刺的方法将针平行刺至帽状腱膜下 1~1.5 寸,留针半小时。

3)治疗疗程:1 次/日,10 次为 1 个疗程。

(6)穴位注射疗法治疗中枢性运动功能障碍

1)穴位选择:内关、曲池、三阴交、翳风、颊车、尺泽、委中等穴。每次选 2~3 穴。

2)操作:用黄芪注射液、当归注射液、丹参注射液、肌苷注射液、ATP、CDP 等注射液,每穴注入 0.5~1ml。头面部用维生素 B_{12} 注射液注射,每穴 0.5ml。

3)治疗疗程:每日或隔日 1 次,10 次为 1 个疗程。

(7)皮肤针疗法治疗中枢性运动功能障碍

1)穴位选择:三阳经、夹脊穴、督脉背腰段、足太阳经和瘫痪肢体的手足三阳经、太阴经。

2)操作:每次选 2~3 经,按循行部位以中等力量逐经叩刺,至皮肤潮红或隐隐出血为度。

3)治疗疗程:1 次/日,10 天为 1 个疗程。

2. 周围性运动功能障碍

(1)不同部位病变的毫针治疗

1)上肢神经病损

①治则:痛经活络止痛,温经散寒,清热消肿,兼活血祛风。

②穴位选择

肩部:肩髃、肩髎、臑俞。

肘部:曲池、天井、尺泽、少海、小海。

腕部:阳池、外关、阳溪、腕骨。

穴位加减:气血虚者加膈俞、血海;肾阳虚者加肾俞、关元;湿热浸淫者加阴陵泉、足三里。

③操作:均行平补平泻法;大椎、曲池可点刺出血;肾俞、关元用灸法或温针灸法,留针 30 分钟。

④治疗疗程:1 次/日,10 次为 1 个疗程,疗程间隔 3~5 天。

2)下肢神经病损

①治则:通经活络止痛,温经散寒,清热消肿,兼活血祛风。

②穴位选择

脊背部:大椎、身柱、腰阳关、夹脊。

髋部:环跳、居髎、秩边。

大腿部:伏兔、殷门、承扶、风市、阳陵泉。

膝部:膝眼、梁丘、膝阳关、阳陵泉。

踝部:申脉、照海、昆仑、丘墟。

穴位加减:气血虚者加膈俞、血海;肾阳虚者加肾俞、关元;湿热浸淫者加阴陵泉、足三里。

③操作:均行平补平泻法;大椎、曲池可点刺出血;肾俞、关元用灸法或温针灸法,留针30分钟。

④治疗疗程:1次/日,10次为1个疗程,疗程间隔3~5天。

(2)其他疗法(参照中枢性运动功能障碍)

3. 肌肉骨骼病损致运动功能障碍

(1)不同部位病变的毫针治疗

1)治则:通经活络、行气活血、消肿止痛,针刺为主,泻法。行痹兼活血祛风,痛痹兼温经散寒,着痹兼除湿化浊,热痹兼清热消肿;行痹、痛痹、着痹针灸并用,泻法;热痹只针不灸,泻法。

2)穴位选择

颈部:大椎、天柱、风池、后溪。

肩部:肩髃、肩髎、臑俞、肩贞、天宗。

肘部:曲池、小海、尺泽、天井、少海。

腕部:阳池、阳溪、阳谷、外关、大陵、腕骨。

脊背:大椎、身柱、夹脊、腰阳关。

腰部:肾俞、腰眼、委中、腰阳关。

股部:伏兔、承扶、殷门、风市、阳陵泉。

膝部:膝眼、鹤顶、梁丘、阳陵泉、膝阳关。

踝部:解溪、昆仑、申脉、照海、丘墟。

穴位加减:均可加阿是穴;颈部和腰脊扭伤可加相应夹脊穴。痹证:行痹加膈俞、血海;痛痹加肾俞、关元;着痹加阴陵泉、足三里;热痹加大椎、曲池。

3)操作:各腧穴按常规操作;在远端部位行针时,应配合做扭伤部位的活动;陈旧性损伤可在针刺的基础上加灸。大椎、曲池可点刺出血;肾俞、关元用灸法或温针灸法。

(2)耳针治疗肌肉骨骼病损致运动功能障碍

1)穴位选择:取相应部位敏感点、神门、皮质下、肾上腺等。颈项部:颈椎、肩颈、交感、肝、肾、肩背肌;肩部:肩、锁骨、肩关节、肝、脾;肘部:肘、肩、风溪;腰部:腰骶椎、肾。

2)操作:毫针中度刺激,捻针时让患者同时活动受伤部位的关节,针刺并留针15~30分钟;或埋针24小时;疼痛剧烈者也可用粗毫针或三棱针点刺耳尖和相应部位敏感点出血。亦可用王不留行籽贴压。

3)治疗疗程:1次/日,10次为1个疗程,疗程间隔3~5天。

(3)电针治疗肌肉骨骼病损致运动功能障碍

1)穴位选择:取相应部位腧穴或阿是穴。

颈项部:夹脊穴、大椎、风池、肩中俞、大杼、天宗。

肩部:肩髃、天宗、肩井;肘部:肘髎、手三里。

腰部:肾俞、气海俞、大肠腧、环跳、委中、殷门、阳陵泉、三阴交、太溪。

2)操作:每次选用 2~4 穴,针刺得气后,接通电针仪,用连续波或疏密波强刺激 10~15 分钟。肩部可取肩髃,快速刺入 1 寸,得气后,再向极泉方向刺入 3~4 寸,行针 2~3 分钟,余同。

3)治疗疗程:1 次／日,10 次为 1 个疗程,疗程间隔 3~5 天。

(4)穴位注射治疗肌肉骨骼病损致运动功能障碍

1)穴位选择:相应部位腧穴或阿是穴。

颈项部:大杼、肩中俞、肩外俞、天宗。

肘部:曲池、肘髎。

腰部:腰痛局部阿是穴、肾俞、气海俞。

2)操作:选用当归注射液,川芎注射液,红花注射液或 5%~10% 葡萄糖注射液、氢化可的松加入 0.5%~0.1% 普鲁卡因或维生素 B_1、维生素 B_{12} 各 2ml,每穴注射 0.5ml。适量作穴位注射。

3)治疗疗程:隔日 1 次,10 次为 1 个疗程,疗程间隔 3~5 天。

五、感觉功能障碍的针灸康复治疗

(一)感觉功能障碍的概述

感觉障碍是指在反映刺激物个别属性的过程中出现困难和异常的变态心理现象。感觉障碍对人的各种心理过程会发生广泛的影响,并可由此造成知觉障碍,使运动反馈信息紊乱而导致运动功能失调,如对外界刺激的感受能力异常增高,对外界刺激物的性质产生错误的感觉,对来自躯体内部的刺激产生异样的不适感。

疼痛是感觉障碍中最常见的自觉症状之一。疼痛是大多数疾病具有的共同症状,是人类共有而个体差异很大的一种不愉快感觉,是与实际或潜在的组织损伤相关联的不愉快的感觉和情绪体验,或用这类组织损伤的词汇来描述的自觉症状。如果疼痛持续存在,将会阻碍患者的康复进程,也会使已恢复的功能因二次损伤而丧失,或者导致永久性的伤残,严重影响其生活质量,给本人、家庭、社会造成极大的负担。对患者而言,缓解疼痛有时比治疗原发病更重要。因此,长期以来,减轻和解除疼痛一直是康复医学追求的目标。

(二)感觉功能障碍的病因病机

中医认为,感觉功能障碍多为瘀血阻络、阳气郁闭、肝肾亏虚等所致,治疗多以活血通络、调神通络、发越阳气、通调营卫、醒脑开窍、滋补肝肾等方法。

外感六淫、内伤七情、饮食劳倦、跌打损伤等都可以导致疼痛,而"不通则痛"和"不荣则痛"则是一切疼痛发生的病理基础。阴阳失衡,气血运行受阻,"不通则痛";气血虚弱无力,"不荣则痛"。"不通则痛"多为实证,"不荣则痛"多为虚证。此外,除实证、虚证外,由于体质、病程等诸多因素影响,在疼痛的发展过程中,虚证与实证常错杂互见。

(三)感觉功能障碍的辨证分型

疼痛的中医辨证要点

1. 实证

(1)血瘀证:痛如针刺,痛有定处,拒按,舌质紫黯,或见瘀点瘀斑。

（2）气滞证:胀痛或窜痛,部位不定,时轻时重,常随情绪波动。

（3）实寒证:冷痛或绞痛,痛处拒按,得温则减,遇寒加重。

（4）实热证:壮热喜凉,口渴饮冷,大便秘结,小便短赤,舌红苔黄而干。

（5）湿证:酸痛重着,口不渴,四肢懈怠,舌苔腻。

2.虚证

（1）血虚证:隐痛或空痛或刺痛,面白无华或萎黄,唇色淡白,爪甲苍白,头晕眼花。

（2）气虚证:隐痛或空痛,少气懒言,神疲乏力,头晕目眩,自汗,活动时诸证加剧。

（3）阳虚证:隐痛或空痛,疼痛处喜温喜按,面色淡白,畏寒肢冷,大便溏薄,小便清长。

（4）阴虚证:两颧潮红,形体消瘦,潮热盗汗,五心烦热,舌红少苔。

（四）感觉功能障碍的针灸治疗

不同疼痛部位的针灸治疗:

（1）颈项痛

1）治则:祛风散寒、舒筋活络。

2）穴位选择

主穴:大椎、后溪、天柱、颈椎夹脊。

穴位加减:

①辨病取穴:颈型颈椎病加风池、阿是穴等;神经根型颈椎病加肩外俞、肩井、合谷等;椎动脉型颈椎病加风池、完骨、天柱、百会;脊髓型加肩髃、曲池等;交感神经型加百会、太阳、合谷等;混合型随证加减,多循经取穴。

②根据症状取穴:项痛连肩取外关、阳陵泉、大椎、肩井;上肢及手指麻木甚者加曲池、合谷、外关;头痛、头晕、目眩者加百会、风池、太阳;恶心、呕吐者加天突、内关。

3）操作:可单用针刺、泻法或平补平泻。由寒证所致者局部加用灸法。疼痛轻者取大椎、肩井、阿是穴直接拔罐;疼痛较重者可先在局部用皮肤针叩刺出血,然后再拔火罐或行走罐法。出血疾病者禁用此法。落枕引起的颈项疼痛加落枕穴,用运动行针法,边捻转边令患者活动颈部。此外可选择应用穴位注射、电针、按摩、外敷等方法。

4）注意事项:在积极应用各种手段缓解颈项疼痛的同时,要嘱患者平时应注意正确的睡眠姿势,枕头高低要适中,枕于颈项部。并注意颈部保暖,避免风寒之邪侵袭。长期伏案或低头工作者,要注意颈部保健。工作1～2小时后要活动颈部,或自我按摩局部,放松颈部肌肉。

（2）腰背痛

1）治则:寒湿腰痛温经散寒,瘀血腰痛活血化瘀,肾虚腰痛益肾壮腰。

2）穴位选择

主穴:肾俞、大肠俞、腰阳关、委中、阿是穴。

穴位加减:

①辨病取穴:腰肌劳损、扭伤取水沟、腰痛穴;腰椎间盘突出加夹脊穴。

②根据症状取穴:脊正中痛加水沟穴;脊柱两侧疼痛加委中、后溪;大腿后侧放射痛者加委中;小腿外侧放射痛加委阳、阳陵泉、悬钟。

3）操作:针灸并用,寒湿腰痛、瘀血腰痛用泻法;肾虚腰痛用补法。急性腰肌劳损结合运动针法。此外可选择应用穴位注射、电针、按摩、外敷等方法。

215

4）注意事项:针灸治疗腰痛因病因不同,疗效常有差异。风湿性腰痛和腰肌劳损疗效最好;腰椎病变和椎间盘突出引起的腰痛,针灸可明显缓解症状;腰部小关节周围的韧带撕裂疗效较差;内脏疾患引起的腰痛要以治疗原发病为主;因脊柱结核、肿瘤等引起的腰痛,则不属针灸治疗范围。对于椎间盘突出引起的腰痛可配合推拿、牵引等疗法。

（3）上肢痛

1）治则:舒筋活血、通络止痛。

2）穴位选择

主穴:肩髃、肩贞、曲池、外关、合谷、阿是穴。

穴位加减:

①辨病取穴:颈椎病引起的上肢痛参照"颈项痛"的处方。肩周炎引起的上肢痛参照肩痛的针灸处方。肱骨外上髁炎加手三里、手五里。扭伤肘部取曲池、小海、天井、少海;腕部取阳池、阳溪、阳谷、外关、大陵。

②根据症状取穴:下臂旋前受限者加下廉;下臂旋后受限者加尺泽;肘内侧疼痛加少海;肘尖疼痛加天井。

3）操作:风痹、热痹用泻法;寒痹加灸,平补平泻;湿痹用补法,可点刺放血。对于肘部、腕部扭伤者取扭伤部位相应腧穴或阿是穴,先用三棱针点刺,或用皮肤针重叩出血,然后再加拔火罐。适用于新伤局部血肿明显、陈伤瘀血久留、寒邪袭络等症。穴位注射可选用当归、防风、威灵仙等注射液,在病痛部位选穴,每穴注入 $0.5 \sim 1ml$。注意勿注入关节腔内。

4）注意事项:引起上肢疼痛的病因较多,针灸治疗前需诊断明确。注意排除骨结核、肿瘤,以免延误病情。对于软组织挫伤引起的上肢痛针灸治疗效果良好。扭伤早期应配合冷敷止血,适当限制扭伤局部的活动,然后予以热敷,以助消散。

（4）下肢痛

1）治则:舒筋活血,通络止痛。

2）穴位选择

主穴:髋部及臀部:环跳、承扶、风市。膝部:血海、梁丘、膝眼、阳陵泉。小腿部:足三里、丰隆、条口、承山、悬钟。踝部:丘墟、解溪、商丘、昆仑、太溪、阳陵泉。

穴位加减:辨病取穴:坐骨神经痛、腰椎间盘突出症引起的下肢痛参照腰背痛的针灸处方。膝部扭伤、踝关节扭伤根据扭伤部位,加用阿是穴。股外侧皮神经炎加用风市、环跳、伏兔、血海、阿是穴。

3）操作:同上肢痛的处理。

4）注意事项:同上肢痛。

（5）肩痛

1）治则:舒筋活血、通络止痛。

2）穴位选择

主穴:肩髃、肩前、肩贞、阿是穴。

穴位加减:辨病取穴:对于肩周炎引起的肩痛可加阳陵泉、中平穴。偏瘫后肩部软瘫期取肩井、肩中俞、巨骨、肩髎、极泉;痉挛期取巨骨、肩髎、肩髃、上廉、温溜。

3）操作:肩前、肩贞要把握好针刺角度和方向,切忌向内斜刺、深刺。局部畏寒发凉可加灸。可应用运动行针法。条口透承山时边行针边令病人活动患肢,动作由慢到快,用力不宜过猛,以免引起疼痛。对于肩不能抬举者可局部多向透刺,使肩能抬举。对肩部肿胀疼痛明显而瘀阻浅表者可用皮肤针中强度叩刺患部,使局部皮肤微微渗血,再加拔火罐;如瘀阻较深者可用三棱针点刺 2~3 针致少量出血,再加拔火罐,使瘀血外出,邪去络通,还可配合电针、穴位注射、腕踝针。

4)注意事项:针灸治疗肩周炎引起的肩痛有较好的疗效。但必须明确诊断,排除肩关节结核、肿瘤、骨折、脱臼等其他疾病,并与颈椎病、内脏等引起的牵涉痛相区别。同时应把握针灸治疗时机,病程越短效果越好。对组织产生粘连、肌肉萎缩者,应结合推拿治疗,以提高疗效。针灸治疗与运动疗法、物理疗法联合运用也是消除肩痛、早日恢复肩关节功能不可缺少的环节。

(6)头痛

1)治则:舒经活络、通行气血。

2)穴位选择

前额部:头维、印堂、合谷、内庭。

后头部:天柱、脑户、后溪、昆仑。

侧头部:风池、外关、太阳、足临泣。

巅顶部:百会、四神聪、太冲、至阴。

穴位加减:根据辨证进行加减穴位。

3)操作:针灸并用,虚补实泻。头部腧穴大多用平刺,少数腧穴如太阳、天柱、风池可直刺,但风池穴应严格注意针刺的方向和深浅,防止伤及延髓。也可用王不留行籽贴压耳穴,顽固性头痛还可取耳背静脉刺血。

4)注意事项:针灸治疗头痛疗效显著,对某些功能性头痛能够达到治愈的目的。对器质性病变引起的头痛,针灸也能改善症状,但应同时注意原发病的治疗,以免贻误病情。部分患者由于头痛反复发作,迁延不愈,故易产生消极、悲观、焦虑、恐惧情绪。在针灸治疗的同时,应给予患者精神上的安慰和鼓励。

六、意识障碍的针灸康复治疗

(一)意识障碍的概述

意识障碍是多种原因引起的一种严重的脑功能紊乱,为临床常见症状之一,意识是指人们对自身和周围环境的感知状态,可通过言语及行动来表达。意识障碍系指人们对自身和环境的感知发生障碍,或人们赖以感知环境的精神活动发生障碍的一种状态。

意识障碍属中医"癫狂""谵语""郑声"的范畴。癫证是因先天遗传,或情志所伤,致使痰气郁结,蒙蔽心窍所引起的,以精神抑郁,表情淡漠,沉默痴呆,喃喃自语,语无伦次,静而多喜为特征的临床常见多发的精神病。狂证系因五志过极,或先天遗传,致使痰火壅盛,闭塞心窍,神机错乱所引起的以精神亢奋,狂躁不安,骂詈毁物,动而多怒,甚至持刀杀人为特征的临床常见多发的精神病。谵语是因阳明实热或温邪入于营血,热扰神明而出现神志不清,神昏谵语的重症;郑声是指疾病晚期,心气内损,精神散乱而出现神志不清,不能自主,语言重复,语声低怯,断续重复或语不成句。

笔记

（二）意识障碍的病因病机

中医学认为脑为髓海，是元神之府，为轻灵空窍，易受痰、瘀、热、气等邪气侵扰，各种原因造成清窍不利，神明失守，则出现意识障碍。本病是因先天不足，颅脑损伤、热邪犯脑，毒邪入中，窒息缺氧，情志失调，髓海空虚等造成，造成神明受蒙，神机失灵，发为不识人事，肢窍失用。病性乃本虚标实。病机多为气虚血瘀，脑窍不通。本病病位在脑，涉及心、脾、肝、肾诸脏。发病初期，以瘀血内阻、痰浊蒙窍等实证为主；随着病程的延长，患者静卧不动，久卧伤气，病久多虚，后期则以气血亏虚、精气不足等虚证为主；但痰浊瘀血贯穿疾病始终。

（三）意识障碍的辨证分型

1. 癫证

（1）肝气郁结：精神抑郁，情绪不宁，沉默不语，善怒易哭，胸胁胀满，善太息，舌质淡，苔薄白，脉弦。

（2）痰气郁结：精神抑郁，表情淡漠，沉默痴呆，语无伦次，或喃喃自语，喜怒无常，秽洁不分，不思饮食，舌红苔白腻，脉弦滑。

（3）心脾两虚：神思恍惚，魂梦颠倒，心悸易惊，善悲易哭，肢体困乏，饮食锐减，舌淡苔白，脉沉细无力。

2. 狂证

（1）痰火扰神：急躁易怒，头痛失眠，两目怒视，面红目赤，突然狂乱无知，骂詈号叫，不避亲疏，逾垣上屋，或毁物伤人，气力逾常，不食不眠，舌质红绛，苔黄腻或黄燥而垢，脉弦滑数。

（2）火盛伤阴：狂证日久，其势稍减，呼之能自止，多言善惊，形瘦神疲，心烦易怒，面红而秽，舌红少苔或无苔，脉细数。

（3）痰结血瘀：狂证日久不愈，面色晦黯，多言躁扰，心烦易怒，甚则登高而歌，弃衣而走，妄见妄闻，头痛，心悸，舌质紫黯有瘀斑，少苔或苔薄黄，脉弦细或细涩。

（四）意识障碍的针灸治疗

1. 癫证

（1）毫针疗法治疗意识障碍

1）穴位选择

主穴：心俞、神门、四神聪透百会。

穴位加减：肝气郁结证加太冲、阳陵泉。痰气郁结证加中脘、丰隆、太冲。心脾两虚证加足三里、三阴交。

2）操作：太冲、阳陵泉针用泻法；足三里、三阴交针用补法；余穴针用平补平泻法，或加灸法。

3）治疗疗程：一般情况每次 30 分钟，1 次/日，5 次/周，持续 4 周，亦可根据患者病情及耐受程度调整治疗疗程。

（2）耳针疗法治疗意识障碍

1）穴位选择：心、皮质下、肾、枕、神门。

2）操作：每次选 3~5 穴，毫针浅刺、轻刺激，留针 30 分钟，亦可用王不留行籽贴压。

（3）电针疗法治疗意识障碍

1）穴位选择：百会、印堂或内关、涌泉。

2）操作:任选一组穴位,用电针频率为180~240次/分,强度以患者可耐受为度,每日或隔日治疗一次。

（4）头针疗法治疗意识障碍

1）穴位选择:顶颞前斜线、顶颞后斜线、顶旁1线。

2）操作:用1.5寸毫针沿皮刺入,快速捻转3分钟,留针20~30分钟。

（5）穴位注射疗法治疗意识障碍

1）穴位选择:安眠、三阴交、足三里。

2）操作:用氯丙嗪25mg加入2ml注射用水内,将药液注入穴内,1次/日。

2. 狂证

（1）毫针疗法治疗意识障碍

1）穴位选择:水沟、大椎、风池、劳宫、大陵。

穴位加减:痰火扰神证加神门、中脘、丰隆。火盛伤阴证加神门、太溪、三阴交。痰结血瘀证加丰隆、膈俞、合谷、太冲。

2）操作:神门、太溪、三阴交,针用补法,余穴针用泻法。

（2）三棱针刺法治疗意识障碍

1）穴位选择:大椎、水沟、中冲、十宣或十二井穴。

2）操作:均点刺放血。

七、二便障碍的针灸康复治疗

（一）二便障碍的概述

1. 神经源膀胱　神经源膀胱是指中枢神经和外周神经损伤后导致膀胱控制障碍的病理生理状况。中枢性损伤至脊髓排尿中枢以上损伤,但排尿中枢本身功能存在,代表性的表现为反射性膀胱。外周性损伤指骶丛神经损伤,导致膀胱的神经支配完全丧失,代表性的表现为无抑制性膀胱。

2. 神经源直肠　直肠控制障碍指由于神经控制因素导致大便失禁或排便困难的功能状态。常见于上运动神经元综合征,也是老年人的常见问题。脊髓损伤患者一般在伤后4~5年开始出现症状,95%有排便障碍,多数为结肠扩张、大便潴留、便秘、排便时间延长,50%长达30分钟。排便问题也不只是直肠与肛门问题,而是消化活动的一部分。

3. 二便障碍属中医"便秘""癃闭"的范畴。便秘是指以大便秘结,排便周期延长;或周期不长,但粪质干结,排出艰难;或虽有便意,而排便不畅为主要临床表现的一种病证。癃闭是指以尿量减少,排尿困难,甚则小便闭塞不通为主要临床表现的一种病证。其中以小便不利,点滴而短少,病势较缓者称为"癃";以小便闭塞,点滴全无,病势较急者称为"闭"。癃和闭虽有区别,但都是指排尿困难,只是程度上的不同,因此多合称为癃闭。

（二）二便障碍的病因病机

便秘之病位在大肠,同时与肺、脾、胃、肝、肾密切相关。大肠传导失常即发本病。便秘之病性,概而言之,不外寒、热、虚、实四种,而又以虚实为纲。其中,胃肠积热者发为热秘,气机郁滞者发为气秘,阴寒积滞者发为冷秘,均属实;气血阴阳亏虚者发为虚秘,属虚。寒、热、虚、实在病变过程中,又可相兼发生,或相互转化。如邪热蕴积与气机郁滞并存;阴寒积滞与阳气虚衰同在;气机郁滞,日久化热,而成热结;热结日久,耗伤阴津,可致阴虚等,因而使病证比较复杂。

癃闭之病位,主在膀胱,与三焦、肺、脾、肾、肝密切相关。正常人小便的通畅,有赖于肾和膀胱的气化作用,但从脏腑之间的整体关系来看,水液的吸收、运行、排泄,还有赖于三焦的气化和肺脾肾的通调、转输、蒸化。上焦之气不化,当责之于肺,肺失其职,则不能通调水道,下输膀胱;中焦之气不化,当责之于脾,脾气虚弱,则不能升清降浊;下焦之气不化,当责之于肾,肾阳亏虚,气不化水,肾阴不足,水府枯竭,均可导致癃闭。肝郁气滞,使三焦气化不利,也会发生癃闭。此外,各种原因引起尿路阻塞,也可引起癃闭。癃闭之病性,有虚实之分,因湿热、热毒、气滞、痰瘀等病理因素所致膀胱湿热、肺热气壅、肝郁气滞、尿路阻塞诸证,为实证;由脾气不升,肾元亏虚所致之证为虚证。而各种原因所致癃闭,又常互相关联,或彼此夹杂,表现为虚实夹杂之证。

(三)二便障碍的辨证分型

1. 小便功能障碍的中医辨证分型

(1)膀胱积热型:小便量少,热赤或闭,小腹胀满特甚,口不欲饮,或大便不畅,舌质红,根部苔黄,脉数或细数。

(2)肺热气壅型:小便涓滴不通,或点滴不爽,咽干烦渴欲饮,呼吸短促,苔薄黄,脉数。

(3)肾气不足型:小便不通或滴沥不畅,排出无力,面色㿠白,神气怯弱,腰以下冷,腿膝乏力,舌质淡,脉沉细,尺弱。

(4)肝郁气滞型:情志抑郁,或易于激动,多烦善怒,小便不通,或通而不畅,胁腹胀满,苔薄或薄黄,舌红,脉弦。

(5)膀胱阻塞型:小便滴沥不畅,或尿如细线,或阻塞不通,小腹胀满隐痛,舌色紫,有黯蓝斑点,脉涩或细数。

(6)外伤:有外伤或手术病史,小便不利,小腹胀满。

2. 大便功能障碍的中医辨证分型

(1)热秘:大便干结,口臭唇疮,面赤身热,小便短赤,苔黄燥,脉滑实。

(2)气秘:矢气频作,胸胁痞满,纳食减少,欲便不得,甚则腹中胀痛,苔多薄腻,脉弦。

(3)气虚:面色淡白,神疲气怯,虽有便意不下便,舌淡嫩,苔薄,脉虚。

(4)血虚:面色淡白,唇爪无华,时觉头眩心悸,大便努挣难下,舌质淡白,脉弦涩。

(5)冷秘:面色青淡,腹中气攻,或有疼痛,而大便艰涩,胃中寒,小便清长,甚则四肢不温,喜热恶冷,舌质淡白,苔白润,脉沉迟。

(四)二便障碍的针灸治疗

1. 小便功能障碍

(1)膀胱积热型

1)治则:清泻积热。

2)穴位选择:取足太阳、足太阴、任脉经穴为主。

主穴:三阴交、阴陵泉、膀胱俞、中极。

穴位加减:小肠俞、曲泉可参酌配用。

3)操作:三阴交直刺0.8~1.2寸;阴陵泉直刺1~1.5寸;太冲直刺1~1.5寸;膀胱俞向脊柱方向斜刺0.5~1寸;中极向会阴方向平刺1~1.5寸。中刺激。

4)注意事项:中极穴不可直刺,针刺前要求患者排空膀胱。

（2）肺热气壅型

1）治则：清肺热，利水道。

2）穴位选择：取手太阴经穴为主。

主穴：肺俞、中府、少商、合谷。

穴位加减：列缺、肺俞、三焦俞、三阴交可参酌配用。

3）操作：肺俞向脊柱方向斜刺0.5~1寸；中府向外斜刺或平刺0.5~0.8寸；少商直刺0.2~0.4寸或点刺放血；合谷直刺0.5~0.8寸。中刺激。

4）注意事项：中府不可向内深刺，以免伤及肺脏。

（3）肾气不足型

1）治则：补肾温阳。

2）穴位选择：取足少阴、足太阳经穴为主。

主穴：阴谷、肾俞、三焦俞、气海、委阳。

穴位加减：关元、命名、三阴交可参酌配用。

3）操作：阴谷直刺0.8~1.2寸；肾俞、三焦俞向脊柱方向斜刺0.5~1寸；气海直刺0.5~1寸；委阳直刺0.5~1寸。中刺激。可用灸法。

4）注意事项：无特殊注意事项。

（4）肝郁气滞型

1）治则：疏解肝胆之气，增进膀胱气化之功。

2）穴位选择

主穴：太冲、曲泉、蠡沟、中极。

穴位加减：阳陵泉、三阴交、行间可参酌配用。

3）操作：太冲直刺0.5~1寸；曲泉直刺1~1.5寸；蠡沟平刺0.5~0.8寸；中极向会阴方向平刺1~1.5寸。

4）注意事项：中极穴不可直刺，针刺前要求患者排空膀胱。

（5）膀胱阻塞型

1）治则：行瘀散结，清利水道。

2）穴位选择：取足太阴、足阳明及任脉经穴为主。

主穴：三阴交、中极、归来、水道。

穴位加减：膀胱俞、三焦俞、阴陵泉可参酌配用。

3）操作：三阴交直刺1~1.5寸；中极向会阴方向平刺1~1.5寸。归来、水道向任脉方向平刺1~1.5寸。中刺激。

4）注意事项：中极穴不可直刺，针刺前要求患者排空膀胱。

（6）外伤

1）治则：以恢复膀胱气机为主。

2）穴位选择：取足太阴、任脉经穴。

主穴：中极、三阴交。

穴位加减：膀胱俞、阴陵泉可参酌配用。

3）操作：三阴交直刺1~1.5寸；中极向会阴方向平刺1~1.5寸。中刺激。

4）注意事项：中极穴不可直刺，针刺前要求患者排空膀胱。

上述小便功能障碍的针灸治疗疗程是：针刺1次/日，急性期针刺2次/日，10天为 1 个疗程。疗程间休息 3~5 天。

2. 大便功能障碍

（1）热秘

1）治则:清泻肠热。

2）穴位选择:取足阳明经穴为主。

主穴:大肠俞、天枢、支沟、上巨虚、曲池。

穴位加减:内庭、足三里可参酌配用。

3）操作:上述各穴均直刺 1~1.5 寸;中刺激。

4）注意事项:无特殊注意事项。

（2）气秘

1）治则:顺行气滞。

2）穴位选择:取足厥阴、足阳明经穴为主。

主穴:行间、中脘、足三里、大肠俞、天枢。

穴位加减:三阴交、胞中、内关可参酌配用。

3）操作:行间直刺 0.5~1 寸;中脘、足三里、大肠俞、天枢等直刺 0~1.5 寸。中刺激。

4）注意事项:无特殊注意事项。

（3）气虚

1）治则:培补肺脾。

2）穴位选择:取足阳明及脾肺之背部俞穴。

主穴:脾俞、肺俞、大肠俞、天枢。

3）操作:肺俞向脊柱方向斜刺 0.5~1 寸;脾俞、大肠俞向脊柱方向斜刺 1~1.5 寸;天枢直刺 1~1.5 寸。中刺激。针灸并用。

4）注意事项:无特殊注意事项。

（4）血虚

1）治则:益气养血,润燥通便。

2）穴位选择

主穴:脾俞、胃俞、大肠俞、肾俞、三阴交、照海、支沟。

穴位加减:血海、三阴交、肾俞可参酌配用。

3）操作:脾俞、胃俞向脊柱方向斜刺 0.5~1 寸;大肠俞、肾俞向脊柱方向斜刺 1~1.5 寸;三阴交、支沟直刺 1~1.5 寸;照海直刺 0.5~1 寸。中刺激。

4）注意事项:无特殊注意事项。

（5）冷秘

1）治则:温通寒凝,以开闭结。

2）穴位选择:取足阳明、任脉经穴为主。

主穴:神阙、气海、天枢。

穴位加减:足三里、中脘、复溜可参酌配用。

3）操作:神阙采用隔姜灸;气海直刺 0.5~1 寸;天枢直刺 1~1.5 寸。中刺激。针灸并用。

4）注意事项:神阙施灸时要注意不要烫伤患者。

上述大便功能障碍的针灸治疗疗程是:针刺 1 次/日,急性期针刺 2 次/日,10 天为 1 个疗程。疗程间休息 3~5 天。

学习小结

1. 学习内容

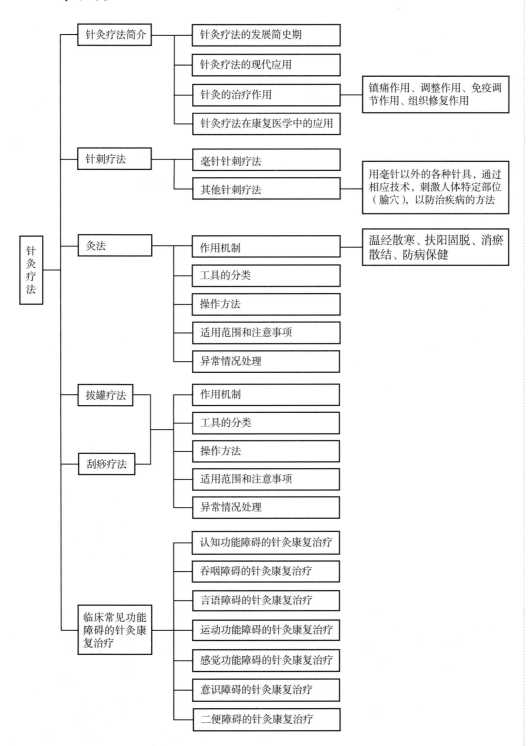

2. 学习方法

本章节内容为临床功能障碍的针灸康复治疗。临床功能障碍多涉及西医内容,本书在传统康复技能的角度上将西医的临床功能障碍归于中医范畴,对中医病证进行辨证分型及针灸治疗。要求老师在课堂上多以中医内科学为参考结合本章内容进行讲解。课下带领学生到临床见习,对各种功能障碍进行中医康复理论的讨论分析。

（马铁明 李 季）

复习思考题

1. 针灸的治疗作用有哪些?
2. 简述毫针针刺疗法的作用机制。
3. 简述常见的灸法和拔罐疗法的操作方法。
4. 简述刮痧疗法的适用范围。
5. 简述认知功能障碍的中医辨证分型。
6. 简述吞咽障碍体针的针灸辨证治疗,中风痰阻络型的穴位选择及加减。
7. 简述言语障碍属中医的什么范畴。
8. 简述意识障碍属中医的什么范畴。

第五章

推 拿 疗 法

学习目的

通过学习中医推拿疗法的整体理论,掌握临床常用推拿康复手法、推拿功法基本要领及技巧,为推拿康复疗法在临床康复综合治疗中的应用奠定基础。

学习要点

单式和复式各手法的动作要领、操作方法、注意事项、适用部位、临床应用;推拿疗法在软组织损伤疼痛、脑瘫、偏瘫、截瘫等康复中的应用。

第一节　推拿疗法简介

推拿疗法属于中医外治法范畴,是中医学伟大宝库的重要组成部分。推拿疗法是以中医基本理论为指导,用手或肢体的其他部位,或借助一定的器具,刺激患者体表的经络、腧穴或特定部位,施以特定的规范动作,从而达到防治、康复疾病目的的一种治疗方法。

推拿疗法历史悠久,是人类防治疾病应用最早的方法之一,因其有操作方便、适应证广、疗效显著、施术安全、容易推广、保健强身等特点,故而得以广泛应用。其中,小儿推拿是在明清时期形成独特体系的一门临床医学,又称小儿按摩,是推拿疗法中一个重要的组成部分。小儿推拿适用于 0~12 岁的小儿,但以 3 岁以内小儿推拿效果较好,3 个月以内的婴儿效果更好。

操作方便:不需要特殊的医疗设备和诊疗环境,仅凭一张床、一把椅子和医生的双手或肢体的其他部分,运用各种不同的手法技巧,即可实施治疗和康复保健。

适应证广:推拿疗法已由单纯的骨伤科应用扩展到内科、外科、妇科、小儿科、五官科等学科众多疾病的治疗和康复中。

疗效显著:推拿疗法不仅在单独应用时对于某些病症有独特的疗效,而且还可以作为一种辅助治疗手段,以补其他疗法之不足,从而达到相辅相成,提高疗效的目的。

施术安全:只要严格掌握推拿疗法的适应证和禁忌证,手法应用恰当,操作规范,一般不会出现不良反应。

容易推广:推拿疗法的手法内容丰富多彩,而且大多数手法易于操作,便于推广应用。

保健强身:推拿疗法具有调整人体生理功能、增强机体免疫能力的作用,其中很多功法还是较为理想的祛病强身、延年益寿的自然疗法。

第二节 成人推拿

一、作用机制

概括起来,成人推拿具有疏通经络,行气活血;理筋整复,滑利关节;调理脏腑,扶正祛邪等作用。

(一)疏通经络,行气活血

经络,内属脏腑,外络肢节,通达表里,贯穿上下,像网络一样,将人体各部分联系成一个有机的整体。它是人体气血运行的通路,具有"行血气而营阴阳,濡筋骨利关节"(《灵枢·本脏》)的作用。气血作为人体生命活动的物质基础,必须通过经络才能输布周身,以温养濡润各脏腑、组织和器官,共同维持机体正常的生理功能。当气血不和,经络闭塞,不通则痛,就会产生疼痛、麻木等一系列症状。如《素问·调经论》指出:"血气不和,百病乃变化而生。"

推拿手法作用于经络腧穴,可以疏通经络,行气活血。一是通过手法对人体体表的直接刺激,促进气血运行。正如《素问·血气形志》中说:"形数惊恐,经络不通,病生于不仁,治之以按摩醪药。"《素问·举痛论》指出"按之则血气散,故按之痛止。"二是通过手法对机体体表做功,产生一定的热效应,加速气血运行。《素问·举痛论》中说:"寒气客于背俞之脉则脉泣,脉泣则血虚,血虚则痛,其俞注于心,故相引而痛,按之则热气至,热气至则痛止矣。"

(二)理筋整复,滑利关节

筋骨、关节相互连接构成人身的支架,有支撑形体、保护内脏和进行运动的功能,又是人体的运动器官。筋骨关节需要经络气血的温煦与濡养,才能发挥和维持正常的活动功能。正如《灵枢·本脏》中所说:"是故血和则经脉流利,营复阴阳,筋骨劲强,关节清利也。"

筋骨关节受损,致脉络损伤,累及气血,气滞血瘀,为肿为痛,从而影响肢体关节的活动。《医宗金鉴·正骨心法要旨》指出:"因跌仆闪失,以致骨缝开错,气血郁滞,为肿为痛,宜用按摩法。按其经络,以通郁闭之气,摩其壅聚,以散瘀结之肿,其患可愈。"表明推拿手法具有理筋整复、滑利关节的作用,具体而言:一是直接作用于损伤局部,促进气血运行,消肿祛瘀,理气止痛;二是通过推拿整复手法可以纠正筋出槽、骨错缝,达到理筋整复的目的;三是适当的被动运动手法可以起到松解粘连、滑利关节的作用。

(三)调理脏腑,扶正祛邪

疾病发生、发展及转归的全过程,体现了人体正气和邪气相互斗争、盛衰消长的变化和结果。"正气存内,邪不可干","邪之所凑,其气必虚",表明机体的正气不足或处于相对劣势,邪气则乘虚而入,导致疾病的发生发展。从后天之本来看,脏腑功能正常与否,与人体的正气关系密切。中医的脏腑,包括五脏、六腑和奇恒之腑。五脏主贮藏精气,六腑主受纳转输,二者互为表里、互相制约。当脏腑功能失调或衰退,则饮食受纳有限,气血化生无源,从而正气虚弱,邪气壅盛。

推拿手法通过作用于相应经络腧穴,可以改善脏腑功能,激发正气,增强抗病能力,达到扶正祛邪的治疗效果。同时也要注意手法对脏腑功能的双向调节作用,手法操作要辨证得当。

二、推拿手法分类

成人推拿的手法分类主要按其动作形态特点、主要作用部位、用力方向及应用对象等进行划分。

(一)根据手法的动作形态特点分类

1. 摆动类 是指主要以前臂的主动运动带动腕关节左右摆动来完成手法操作过程的一类手法。如一指禅推法、抹法、大鱼际揉法等。

2. 摩擦类 是指着力部位与被治疗部位皮肤表面之间产生明显摩擦的一类手法。如摩法、擦法、推法、抹法等。

3. 振颤类 是指术者以特定的肌肉运动方式使被治疗者皮下组织产生明显振动感的一类手法。如振法、颤法、抖法等。

4. 挤压类 是指单方向垂直向下用力或两个方向的力相对作用的一类手法。如按法、压法、点法、捏法、拿法、捻法等。

5. 叩击类 是指以一定的节律富有弹性地击打机体表面的一类手法。如拍法、击法、叩法等。

6. 运动关节类 是指运用一定的技巧在生理极限范围内活动被治疗者关节的一类手法。如摇法、扳法、拔伸法等。

这种分类方法比较适合初学者的手法学习。

(二)根据手法的主要作用部位分类

1. 松解类 是指以一定的压力作用于软组织的一类手法。除运动关节类手法以外的绝大部分手法,皆属于松解类手法。

2. 整复类 是指以一定的技巧力作用于骨关节,并起到矫正关节错缝作用的一类手法。如运动关节类手法和部分按法皆属于整复类手法。

(三)根据手法作用力的方向分类

1. 垂直用力类 是指手法作用力方向与治疗部位皮肤表面互为垂直的一类手法。如按法、压法、点法、一指禅推法、拍法等。

2. 平面用力类 是指在一定按压力的基础上手法移动方向与治疗部位皮肤表面互为平行的一类手法。如摩法、擦法、推法等。

3. 对称合力类 是指在某一部位两侧呈对称性相对用力的一类手法。如拿法、捏法、搓法等。

4. 对抗用力类 是指两个相反方向的作用力同时作用于某一部位的一类手法。如拔伸法、扳法等。

5. 复合用力类 是指两个以上方向的力同时作用于某一部位的一类手法。如摇法、脊柱旋转扳法等。

此外,还有其他一些手法的分类方法,如根据手法流派分为一指禅推拿流派手法、滚法推拿流派手法、内功推拿流派手法；根据手法的组成成分分为单式手法、复式手法和特定操作法；根据手法的组成成分结合应用目的分为单式手法、复合式手法、治疗手法和复式操作法等。

三、推拿操作要求和方法

成人推拿属中医外治法范畴，是中国传统康复的主要技能之一。推拿手法是推拿治病的主要手段，其操作质量和熟练程度直接关系到临床治疗效果。手法要求持久、有力、均匀、柔和、深透。所谓持久，是指手法按照规定的技术要求和操作规范，持续操作足够时间而不变形，保持动作的连贯性；有力，是指手法必须具备一定力量、功力和技巧力，尤其注意不可使用暴力和蛮力；均匀，是指手法操作的节律性，手法作用力保持相对稳定，不可忽轻忽重；柔和，是指手法操作时轻而不浮，重而不滞，刚中有柔，刚柔相济，变换动作时自然流畅，毫无涩滞。手法满足了以上要求，才能具备渗透力，达到渗透的效果。此外，在摇法、扳法、拔伸法等运动关节类手法操作时，由于关节周围软组织多呈紧张状态，为保证安全性和有效性，还要求"稳、准、巧、快"的基本技术要求。

本部分内容精选了成人推拿 22 种单式手法、7 种复合手法，每种手法就其定义、动作要领、操作方法、注意事项、适用部位、临床应用等予以详细介绍。

要熟练掌握各种手法并能在临床上灵活运用，必须经过一段时间的手法练习和临床实践，才能极尽运用之妙，恰如《医宗金鉴》所言"一旦临症，机触于外，巧生于内，手随心转，法从手出"。

四、单式手法

凡手法动作单一，仅为一种运动形式，且在临床起基础或主要治疗作用，应用频度较高的一类手法，称为单式手法。主要包括揉法、滚法、一指禅推法等 20 余种手法。

（一）揉法

1. 定义　治疗师用大鱼际、掌根、手指螺纹面、全掌或前臂尺侧着力，吸定于体表施术部位上，作轻柔和缓的上下、左右或环旋动作，带动该处的皮下组织，称为揉法。揉法又可分为指揉法、掌揉法和前臂揉法。指揉法包括中指揉法、拇指揉法和三指揉法；掌揉法包括大鱼际揉法、掌根揉法和全掌揉法。

2. 动作要领

（1）肩臂、肘、腕关节放松。

（2）动作要灵活而有节律。

（3）压力轻柔，揉动幅度由小到大，在吸定的基础上带动该处的皮下组织做环旋移动。注意和摩法的区别，主要在于摩法操作时指掌在体表作环旋摩擦，不带动皮下组织。

3. 操作方法

（1）大鱼际揉法：沉肩、垂肘，腕关节放松，呈微屈或水平状。大拇指内收，余四指自然伸直，用大鱼际附着于施术部位上。以肘关节为支点，前臂做主动运动，带动腕关节摆动，使大鱼际在治疗部位上做小幅度的环旋揉动，并带动该处的皮下组织一起运动，频率 120~160 次/分左右。

（2）掌根揉法：肘关节微屈，腕关节放松并略背伸，手指自然弯曲，以掌根部附着于施术部位。以肘关节为支点,前臂做主动运动,带动腕及手掌连同前臂做小幅度的回旋揉动,并带动该处的皮下组织一起运动,频率 120~160 次/分左右(图 5-1)。

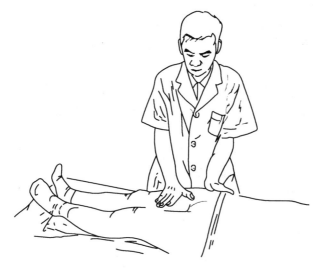

图 5-1 掌根揉法

(3)全掌揉法:以整个手掌掌面为着力接触面,操作术式与掌根揉法相同。

(4)拇指揉法:是以拇指螺纹面着力于施术部位,其余四指置于相应的位置以支撑助力,腕关节微悬。拇指及前臂部主动施力,使拇指螺纹面在施术部位上做小幅度的回旋揉动,频率 120~160 次/分左右。

(5)中指揉法:中指伸直,食指搭于中指远端指间关节背侧,腕关节微屈,用中指螺纹面着力于一定的治疗部位或穴位。以肘关节为支点,前臂做主动运动,通过腕关节使中指螺纹面在施术部位上做小幅度的回旋揉动,频率 120~160 次/分左右。

(6)三指揉法:食、中、无名指并拢,三指螺纹面着力,操作术式与中指揉法相同。

(7)前臂揉法:用前臂尺侧部肌肉丰厚处着力于治疗部位上,以肩关节为支点,连同上臂带动前臂做环旋揉动,并带动该处的皮下组织一起揉动,频率控制在 100~120 次/分(图 5-2)。

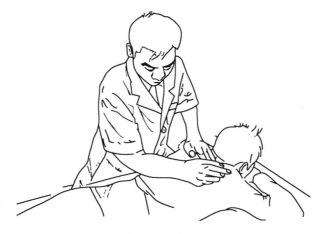

图 5-2 前臂揉法

笔记

4. 注意事项

（1）操作时应吸定于施术部位,带动皮下组织一起运动。

（2）手法柔和,不可强力下压。

5. 适用部位　大鱼际揉法主要适用于头面部、胸胁部;掌根揉法适用于腰背及四肢等面积大且平坦的部位;全掌揉法常用于脘腹部;拇指揉法、中指揉法及三指揉法适用于全身穴位。

6. 临床应用　揉法轻柔缓和,刺激量小,主要适用于脘腹胀痛、胸闷胁痛、便秘、泄泻、头痛、眩晕、阳痿等病症及术后的康复治疗,或用于头面部及腹部康复保健。

（二）一指禅推法

1. 定义　治疗师用拇指螺纹面或指端着力,通过腕部的往返摆动,使所产生的功力通过拇指持续不断地作用于施术部位或穴位上,称为一指禅推法。一指禅推法是一指禅推拿流派的代表手法。

2. 动作要领与操作方法

（1）姿势:始终贯穿一个"松"字。

1）沉肩:肩关节放松下沉,肩胛骨自然下沉,不耸肩用力;

2）垂肘:肘关节屈曲并自然下垂,肘尖部低于腕关节,肘部不要向外支起,亦不宜过度夹紧内收,与胸壁保持一拳距离（约10cm）为宜;

3）悬腕:腕关节自然悬屈,在保持腕关节放松状态下,尽量使腕关节悬屈约90°,腕部在外摆时,尺侧要低于桡侧,回摆到最大时,尺、桡侧持平;

4）指实掌虚:拇指端或螺纹面着力于体表的特定部位或穴位上,除拇指外,掌部与其余四指放松,自然弯曲呈空拳状;

5）紧推慢移:一指禅推法在体表移动操作时,前臂维持较快的摆动频率,即120~160次/分,但拇指端或螺纹面移动的速度要慢。

（2）基本动作:以肘关节为支点,前臂做主动摆动,通过腕关节带动拇指的掌指关节或指间关节做连续的、有节律的屈伸运动（图5-3）。

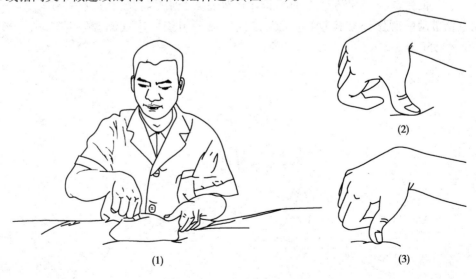

图 5-3　一指禅推法

（1）取坐位姿势;（2）腕部向外摆动;（3）腕部向内摆动

3. 注意事项

（1）操作时心和神宁,注意力不可分散。

（2）不可耸肩抬肩,肘部不可外翘或支撑在外物上面,腕关节不能挺劲。

（3）着力部位不能随着腕部的摆动而在体表上滑动、跳动或摩擦,循经推动时,应在吸定的基础上缓慢移动。

 知识链接

一指禅推法训练技巧

一指禅推法训练时应视拇指条件来选择拇指的着力部位,拇指指间关节能背伸(上翘)呈30°~45°者,宜用螺纹面着力;拇指指间关节不能背伸(直指)者,宜用指端或桡侧偏峰着力;拇指指间关节上翘>45°者,宜屈食指,用食指中节部抵住拇指指间关节作指端或螺纹面着力训练。

4. 适用部位 本法适用于全身各部位,尤以穴位为佳。

5. 临床应用 一指禅推法接触面较小,压强较大,深透力强,手法功力缠绵。常用于内、外、妇、伤科疾病的康复:如头痛、失眠、眩晕、面瘫、高血压、冠心病、近视、牙痛、胃脘痛、便秘、腹泻、月经不调、痛经、颈椎病以及关节酸痛等症。

6. 衍化手法

（1）偏峰推法:用拇指桡侧缘着力,前臂主动摆动,带动腕部往返摆动和拇指的掌指关节或指间关节做屈伸运动,称为一指禅偏峰推法。偏峰推法要求频率控制在120~160次/分。以其"少商劲"的轻快柔和,多用于颜面部。

（2）屈指推法:用拇指指间关节背部桡侧着力,进行一指禅推法的手法称为屈指推法,又称跪推法。频率控制在120~160次/分。屈指推法具有着力沉稳、刚劲有力的特点,适合于颈项部及关节骨缝处。

（三）㨰法

1. 定义 治疗师用手背近小指侧或第五掌指关节背侧吸定于体表施术部位,通过前臂的旋转和腕关节的屈伸运动,使手背在治疗部位上做持续不断的来回往返滚动,称为㨰法。㨰法是㨰法推拿流派的代表手法。

2. 动作要领与操作方法

（1）肩臂腕放松;肘关节屈曲120°~140°;掌指关节自然屈曲,五指自然收拢或散开。

（2）着力部位:滚动时手背近小指侧部或第五掌指关节背侧突起部要吸定于体表。

（3）基本动作:以肘部为支点,前臂主动摆动,带动腕部做轻重交替、连续不断的屈伸和前臂的旋转运动,即㨰法由前臂外旋与屈腕、前臂内旋与伸腕的复合动作组合而成。

（4）滚动幅度:滚动时幅度应控制在120°左右,即前臂外旋、屈腕时向外滚动约80°,前臂内旋、伸腕时向内滚动约40°。

（5）滚三回一:前滚与回滚时压力轻重之比为3∶1。

231

（6）紧滚慢移：滚动的频率要快，约为 120～160 次/分；在患者体表移动的速度要缓慢（图 5-4）。

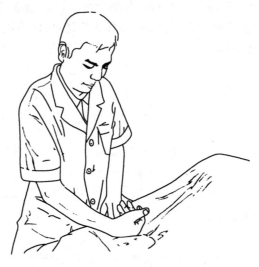

图 5-4 滚法

3. 注意事项

（1）滚动时手背近小指侧或第五掌指关节背侧突起部要吸定于体表，不可拖动或跳动或手背相对体表空转。

（2）手法的压力、频率和摆动幅度要均匀，尽可能增大腕关节的屈伸幅度，使手背部约 1/2 面积依次接触治疗部位，动作要协调而有节律。

（3）滚法在治疗关节活动功能障碍时，一般应配合相应关节的被动运动，应注意两手动作要协调。

4. 适用部位 本法多用颈项、肩背、腰臀、四肢等肌肉丰厚处。

5. 临床应用 滚法接触面积广，刺激平和舒适。多用于颈椎病、肩周炎、腰椎间盘突出症、各种运动损伤、运动后疲劳、偏瘫、截瘫等多种病症的康复。

6. 衍化手法

（1）掌指关节滚法：用第 2～5 掌指关节背侧部着力进行滚动，操作要领与滚法基本相同。操作时腕关节屈伸动作较滚法小，但作用力较大。

（2）指间关节滚法：手握空拳，以第 2～5 近侧指间关节背侧为着力部位，在施术部位做小幅度来回滚动的手法（图 5-5）。本法压力较轻，频率约 160 次/分。

（四）摩法

1. 定义 治疗师用指或掌在体表做环形或直线往返摩动，称为摩法。摩法是最古老的推拿手法之一，分为指摩法和掌摩法两种。

2. 动作要领

（1）肩、肘、腕关节放松，肘关节微屈约 40°～60° 左右，指面或掌面轻贴体表。

（2）指摩法时腕关节要保持一定的紧张度，掌摩法时则腕部要放松。

（3）摩动的速度、压力宜均匀。一般指摩法宜稍轻快，掌摩法宜稍重缓。

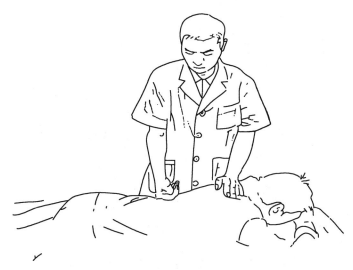

图 5-5　指间关节搓法

3. 操作方法

（1）指摩法：指掌部自然伸直，第 2~5 指并拢，腕关节略屈。以 2~5 指指面附着于施术部位，以肘关节为支点，前臂主动运动，使指面随同腕关节做环形或直线往返摩动（图 5-6）。

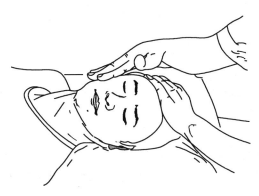

图 5-6　指摩法

（2）掌摩法：手掌自然伸直，腕关节略背伸，将手掌平放于体表施术部位上。以肘关节为支点，前臂主动运动，使手掌随同腕关节连同前臂做环形或直线往返摩动（图 5-7）。

4. 注意事项

（1）操作时注意摩动的速度不宜过快或过慢。

（2）压力不宜过轻或过重。《圣济总录》曰："摩法不宜急，不宜缓，不宜轻，不宜重，以中和之意取之。"

（3）根据病情的虚实来决定手法的摩动方向和频率。一般"顺摩为补，逆摩为泻"，"缓摩为补，急摩为泻"。故虚证宜顺时针方向缓慢摩动，实证宜逆时针方向快速摩动。

5. 适用部位　本法适用全身各部，以腹部应用较多。

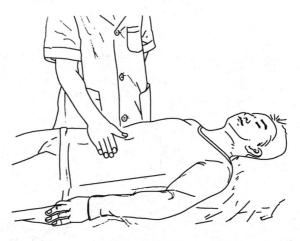

图 5-7 掌摩法

6. 临床应用 摩法轻柔舒适,刺激量小,主要用于脘腹胀满、消化不良、泄泻、便秘、咳嗽、气喘、月经不调、痛经、阳痿、遗精、失眠及外伤肿痛等病症及其康复治疗。

（五）推法

1. 定义 治疗师以指、掌、肘或拳部着力于体表一定部位或穴位上,做单方向的直线推动,称为推法,又称平推法。一般可分为指推法、掌推法、肘推法和拳推法。

2. 动作要领

（1）着力部位要紧贴体表。

（2）单向直线推进。

（3）推进速度宜缓慢均匀,用力要平稳着实,做到轻而不浮,重而不滞。

3. 操作方法

（1）指推法:以拇指螺纹面着力于施术部位或穴位上,其余四指并拢前按助力,腕关节略屈曲。拇指及腕部主动用力,拇指沿经络循行路线或肌纤维平行方向单向直线缓慢推移。

（2）掌推法:以手掌面及手指紧贴体表治疗部位,以掌根部为着力重心,腕关节略背伸,以肩关节为支点,上臂主动施力,沿经络循行路线或肌纤维平行方向单向直线推移(图 5-8)。

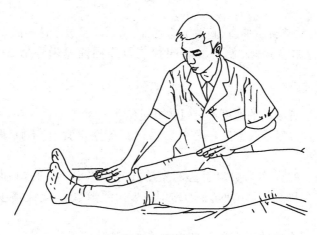

图 5-8 掌推法

（3）肘推法：屈肘，肘尖着力于治疗部位上，以肩关节为支点，上臂主动施力，沿经络循行路线或肌纤维平行方向单向直线推移。也可用另一侧手掌部扶握屈肘侧拳顶助力，以增加推移力度(图5-9)。

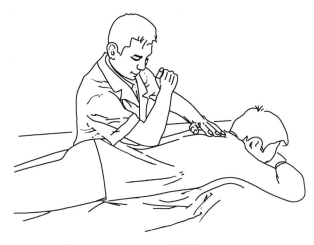

图 5-9 肘推法

（4）拳推法：手握实拳，以2~5指的近侧指间关节突起部着力于治疗部位上，腕关节挺劲伸直，肘关节略屈，以肘关节为支点，前臂主动施力，沿经络循行路线或肌纤维平行方向单向直线推移。

4. 注意事项

（1）推进的速度不宜过快，压力不宜过重或过轻。

（2）施术部位可涂少许冬青膏、滑石粉及红花油等润滑剂或介质，以防皮肤受损害。

5. 适用部位　本法可在人体各部位使用。指推法适用于头面部、颈项部、手足部，尤以足部推拿为常用；掌推法适用于胸腹部、背腰部和四肢部；肘推法适用于背、腰部脊柱两侧；拳推法适用于背腰部及四肢部。

6. 临床应用　推法主要用于头痛、头晕、失眠、腰腿痛、腰背部僵硬、风湿痹痛、感觉迟钝、胸闷胁胀、腹胀、便秘、食积、软组织损伤、局部肿痛等病症的康复治疗。

（六）擦法

1. 定义　治疗师用手掌或手指贴附于体表一定部位，稍用力下压做快速的直线往返摩擦，使之产生一定热量的手法称为擦法。可分为掌擦法、大鱼际擦法、小鱼际擦法、指擦法。

2. 动作要领

（1）肩关节宜放松，肘关节宜自然下垂并内收。

（2）操作时，着力部位要紧贴体表，压力要均匀适中，须直线往返运行，往返的距离应尽力拉长，且动作要连续不断，如拉锯状。

（3）透热为度。擦法属于生热手法，应以操作者感觉手下所产生的热已进入到患者的体内，并与其体内之"热"相呼应为尺度。因每一种擦法的着力面积不同，所以擦法生热的多寡也不一样。指擦法因操作时往返运行的距离较短，所以难以与其他擦法比较。就掌擦法、大鱼际擦法和小鱼际擦法而言，其手法产生的热度依次升高。

3. 操作方法

（1）掌擦法：以全手掌紧贴体表治疗部位，腕关节伸直，使前臂与手掌相平，以肩关节为支点，上臂为动力源，前臂做主动屈伸运动，使着力部位在体表做上下或左右方向的直线往返摩擦移动，擦动的往返距离宜大，使产生的热能深透到深层组织（图5-10）。

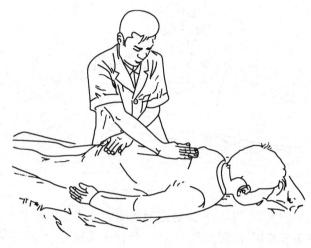

图 5-10　掌擦法

（2）大鱼际擦法：以手掌的鱼际部位紧贴体表的治疗部位，动作要领同掌擦法（图5-11）。

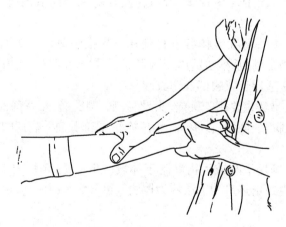

图 5-11　大鱼际擦法

（3）小鱼际擦法：又叫侧擦法。以手掌的小鱼际部位紧贴体表的治疗部位，动作要领同掌擦法（图5-12）。

（4）指擦法：以食、中、无名和小指指面置于体表施术部位，腕关节伸直，使前臂与手掌相平，以肘关节为支点，前臂为动力源，使手的着力部分在体表做均匀的上下或左右方向的直线往返摩擦移动，擦动的往返距离宜小，使施术部位产生一定的热量。该法属擦法中的特例。

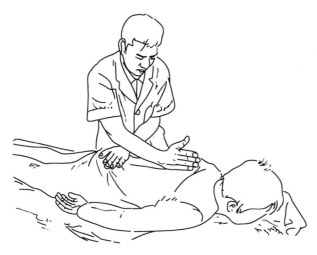

图 5-12 小鱼际擦法

4. 注意事项

（1）压力不宜过大或过小。压力过大,则手法重滞,易擦破皮肤;压力过小,则不易生热。

（2）擦动时运行的线路不可歪斜。如忽左忽右、滑来滑去则不易生热。

（3）不可擦破皮肤。擦法要掌握好手法动作要领,以免擦破皮肤。为保护皮肤,可使用润滑剂（如冬青膏、红花油等）,既可保护皮肤,防止破皮,又可使擦的热度深透,提高手法效应。

（4）擦法操作完毕,不可在所擦之处使用其他手法,以免造成破皮。

（5）不可隔衣操作,须暴露施术部位皮肤。

5. 适用部位　本法常用于胸腹部、两胁部、背腰部及四肢部操作。掌擦法接触面大,适用于肩背、胸腹部;大鱼际擦法适用于四肢部,尤以上肢为常用;小鱼际擦适用于肩背、脊柱两侧及腰骶部;指擦法接触面较小,适用于颈项、肋间等部位。

6. 临床应用　擦法主要用于呼吸系统、消化系统及运动系统疾病。如咳嗽、气喘、胸闷、慢性支气管炎、肺气肿、慢性胃炎、消化不良、女子不孕、阳痿及四肢伤筋、软组织肿痛、风湿痹痛等病症的早期康复治疗。

（七）搓法

1. 定义　治疗师用双手掌面夹住肢体,做动作协调的交替搓动或往返搓动的手法,称为搓法。

2. 动作要领与操作方法

（1）两臂放松,双掌自然伸直,掌心空虚。

（2）以双手掌面夹住一定的治疗部位相对用力,以肘关节和肩关节为支点,前臂与上臂部主动施力,两手做相反方向的快速搓动,使手掌如搓绳之状,并做上下来回往返移动[图 5-13（1）、（2）]。

（3）操作时动作要协调、连贯,双手用力要对称,搓动的速度宜快,而上下移动的速度宜慢。

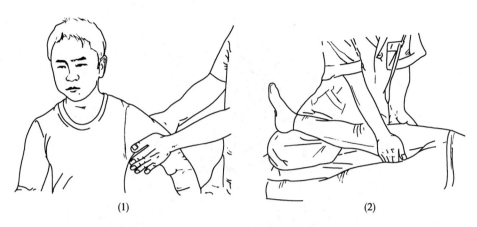

图 5-13 搓法

（1）上肢搓法；（2）下肢搓法

3. 注意事项

（1）治疗师呼吸自然，不可屏气。

（2）施力不可过重。

（3）搓动宜连续，不可有间歇或停顿。

4. 适用部位　本法适用于腰背、胁肋及四肢部，以上肢部最为常用。

5. 临床应用　搓法常与抖法配合作为推拿治疗的结束手法。多用于四肢关节运动障碍、关节活动不利、肌肉酸痛及胸胁屏伤等病症的康复治疗。

（八）抹法

1. 定义　治疗师用拇指螺纹面或掌面紧贴皮肤，做上下、左右或弧形曲线往返抹动，称为抹法。可分为指抹法和掌抹法两种。

2. 动作要领

（1）拇指螺纹面或掌面紧贴体表皮肤。

（2）用力要均匀适中，动作要和缓灵活。

（3）注意把抹法同推法区别开来。通常所说的推法是指平推法，其运动特点是单向、直线，有去无回。而抹法则是或上或下，或左或右，或直线往来，或曲线运转，可根据不同的部位灵活变化运用。

3. 操作方法

（1）指抹法：以单手或双手拇指螺纹面紧贴施术部位上，余指置于相应的位置以固定助力。以拇指的掌指关节为支点，拇指主动运动，做上下、左右、直线往返或弧形曲线的抹动。或做拇指平推然后拉回，或做分推、旋推及合推，可根据施术部位的不同而灵活运用。

（2）掌抹法：以单手或双手掌面置于施术部位上。以肘关节和肩关节为双重支点，前臂与上臂部协调用力，腕关节适度放松，做上下、左右、直线往返或弧形曲线的抹动。

4. 注意事项　注意保护皮肤，可用滑石粉等介质。

5. 适用部位　本法适用于头面、颈项、胸背、手足部的操作。

6. 临床应用　抹法轻柔舒适，主要用于感冒、头痛、眩晕、耳鸣、失眠、面瘫、岔气、肋间神经痛及肢体酸痛等病症的治疗。

（九）抖法

1. 定义 治疗师用单手或双手握住肢体的远端,做小幅度连续快速的上下或左右抖动,称为抖法。可分为上肢抖法、下肢抖法两种。

2. 动作要领

（1）自然呼吸,用单手或双手握住肢体远端,松紧适度。

（2）上臂主动用力带动腕关节做上下或左右的小幅度抖动,幅度一般控制在2~3cm以内。

（3）抖动频率要快,抖上肢约200次/分,抖下肢约100次/分。

3. 操作方法

（1）上肢抖法:患者取坐位或站立位,肩臂放松,上肢伸直。治疗师站在其前外侧,身体略为前俯。用双手握住其腕部,慢慢将被抖动的上肢向前外方抬起至60°左右,然后两前臂微用力做连续的小幅度的上下抖动,使抖动所产生的抖动波似波浪般地传递到肩部。或术者以一手按其肩部,另一手握住其腕部,做连续不断的小幅度的上下抖动,抖动中可结合被操作肩关节的前后方向活动(图5-14)。

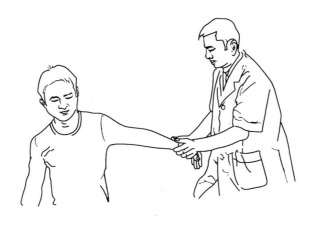

图 5-14 上肢抖法

（2）下肢抖法:患者取仰卧位,下肢伸直放松。治疗师站在其足后端,用双手分别握住患者一侧足踝部,将下肢抬起离床面30cm左右,上肢协同用力,做连续的上下抖动,使其下肢及臀部有舒适轻松感。本法也可双下肢同时操作(图5-15)。

4. 注意事项

（1）呼吸自然,不可屏气。

（2）抓握患者的双手不要过分用力,以免导致动作僵硬。

5. 适用部位 本法适用于四肢部。

6. 临床应用 抖法轻快柔和,临床常用于四肢部关节活动功能障碍的康复治疗,也

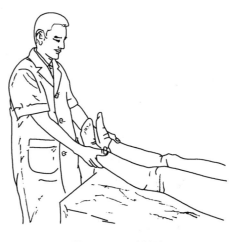

图 5-15 下肢抖法

可用于减轻重手法后反应,增加手法的舒适感,常与搓法配合作为理筋的结束手法。

（十）振法

1. 定义　治疗师以掌或指在体表着力,前臂和手部的肌肉强力地静止性用力,产生振颤的手法称为振法。分为掌振法与指振法两种。

2. 动作要领

（1）呼吸自然,指、掌紧贴体表或穴位上。

（2）前臂主动静止性用力,使肌肉强力收缩,产生快速而强烈的振颤,使功力集中于指端或手掌持续不断地传递到体内。

（3）频率要求达到400次/分以上。

3. 操作方法

（1）掌振法:以单掌或叠掌的掌面按压在体表的一定部位或经络穴位上,掌、臂肌肉强力地静止性用力,做连续不断的快速振颤,使深部组织有被振动和温热感［图5-16（1）、（2）］。

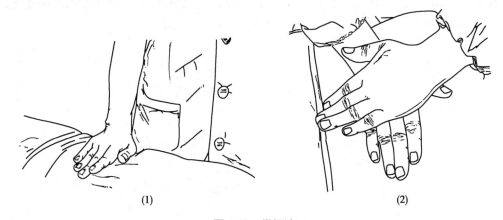

(1)　　　　　　　　　　　　　　(2)

图 5-16　掌振法

（1）单掌振法;（2）叠掌振法

（2）指振法:以拇指或中指,或拇指与食指螺纹面按压在体表的经络穴位上,运用前臂及手部静止性用力,集功力于指端,做连续不断的快速振颤,使深部组织有被振动和温热感。

4. 注意事项

（1）呼吸自然,不可屏气。

（2）不可硬用压力、振动时断时续。

（3）操作时间不可过久,以免疲劳。

（4）平时应坚持练功或运动,以增强身心素质。

5. 适用部位　指振法适用于全身各部穴位,掌振法多用于脘腹及腰背部。

6. 临床应用　振法是内功推拿流派的代表性治疗手法,多用于治疗头痛、腰痛、失眠、脘腹胀痛、形寒肢冷、痛经、月经不调等病症。

（十一）按法

1. 定义　治疗师用指、掌或肘部于一定的部位或穴位,逐渐用力深压,按而留之,称为按法。《医宗金鉴·正骨心法要旨》:"按者,谓以手往下抑之也。"一般可分为指按法、掌按法、肘按法。

2. 动作要领

（1）按时着力部位要紧贴体表,不可移动。

（2）按压用力方向多为垂直向下或与受力面垂直,力量由轻到重,稳而持续,即按而留之,使刺激充分透达机体组织的深部。

（3）按压部位要准确,以得气为度,即病人有酸、胀、热、麻等感觉。按压时间,一般应根据按压的力量、患者体质、病情、取穴的主次及治疗部位特点而定,一般可持续按压数十秒或数分钟。

（4）操作结束时,不宜突然松手,应逐渐减轻按压的力量,同时可配合揉法,一是加强按法的效应,二是消除用力按压后的不适,有"按一揉三"之说。

3. 操作方法

（1）指按法:以拇指指端或螺纹面着力于施术部位,腕关节屈曲 40°~60°,其余四指张开,置于相应位置以支撑助力,也可用另一手拇指叠压在施术拇指背面加力。以腕关节为支点,掌指部主动施力,垂直向下按压。当按压力达到所需的力度后,要稍停片刻,即所谓的"按而留之",然后松劲撤力,再做重复按压,使按压动作既平稳又有节奏性(图 5-17)。

（2）掌按法:以单手或双手掌面重叠置于施术部位。以肩关节为支点,巧用身体上半部的重量,通过上臂、前臂及腕关节传至手掌部,垂直向下按压,用力方法同指按法(图 5-18)。

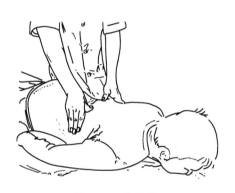

图 5-17 指按法

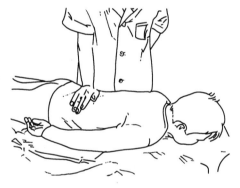

图 5-18 掌按法

（3）肘按法:屈肘,以肘尖为着力面,置于施术部位,以肩关节为支点,巧用身体上半部的重量,进行有节律的垂直向下按压,用力方法同指按法(图 5-19)。

4. 注意事项

（1）不可用蛮力或暴力。忌突发突止,暴起暴落。

（2）指按法不宜用指甲掐压。

（3）按压胸背或脊柱时,应配合患者的呼吸节律。

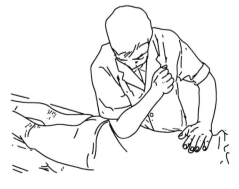

图 5-19 肘按法

（4）按压时间和力量,要依据患者的体质、部位、病情而定。

5. 适用部位　指按法适用于全身各部,尤以躯干部经络、腧穴常用,亦可用于肢体穴位;掌按法适用于背腰部、下肢后侧以及胸腹部等;肘按法适用于腰背及下肢肌肉丰满处。

6. 临床应用　指按法接触面小,沉实有力,刺激量较强;掌按法接触面大,刺激量较指按法柔和,舒缓自然,适用于面积较大而又较为平坦的部位;肘按法属强刺激手法,临床不宜过度使用。按法常用于治疗腰背筋膜炎、颈椎病、肩周炎、腰椎间盘突出症等疼痛性疾患的康复治疗,以及风寒感冒、高血压、糖尿病、偏瘫等多种病症。

（十二）点法

1. 定义　治疗师以指端、屈曲的指间关节突起部或肘尖着力于施术部位或穴位,持续地点压的手法,称点法。主要包括指点法(拇指端点法、屈拇指点法、屈食指点法)和肘点法两种。

2. 动作要领

（1）用力要由轻到重,稳而持续,使刺激充分达到机体的组织深部,产生"得气"的感觉,且以患者能忍受为度。

（2）用力方向宜与受力面垂直。

3. 操作方法

（1）拇指端点法:手握空拳,拇指自然伸直,拇指螺纹面贴紧食指中节,前臂与拇指主动发力,以拇指端持续点压于施术部位或经络穴位上。亦可用拇指按法的手法形态,用拇指指面进行点压。

（2）屈拇指点法:拇指指间关节屈曲,拇指端抵住食指中节桡侧缘,前臂与拇指主动发力,利用指间关节突起部分持续点压于施术部位或穴位上。

（3）屈食指点法:手指相握成实拳,食指第一指间关节屈曲,拇指末节尺侧缘紧压在食指指甲部以固定和助力。前臂与拇指主动发力,利用指间关节突起部分持续点压于施术部位或穴位上。

（4）肘点法:屈肘,以肘尖着力于施术部位或穴位上。以肩关节为支点,用身体上半部的重量通过肩关节、上臂传递至肘部,逐渐用力,持续点压到一定程度(同肘按法)。

4. 注意事项

（1）不可突施暴力或蛮力。忌突发突止,暴起暴落。

（2）对年老体弱、久病虚衰的患者不可施用点法,尤其是心功能较弱者忌用。

（3）点压结束时常辅以揉法,以缓解点压不适感。

5. 适用部位　指点法适于全身各部穴位和四肢关节缝隙处;肘点法适于背腰部、臀部及下肢后部等肌肉较为丰厚的部位。

6. 临床应用　点法接触面积小,用力集中,压力强,是一种刺激很强的手法。点法有类似于针刺的作用,临床上又称为"指针法"。主要用于脊柱病症引起的活动障碍及各种痛症的康复治疗。

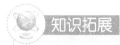知识拓展

推拿手法的镇痛机制

推拿具有良好的镇痛作用,通过手法调节与疼痛有关的神经递质和镇痛物质是推拿镇痛的主要机制之一:推拿手法可提高下丘脑内啡肽(endorphin,EP)的含量,降低缓激肽(bradykinin)、5-羟色胺(5-hydroxytryptamine,5-HT)、去甲肾上腺素(norepinephrine,NE)、白介素(interleukin,IL)、一氧化氮(NO)、内皮素(endothelin,ET)等炎性介质的含量,从而改善微循环,促使神经根内外水肿吸收,发挥消炎镇痛的作用;推拿手法能加速致痛物质酸性代谢产物的清除,恢复酸碱平衡;推拿手法能使在痛觉感受器上所形成的阴阳离子键结构趋于不稳定,使其激发的神经冲动次数减少,强度减弱,促使痛刺激的强度—时间曲线向上移位,从而提高痛阈,减轻或消除疼痛。

（十三）捏法

1. 定义　治疗师用拇指与其他手指相对用力,在施术部位做对称性的挤压,称为捏法。根据拇指与相对用力的手指多少,可分为三指捏法、五指捏法两种。

2. 动作要领

（1）拇指与其余手指指面着力,相对用力挤压,随即放松,双方力量要对称,并循序移动。

（2）操作时动作要连贯而有节奏,用力要均匀而柔和。

3. 操作方法

（1）三指捏法:用拇指和食、中指指面夹住肢体或肌肤,相对用力挤压,随即放松,再用力挤压、放松,重复以上挤压、放松动作,并循序移动。

（2）五指捏法:用拇指和其余四指指面夹住肢体或肌肤,相对用力挤压,随即放松,再用力挤压、放松,重复以上挤压、放松动作,并循序移动（图 5-20）。

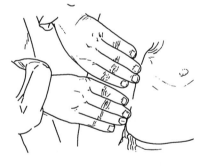

图 5-20　五指捏法

4. 注意事项

（1）不要用指端着力。

（2）不能用指甲掐捏肌肤。

（3）操作时注意不要含有揉的成分,如捏中含揉,则其性质即趋于拿法。

5. 适用部位　本法适用于四肢部、颈项部和头部。

6. 临床应用　捏法刺激量中等,柔和舒适,主要用于疲劳性四肢酸痛、颈椎病等的康复治疗。

（十四）拿法

1. 定义　治疗师拇指与其余手指相对用力,提捏或揉捏肌肤或肢体,称为拿法。有"捏而提起谓之拿"的说法。根据拇指与其他手指配合数量的多少,可分为三指拿

法和五指拿法。

2. 动作要领

（1）肩臂要放松,腕关节要灵活,手指自然伸直。

（2）用拇指和其他手指指面相对用力,不能用指端内扣。

（3）用力由轻到重,再由重到轻,连续而有节奏。

（4）拿后常继以揉法,以缓和刺激。

3. 操作方法

（1）三指拿法:以拇指与食、中指指面相对用力,捏住施术部位的肌筋并逐渐收紧、提起,腕关节放松。用三指的对合力进行轻重交替、连续不断的提捏并施以揉动（图5-21）。

（2）五指拿法:以拇指与其余四指相对用力,捏住施术部位的肌筋并逐渐收紧、提起,腕关节放松。用五指的对合力进行轻重交替、连续不断的提捏并施以揉动（图5-22）。五指拿法在头部操作时又称五指拿五经,亦称五指爪法。

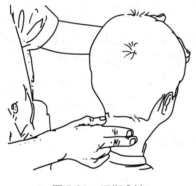
图 5-21　三指拿法

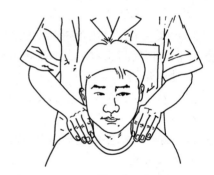
图 5-22　五指拿法

4. 注意事项

（1）上提肌筋时不可与皮肤之间发生摩擦。

（2）注意动作的协调性,不可死板僵硬。

（3）初习者不可用力久拿,以防伤及腕部与手指的屈指肌腱及腱鞘。

5. 适用部位　本法适用于颈项、肩、四肢和头部等。

6. 临床应用　拿法刺激量较强,常用于颈椎病、肩周炎、四肢关节及软组织损伤,疼痛、麻木,以及头痛、眩晕、失眠、外感风寒等病症的康复治疗。临床常用拿肩井作为颈椎病推拿治疗的结束手法,使人精神振奋。

（十五）拨法

1. 定义　治疗师以指、掌或肘深按于治疗部位,进行单向或往返的拨动,称为拨法。可分为拇指拨法、掌拨法和肘拨法。

2. 动作要领

（1）向下的压力不宜过重,以患者能忍受为度。

（2）拨动的方向应与患者肌纤维走行方向垂直。

（3）弹拨时应带动肌纤维或肌腱韧带一起拨动,用力由轻到重,透达深处,使患者产生酸、痛、胀、麻感。

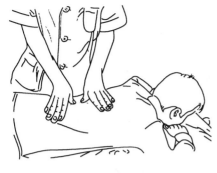

图 5-23 拇指拨法

3. 操作方法

（1）拇指拨法：以拇指指端着力于施术部位,余四指置于相应的位置以助力,拇指下压至所需治疗部位,做与肌纤维、肌腱、韧带成垂直方向的单向或来回拨动(图 5-23)。如单手指力不够,可双手拇指重叠进行操作。

（2）掌拨法：以掌根着力于施术部位,做与肌纤维、肌腱、韧带成垂直方向的单向或来回拨动。亦可双掌重叠进行操作。

（3）肘拨法：屈肘,利用肘尖着力于施术部位,做与肌纤维、肌腱、韧带成垂直方向的单向或来回拨动。

4. 注意事项

（1）拨动前按压的深度应达到所需治疗的部位或组织。

（2）拨动时不能在皮肤表面有摩擦移动。

（3）一般不宜长时间使用,软组织损伤急性期局部慎用。

5. 适用部位　本法一般多适用于华佗夹脊穴、肩胛骨内侧缘、肱二头肌长及短头肌腱、腋后的肩贞穴、第三腰椎横突、腰肌侧缘、环跳、曲池等穴位或部位。

6. 临床应用　拨法接触面小,刺激量较强,按压沉实,拨动有力,有较好的止痛和解除粘连的作用,是常用手法之一。操作时可与揉法结合使用,并可根据治疗需要做上下移动拨动。常用于治疗落枕、颈椎病、肩周炎、腰背筋膜炎、第三腰椎横突综合征、腰椎间盘突出症、梨状肌损伤综合征等软组织损伤引起的肌肉痉挛、疼痛。

（十六）捻法

1. 定义　治疗师用拇、食指相对捏持治疗部位,适度用力,进行快速的搓揉捻动,称为捻法。

2. 动作要领与操作方法　用拇指螺纹面与食指桡侧缘或螺纹面相对捏持施术部位,拇指与食指适度用力,做运动方向相反的较快速的捏、揉捻动,如捻线状（图 5-24）。

3. 注意事项

（1）操作时注意捏持用力适度,不要使用拙力,动作要协调连贯、柔和灵活,手法不可僵硬、呆滞。

（2）操作时可用介质,以防破皮,并能增强疗效。

4. 适用部位　本法多用于指、趾部的小关节。

5. 临床应用　捻法动作幅度小,轻快柔和、舒适。用于治疗指间关节扭伤,类风湿关节炎,四肢小关节肿胀疼痛、屈伸不利,屈指肌腱腱鞘炎等。一般作为辅助治疗手法。

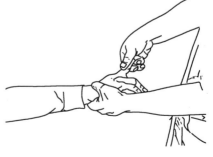

图 5-24　捻法

（十七）勒法

1. 定义 治疗师用屈曲的食、中两指的近侧指间关节的相对面紧夹住患者的手指（或足趾）根部，并用力向指（趾）端方向迅速捋出，称为勒法。

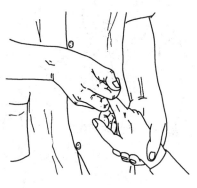

图 5-25 勒法

2. 动作要领与操作方法

（1）一手握住患者腕（踝部），另一手食、中指自然屈曲呈"钳状"。

（2）向指（趾）端滑动力度要适中，动作要协调灵活，速度要快，尤其到指（趾）末端速度宜稍快（图 5-25）。

3. 注意事项

（1）指（趾）关节损伤 24 小时内，肿胀明显或有骨折、肿瘤、结核、皮肤破损及皮肤病者禁用本法。

（2）本法操作次数不宜过多，一般每指刺激 3~5 次即可。

4. 适用部位 本法多用于指、趾部。

5. 临床应用 勒法用于治疗指间关节扭伤，类风湿关节炎，四肢小关节肿胀疼痛、屈伸不利，屈指肌腱腱鞘炎等。一般作为辅助治疗或结束手法。

（十八）拍法

1. 定义 治疗师用虚掌拍打体表一定的治疗部位，称拍法。拍法可单手操作，亦可双手同时操作。

2. 动作要领

（1）操作时动作要平稳而有节奏感，使整个掌、指周边同时接触体表，声音清脆而无疼痛。

（2）腕部要放松。上下挥臂时，力量通过放松了的腕关节传递到掌部，动作轻巧而有弹性，节奏均匀。

（3）直接接触皮肤拍打时，以皮肤轻度充血发红为度。

3. 操作方法 五指并拢，掌指关节微屈，使掌心空虚，腕关节适度放松，前臂主动运动，上下挥臂，平稳而有节奏地用虚掌拍击施术部位（图 5-26）。用双掌拍打时，宜双掌交替操作。

4. 注意事项

（1）不可用硬力拍打。

（2）对结核、严重的骨质疏松、椎骨肿瘤、冠心病等禁用拍法。

5. 适用部位 本法常适用于肩背、腰臀及下肢后侧。

6. 临床应用 拍法接触面较大，主要用于中风瘫痪或后遗症、风湿酸痛、肌肤麻木、胸胁胀闷、腰背筋膜炎、腰椎间盘突出症、软组织痉挛等病症的康复治疗。拍法亦常作为推拿结束手法和保健

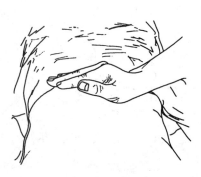

图 5-26 掌拍法

手法使用。

（十九）击法

1. 定义　治疗师用拳背、掌根、掌侧小鱼际、指尖或桑枝棒击打体表，称为击法。可分为拳击法、掌击法、侧击法、指尖击法和棒击法五种。

2. 动作要领

（1）击打时要有反弹感，当一触及受术部位后即迅速弹起，不要停顿或拖拉。

（2）用力大小应视被击打部位肌肉是否丰满及患者体质强弱而定。

（3）动作要连续而有节奏，快慢要适中。

（4）棒击法属强刺激手法，特别要控制击打的力量及方向，棒的方向应与击打部位肌纤维方向平行。腰骶部应与脊柱垂直，用力由轻到重，适可而止。

3. 操作方法

（1）拳击法：包括拳背击法、拳盖击法和拳底击法三种。

1）拳背击法：手握拳，腕部伸直，以拳背部为着力面，以肘关节为支点，前臂主动运动，有节律性地垂直击打一定的治疗部位。一般击打 5~8 次为宜［图 5-27（1）］。

2）拳盖击法：即以拳的腹侧面（包括食、中、无名和小指第二节指背与掌根部）为击打着力面，操作时腕部要放松。两手一般同时交替操作。

3）拳底击法：即以拳的底部（小鱼际与屈曲小指的尺侧）为着力面，操作时腕部略背伸，并须放松。两手一般同时交替操作［图 5-27（2）］。

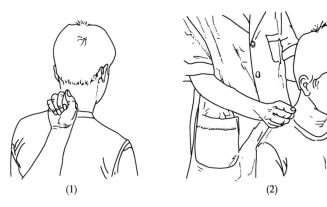

(1)　　　　　　　　　　　　　(2)

图 5-27　拳背击法和拳底击法

（1）拳背击法；（2）拳底击法

（2）掌击法：腕关节背伸约 25°~30°，指掌自然伸直，以掌根部为击打着力面，垂直击打一定的治疗部位。一般以击打 5~8 次为宜。

（3）侧击法：包括单掌侧击法和合掌侧击法两种。

1）单掌侧击法：掌指自然伸直，腕关节背伸约 25°，手指间稍分开，以单手小鱼际侧掌指部为击打着力面，利用手腕连同前臂垂直用力击打，操作时应快速而有节奏感。频率一般 200 次/分以上。一般宜两手同时交替操作［图 5-28（1）］。

2）合掌侧击法：操作时以双手小鱼际侧掌指部为击打着力面，其余同单掌侧击法［图 5-28（2）］。

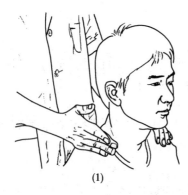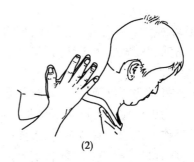

图 5-28 侧击法

（1）单掌侧击法；（2）合掌侧击法

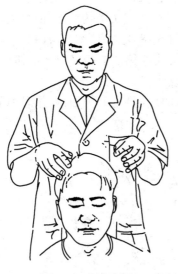

图 5-29 指尖击法

（4）指尖击法：手指自然半屈曲，腕部放松，以五指指端为击打着力面，运用腕关节的屈伸动作，使指端击打体表一定的治疗部位，如雨点下落状（图 5-29）。可双手交替击打。击打时间一般为 1~2 分钟。

（5）棒击法：手握桑枝棒的一端，以棒体的前半部为击打着力面，运用腕力击打体表一定的治疗部位。一般每次以击打 5~8 下为宜。也有以实心的圆木棒击打施术部位的，但圆木棒没有弹性，掌握较难。

4. 注意事项

（1）不可用暴力击打。

（2）击打时与体表接触的时间宜短，且不能在体表拖动。

（3）应因人、因部位选择击法的种类，注意保护好皮肤。

5. 适用部位　拳击法常用于大椎部及腰骶部；掌击法和侧击法适用于臀部、下肢外侧面及头部；指尖击法适用于头部及穴位上；棒击法适用于腰背脊柱两侧膀胱经及下肢肌肉丰厚处。

6. 临床应用　击法常用于肢体疼痛、麻木不仁、风湿痹痛、疲劳酸痛等病症的康复治疗。拳击法用力较大，力沉而实，振动力也较强，能作用于深部组织，主要用于治疗颈肩、腰骶部酸痛，脊柱退行性改变所致的肢体疼痛、麻木及精神不振等；掌击法、侧击法主要用于治疗肩背、腰臀软组织劳损，风湿痹痛、下肢痛麻、神疲头胀等；指尖击法主要用于治疗头痛、头胀、失眠、眩晕，以及在穴位（或压痛点）上的治疗；棒击法借助桑枝棒击打，刚劲有力，刺激量强，主要用于治疗腰背臀部风湿痹痛，下肢麻木酸痛、感觉迟钝等症。

附：桑枝棒制作

取长约 40cm，直径 0.5cm 的新鲜桑枝 12 支，去皮阴干。先用绵纸（桑皮纸）将每支桑枝包裹一层，用线扎缚，然后每 3 支扎成一小把，再用绵纸包裹扎缚，最后把 4 小把扎成一捆，用绵纸紧卷一层，用线扎一层，至直径 3cm 左右，用全棉布裹紧，并用线缝牢即可。

（二十）摇法

1. 定义　治疗师使患者关节做被动的环转运动,称摇法。包括颈项部、腰部和四肢关节部摇法。

2. 动作要领

（1）摇转的幅度要在人体生理活动范围内进行。应由小到大,逐渐增加。人体各关节的活动幅度不同,因此各关节的摇转幅度亦不同。

（2）摇转的速度宜慢,尤其是刚开始操作时,可随摇转次数的增加及受术者的逐渐适应稍微增快速度。

（3）摇动时施力要协调、稳定,除被摇的关节、肢体运动外,其他部位不应随之晃动。

3. 操作方法

（1）颈项部摇法:患者坐位,颈项部放松。治疗师立于其背后或侧后方。以一手扶按其头顶后部,另一手托扶于下颌部,两手臂协调运动,反方向施力,使头颈部按顺时针或逆时针方向进行环形摇转,可反复摇转数次（图5-30）。本法也可采用仰卧位姿势操作,动作要领同坐位。

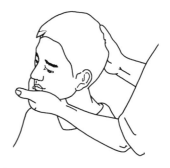

图5-30　颈项部摇法

（2）肩关节摇法:肩关节摇法种类较多,可分为托肘摇肩法、握手摇肩法、握臂摇肩法、环头摇肩法、大幅度摇肩法等。

1）托肘摇肩法:患者坐位,肩部放松,被施术侧肘关节屈曲。治疗师站于其侧,两腿呈弓步式,身体上半部略为前俯。以一手扶按住肩关节上部,另一手托于其肘部,使其前臂放在治疗师前臂上。然后手臂部协同用力,做肩关节顺时针或逆时针方向的中等幅度的环转摇动［图5-31（1）］。

2）握手摇肩法:患者坐位,两肩部放松。治疗师立于其侧方,以一手扶按被施术侧肩部,另一手握住其手部,稍用力将其手臂牵伸,待拉直后手臂部协同施力,做肩关节顺时针或逆时针方向小幅度的环转摇动 ［图5-31（2）］。

3）握臂摇肩法:患者坐位,两肩部放松。治疗师立于其侧后方,以一手扶按被施术侧肩部,另一手握住其手臂,做肩关节顺时针或逆时针方向的环转摇动［图5-31（3）］。

4）环头摇肩法:患者坐位,两肩部放松。治疗师立于其侧后方,以一手扶托住被施术侧肘部,另一手握住其腕部,做肩关节顺时针或逆时针方向的环转摇动［图5-31（4）］。

5）大幅度摇肩法:患者坐位,两上肢自然下垂并放松。治疗师立于其前外侧,两足呈"丁"字步。两掌相合,夹持住被施术侧上肢的腕部,牵伸并抬高其上肢至其前外方约45°时,将其上肢慢慢向其前外上方托起,在此过程中,位于下方的一手应逐渐反掌,当上举至160°时,即可虎口向下握住其腕部。另一手随其上举之势由腕部沿前臂、上臂滑移至肩关节上部。略停之后,两手协调用力,即按于肩部的一手将肩关节略向下按并固定之,握腕一手则略上提,使肩关节伸展。随即握腕之手摇向后下方,经下方复于原位,此时扶按肩部一手已随势沿其上臂、前臂滑落于腕部,呈动作初始时两掌夹持腕部状态。此为肩关节大幅度摇转一周,可反复摇转数次［图5-31（5）］。在大幅度摇转肩关节时,要配合脚步的移动,以调节身体重心。即当肩关节向上、向后外方摇转时,前足进一小步,身体重心在前;当向下、向前外下方复原时,前足退步,身体重心后移。

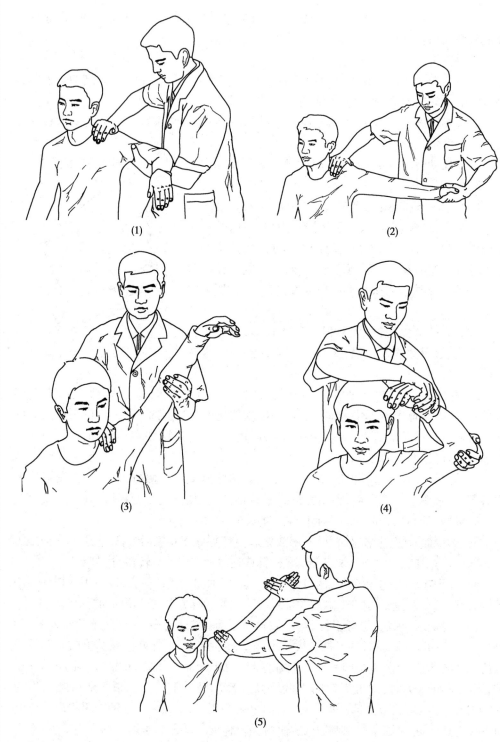

图 5-31　肩关节摇法

（1）托肘摇肩法；（2）握手摇肩法；（3）握臂摇肩法；
（4）环头摇肩法；（5）大幅度摇肩法

（3）肘关节摇法:患者坐位,屈肘45°左右。治疗师以一手托握住其肘后部,另一手握住其腕部,使肘关节做顺时针或逆时针方向环转摇动。

（4）腕关节摇法:患者坐位,掌心朝下。治疗师双手合握其手掌部,以两拇指扶按于腕背侧,余指端扣于大小鱼际部,两手臂协调用力,在稍牵引情况下做顺时针和逆时针方向的摇转运动。其次,患者五指自然分开,掌心朝下,治疗师以一手握其腕上部,另一手五指与患者五指交叉相握,在稍用力牵引的情况下做腕关节的顺时针或逆时针方向的摇转运动。另外,患者五指捏拢,腕关节屈曲。治疗师以一手握其腕上部,另一手握其捏拢到一起的五指部,做腕关节顺时针或逆时针方向的摇转运动。

（5）掌指关节摇法:以一手握患者一侧掌部,另一手以拇指和其余四指握捏住五指中的一指,在稍用力牵伸的情况下做该掌指关节的顺时针或逆时针方向的摇转运动。

（6）腰部摇法:包括仰卧位摇腰法、俯卧位摇腰法、站立位摇腰法和滚床摇腰法。

1）仰卧位摇腰法:患者仰卧位,两下肢并拢,屈髋屈膝。治疗师双手分按其两膝部或一手按膝,另一手按于足踝部,协调用力,做顺时针或逆时针方向的摇转运动。

2）俯卧位摇腰法:患者俯卧位,两下肢伸直。治疗师一手按压其腰部,另一手臂托抱住双下肢,做顺时针或逆时针方向的摇转。摇转其双下肢时,按压腰部的一手可根据具体情况施加压力,以决定腰部摇转的幅度(图5-32)。

（7）髋关节摇法:患者仰卧位,一侧屈髋屈膝。治疗师一手扶按其膝部,另一手握其足踝部或足跟部,将其髋、膝屈曲的角度均调整到90°左右,然后两手协调用力,使髋关节做顺时针或逆时针方向的摇转运动(图5-33)。

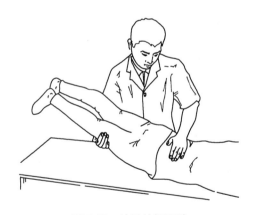

图 5-32 俯卧位摇腰法

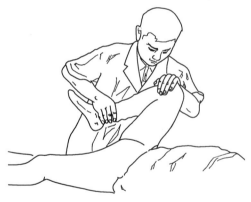

图 5-33 髋关节摇法

（8）膝关节摇法:患者俯卧位,一侧下肢伸直放松,另一侧下肢屈膝。以一手按压其屈曲侧下肢的腘窝部,另一手握其足踝部,按顺时针或逆时针方向环转摇动。

（9）踝关节摇法:患者仰卧位,下肢自然伸直。治疗师坐于其足端,用一手托握其足跟以固定,另一手握住足趾部,在稍用力拔伸的情况下做顺时针或逆时针方向的环转摇动(图5-34)。其次,患者俯卧位,一侧下肢屈膝。治疗师以一手扶

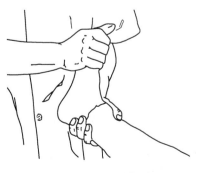

图 5-34 踝关节摇法

按于足跟部,另一手握住其足趾部,做顺时针或逆时针方向的环转摇动。本法较仰卧位时的踝关节摇法容易操作,且摇转幅度较大。

4.注意事项

(1)不可逾越人体关节生理活动范围进行摇转。

(2)不可突然快速摇转。

(3)对于习惯性关节脱位者禁用摇法。

(4)对椎动脉型、交感型颈椎病以及颈部外伤、颈椎骨折等病症禁用摇法。

5.适用部位 本法适用于全身各关节部。

6.临床应用 摇法主要适用于各种软组织损伤性疾病、骨折后遗症及运动功能障碍等病症。如以滑利关节的作用而言,摇法可作为关节部的主要方法应用;如以解除粘连的作用而言,摇法则为辅助手法。

(二十一)扳法

1.定义 治疗师用双手向同一方向或相反方向用力,使关节瞬间受力,做被动运动的手法,称为扳法。包括颈部、胸背部、腰部和四肢关节部扳法。

2.动作要领

(1)扳法操作在把握好各关节结构特征、活动范围、活动方向及其特点的基础上,控制在关节的正常生理活动范围内且以患者能耐受为度。

(2)扳动时一般需分三步进行:第一步:关节放松,缓慢地使受术关节做被动伸展、屈曲或旋转运动。第二步:将受术关节保持在弹性阻力位或疼痛位短暂停留。第三步:做瞬间、小幅度、有控制的扳动。

(3)扳法操作时必须遵循"稳、准、巧、快"的原则,扳动时发力必须果断而迅速,用力要稳,动作轻巧,收力及时。

(4)扳动发力的时机要准,用力要适当。

3.操作方法

(1)颈部扳法:主要有颈椎斜扳法、颈椎侧扳法、颈椎旋转定位扳法和寰枢关节旋转定位扳法四种。临床应用时应根据不同的需要和具体病情,合理选择应用。

1)颈椎斜扳法:患者取坐位,颈项放松,颈前屈约15°。治疗师站于其后侧方,用一手扶住其头顶部,另一手托住其下颌部,两手协同适度用力,使头向一侧缓慢旋转,当旋转到一定幅度时(有明显阻力感),稍作停顿,随即做一次快速而有控制的扳动,此时常可听到"咔嗒"响声,随即松手。扳动幅度控制在5°~10°内。根据治疗需要,可选择单侧扳法或双侧扳法[图5-35(1)]。

2)颈椎侧扳法:患者取坐位,颈项放松。治疗师站于其后侧方,用一手扶住其头侧部,另一手按压同侧肩部,两手协同用力做相反方向的推压。以增加颈部侧向活动度。根据治疗需要,可选择单侧扳法或双侧扳法。

3)颈椎旋转定位扳法:患者取坐位,颈项放松,颈前屈约15°。以向左侧旋转扳法为例:治疗师站于其左侧后方,用右手拇指顶面顶推患椎(偏歪)棘突或横突部,左手托住其下颌部向左侧旋转至有明显的阻力时,再施巧劲做一快速而有控制的旋转扳动。在扳动的同时,顶推棘突(横突)的拇指使劲向右侧推压[图5-35(2)]。此时常可听到"咔嗒"响声,随即松手。向右旋转扳法时,做与此动作相反方向的扳法即可。

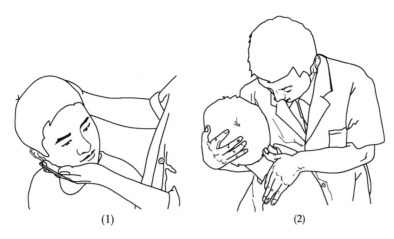

图 5-35　颈椎斜扳法和颈椎旋转定位扳法
（1）颈椎斜扳法；（2）颈椎旋转定位扳法

4）寰枢关节旋转定位扳法：患者坐于低凳上，颈微屈。以向右侧旋转为例：治疗师站于其右侧后方，用左手拇指面顶按患椎（偏歪）棘突或横突部，右手以肘部托住其下颌部，手掌绕过对侧耳后扶住枕骨部，逐渐用力使颈椎沿脊柱纵轴方向上提拔伸，并使颈椎向右侧旋转至有较明显阻力时，用巧劲做一快速而有控制的扳动，同时顶推棘突的拇指施巧劲顶推棘突向左（同颈椎旋转定位扳法）。常可听到"咔嗒"响声或有拇指下有棘突错动感。向左旋转扳法时与此动作方向相反即可。

（2）胸背部扳法：分为扩胸牵引扳法、胸椎对抗复位扳法等。

1）扩胸牵引扳法：患者取坐位，双手手指互叉扣抱于枕后部，治疗师立于其背后，两手分别握住患者两肘部，并用一侧膝部顶住患者脊背正中，同时嘱患者主动做俯仰活动，并配合深呼吸，做缓缓的前俯后仰被动运动。即患者前俯呼气时，治疗师将其两肘向前推；后仰吸气时，治疗师将其两肘向后拉。膝部顶压其背部，使其胸部得到扩伸的同时，胸椎小关节也得到调整［图 5-36（1）］。操作过程中应包含有扩胸、牵引和后伸三种动作的复合。一般操作 5~8 次。

2）胸椎对抗复位扳法：患者取坐位，双手手指互叉扣抱于枕项后部，治疗师立于其背后，用一侧膝部顶住其胸椎病变节段，两手分别从患者腋下穿过并握住其前臂下段。此时嘱患者做前俯后仰数次后，在其略前倾时，治疗师握住前臂的两手用力下压，前臂同时上抬将患者上臂抬起，使患者脊柱向上牵伸，同时顶压患椎的膝部要向前向下顶压，形成对抗做瞬间用力，使胸椎得到松动［图 5-36（2）］。常可听到"咔嗒"响声。一般一次即可整复成功。

（3）腰椎扳法：主要有腰椎斜扳法、腰椎后伸扳法、直腰旋转扳法、弯腰旋转扳法等。

1）腰椎斜扳法：患者取健侧卧位，健肢在下自然伸直，患肢在上并半屈髋屈膝放在健肢上，腰部放松。治疗师面对患者床旁立位，以一手（或肘部）按住患者的肩前部，另一手（或肘部）按住其臀部，同时反方向缓慢用力使腰部被动扭转 3~5 次，当最后一次扭转到一定幅度时（有明显阻力感），再做一个瞬间增大幅度的扳动［图 5-37（1）］，此时常可听到"咔嗒"响声。根据治疗需要，可选择单侧扳法或双侧扳法。

253

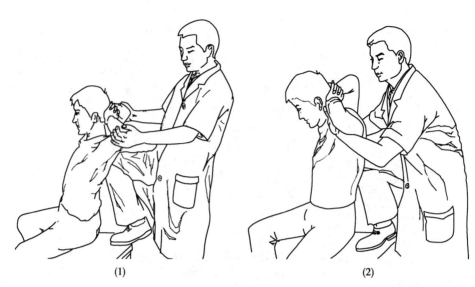

(1) (2)

图 5-36 胸背部扳法
（1）扩胸牵引扳法；（2）胸椎对抗复位扳法

2）腰椎后伸扳法：患者取俯卧位。治疗师床旁立位，用一手按压其腰部病变节段，另一手托起其一侧或两侧下肢，用力向上扳拉，使腰椎向后过伸［图 5-37（2）］。一般扳拉 5~7 次。本法做单侧下肢扳法时，也可采用侧卧位操作。

3）直腰旋转扳法：患者取坐位，腰胸挺直，治疗师立于其侧后方，用双腿夹住患者一侧下肢以固定，以一手抵按其近侧肩后部，另一手自患者对侧腋下穿过攀住其肩前部，两手同步用力，做相反方向的缓慢推扳，使腰部旋转，当旋转到有一定阻力时，再做一个有控制的瞬间用力推扳，以增加腰部旋转幅度［图 5-37（3）］。

4）弯腰旋转扳法：患者取坐位，腰部放松。以向右侧弯腰旋转扳法为例：一助手立于患者左前方并用双腿夹住其左大腿，两手按压左大腿根部以固定，治疗师立于患者右后方，以左手拇指顶推偏歪棘突右侧，右手自患者右腋下穿过，用手掌按住其颈后部。患者缓慢主动弯腰，当弯至拇指端有棘突活动时，嘱患者身体向右侧侧屈至一定幅度，治疗师用按颈椎之手向下压，肘部在腋下向上抬，使患者上身向右旋转，同时左手拇指向左顶推棘突，使腰椎做最大幅度的旋转［图 5-37（4）］。此时常可有拇指下棘突跳动或有"咔嗒"声。向左侧弯腰旋转扳法时，操作与此相反即可。

（4）肩关节扳法：包括外展扳法、内收扳法、旋内扳法、上举扳法、前屈扳法及后伸扳法六种。

1）外展扳法：患者坐位，治疗师半蹲于其侧。将其手臂外展45°左右，肘关节稍上方置于一侧肩上，以两手从前后方将其肩部扣住锁紧。然后治疗师缓缓立起，使其肩关节外展，至有阻力时，略停片刻，双手与身体及肩部协同施力，以"巧力寸劲"，做一肩关节外展位增大幅度的快速扳动［图 5-38（1）］。一扳一放，重复 3~5 次，幅度以患者能忍受为限。

2）内收扳法：患者取坐位，患肢置于胸前尽量内收。治疗师立于其背后并紧贴患者背部，以一手扶患肩，另一手从健侧肩上越过并握住其肘部，做肩关节内收扳动［图 5-38（2）］。一扳一放，重复 3~5 次，幅度以患者能忍受为限。

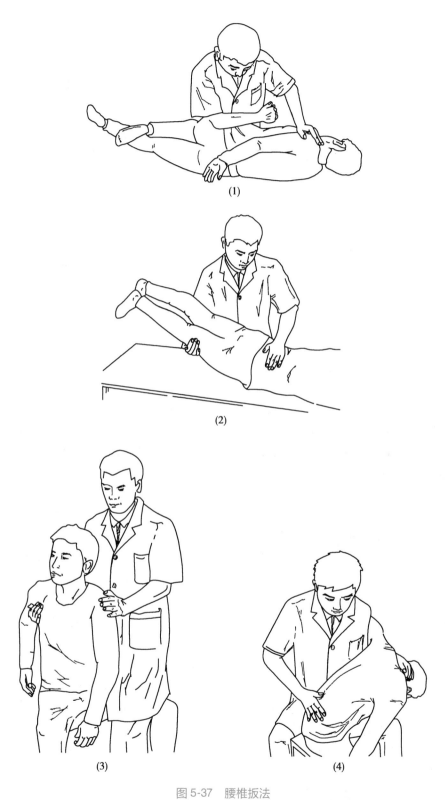

图 5-37 腰椎扳法

（1）腰椎斜扳法；（2）腰椎后伸扳法；（3）直腰旋转扳法；（4）弯腰旋转扳法

笔记

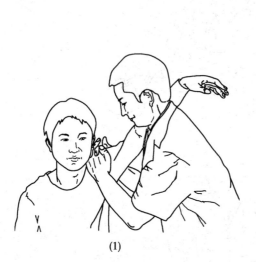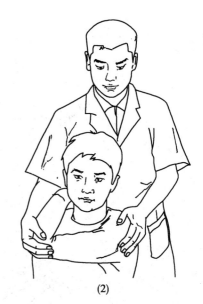

(1) (2)

图 5-38　肩关节外展扳法和内收扳法

（1）外展扳法；（2）内收扳法

3）旋内扳法：患者坐位，一侧上肢的手与前臂屈肘置于腰部后侧，治疗师立于其侧后方。以一手扶按其肩部以固定，另一手握住其腕部将其小臂沿其腰背部缓缓上抬，以使其肩关节逐渐内旋，至有阻力时，以"巧力寸劲"，做一快速的、有控制的上抬其小臂动作，以使其肩关节产生极度内旋位的扳动。一扳一放，重复 3~5 次，幅度以患者能忍受为限。

4）上举扳法：患者坐位，两臂自然下垂，治疗师立于其后方。以一手握住一侧上肢的上臂下段并自前屈位或外展位缓缓向上抬起，至 120°~140° 时，以另一手握住其前臂近腕关节处。两手协调施力，向上逐渐拔伸牵引，至有阻力时，以"巧力寸劲"，做一较快速的、有控制的向上拉扳。一扳一放，重复 3~5 次，幅度以患者能忍受为限。

本法还可卧位操作。即患者侧卧位，治疗师置方凳坐于其头端。令其上侧上肢自前屈位上举，待达到 120°~140° 时，以一手握其前臂，另一手握其上臂，向头端方向牵引，至有阻力时，如上要领进行扳动。

5）前屈扳法：患者坐位，一侧肩关节前屈 30°~50°，治疗师半蹲于其前外侧。以两手自前后方向将其肩部扣住、锁紧，其上臂部置于治疗师的前臂上。手臂部协调施力，将其手臂缓缓上抬，至肩关节前屈有阻力时，如上要领做前屈位扳动。一扳一放，重复 3~5 次，幅度以患者能忍受为限。

6）后伸扳法：患者坐位，治疗师立其身后。一手扶按于肩后部以固定，另一手握住其同侧手臂或腕部，将其手臂向后伸位缓缓牵拉，至有阻力时，如上要领做后伸位的扳动。一扳一放，重复 3~5 次，幅度以患者能忍受为限。

（5）肘关节扳法：主要分为屈肘扳法和伸肘扳法。

1）屈肘扳法：患者坐位或仰卧位，治疗师立于其对面。以一手托握其肘关节上部,另一手握住前臂远端,先使肘关节做缓慢的屈伸活动,然后将肘关节置于屈曲位,缓慢地施加压力,使其进一步屈曲,向功能位靠近。当遇到明显阻力时,以握前臂一手施加一个稳定而持续压力,达到一定时间后,两手协调用力,以"巧力寸劲"做一个短促的、有控制的肘关节屈曲位加压扳动。

2)伸肘扳法:操作时予肘关节伸直位加压扳动,其余同屈肘扳法。

(6)腕关节扳法:主要分为屈腕扳法和伸腕扳法。

1)屈腕扳法:患者坐位,治疗师立于其对面。以一手握住前臂下端以固定,另一手握住指掌部,先反复做腕关节的屈伸活动,然后将腕关节置于屈曲位加压,至有阻力时以"巧力寸劲",做一突发的、稍增大幅度的扳动,可反复为之。

2)伸腕扳法:患者坐位,治疗师立其对面。以两手握住指掌部,两拇指按于腕关节背侧,先做拔伸摇转数次,然后将腕关节置于背伸位,不断加压背伸,至有阻力时,以"巧力寸劲",做一稍增大幅度的扳动,可反复为之。

(7)髋关节扳法:分为屈髋屈膝扳法、髋关节后伸扳法、"4"字扳法等。

1)屈髋屈膝扳法:患者取仰卧位,健侧下肢自然伸直,治疗师立于患侧,以一手按于患肢的膝关节,另一手握住其足踝部,使患肢屈髋屈膝并向下按压,使大腿前部尽可能贴近胸腹部位,至最大限度时,做一个稍加大限度的加压动作[图5-39(1)]。

2)髋关节后伸扳法:患者取俯卧位,治疗师立于健侧,以一手按住患侧臀部,另一手托住患肢膝部,两手协同用力扳动,使髋关节充分过伸,至最大阻力时,再做一个瞬间过伸扳动[图5-39(2)]。

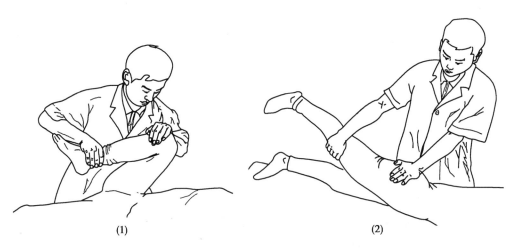

图 5-39　髋关节扳法中的屈髋屈膝扳法和后伸扳法
(1)屈髋屈膝扳法;(2)后伸扳法

3)"4"字扳法:患者取仰卧位,患侧下肢屈膝,并将足踝放于对侧下肢膝上,形成"4"字状,治疗师站患侧,一手按压膝部,另一手按住对侧髂前上棘部,协同用力下压,当有明显阻力感时,做一个瞬间的稍加大幅度的下压扳动。

(8)膝关节扳法:患者俯卧位,治疗师立于其侧方。以一手扶于后部以固定,另一手握住足踝部,使其膝关节屈曲,至阻力位时,以"巧力寸劲",做一增大幅度的快速扳动。亦可一手抵按膝关节内侧或外侧,另一手拉足踝部,向其内侧或外侧进行扳动(图5-40)。

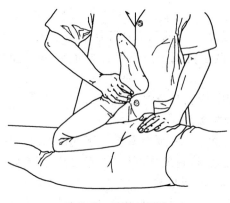

图 5-40 膝关节扳法

（9）踝关节扳法：主要分为背伸扳法和跖屈扳法。

1）背伸扳法：患者仰卧位，两下肢伸直，治疗师置方凳坐于其足端。以一手托住其足跟部，另一手握住其跖趾部，两手协调用力，尽量使踝关节背伸，至有明显阻力时，以"巧力寸劲"做一增大幅度的背伸扳动。

2）跖屈扳法：患者仰卧位，两下肢伸直，治疗师置方凳坐于其足端。以一手托足跟部，另一手握住跖趾部，两手协调用力，尽量使踝关节跖屈，至有明显阻力时，以"巧力寸劲"，做一增大幅度的跖屈扳动。亦可一手握足跟，另一手握足跗部，进行内翻或外翻扳动。

4. 注意事项

（1）不要超过受术关节运动的生理范围。脊髓为低级神经中枢，于颈、胸部做扳法时，尤其应加以注意，决不可逾越其生理活动范围。

（2）不可粗暴用力和使用蛮力。不要强求被扳关节的弹响声。

（3）骨关节结核、骨肿瘤、严重的关节退行性变及有脊髓受压症状体征的患者禁用扳法。

5. 适用部位 本法适用于全身各关节。

6. 临床应用 扳法常用于颈椎、胸椎、腰椎及骶髂关节错位、脊椎小关节紊乱、四肢关节功能障碍等病症的康复治疗。

（二十二）拔伸法

1. 定义 治疗师固定关节或肢体的一端，牵拉另一端，应用对抗力量使关节或半关节得到伸展的手法，称为拔伸法。包括颈椎、腰椎、四肢各个关节拔伸法。

2. 动作要领

（1）拔伸时要稳而缓，用力要均匀而持续。

（2）要掌握好拔伸操作术式，根据病情轻重缓急的不同和施术部位的不同，控制好拔伸的力量和方向。

（3）在拔伸的开始阶段，用力要由小到大，逐渐增加。拔伸到一定程度后，则需要一个稳定的持续牵引力，保持 1~3 分钟。拔伸结束时要缓慢松开。

3. 操作方法

（1）颈椎拔伸法：分为掌托拔伸法和肘托拔伸法。

1）掌托拔伸法：患者坐位，头部呈中立位或稍前倾位。治疗师立于其后方，用双手拇指端顶住患者枕骨下方（风池穴处），两掌虎口部分别托住两侧下颌部，两前臂置于患者肩上，然后双手掌以肩部为支点上托患者下颌部，同时肘部下压，缓慢地向上拔伸 1~2 分钟［图 5-41（1）］。

2）肘托拔伸法：患者坐位，头部呈中立位或稍前倾位。治疗师立于其后方或侧方，一手扶住患者枕部，另一侧上肢屈肘用前臂托住患者下颌部，两手协同向上用力，向上缓慢地拔伸 1~2 分钟［图 5-41（2）］。

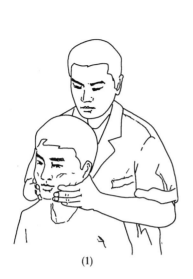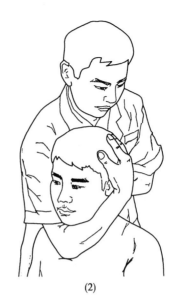

(1) (2)

图 5-41　颈椎拔伸法

（1）掌托拔伸法；（2）肘托拔伸法

（2）肩关节拔伸法：分为对抗拔伸法和手牵足蹬拔伸法。

1）对抗拔伸法：患者坐位，治疗师立于其患侧方，两手握住患者腕部或前臂上段，于肩关节外展 45°~60°位逐渐用力牵拉，同时嘱患者身体向对侧倾斜或助手协助固定患者身体，以与拔伸之力相对抗，持续拔伸 1~2 分钟（图 5-42）。

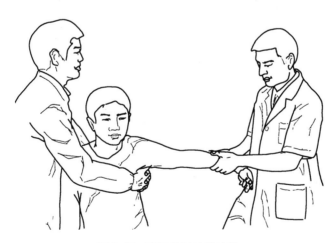

图 5-42　肩关节对抗拔伸法

2）手牵足蹬伸法：患者仰卧位，患肢外展 15°左右，治疗师坐于患侧。将一侧足跟部置于患者腋窝下，双手握住患侧腕部或前臂下端，缓慢拔伸，同时足跟用力持续顶住患侧腋窝，当肩关节在持续对抗牵引一定时间后，再内收、内旋患侧肩关节。

（3）肘关节拔伸法：患者坐位，治疗师立于其侧方。将其上肢置于外展位，助手两手握住其上臂上段以固定上肢，治疗师双手握其前臂远端进行对抗拔伸（图 5-43）。

（4）腕关节拔伸法：患者坐位,治疗师位于其侧方。以一手握住其前臂中段,另一手握其手掌部,两手同时对抗用力进行拔伸（图5-44）。

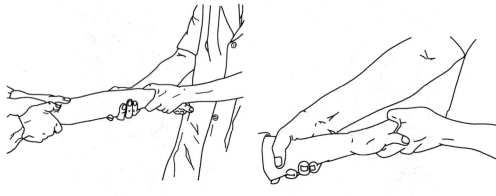

图 5-43　肘关节拔伸法　　　　　　　　　　　　　图 5-44　腕关节拔伸法

（5）掌指、指间关节拔伸法：患者坐位,治疗师一手握住患者腕部或手掌部,另一手捏住患者手指远端,两手同时向相反方向用力拔伸。

（6）腰椎拔伸法：患者俯卧位,双手用力抓住床头,或患者仰卧位,助手抓住患者腋部以固定其身体。治疗师立于患者足端,用双手分别握住其两下肢足踝部,逐渐向足端拔伸 1~2 分钟。

（7）髋关节拔伸法：患者仰卧位,治疗师立于其侧方,助手用双手按于患者两髂前上棘以固定患者身体。嘱其患侧下肢屈髋屈膝,治疗师一手扶于膝部,另一侧上肢屈肘以前臂部托住其腘窝部,胸胁部抵住其小腿。两手臂及身体协调施力,将其髋关节向上拔伸。

（8）膝关节拔伸法：患者仰卧位,治疗师立其足端。助手用双手握住患侧下肢股部下端以固定大腿,治疗师用两手握患者足踝部,向足端方向拔伸膝关节（同肘关节拔伸法）。

（9）踝关节拔伸法：患者仰卧位,治疗师立于其足端。助手双手握住患侧小腿下端以固定之。治疗师一手握患肢足跟部,另一手握住跖趾部,两手同时向后用力,持续拔伸踝关节（图5-45）。

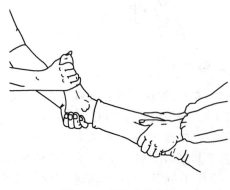

图 5-45　踝关节拔伸法

4. 注意事项

（1）切忌突发性的暴力拔伸,以免造成损伤。

（2）拔伸过程中注意拔伸的角度和方向,不可忽松忽紧。

（3）不可在疼痛、痉挛较重的情况下拔伸。

5. 适用部位　　本法适用于全身各关节。

6. 临床应用　　拔伸法常用于骨折、关节错位的复位,颈腰椎间盘突出症、小关节紊乱及各部位软组织损伤的疾患和康复治疗。

五、复合手法

由两种或两种以上不同的单式手法结合,先后或同时使用的手法,称为复合手法。主要包括按揉法、推摩法、扫散法、揉捏法、捏脊法、背法及踩跷法等。

(一)按揉法

1. 定义　按法与揉法结合,先后或同时使用的复合手法,称按揉法。分为拇指按揉法和掌按揉法两种,临床应用频度较高。

2. 动作要领

(1)拇指按揉法可以直腕操作,但多数情况下应悬腕操作,角度60°左右。

(2)单掌按揉法以肘和肩为支点,操作时压力不可过大,以柔和为主。

(3)双掌按揉法以肩关节为支点,忌手臂部单独用力。双掌按揉法操作时身体的前倾后移幅度不可过大,手掌部不可离开施术部位。

(4)按中含揉、揉中寓按:按揉法宜按揉并重,将按法和揉法有机结合,刚柔并济。

3. 操作方法

(1)拇指按揉法

1)单拇指按揉法:以拇指螺纹面置于施术部位,余四指置于其对侧或相应的位置上以助力。拇指主动施力,进行节律性按压揉动。

2)双拇指按揉法:以双手拇指螺纹面并列或重叠置于施术部位,余指置于对侧或相应的位置以助力,腕关节屈曲约60°。双拇指和前臂主动用力,进行节律性按压揉动。

(2)掌按揉法:包括单掌按揉法和双掌按揉法两种。

1)单掌按揉法:以掌根部置于施术部位,余指自然伸直,前臂与上臂主动用力,进行节律性按压揉动。

2)双掌按揉法:双掌并列或重叠,置于施术部位。以掌中部或掌根部着力,以肩关节为支点,身体上半部小幅度节律性前倾后移,于前倾时将身体上半部的重量经肩关节、手臂传至手部,从而产生节律性按压揉动。

4. 注意事项　按揉法属于刚柔并济手法,操作时不可失之偏颇,既不可偏重于按,又不可偏重于揉;注意按揉法的节奏性,既不要过快,又不可过慢。

5. 适用部位　本法适用于全身各部位及穴位。

6. 临床应用　按揉法为临床最常用手法之一,主要用于颈椎病、肩周炎、头痛、腰背筋膜劳损、腰肌劳损、腰椎间盘突出症等病症的康复治疗。

(二)推摩法

1. 定义　一指禅偏峰推法与其余四指的摩动同时操作的复合手法,称推摩法。

2. 动作要领与操作方法

(1)拇指桡侧偏峰和其余四指指面着力。将拇指桡侧偏峰着力于体表穴位或经络线路上,其余四指并拢,掌指部自然伸直,四指的指面着力于相应的施术部位上。

(2)腕关节放松,屈曲25°左右。

(3)前臂主动运动,使腕关节做旋转运动并同时左右摆动,以带动拇指做缠绵的一指禅偏峰推法,并使其余四指指面在施术部位上同时做环形的摩动。

3. 注意事项

（1）不可耸肩、抬肩。

（2）腕关节放松，不可僵硬。

（3）拇指桡侧面着力吸定，不可与体表发生摩擦、跳动。

（4）动作要连贯、协调。

（5）操作速度不宜过快，用力不宜过大，以自然下压力为度。

4. 适用部位　本法适用于胸腹部、胁肋部和项背部。

5. 临床应用　推摩法在胸部操作，具有宽胸理气、宣肺平喘之功效，可用于治疗胸闷、咳喘等症；在腹部操作，具有补益脾胃、理气和中之功效，可用于治疗脾胃虚弱、纳呆纳差、腹胀呃逆等症；在胁部操作，具有疏肝理气、解郁通络之功效，可用于治疗肝郁气滞、胸胁屏伤、胁痛等症；在小腹部操作，具有调经活血、通利小便之功效，可用于治疗妇人经闭、月经不调、痛经、癃闭等症。

（三）扫散法

1. 定义　治疗师以拇指偏峰及其余四指指端在患者颞、枕部进行轻快的指擦法，称为扫散法。

2. 动作要领与操作方法

（1）一手扶按患者一侧头部以固定，另一手拇指伸直，以桡侧面置于额角发际头维穴处；其余四指并拢、微屈，指端置于耳后高骨处，食指与耳上缘平齐。

（2）以肘为支点，前臂主动运动，腕关节挺劲。

（3）拇指桡侧缘在头颞部做较快的单向擦动，范围是额角至耳上，同时，其余四指在耳后至乳突范围内快速擦动。左右两侧交替进行，每侧扫散约 50 次。

3. 注意事项

（1）手法刺激不宜过重，要体现"扫散"之意。

（2）操作时要固定好头部，避免患者头部随手法操作而出现俯仰晃动。

（3）对长发者，须将手指插入发间操作，以避免牵拉头发作痛。

4. 适用部位　本法适用于颞、枕部。

5. 临床应用　扫散法多作为治疗高血压、偏头痛、神经衰弱、外感等病症的辅助治疗手法。

（四）揉捏法

1. 定义　由揉法和捏法复合组成的手法，称为揉捏法。可单手揉捏，亦可双手操作。

2. 动作要领与操作方法

（1）拇指自然外展，其余四指并拢，以拇指与其余四指指腹部或螺纹面对捏于施术部位。

（2）指、掌与前臂部主动运动，带动腕关节做轻度旋转运动，使拇指与其余四指对合施力，捏而揉之，揉而捏之，捏中含揉，揉中含捏，从而产生节律性的揉捏动作。在揉捏动作中，揉以拇指为主，余四指为辅，而捏则以拇指为辅，余四指为主。

3. 注意事项

（1）注意手法操作的准确性，要与拿法、按揉法区分开来。

（2）用力要适中，避免过轻或过重。

4. 适用部位　本法适用于四肢部、颈项部、肩背部及胸部。

5. 临床应用　揉捏法主要用于治疗颈椎病、落枕、运动性疲劳及胸闷、胸痛等病症,可作为主要手法使用。

（五）捏脊法

1. 定义　捏脊法由捏法、捻法、提法、推法等多种手法动作复合而成,常施于脊柱两侧。分为二指捏脊法和三指捏脊法。

2. 动作要领

（1）操作时捏起皮肤多少及提拿用力大小要适当。捏提肌肤过多,则动作呆滞不易向前推动,过少则宜滑脱;用力过大则疼痛,过小则刺激量不足。

（2）直线捻动向前时,不可歪斜。

（3）捏脊法每次操作一般均从龟尾（长强）穴开始,沿脊柱两侧向上终止于大椎穴为1遍,可连续操作3~5遍。为加强手法效应,常采用"捏三提一法",即每捏捻3次,便停止前行,用力向上提拉一次。

3. 操作方法

（1）二指捏脊法:双手半握空拳状,腕关节略背伸,食指中节桡侧顶住脊柱皮肤,拇指前按,两指同时用力提拿皮肤,双手交替捻动向前推进。在向前移动捏脊的过程中,两手拇指要交替前按,同时前臂要主动用力,推动食指桡侧缘前行,两者互为配合,从而交替捏提捻动前行[图5-46(1)]。

（2）三指捏脊法:腕部微悬,拇指桡侧缘顶住患者脊柱皮肤,食、中二指前按,三指同时用力提拿皮肤,双手交替捻动向前推进。在向前移动的捏脊过程中,两手拇指要前推,而食、中二指则需交替前按,两者相互配合,从而交替捏提捻动前行[图5-46(2)]。

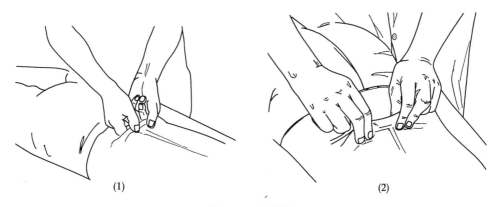

（1）　　　　　　　　　　　　　　　（2）

图 5-46　捏脊法
（1）二指捏脊法;（2）三指捏脊法

4. 注意事项

（1）不可用指端挤捏。

（2）不可将肌肤拧转,以免产生疼痛。

5. 适用部位　本法适用于脊柱两侧。

6. 临床应用　捏脊法对成人胃肠道疾病、神经衰弱、月经不调、痛经等均有较好的治疗作用。

（六）背法

1. 定义　治疗师与患者背靠背站立,将患者反背起以牵伸腰脊柱的手法,称为背法。

2. 动作要领

（1）将患者背起时,应嘱其放松身体,自然呼吸,头宜后仰,紧靠在治疗师背部。

（2）做伸膝屈髋挺臀动作时要协调连贯,掌握好臀部施力的轻重,以控制患者脊柱突然加大后伸的幅度。

（3）要掌握好患者与治疗师的身高比例关系,以治疗师的臀部能着力于患者的腰骶部为宜。如治疗师较矮或患者较高,可以用较牢固的低凳等器具进行调节。

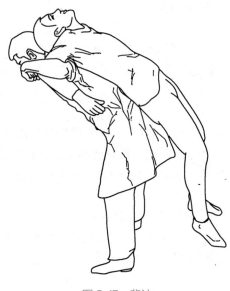

图 5-47　背法

3. 操作方法　患者站立位。治疗师与其背靠背站立,两足分开,与肩同宽。用两肘勾套住其两肘弯部,然后屈膝、弯腰、挺臀,将患者反背起,使其双足离地悬空,短暂持续一段时间,利用其自身重力以牵伸其腰脊柱。然后治疗师臀部施力,做小幅度的左右晃动或上下抖动,以使其腰部放松。当其腰部完全处于放松状态时,做一突发性的、快速的伸膝屈髋挺臀动作,以使其脊柱突然加大后伸幅度。这一动作可连续操作 3 次,3 次之间可稍有间歇进行调整,可辅以臀部的轻度颤抖动作（图 5-47）。

4. 注意事项

（1）患者的腰部持续紧张、痉挛,疼痛较剧者禁用。

（2）年老体弱或有较严重的骨质增生、骨质疏松、腰椎间盘突出症中央型突出者及其他骨病者禁用。

（3）操作时间不宜过长,避免因脊柱长时间过伸,导致颅内压增高而出现头晕、恶心、呕吐等不良情况的发生。

（4）操作完毕时,将患者放下,待双足落地站稳后先放开肘弯部套在一起的一侧上肢,然后回转身体将其扶住,再放开另一侧上肢,以避免因体位性改变或颅内压力的改变而失衡跌倒。

5. 适用部位　本法适用于腰部脊柱。

6. 临床应用　背法主要用于腰椎后关节紊乱、滑膜嵌顿、腰椎间盘突出症、急性腰扭伤等病症。治疗腰椎后关节紊乱、滑膜嵌顿等病症,应用背法可以起到立竿见影的效果,无需再配合应用其他手法。急性腰扭伤者,须待腰部肌肉紧张度下降后方可施用背法。

（七）踩跷法

1. 定义　治疗师借助于横杆或吊环控制身体,借助自身重力并运用特定脚法在一定部位或穴位上操作的一种以足代手的方法,称踩跷法。

2. 动作要领

（1）借助于横杆或吊环控制身体。

（2）操作时踩踏的幅度由小到大,力量由轻到重。

（3）踩踏的力量、次数和时间应根据患者的体质和病情进行调整。

（4）配合呼吸,踩压时患者呼气,收力时吸气。

3. 操作方法

（1）足揉法:以足跟或足掌吸定一定部位,治疗师身体直立使足跟或足掌做左右旋转摆动,频率以 100~160 次/分为宜。

（2）足压法:双脚足掌或后跟垂直用力按压（图 5-48）。

（3）足点法:以拇趾端垂直向下点按一定部位,一般持续点压 1~5 分钟,间歇点压频率一般为 10 次/分（图 5-49）。

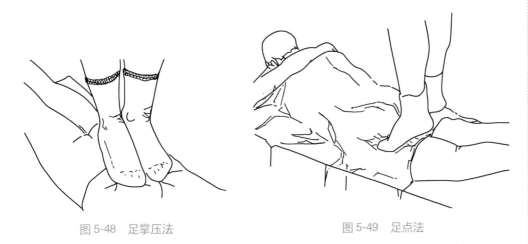

图 5-48 足掌压法　　　　　　　　　图 5-49 足点法

（4）足推法:用足掌、足弓或足跟着力于治疗部位,做直线或弧线推动（图 5-50）。

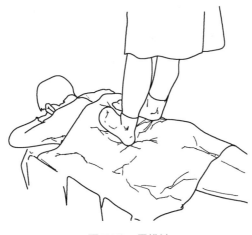

图 5-50 足推法

（5）足踩踏法:用单或双足在患者腰背等部位节律性踩踏按压。

（6）足摩法:一足作为固定支撑,另一足掌置于患者身体一定部位做回旋摩动。

（7）足搓法:以单足或双足置于患者身体一定部位,快速往返搓动。

（8）足跟击法：以足跟着力，快速节律性击打患者某一部位。

4. 注意事项

（1）治疗师体重一般以 50~75kg 为宜。

（2）患者胸前及膝下各垫一软枕，自然呼吸，不可屏气。

（3）术毕不宜立即起床，应卧床休息 5~10 分钟，以免晕倒。

（4）孕妇、体质虚弱，有心、肝、肾疾患，骨质疏松及各种骨病者禁用。

5. 适用部位　本法适用于腰骶部、背部、肩胛部及下肢后侧肌肉较丰厚处。

6. 临床应用　踩跷法属重刺激法，多用于体格强壮者。主要用于腰椎间盘突出症、腰背筋膜劳损、头痛等病症。由本法发展的踩背法已广泛地用于保健推拿。

六、适用范围和注意事项

（一）适用范围

推拿可作为主要或辅助的治疗手段，广泛应用于内、外、妇、儿、五官、骨伤等各科。一般来说，推拿疗法主要适用于慢性疾病，但对某些疾病的急性期也有良好疗效，如腰椎间盘突出症、急性腰扭伤、梨状肌损伤综合征、急性乳腺炎、小儿消化不良等。

1. 骨伤科疾病　急慢性损伤，如全身各大关节扭伤、肌肉扭伤、肌肉劳损等；关节脱位复位后关节粘连、僵直及软组织挛缩；某些骨关节病所致肢体疼痛，活动受限者，如颈椎病、膝关节骨性关节炎、退行性脊柱炎等。

2. 内科疾病　如感冒、咳嗽、哮喘、心悸、中风、眩晕、高血压、胃脘痛、呕吐、呃逆、泄泻、胃下垂、便秘、郁证、不寐、胁痛、头痛、癃闭、淋证、遗精、阳痿、消渴、痹证、痿证、颤证等。

3. 外科疾病　如各种关节置换术后、腹部手术后肠粘连、慢性前列腺炎、慢性阑尾炎、下肢静脉曲张等。

4. 妇科疾病　月经不调、痛经、闭经、急性乳腺炎、慢性盆腔炎、产后缺乳、产后耻骨联合分离症等。

5. 儿科疾病　小儿发热、小儿腹泻、惊风、麻疹、百日咳、疳积、夏季热、肌性斜颈、斜视、小儿麻痹后遗症、脑瘫、呕吐、腹痛、便秘、脱肛、肠套叠、咳嗽、哮喘、遗尿、佝偻病、夜啼等。

6. 五官科疾病　鼻炎、咽喉炎、扁桃体炎、声门闭合不全、近视、斜视、视神经萎缩、耳聋、耳鸣、牙痛等。

推拿疗法应用广泛，但在临床具体应用时要注意以下情况不适合推拿疗法治疗：

1. 各种感染性、化脓性疾病和骨结核、严重骨质疏松等患者。

2. 各种开放性软组织损伤、骨关节或软组织肿瘤等患者。

3. 有局部皮肤破损、皮肤病、严重出血倾向的患者。

4. 胃、十二指肠等急性穿孔的患者。

5. 有严重的心、脑、肝、肾等脏器病症的患者。

6. 有精神疾病等不能与医生合作的患者。

7. 急性脊柱损伤伴有脊髓症状的患者。

8. 过度虚弱、饥饿、疲劳及酒后的患者。

9. 原因不明、未予明确诊断,并伴有疼痛、发热、眩晕等症状的患者。

（二）注意事项

1. 治疗师　治疗前应审证求因、辨证辨病,全面了解患者的病情,排除推拿禁忌证。推拿过程中,要随时观察和询问患者的反应,适时地调整手法与用力的关系,使手法均匀柔和、持久有力。注意卫生,勤修指甲,不戴戒指、手链、手表等硬物。冬季要保持温暖,特殊手法应使用介质,避免损伤患者的皮肤。

2. 体位的选择　手法操作前要选择好恰当的体位。

对患者而言,宜选择感觉舒适,身体放松,既能维持较长时间,又有利于医生手法操作的体位。如头面部、胸腹部、下肢前侧部疾病时,患者取仰卧位;治疗胁部、髋部疾病时,患者取侧卧位;治疗颈部、肩及上背部疾病时,也可以指导患者取端坐位。

对医者来说,宜选择一个手法操作方便,并有利于手法运用、力量发挥的操作体位。如在进行胸部、腰背部、四肢操作时均可取站姿;在头面部、颈部、肩部、腹部、小儿推拿时,可采取坐姿。

七、异常情况处理

推拿疗法引起不良后果者,大多因初学者未能掌握手法操作要领,未能严格把握适应证与禁忌证,或患者体位不适、精神过于紧张,给患者带来二次损伤,严重者危及生命。故在临床过程中,应积极预防,一旦发生意外,要沉着冷静,积极对症处理。

（一）晕厥

晕厥系由脑短暂缺血、缺氧引起的一种突然发作的意识丧失。

1. 诱发因素　患者处于体质虚弱、过度紧张、过度饥饱、过于疲劳等状态。治疗师手法过于粗暴、操作时间过长或做颈部整复手法时刺激椎动脉周围交感神经丛引发脑供血不足。

2. 临床表现　患者突然意识丧失、面色苍白、四肢发凉、出冷汗,甚至昏倒等症状。

3. 临床处理　立即停止治疗,将患者平卧于空气流通处,保持呼吸道通畅,可采用掐人中、拿合谷、拿内关、掐十宣等方法促其苏醒;可给予吸氧和温水口服,密切观察生命体征。轻症,一般很快缓解。重症患者应及时请专科医生会诊,给予正确处理。

4. 预防措施　对于初次接受推拿治疗的患者,应做好解释工作,避免患者紧张,同时避免患者在过饥过饱状态下接受推拿治疗;推拿手法刺激不宜过重;正确选择整复手法,整复手法的操作应轻巧协调,随发随收,避免强力推扳。

（二）软组织损伤

软组织主要包括皮肤、皮下组织、肌肉、肌腱、韧带、关节附件等。皮肤损伤在推拿临床过程中最为常见。

1. 诱发因素

（1）初学推拿者,手法生硬,不柔和、深透,从而损伤皮肤。粗蛮手法、在同一部位手法操作时间过长,容易造成皮肤损伤。粗蛮施加压力或小幅度急速而不均匀地使用擦法,也易致皮肤损伤。

（2）皮下出血多由于手法过猛,或刺激量较大,使局部毛细血管破裂出血,形成了局限性皮下出血。

（3）椎间盘等软组织损伤大多由推拿治疗中超过生理范围的活动造成,如:颈、腰段大幅度旋转、侧屈和挤压力,可造成椎间盘破裂、突出,部分软组织撕裂等。

2. 临床表现　皮肤损伤的患者,患部往往先有一阵较明显的灼热感或剧痛,然后可发现皮肤表层的不同程度破损。烫伤可表现为热敷局部出现红肿、水疱,甚至表皮脱落并伴有灼热感或剧痛感。皮下出血表现为皮下可见大小不等的瘀斑,局部疼痛、微肿、压痛,甚至关节运动可因疼痛而受限制。肌肉、韧带和椎间盘组织损伤后,原有病痛加剧,运动障碍明显,出现保护性姿势和体位,局部深压痛、叩击痛,以及受损椎间盘相对应的神经根支配区有疼痛、麻木、皮肤知觉减退等症状和体征。

3. 临床处理　皮肤破损一般无需特殊处理,但要保持伤口清洁,防止感染。出现烫伤时,轻度一般局部涂抹油类就能自愈;如出现水疱,可用消毒注射器抽出水疱内液体,不剪去表皮,如表皮已脱落,可消毒后包扎。微量皮下出血,一般不必处理;若局部肿胀疼痛较剧烈,青紫面积大时,可先冷敷止血,再热敷及局部按揉,以促使瘀血消散吸收。肌肉、韧带和椎间盘等组织急性损伤时,应嘱患者绝对卧床休息,重者,还需针对性选用镇痛剂、镇静剂、神经营养剂,如疼痛仍不能缓解者,选用局部封闭治疗或脱水剂、激素静脉滴注治疗。必要时可行 CT、MRI 等辅助检查,明确诊断,予以相应治疗。

4. 预防措施　要求治疗师加强手法基本功的训练,正确掌握各种手法的动作要领,提高手法的娴熟程度,适当使用润滑介质。仔细询问病史,对患有出血倾向性疾病的患者(如血小板减少症、血友病、过敏性紫癜、弥漫性凝血机制障碍等),不予推拿治疗。熟练掌握人体解剖知识,根据人体部位的不同,选取正确的手法。使用运动类手法、腰部斜扳法、颈椎扳法等手法时,不要超过关节生理活动范围,施术时要充分放松关节周围肌肉,切忌暴力,也不能在短时间内反复、多次使用,更不能刻意追求弹响声。

（三）骨折

1. 诱发因素

（1）手法粗暴或被动运动时超过正常关节活动度。

（2）由于对疾病的认识不足,在患者毫无准备情况下施行手法操作造成。

（3）过度挤压胸廓的前部或后部,使胸腔的前后径缩短、左右径增长,导致肋骨的腋中线处发生骨折。如患者俯卧位。医生在其背部使用双手重叠掌根按法或肘压等重刺激手法,在忽视患者的年龄、病情、肋骨有无病理变化等情况下,易造成肋骨骨折。

（4）推拿操作时,当患者取仰卧位,过度地屈曲双侧髋关节,使腰椎生理曲度消失,并逐渐发生腰椎前屈,胸腰段椎体前缘明显挤压,在此基础上,再骤然增加屈髋、屈腰的冲击力量,则容易造成胸腰段椎体压缩性骨折。

2. 临床表现　肋骨骨折时,患者出现局部疼痛,深呼吸、咳嗽、喷嚏或转动躯体时疼痛明显加剧,骨折处明显压痛,胸廓挤压试验阳性。若伴有胸闷、气急、呼吸短浅、咯血、皮下气肿症状出现,应考虑产生胸部并发症。胸腰椎压缩性骨折时,患者出现脊柱胸腰椎交界处局限性疼痛,腰部活动受限,活动时疼痛加重。体格检查可见患椎棘突隆起、压痛,传导叩痛。因局部出血及防御性反射作用,患者双侧腰肌多呈痉挛状。

3. 临床处理　立即进行拍摄 X 线片检查,明确诊断;若单纯性的肋骨骨折,因有肋间肌固定,很少发生移位,可用胶布外固定胸廓,限制胸壁呼吸运动,让骨折端减少移位,以达到止痛的目的;若肋骨骨折产生胸部并发症,应及时转科会诊治疗,排除险情;若稳定性胸腰椎压缩性骨折,原则上以非手术疗法为主,宜卧硬板床休息,腰下垫软枕。疼痛缓解后,腰背肌锻炼可以增强背伸肌力量,使压缩的椎体复原;若不稳定性胸腰椎压缩性骨折,或胸腰椎压缩性骨折伴有脊髓损伤者,应及早手术治疗。

4. 预防措施

(1) 严格掌握推拿适应证与禁忌证。

(2) 治疗师熟悉骨与关节的解剖结构和正常的活动幅度。

(3) 不过度使用强刺激手法及大幅度超越关节活动范围的手法。

(4) 在上背部俯卧位推拿时,要慎重选用手法,尤其是刺激较重的手法;若属于必须使用者,必须注意手法的力量,不可以过重和过于持续。对老年患者和恶性肿瘤肋骨有病理变化的患者要慎用或禁用胸部按压手法。

(5) 做双下肢屈髋屈膝运动时,在正常的髋、骶关节活动范围内操作,且双下肢屈髋关节的同时,不再附加腰部前屈的冲击力,对于老年人、久病体弱或伴有骨质疏松的患者,行此法时更需谨慎。

（四）脱位

1. 诱发因素　临床多因手法过于粗暴,或对关节的正常活动度认识不足,被动运动超过正常关节活动度。如:术者做较大幅度的颈部旋转运动或急剧的前屈运动,可导致寰椎横韧带撕裂、寰枢关节脱位;或者有齿突发育不良等先天异常,也可因盲目的颈部手法操作,姿势不当,手法过度,引起寰枢关节脱位;在进行肩部疾病推拿治疗时,运动关节类手法使用不当,易造成医源性肩关节脱位。

2. 临床表现　患部会出现疼痛、肿胀、功能障碍等症状,伴有畸形、关节盂空虚和弹性固定的脱位特殊体征。

3. 临床处理　立即进行拍摄 X 线片检查,明确诊断。一旦确诊,要立即复位、固定和尽早进行功能锻炼。若疑有寰枢关节脱位时,应将患者平卧,在头部两侧置垫,以达到固定头部的目的,避免脊柱的过伸、过屈或扭转对脊髓的损伤,明确诊断后给予相应的处置。

4. 预防措施　治疗师对骨与关节的解剖结构和正常的活动幅度应有深刻的了解;治疗前,应仔细地诊察,进行相关的实验室检查,以排除某些推拿的禁忌证;在推拿治疗时不乱使用强刺激手法及大幅度的超越骨关节活动范围的手法。

（五）神经损伤

神经损伤,包括中枢神经和周围神经损伤两大类。轻则造成周围神经、内脏神经的损伤,重则造成脑干、脊髓的损伤,甚至造成死亡。

1. 诱发因素　手法使用不当或强行使患者做被动运动。颈部被动运动操作时,在颈椎侧屈方向,易导致患者的臂丛神经和关节囊损伤,同时对侧关节囊也受到挤压损伤。出现单侧肩、臂部阵发性疼痛、麻木,肩关节外展受限,肩前、外、后侧的皮肤感觉消失,日久可出现三角肌、冈上肌失用性肌萎缩。

2. 临床表现　一般在推拿治疗后,若即刻出现单侧肩、臂部阵发性疼痛、麻木,肩关节外展功能受限,肩前、外、后侧的皮肤感觉消失,应高度警惕神经损伤的可能性。膈神经损伤时出现膈肌痉挛、呃逆。蛛网膜下腔出血,则会出现突发性原有症状加重,双下肢乏力、麻木、疼痛,重则出现下肢瘫痪。

3. 临床处理　对于臂丛神经损伤,应使用轻手法推拿患者局部受损肌群,减少肌肉的萎缩,预防关节挛缩,同时患者应保证充分的休息时间,有利于神经功能的恢复。对于膈神经损伤,应避免劳累和运动锻炼,教导患者通过腹式呼吸来对抗膈肌瘫痪。出现蛛网膜下腔出血时,应减少搬动,避免加剧出血,尽可能就地抢救,治疗以降低椎管内压力为主,必要时,可抗凝治疗,同时请相关科室会诊。

4. 预防措施　严格遵循在人体各关节正常活动范围内进行操作;提高手法的技巧性及准确性。切忌使用猛烈而急剧的粗暴手法。对于有出血倾向、凝血酶原缺乏或有动脉血管硬化的患者,要避免对其颈椎部位重手法的治疗。

（六）脑血管意外

1. 诱发因素　对有动脉硬化、狭窄和明显解剖变异以及脑血管自主调节功能减弱的患者,在应用颈部旋转手法和后伸手法时,可使椎动脉血流速度明显减缓,造成脑部供血量急剧下降而出现脑血管意外。或者颅内有脑血管瘤者,经敲击、震动造成血管瘤破裂而出现脑血管意外。

2. 临床表现　突发眩晕、恶心、复视、一侧肢体无力或麻木、猝倒、意识障碍等。

3. 临床处理　脑血管意外一旦发生,立即停止手法操作,平卧休息,及时请神经内科会诊。如患者出现喷射状呕吐,提示颅内压急剧增高,应立即送入神经外科治疗。

4. 预防措施　对有严重动脉硬化倾向的患者,避免使用颈部扳法,如需应用时,应做到轻巧协调,随发随收,避免暴力推扳操作。

第三节　小儿推拿

小儿推拿是在小儿身体表面的特定腧穴或部位施行独特推拿手法的一种操作方法,是中医推拿疗法的重要组成部分。小儿推拿在中医推拿学和中医儿科学的基础上形成和发展起来的,具有独特的理论体系。通过在小儿体表相应部分运用手法,激发了小儿自身功能,改善了小儿的机体内环境,调整了脏腑器官的生理功能,提高了机体免疫力,从而达到防病治病的目的。

一、作用机制

（一）调和阴阳

机体阴阳和合则体健无病,阴阳失衡则发为疾病。调整机体阴阳,使阴阳恢复到阴平阳秘的状态,机体也会恢复到健康状态。小儿推拿通过选取阴穴阳穴、采用转阳过阴和转阴过阳的手法、奇为阳偶为阴的推拿次数等方式来调和机体阴阳。

（二）调理气血

气血是构成人体的基本物质,脏腑气血旺盛,机体气血运行正常,机体能够保持活跃的生命状态,反之气血亏虚或气血运行失常,机体失于常度,发为疾病。小儿推拿通过调理脏腑气血来防治疾病。例如,通过调理肺经、胃经、膀胱经、肝经、心经等五经来调理脏腑气血。此外,调理气血还包括调节气机的升降出入使之正常。

（三）补虚泻实

"虚则补之,实则泻之",这是中医治疗疾病的重要治疗原则。小儿推拿通过操作补法来兴奋机体和脏腑,增强脏腑功能,提高器官兴奋性;泻法可降低人体和脏腑兴奋性,抑制经穴传导,降低脏腑自身功能。如在小儿推拿中,推拿频率快为泻,适当慢一点为补;推拿时间较短的为泻,较长的为补。

（四）调适寒温

"寒者热之,热者寒之"是中医治疗的重要原则之一。机体失于常态,出现寒温失常,脏腑经络必然出现功能异常。小儿推拿通过手法配合穴位,能够起到温中散寒和清热泻火的作用,从而调适机体寒热趋于正常状态。

二、小儿推拿常用穴位

小儿推拿所采用的穴位与成人有所区别,很多穴位从名称、定位方面与成人有明显区别,以下介绍一些小儿推拿常用的穴位(表 5-1)。

表 5-1　小儿推拿常用穴位

	名称	定位
头面部	天门	两眉正中印堂至前发际成一直线
	坎宫	自眉头起沿眉向眉梢成一横线,左右对称
	太阳	眉梢与眼锐眦连线中点向后约一指宽的凹陷处
	耳后高骨	耳后在耳郭中下部突出的骨性标志为乳突,耳后高骨在乳突下凹陷中
	囟门	1~1.5 岁以前的小儿,前发际正中直上约 2 寸,为百会穴前的菱形凹陷
	山根	两目内眦中间,鼻梁上低凹处
	鼻通	鼻孔两侧,鼻唇沟上
颈项部	天柱骨	颈后发际正中至大椎成一直线
	桥弓	自耳后翳风穴至缺盆穴成一直线
胸腹部	乳旁	乳头向外旁开 2 分为乳旁
	乳根	乳头向下 2 分为乳根
	胁肋	从腋下两胁肋部至天枢穴
	腹	腹部
	肚角	脐下 2 寸,石门穴旁开 2 寸大筋处
	丹田	脐下 2.5 寸
腰背部	脊	背部大椎穴至尾椎成一直线
	七节骨	命门到尾骨尾端即长强穴成一直线
	龟尾	人体臀部的尾椎骨处

续表

	名称	定位
上肢	脾经	拇指末节螺纹面
	肝经	食指末节螺纹面
	心经	中指末节螺纹面
	肺经	无名指末节螺纹面
	肾经	小指掌侧面
	胃	手拇指侧外侧缘,腕横纹至拇指第二关节横纹
	大肠	食指桡侧缘,自指尖至虎口成一直线
	小肠	小指尺侧边缘,自指尖到指根成一直线
	肾顶	小指掌面末端处
	肾纹	小指掌面末节横纹处
	四横纹	掌面食、中、无名、小指间关节横纹处
	内劳宫	掌心中央处,屈指时中指和无名指指尖处
	小天心	掌侧面大小鱼际交界处凹陷中
	内八卦	以内劳宫为圆心,以内劳宫穴至中指指根 2/3 为半径作圆,即内八卦
	板门	手掌大鱼际平面
	总筋	掌侧腕横纹中点处
	手阴阳	腕横纹两端,桡侧为阳池穴,尺侧为阴池穴,合称手阴阳
	二扇门	手背中指根部两侧凹陷中
	外劳宫	手背中央与内劳宫相对处,在手背 3、4 掌骨之间近中点凹陷处
	威灵	手背外劳宫旁,第 2、3 掌骨之间
	精宁	手背第 4、5 掌骨之间的缝隙中
	二人上马	手背第 4、5 掌指关节后凹陷中
	一窝蜂	在手背腕横纹正中凹陷处
	三关	在前臂桡侧缘,自腕横纹至肘横纹成一直线
	天河水	在前臂内侧正中,自腕横纹中点(总筋)至肘横纹中点(曲泽)成一直线
	六腑	在前臂尺侧缘,自肘横纹至腕横纹成一直线
下肢	百虫	膝上内侧,髌骨内上缘 2 寸处
	箕门	大腿内侧,髌骨上缘至腹股沟成一直线

此外,常用的穴位还有印堂、睛明、迎香、风池、风府、肩井、天突、中脘、膻中、天枢、神阙、关元、气海、大椎、肺俞、脾俞、肾俞、命门、八髎、十宣、合谷、曲池、足三里、三阴交

等,这些穴位的定位与成人推拿的穴位定位一致,此不赘述。

三、小儿推拿的基本手法

小儿推拿是行之有效的儿科外治法之一,针对患儿的不同情况,辨证论治,采取特有的小儿推拿手法进行治疗,往往能够取得良好的治疗效果,特别是在越小的患儿身上治疗效果越明显。小儿推拿包括的手法很多,很多手法都有别于成人推拿,主要包括基本手法和复式手法,本书只介绍基本手法。

1. 推法　最常用的手法之一,临床运用最多。一般向心方向直推及慢推法为补法;离心方向直推及快推为泻法;双向直推及速度均匀为平补平泻。操作时手法宜轻快柔和,动作连续,用力均匀,平稳着实。

(1)直推法:用于线性穴位,如手、臂、前额、胸背部等线状穴位。常用拇指或并拢的食、中指指腹,在一定的穴位或经络上,做单方向直线运动。频率约100~300次/分。

(2)分推法:即分阴阳,又称分法,可调节阴阳、气血。操作时同时用两手拇指桡侧或指腹,从中央向两旁做"← · →"分向推动或做"↙ · ↘"形推动,频率约120~200次/分。

(3)合推法:又称合法,即合阴阳,合推法多用于收功。操作时方向与分推法相反,即两拇指腹或拇指桡侧从旁边向中央推动,"→ · ←""↗ · ↖"。频率约120~200次/分。

(4)旋推法:有通经活络、调和气血、健脾和胃、消积滞的作用。用单手或双手的拇指或中指指腹在皮肤表面做顺时针或逆时针的旋转推摩运动,做到"皮动肉也动"。操作时通常为顺时针方向,要求动作均匀有力、旋转自如,频率120~200次/分。

2. 拿法　以拇指与食、中指(三指拿)或拇指与其余四指(五指拿)相对用力提捏机体一定部位或穴位,操作要有一定规律性,用力应协调,动作要连续,由轻到重,快拿快放。常用于肢体疼痛、肩背酸痛等。

3. 揉法　小儿推拿的常用手法之一,应用范围广,能够调和阴阳气血。操作时以手指螺纹面吸定在皮肤表面做回旋运动,用力要轻柔均匀,手要吸定穴位,不能离开接触的皮肤。可分为指揉法、鱼际揉法、掌根揉法。

4. 按法　为较大面积的垂直下压,可分为指按法和掌按法,属刺激性较强的手法,常与揉法配合应用,具有镇静安神、通经开闭的作用。一般重按为泻,轻按为补,不轻不重按为平补平泻。操作时用拇指或掌根在一定部位或穴位上按压,逐渐向下用力,稳而持续,不可突然用猛力按压。

5. 摩法　小儿推拿的常用手法之一,可分为单指摩、多指摩、掌摩,属缓和刺激。操作时用手掌掌面或食、中、无名指面附着于一定的部位和穴位上,做较轻的环形运动。操作时手法要轻柔、速度均匀、压力适当,做到"皮动肉不动"。"缓摩为补,急摩为泻",一般情况下,顺时针及快速摩为泻,逆时针及慢速摩为补。

6. 运法　多用拇指指腹或者食、中、无名指三指指腹在一定部位或穴位上做由此往彼的弧形或环形推动。操作时动作要轻柔,动作流畅,"宜轻不宜重,宜缓不宜急",动作80~120次/分,做到皮动肉也动。

7. 掐法　属强刺激手法之一,多用于急救。有开窍醒神、定惊等作用。操作时以拇指指甲重刺穴位,快进快出,注意不要掐破皮肤,掐后可配合揉法。掐法多用于治疗结束时操作,不宜作为常规手法。一般掐3~5下。

8.捣法　用屈曲的中指指端或者食、中指屈曲的指间关节突起击打点状穴位,属镇惊安神手法之一。操作时在局部做有节奏地叩击,叩击后立即抬起,节律均匀。

9.搓法　用双手掌加持患儿一定部位,相对用力地快速搓揉,并做上下往返运动,主要用于四肢、腰背、胁肋部,多用于推拿治疗的结束手法。有调和气血、舒筋通络、放松肌肉的作用。操作时双手用力要对称均匀、搓动要快、移动要慢。

10.捏法　特指捏脊疗法,为小儿常用的保健手法之一。具有健脾消积、调和阴阳、强身健体等作用,日常保健可配合按揉足三里、摩腹、补脾经。临床有两种操作方法:其一,用拇指置于脊柱两侧,食指、中指指面前按,自下而上提拿脊柱旁皮肤,两手相对用力,自下尾骨向上大椎穴缓慢移动,每交替捻动3次,用力上提1次。此为普通捏脊法。其二,双手食、中、无名及小指屈曲并重叠,以食指第2指节垂直于脊柱正中,从下向上推进,边推边以两拇指交替夹持起脊柱正中皮肤。此种方法为"冯氏捏脊流派"代表手法。操作时注意提拿用力要适当,不可拧转,要直线前移。一般捏3~5遍。

11.摇法　为肢体做被动的还转运动的方法。多用于颈项、四肢关节部位。操作时一手握住或扶住关节近端的肢体,另一手握住关节远端的肢体,双手协调做相反方面的环转运动,动作要柔和、用力要平稳。一般在关节酸痛、扭伤、功能障碍时使用。关节附近骨折脱位、筋肉撕裂伤等都不能使用。

12.捻法　用拇、食指螺纹面捏住指、趾部位,稍用力做对称、往来地快速搓揉。捻动时要灵活,用力不可呆滞。一般操作5~8次。

13.振法　是对于一定部位或穴位施以高频率振颤的方法。有掌振法和指振法。操作时施术者以指或掌吸定于一定部位或穴位,前臂强制性收缩,静止性振颤,施术者肢体表面静止或高频率来回抖动,患儿感觉局部震颤。

14.捏挤法　以双手拇、食二指共四指对称放在穴位四周,同时用力向穴位中央推挤。该法属于强刺激手法,与取痧具有相同的功效。

此外,小儿推拿除上述基本手法外,还有很多复式手法,如黄蜂入洞、猿猴摘果、运土入水等,此不赘述。

四、操作方法

1.头面部

(1)开天门

动作要点:操作者以两手拇指自眉心向上至前发际交替直推,又称推攒竹。用于起式操作24次;用于头面部及鼻部疾病酌情操作3~5分钟。

功效主治:具有疏风解表、镇静安神、开窍醒脑的功效。常用于治疗由于外感风邪导致的发热、头痛等,还可用于精神不振、惊烦不安等,多与清肝经、按揉百会等配合应用。古人将开天门、推坎宫、运太阳、揉耳后高骨合用称为外感表证常规"四大手法"。

(2)推坎宫

动作要点:施术者以两手拇指自眉头向眉梢左右分推,又称分推头阴阳。用于起式操作24次;用于其他疾病可操作3分钟。

功效主治:具有疏风解表、醒脑明目、止头痛的功效。为外感表证的常用手法,多用于外感头痛、目赤流泪,还可用于惊风、近视等眼疾。

(3)揉运太阳

动作要点:施术者以两手拇指或中指指腹于该穴上揉动为揉太阳,如手指在该穴上转圈称为运太阳。向眼方向揉运为补,向耳方向揉运为泻。用于起式操作24次;其他视病情操作3~5分钟

功效主治:疏风解表、清热明目、安神止痛。

(4)揉大天心

动作要点:以拇指指腹揉两眉正中连线的中点,即印堂穴,可操作30~50次。亦可掐5~10次。

功效主治:具有开窍醒神、镇惊、疏风的作用,多用于惊风、鼻塞流涕等,为治疗惊风的要穴。

(5)掐山根

动作要点:用拇指指甲掐3~5次。

功效主治:具有开窍醒脑、退热定痉的功效,多用于惊风、抽搐,常与掐人中、揉百会、清肝经等配合应用。

(6)按揉颊车

动作要点:用手指点按或掐揉之,点或按10次左右,揉3掐1约1分钟。

功效主治:具有利牙关、解痉挛、止流涎的功效。用于治疗牙关紧闭、口眼㖞斜。

(7)摩揉推振囟门

动作要点:摩囟:施术者右手掌放在患儿前额,食、中、无名指并拢置于囟门,缓缓摩动约1分钟。揉囟:以三指或拇指指腹揉约1分钟。推囟:以拇指桡侧快速来回轻搔囟门约半分钟。振囟:以拇指指腹或掌根高频率振动囟门。一般情况前囟在12~18月闭合,未闭合者不可用力按压。上述四步连续操作,一气呵成,称为"囟门四步法"。

功效主治:具有镇静安神、祛风定惊、升阳举陷的功效。多用于治疗小儿夜啼、烦躁不眠、多动症、癫痫、头痛、惊风、鼻塞等症。

(8)按揉耳后高骨

动作要点:施术者用两手拇指或中指指端按揉耳后高骨,操作30~50次。

功效主治:具有疏风解表、安神除烦、定惊的功效。用于外感风邪头痛、恶寒无汗或惊风、烦躁不安。可配合开天门、推坎宫、揉太阳等。

2. 颈项部

(1)推天柱骨

动作要点:用拇指或食、中指从上向下直推至大椎穴,至皮肤潮红为度,称推天柱。还可配合刮拭,用瓷汤匙的边蘸水或刮痧板自上而下刮。100~500次。

功效主治:具有祛风散寒、降逆止呕的功效。用于治疗风热感冒、咳嗽、咽干口燥、恶心呕吐、项强、发热、惊风、咽痛等症。

(2)推桥弓

动作要点:一手扶患儿头使之偏向一侧,另一手食中无名三指并拢,垂直于胸锁乳

突肌,从耳后缓缓向前下方推进,直到天突外侧,左右各推10次左右。拿桥弓:扶患儿头使之偏向拿的一侧,使胸锁乳突肌松弛,另一手拇指与食指捏住桥弓,然后将患儿头向对侧扳动,肌肉将逐渐紧张并从拿捏手指间滑过,拿1~3次。抹桥弓:以拇指快速抹动之,约10次。

功效主治:具有平肝潜阳、提神醒脑的功效。常用以治疗小儿斜颈。

3. 胸腹部

(1)搓摩胁肋(按弦走搓摩)

动作要点:嘱患儿两手交叉置于头顶,以两掌从上向下自腋下搓摩至天枢处,就势点按天枢,又称按弦走搓摩。操作5~10次。

功效主治:具有疏肝解郁、顺气化痰、消痞散结的功效。一切停积于体内的有形或无形之邪多以本法消导。常用于小儿食积、痰壅、气逆所致胸闷腹胀、胁痛等。

(2)分推腹阴阳

动作要点:以两拇指从剑突起沿肋弓边缘向两旁分推,边推边从上向下移动,直到平脐为止,为分推腹阴阳。操作100次左右。用手掌或食、中、无名三指指面摩腹部顺时针和逆时针各摩腹5分钟。

功效主治:具有理气消食、降逆止呕、健运脾胃的功效。用于治疗消化不良、食积、腹痛、腹胀、恶心、呕吐等。可配合捏脊、按揉足三里。

(3)揉摩脐部

动作要点:用食、中、无名三指指端或掌根揉为"揉脐",揉100~300次;用食、中、无名三指指面或掌心摩为"摩脐",操作5分钟;用中指指端或手掌心振肚脐为"振脐",操作2~3分钟。

功效主治:揉脐、摩脐具有健脾和胃、消食导滞、温中散寒、补益气血的作用。多用于治疗食积、便秘、腹痛、肠鸣、吐泻等症。

(4)揉摩丹田

动作要点:用食、中、无名三指指腹揉或摩,为揉丹田或摩丹田,揉30~50次,摩3~5分钟。用拇指螺纹面或掌根向下推为推丹田,30~50次。

功效主治:具有温补下元、培肾固本的功效。多用于治疗小儿先天不足、腹痛、腹泻、疝气、遗尿等,为补益要穴。

(5)拿按肚角

动作要点:以拇指与食、中二指相对,拿捏起脐旁大筋,并用力上提称为拿肚角,左右各拿1~3次。用两手拇指指腹同时按揉肚角称为按肚角,操作1~3分钟。

功效主治:具有镇痛、镇惊、消导的功效。按拿肚角是止腹痛要法,可用于各种原因引起的腹痛、腹泻及便秘,寒证疗效尤佳。该法刺激性较强,一般拿3~5次,多在其他手法后应用本法。

4. 腰背部

(1)推七节骨

动作要点:用拇指或食、中二指指腹从龟尾向上直推,为"推上七节骨";用拇指或食、中二指从第四腰椎棘突向下推至尾骨,为"推下七节骨,操作100~300次。

功效主治:推上七节骨为温为补为升,能温阳止泻,多用于虚寒性的腹泻、久痢等。推下七节骨为清为泻为降,能泻热通便,多用于实热性病证如肠热便秘或湿热型痢疾等。

（2）揉龟尾

动作要点：揉龟尾时，施术者用大拇指指腹轻按于龟尾穴上，然后做轻柔缓和的回旋转动，以 300 次左右为宜。

功效主治：具有止泻、通便的功效。本穴为止泻要穴，用于治疗各种腹泻，常与摩腹、揉脐和推七节骨合用，称为止泻四法。

5. 上肢部

（1）五经穴

动作要点：拇指、食指、中指、无名指和小指螺纹面分别为脾经、肝经、心经、肺经、肾经。三字经小儿推拿流派的脾经位于拇指第二指节桡侧缘。流派不同，五经穴的操作有所不同。湘西小儿推拿流派以旋推为补，直推为泻。旋推为以拇指指腹在患儿手指螺纹面上顺时针旋转。直推为以拇指指腹从指尖推向指根。具体操作上，湘西流派肝经只清不补；心经多用清法，若需用补法，宜补后加清；脾经以补为主，脾实可清；肾经只补不清，如欲清之，以后溪代之；肺经可补可清。山东三字经小儿推拿流派只用直推推手指螺纹面。规定向心为补，即从指尖到指根方向。下推为离心，即从指根到指尖方向。补脾经为屈患儿拇指，在拇指第二指节桡侧从下向上推动。具体操作上，山东三字经流派脾经多用补法；肝经多用清法；肺经以清为主，如若补之，以补脾代替；肾经以补为主，临床少用，为后天养先天。

（2）清补大肠

动作要点：推大肠分为补大肠、清大肠、清补大肠。由食指桡侧自指端直推向指根为补，自指根推向指端为清，来回推动为清补。300~500 次。

功效主治：补大肠具有温中止泻、涩肠固脱的功效。清大肠能清利肠腑、除湿热、导滞。调大肠攻补兼施。

（3）清补小肠

动作要点：沿着小指尺侧缘自指端向指根方向直推为补小肠，由指根向指端方向直推为清，称清小肠。300~500 次。

功效主治：清小肠具有清利湿热、泌清别浊的功效，用于小便赤涩、口舌生疮，可与清天河水配合使用。补小肠可用于遗尿、多尿等疾病，可与揉丹田、揉肾俞等配合使用。

（4）掐揉推四横纹

动作要点：掐揉四横纹为从食指横纹起，每捻揉 3~5 次，以拇指甲掐 1 次，依次捻掐至小指，再以拇指端揉之，操作 10 遍。推四横纹为患儿四指并拢，施术者从患儿食指横纹横向推向小指横纹，推 100~300 次。

功效主治：具有开胸利膈、消积化痰的功效。常用于治疗腹胀、疳积、消化不良等。可与补脾经、揉中脘等穴配合使用。

（5）揉推板门

动作要点：可揉可推。用指端揉板门，100 次。自拇指根推向横纹，100 次。自横纹推向拇指根，100 次。

功效主治：具有健运脾胃、消积导滞、止泻止呕的功效。板门被誉为脾胃之门，是消法的代表，常用于饮食积滞、食欲不振、呕吐、泄泻等。板门推向横纹有止泻作用，横纹推向板门有止呕作用。

（6）捣小天心

动作要点：用中指快速捣1分钟；也可视情况点按20次，揉1分钟。

功效主治：具有镇惊安神、清心明目、清热利尿的功效。常用于治疗高热惊风、下焦闭塞、外感、眼疾等。

（7）揉掐总筋

动作要点：用拇指指甲掐10次，揉100~300次。

功效主治：总筋为重要的治惊穴位，具有镇惊、镇静的功效。常用于治疗急慢惊风、多动症、抽动秽语综合征、夜卧不安等。用于惊风抽搐，可与捣小天心配合应用。

（8）分（合）推手阴阳

动作要点：包括分推手阴阳和合推手阴阳。两拇指自总筋穴向两旁分推，称分推手阴阳；自两旁（阳池、阴池）向总筋合推，称合推手阴阳。操作100~300次。

功效主治：具有平衡阴阳、调和气血、化痰散结、退热的功效。合阴阳能行痰散结，可与清天河水等穴配合使用。常用于寒热往来、烦躁不安、腹胀、腹泻、呕吐、食积等。

（9）运八卦

动作要点：将患儿掌心向上，一手握住患儿手，大拇指压住离卦，推手拇指做圆周运法，当运至离位时，从压住离位的大拇指背面滑过，叫离位不推；或者用一手拇指与食指围成圆，罩住患儿八卦穴，推手拇指指腹快速运之。运八卦可分为顺运和逆运。

功效主治：具有调和脏腑、行气理气的功效。内八卦善于调理气机，兼能消食化痰，常用于治疗腹胀、腹痛、便秘、肠鸣泄泻。外八卦运法与之前人说到的运内八卦的方法一样。

（10）揉掐二扇门

动作要点：施术者用食、中二指按或用拇指甲掐。揉100~300次；掐3~5次。

功效主治：具有发汗透表、退热平喘的功效。常用于身热无汗，可按揉1~2分钟，即可见汗出。平素体虚外感的患儿可先固表（用补脾经、补肾经等穴）。

（11）揉掐二马

动作要点：用一手拇指端揉二马300~500次，或用拇指指甲掐二马3~5次。该穴多用揉法。

功效主治：具有滋阴补肾、引火归元、利水通淋的功效。二人上马为滋阴补肾要穴，常用于治疗肝肾阴虚导致的近视、弱视、腰膝酸软，本穴还能治疗虚热喘咳、小便赤涩淋沥、牙痛、睡觉磨牙等。

（12）水底捞月

动作要点：以拇指指腹由小指指根推运内劳宫，经过掌小横纹、小鱼际、小天心，至大鱼际内侧缘进入内劳宫，动作似捕捞，一拂而起，形如水底捞月。因本操作以清热为主，故操作时多以凉水作为介质，或吹凉气。一般操作10次左右。

功效主治：具有清热凉血、宁心除烦的功效，为清法的代表。常用于治疗外感风热、壮热无汗、五心烦热等。

（13）推三关

动作要点:施术者左手托住小儿尺侧腕关节,以右手拇指或并拢的食、中二指指腹在前臂桡侧,由腕横纹起推至肘横纹,称推三关。操作100~300次。

功效主治:具有温阳散寒、发汗解表、补益气血的功效。为温法的代表。常用于治疗一切寒证、虚证。

（14）退六腑

动作要点:令小儿掌侧位,掌心向内。施术者左手握住小儿桡侧腕关节,以右手拇指或并拢的食、中二指指腹在前臂尺侧,由肘横纹起推至腕横纹,称退六腑。操作100~300次。

功效主治:具有清热、凉血、解毒的功效。本法为下法和清法的代表,可用于各种积滞导致的腑气不通以及一切实热病证,临床应用可与推三关合用,防止寒凉太过,伤人正气。退下六腑和推上三关,一为尺侧,一为桡侧,一寒一热,一泻一补,为临床要穴。如以实证热证为主,则重在退六腑,辅以推三关;如以寒证、虚证为主,则重在推三关,辅以退六腑。二者互相配合,防止寒热太过,起到平调寒热的作用。

（15）清天河水

动作要点:①清天河水:术者左手托住小儿前臂及手腕,使其掌心向上,右手拇指指腹或食、中指并拢,用指面自总筋穴推至曲泽穴,称清天河水（所有穴向心推为补,唯独天河水向心推为清）。该穴常用清法,一般操作100~300次。②大清天河水:在前臂掌面,由内劳宫推至曲泽穴,称大清天河水。一般操作100~300次。③打马过天河水:施术者先以右手中指运内劳宫数次,再以并拢的食、中二指的指端蘸凉水,自总筋、内关、间使循天河水向上拍打至洪池穴（曲泽穴）。拍打至局部红赤。

功效主治:具有清热凉血、泻火除烦的功效。本法为清法代表。可用于一切热证,如外感发热、潮热、烦渴等。此法清热不伤阴。清天河水多用于外感,以透发为主;大清天河水和打马过天河水清热作用强,用于气营热盛之证。

6. 下肢部

（1）推箕门

动作要点:用食、中二指指腹从髌骨上缘直推至腹股沟,一般操作100~300次。

功效主治:具有清热、利尿的功效,退热力较强。常用于尿闭、小便短赤等。

（2）拿揉百虫

动作要点:用拇指或中指指腹按揉,揉3按1。拿百虫拇指指腹置于百虫,食指与中指或其余四指置于大腿外侧,同时提拿大腿前侧肌肉,拿10次。

功效主治:具有通经络、止抽搐、透疹的功效,多用于下肢瘫痪、痹证、惊风抽搐、疹出不畅等症。

（3）按揉足三里

动作要点:用拇指指腹按揉足三里,多揉3按1,一般按揉1~3分钟。

功效主治:具有健脾和胃、调中化积的功效。可用于治疗一切腹部疾患,如腹胀、腹痛、呕吐、泄泻等症。

（4）点揉三阴交

动作要点:用拇指或中指指端点揉三阴交,通常揉3点1,一般点揉1~3分钟。

功效主治:具有通调水道、养阴清热、活血通络的功效。用于治疗心烦不眠、身热汗出、口渴、小便短赤涩痛、遗尿、下肢痿软等症。

（5）拿承山

动作要点：以拇指置于承山穴，其余四指置于旁边，拇指与其余四指相对用力提拿承山穴，约10次。

功效主治：具有通经活络、止痉止痛的功效。常用于下肢痿软、立迟、行迟，以及下肢疼痛、转筋等。

（6）揉丰隆

动作要点：用拇指或中指指端揉，一般操作约1分钟。

功效主治：具有化痰、和胃的功效，为化痰要穴。可用于治疗各种由于痰邪导致的病证。

（7）掐大敦

动作要点：用拇指指甲掐，5~10次。

功效主治：具有解痉息风的功效。常用于治疗惊风、四肢抽搐。

（8）点揉涌泉

动作要点：施术者先用拇指指端点揉，揉3点1，后以拇指指腹上下搓涌泉令其发热，最后用中指指间关节叩之。

功效主治：具有引火归元、安神镇静的功效。常用于治疗多动症、烦躁不安、口舌生疮等。

五、适用范围和注意事项

（一）适用范围

小儿推拿适用于0~12岁的儿童，年龄越小治疗疗效越好，较大儿童可以参照成人推拿手法进行推拿。

（二）注意事项

1. 操作前应准备好推拿过程中的用品，如推拿介质、辅助调理用具等。操作地点应选择避风、光线充足但应避强光、安静的地方，室内应保持整洁、空气清新、温度适宜。

2. 患儿应采取舒适又利于手法操作的体位，如端坐位、仰卧位、俯卧位等。施术者应保持双手清洁，指甲光滑，冬季推拿时双手宜暖。在治疗之前应充分与患儿进行沟通和交流，取得患儿的信任。患儿过饥或过饱时不宜施术；患儿哭闹之时，要先安抚好患儿的情绪，再进行治疗。推拿后患儿应注意避风，忌食生冷。

3. 施术过程中，施术者应采取适宜的体位，例如坐位或者站位，施术过程中应全神贯注，操作要熟练灵活，手法柔和，力度适宜，持久均匀，切忌使用暴力。每次操作时间不宜过长，具体操作时间的长短，应根据病情、体质而定，因病因人而异。一般年龄大、病情重，推拿次数多，时间相对长。反之，次数少，时间短。治疗一般每日1次，重症每日2次。需长时间治疗的慢性病7~10天为1个疗程，疗程结束后，可休息数日后再开始下1个疗程的治疗。

4. 操作时一般先头面，次上肢，再胸腹腰背，最后是下肢；或先主穴，后配穴。除急救以外，"拿、掐、捏、捣"等强刺激手法，一般放在最后操作，以免患儿哭闹不安。如果仅推拿一侧肢体穴位，可不论男女，均推拿左侧。

5. 小儿推拿的禁忌证 骨折早期、骨肿瘤、骨结核、化脓性骨关节炎等存在骨质破坏的情况;出血性疾病;各种皮肤病的皮损部位,烧伤、烫伤;急性、烈性传染病;癌症及极度虚弱的危重病症。

6. 小儿疾病发展迅速,要尽早明确诊断,防止贻误病机,病情发生传变。

六、异常情况处理

1. 皮肤破损 小儿皮肤娇嫩,施术过程中,如果用力不当或者在推拿过程中缺乏介质润滑,可能在施术过程中导致小儿皮肤破损,症状较轻者可以局部消毒,该破损部位不应再继续施术,等皮肤损伤痊愈可以继续作为施术部位;症状较重者,应每天给予局部消毒以预防感染,必要的时候给予促进表皮生长药物。破损部位不应沾水,禁止施术,待皮损痊愈后方可继续施术。

2. 推拿过程中,小儿可能会出现烦躁、惊恐、哭闹、极度不配合等情况,施术者此时应暂停推拿,亲切和蔼地耐心与患者沟通,待取得患儿的信任后方可继续施术。同时应检查是否推拿力度太大、是否缺乏介质润滑、患儿是否存在其他不适情况等问题。

 知识拓展

关于小儿推拿流派

目前得到公认的小儿推拿流派主要有以下几个。

以刘开运(1918—2003年)为代表人物的湘西小儿推拿流派。其手法特点是以摆动为主,频率均匀,均为每分钟200次左右;轻快柔和,以次数为标准,如补脾经400次;手法上以推揉为主,拿按次之,兼以摩、运、摇、搓、捏、掐,共称为"刘氏小儿推拿十法";此流派临床必推五经,顺时针旋推为补,向心性直推为泻。代表著作《小儿推拿疗法》(刘开运著,人民卫生出版社1987年版)。

以徐谦光、李德修(1893—1972年)为代表人物的小儿推拿三字经流派。其手法特点为取穴少,善用独穴,一般1~2穴,最多不超过5穴;推拿时间长,频率快;五经穴位上推为补,下推为泻;小儿较大时应配合脏腑点穴。代表著作《推拿三字经》(徐谦光著,1877年,手抄本)、《李德修小儿推拿技法》(内部资料,王蕴华编,1984年)。

以孙重三(1902—1978年)为代表人物的孙重三小儿推拿流派。以"十三大复式手法"见长。包括打马过天河、黄蜂入洞、水底捞月、飞经走气、按弦走搓摩、二龙戏珠、苍龙摆尾、猿猴摘果、擦龟尾并擦七节骨、赤凤点头、凤凰展翅、按肩井等。代表著作《通俗推拿手册》(孙重三著,内部资料)。

以冯泉福为代表人物的冯氏小儿捏脊流派。该流派有独特的捏脊术,包含了7种不同手法,即推、捏、捻、放、提、揉、按;治疗时外治法(冯氏化痞膏)与内治法(冯氏消积散)相结合。代表著作《冯氏捏积疗法》(佘继林编著,北京知识出版社,1985年版)。

案例分析

案例:吴某,男,1岁,以腹泻2天、大便每日6~7次就诊。大便色黄且臭,体温38℃,舌红,苔黄腻,指纹紫。诊断为湿热泻,取穴清天河水、清脾、清大肠、推下七节骨。施推1次后,大便每日2次,共推拿3次,大便质正常,每日1次。

分析:此证多见于夏秋季节,此时暑气当令,气候炎热,暑热之邪,伤人最速,易耗津气,故每致热迫大肠,骤成暴泻。临床主要表现为泻时急迫,大便色黄而且臭,尿少而黄,肛门灼热,伴腹痛发热、呕吐烦渴,指纹红紫,舌红苔黄腻,脉滑数。治宜清热利湿止泻,取穴清天河水、清大肠、清脾、推下七节骨。方中清天河水、清大肠可清泻肠道湿热之邪,清脾则泻脾胃湿热,而下推七节骨可泄热通便,以共奏清热利湿之效,湿热去而泻自止。有尿少者加利小便以实大便,呕吐加八卦以降胃逆,暴泻伤阴者加揉二马以滋补肾阴。

第四节 推拿练功

推拿练功是通过运用各种不同的运动方式、呼吸方法和意识活动的协调训练,从而达到锻炼身体、增强体质的一种锻炼方法,是传统中医推拿学的一个重要组成部分。推拿练功包括两种含义,一是指从事推拿工作的医务人员(治疗师)的自身练功,二是指患者本人结合推拿治疗的选功锻炼。

一、练功作用

(一)鼓舞正气

练功对人体的影响是整体的,它通过特定的锻炼方法增强体质,提高自身的抵抗力来实现对疾病的防治作用。中医学认为致病因素有三类,即外因、内因、不内外因。人体是否发病、病情是否发展等,与自身的抗病能力有关。推拿功法通过"扶正""培育正气"来增强人体抵抗疾病的能力,减少发病的机会,这是推拿功法的本意。如华佗之言"动摇则谷气得消,血脉流通,病不得生,譬犹户枢不朽是也"。

(二)平衡阴阳

阴阳的动态平衡是维持人体正常生理活动的基础。阴阳平衡的关系遭到破坏往往意味着疾病的发生。推拿功法养生治病的机制,也寓于阴阳变化之中。如阴盛阳虚的患者,可选择动功进行锻炼,以求助阳胜阴;而阴虚阳亢的患者,则应选择静功为主进行锻炼以养阴制阳。夏季以练静功为主,以防耗阴;而冬季以练动功为主,以防阴盛。再如,阳亢患者,病势向上,要求练功时意念向下。而气虚病势向下的患者,则要求在练功时意念向上。所有这些,都是为了达到平衡阴阳的目的。

(三)疏通经络

经络遍布全身,联络五脏六腑、官窍肢节,是人体气、血运行的通道。推拿功法的治疗保健作用,主要是通过疏通经络来实现的。在功法锻炼中,通过肢体的活动,并配合意念,进行直接沿经络的意识导引或按摩拍打等,均可起到疏通经络的作用。

（四）健体延年

自古以来,人们就把练功作为一种强身健体、延年益寿之术。对健康者来说,推拿功法也不失为一种较好的锻炼项目。凡是坚持正确锻炼,并达到一定练功程度的人,都可以体验到练功对改善人体消化、呼吸、心血管和神经系统功能具有明显作用,同时能改善睡眠,消除疲劳,增强体力和脑力,提高人体的工作效率和耐力,这对推拿医生尤为重要。所以,《养生肤语》云:"保精、练气、养神,益长寿之法。"

（五）增益智能

功法锻炼能提高人体智能,激发人体潜能。如意守丹田,可使人的身心完全放松,充分休息,缓冲外界环境的不良刺激,转变常规心智模式,触发人体超常思维,如《保生秘要》"入定读书,易于明理"。这里的"定"即入静状态,静能生悟,故认为练功有"息心明理"之效。

二、练功分类

传统功法种类繁多,门派林立,名称不一。目前主要按以下四种方法分类:

（一）按练功的姿势分类

1. 卧功　凡是采取躺卧姿势锻炼,并有一定的姿势要求的功法统称为卧功。常用的卧功姿势有:

（1）仰卧式:练功者仰卧在床上,枕头的高低,以自觉舒适为宜。而上肢平伸于身体的两侧,肘臂放松,手指微屈,或虚握两拳,放于大腿的两侧;也可两手交叉相握,轻放于小腹上。目齿轻闭,舌抵上腭,两眼轻轻闭合,或微留一线之缝,自然地注视着两脚的稍上方。此法易于进行"意守",有助于形成腹式呼吸。

（2）侧卧式:向左侧卧或向右侧卧都可,一般以右侧卧为宜,胸腹腔器官有病者宜卧向健侧。右侧卧者,右肩在下,面向右侧躺卧,枕头高低以自觉舒适为宜。右腿平伸,左腿稍弯曲,轻放在右腿上,右手自然地放在眼睛前方枕头上,手距面部约两拳左右。左手自然地轻放在左腿上。目齿轻闭,舌抵上腭,两眼轻闭或微留一线之缝。

卧式练功,主要是用于某些卧床不起和久病体弱的患者,也可用于睡前的诱导入睡和加快消除疲劳。但卧式易使人昏沉入睡,在增长体力方面不如站功和坐功。

2. 坐功　凡是采取坐着姿势练功,并有一定的姿势要求的功法统称为坐功。常用的坐功姿势有:

（1）平坐式:又称端坐式,可以坐在椅子、凳子上或床边练功。要求上体端正,含胸拔背,直腰,两脚平行着地,相距与肩同宽,髋、膝、踝三关节均保持互相垂直的角度。松肩,沉肘,肘臂微屈,手心向下,轻放在两大腿上或两手相合放于靠近小腹的大腿根部。头眼口齿等均同"站功"。

（2）盘坐式:也称盘膝式,又分为自然盘膝、单盘膝和双盘膝三种,其中又以前两种为常用。自然盘坐式的动作要领是把两腿依照自己的习惯盘起来,两小腿交叉,将两脚置于两腿的下面,两脚跟抵于两大腿后面的中部;上体端正,松肩屈肘,含胸虚腋,两手相合,置于靠近小腹部的大腿根部,其他均参照"平坐式"。单盘膝坐式动作要领是把一脚放在另一条大腿的上面,左腿盘在右腿的下面,左脚尖和右膝相对,右小腿置于左小腿的上面,其他均同"自然盘坐式"。

（3）靠坐式:是一种介于坐式与卧式之间的体式。按坐式要求将上体倚靠在被子或枕头上,后脑部不可悬空,腿与躯干角度在 120°~140° 之间,下肢采取自然盘膝式或两下肢平伸,以舒适得力、便于气血流通为宜。

(4)跪坐式:两膝着地,足尖向后,脚掌朝上,身体自然坐在脚掌上,余同平坐式。

坐功介于站功与卧功之间,对体力的要求较卧式为高,但较站式为低,多用于身体不太虚弱的患者进行锻炼。也是体弱患者由卧式转为站式,以增强体力的一种过渡姿势。

3. 站功 凡是采取站立姿势练功的,并有一定的姿势要求,两脚站立不动进行锻炼的功法统称站功。常用站功姿势有:

(1)自然站式:身体自然站立,含胸拔背,吸腹敛臀,松髋屈膝,两脚平行分开,脚尖稍内扣与肩等宽;松肩,虚腋,屈肘,两臂自然下垂,掌心向里,手指向下,五指微屈分开;头顶平,两目微睁,默视远方或含光内视,口齿轻闭或微开,舌抵上腭。

(2)按球站式:在自然站式的基础上,两上肢呈环抱状,两手指尖相距与胸宽相等,拇指与其余四指分开,五指微屈,掌心向下,如按水中浮球,两手高不过乳,低不过脐。

(3)抱球站式:在自然站式的基础上,两手作环抱树干状,两手指尖相对,掌心向里,五指分开,手指微屈,形如抱球。两手低不过脐,高不过肩,身体架式的高低,可根据自己身体酌情运用。

站功的优点是易调运气血,锻炼方便,体力增长较快等。缺点是负重量较大,较易疲劳等,故病重体弱者初时不宜练习。

4. 活步功 凡是在下肢走动的状态下进行锻炼的功法,都属于活步功。

这种功法的肢体运动姿势更加多样化,功法种类也更为繁多。在活步功法中,有些体式比较简单的功法,称行步功,简称行功,如虎步功、鹤步功、鹿步功、熊步功、猿步功等,易于练习,效果也好。多样的功法,一方面可以适应多种情况的需要,同时也可以提高练功者的锻炼兴趣。

(二)按练功的方法分类

1. 形体功 凡是着重于姿势锻炼的功法,都属于形体功,古时也称调身功。这种功可分为动功和静功,各有不同的锻炼呼吸和锻炼意守的内容,姿势上有坐、卧、站、走(活步)的区别。

2. 呼吸功 凡是着重于呼吸锻炼的功法,都属于呼吸功,古时也称调息功、吐纳功或练气功。这种功法也可分为动功和静功,各有不同的锻炼意念活动的内容,姿势上有坐、卧、站、走(活步)的区别。

3. 意守功 凡是着重于意念锻炼的功法,都属于意守功,古时候也称调心功。这种功法同样又可分为动功和静功,各有不同的锻炼呼吸的内容,在姿势上有坐、卧、站、走的区别。

(三)按练功的动静分类

1. 静功 凡是在练功时肢体不进行运动的功法,都可归属于静功。历代各派静功的修炼很多,如吐纳、行气、静坐、立功、参禅、坐禅、定功、止观等,都属于静功范畴。静功是与动功相对而言的,从形体上,要静定握固,缄口垂帘,但真正达到静功的境界,须进一步调心、调息,使人体之元气充沛和循环畅通,以臻保健强身、祛病延年之功效。

2. 动功 这是指练功者在练功时,体位、身体按功法要求而不断地变化的一类功法,如太极拳、五禽戏、峨眉桩等,均是推拿功法中重要的锻炼方法。古代养生练功家曾说:"健身,莫善于习动,一身动则一身强。"动功主要是采取站式和活步式进行锻炼。在特殊情况下,也可采用"卧式动功"。进行动功锻炼时,要动中求静。因此,动功的"动"是指"外动",动功的"静"是指"内静"。动功也就是经过一定的练功姿势、呼吸和意守,在大脑相对安静的状态下进行的一种内外结合、刚柔并举的壮力强身的运动。锻炼时要求做到意气相随,意到气到,气到力到。

3. 静动功 静动功是把静功与动功融合成一体的功法。我们对于动功与静功,是以肢体在练功时的运动与否来区别的。静功是指形体的安静和精神的宁静以及大脑皮质在相对安静状态下的定向性的意念活动和体内气息的运动,即所谓"外静而内动"。动功是指形体的运动和精神的相对安静,即所谓"外动而内静"。因此,练静功时要静中有动,练动功时要动中求静。在作用上,静功虽然对形体也有锻炼作用,但更注重锻炼精神的宁静和体内气息的运动,主要用于医疗保健。动功虽然也可锻炼精神的宁静和体内气息的运动,但更注重锻炼外部肢体和强健筋骨,主要用于壮体强身。静动功,则是一种把静功与动功结合起来的特殊锻炼方法,其特点是"静而后动","动静双赅",动静兼练,不可有偏。

（四）按练功的内外分类

1. 外功 凡是着重于人体的外部功能(骨骼、肌腱、肌肉、皮肤等)进行锻炼的,都可视为外功。历代养生家都认为"动则练外","外练筋骨皮"。所以,习惯上常把各种动功归属于外功的范畴,但有些动功对机体内部功能的锻炼作用也很明显。如五禽戏要求内外结合,动静相兼,讲究内练精气神,外练筋骨皮,以收内外兼练的效果。换言之,外功虽对人体的内部功能有锻炼作用,但它是以锻炼人体外部形体为主的。

2. 内功 凡是着重于人体内部功能(意志、气息、脏腑、经络、血脉等)进行锻炼的,都可视为内功,历代养生家都认为:"静则练内","内练一口气",习惯上常把各种静功归属于内功的范围。但有些静功练法对形体的锻炼作用也非常明显。如静功中的"站桩功"是从古代的健身法和武术中的某些基本功发展而来的,不仅用于治病保健,而且可用于壮力强身。换言之,内功虽对人体的外部形体有锻炼作用,但它是以锻炼人体内部功能为主的。

中医认为,人体的内部与外部是一个统一的整体。内功与外功在锻炼的主导方面是不同的,但在练功时应该内外兼练,不可偏废。

三、练功方法

具体内容详见本书第八章第二节。

第五节 常见病症的推拿康复

一、软组织损伤

（一）概论

1. 定义 暴力或慢性劳损等原因造成皮、筋膜、肌肉、肌腱、韧带、关节囊、软骨、椎间盘、腱鞘、神经、血管等组织的损伤,统称软组织损伤,是临床常见的多发性疾病。

2. 分类 根据疾病的性质和时间进行分类。

（1）损伤性质：扭伤、挫伤和碾伤。

1）扭伤：间接暴力使肢体或关节突然超出正常生理活动范围而造成的软组织损害。外力远离损伤部位，损伤多在关节周围。常见筋膜、肌肉、肌腱、韧带、软骨等的过度扭曲、牵张或挤压，引起损伤或错位。

2）挫伤：直接暴力（打击或跌仆撞击、挤压等）作用于人体引起皮肤、筋膜、肌肉、肌腱、软骨等造成的局部软组织损害。轻则局部血肿、瘀血，重则肌肉、肌腱断裂、关节错位或神经、血管的损伤。

3）碾伤：钝性物体的推移或旋转挤压造成皮下及深部组织的严重损伤，多是皮下组织、筋膜、肌腱、肌肉组织与神经、血管俱伤，易造成局部的感染和坏死。

（2）损伤时间：急性损伤和慢性损伤。

1）急性损伤：突然暴力所引起的软组织损伤，一般认为伤后不超过 2 周为急性损伤。急性损伤处理不好就会遗留更多的功能障碍，为慢性期治疗带来困难，因此必须高度重视急性期治疗。

2）慢性损伤：损伤 2 周以上的软组织损伤。此期已经错过了治疗的最佳时间，治疗难度相对较大。

（二）中医辨证

暴力或慢性劳损等原因所造成筋的损伤，统称为筋伤。相当于西医学所说软组织损伤。

1. 病因病机 筋伤的病因病理较复杂，有外力损伤、外感六淫、职业工种、年龄体质、解剖结构、先天因素等多种因素引发。

（1）外力损伤：包括直接外力、间接外力和慢性劳损。直接外力损伤是指直接暴力打击或冲撞人体引起的筋的损伤；间接外力损伤是指暴力远离作用部位，因传导力引起的筋的损伤；慢性劳损是指长期、反复的动作，作用于人体某一部位引起筋的损伤。

（2）外感六淫：是指人体感受风、寒、暑、湿、燥、火六种不同的邪气作用于人体而引起筋的损伤。

（3）职业工种：职业特点在筋伤疾病发生过程中具有特殊意义，不同的职业工种易引发特定的筋伤，如久伏桌案、长时驾车等容易引发颈、背、腰部位的筋伤。

（4）年龄体质：不同的年龄，筋伤的好发部位和发病率不一样，儿童和青壮年易造成筋的扭挫、撕裂伤，中老年易出现劳损性、退行性的筋伤。

（5）先天因素：肝肾充实、体质强壮、气血旺盛者，筋承受外界的暴力和风寒湿邪侵袭的能力强，不易发生筋伤；而肝肾不足、体弱多病、气血虚弱者，筋承受外界暴力和风寒湿邪侵袭的能力弱，则易发生筋伤。

2. 分期 软组织损伤主要临床表现为疼痛、肿胀和功能障碍。临床上将软组织损伤分为三期。

（1）筋伤初期：是指伤后 2～3 天之内，损伤部位肿胀，出现瘀斑，由于疼痛和肿胀，导致不同程度的功能障碍。

（2）筋伤中期：是指伤后 3～14 天，肿胀开始消退，瘀斑转为青紫，疼痛渐减，轻者康复，重者肿胀消退，疼痛减轻，部分功能恢复。

（3）筋伤后期：是指损伤 2 周以后,瘀肿大部分消退,瘀斑转为黄褐色,疼痛渐不明显,3~5 周全部消失,功能大部分可恢复。若失治、误治和治疗不彻底,迁延日久,可成为慢性筋伤。

（三）推拿治疗

1. 颈部

（1）治法治则：舒筋通络,活血化瘀,解痉止痛,整复错位,滑利关节。

（2）施术部位：颈部、项部、肩部、上背部筋膜肌肉关节,颈部经脉循行路线及相应穴位风池、风府、大椎、颈夹脊、肩井、天宗、秉风、肩中俞、肩外俞等。

（3）手法：常用手法有推法、拿法、按法、揉法、㨰法、点法、拨法、擦法、摇法、拔伸、扳法。

（4）操作：按手法顺序松筋、正骨、调衡。

1）松筋：以捏脊、拿、揉等松解类手法放松颈椎后群、侧群、前群筋膜肌肉,因颈椎曲度变直或反弓患者多见,治疗以恢复颈椎正常结构为目的,故松解以短缩的颈椎前群、侧群及枕下肌群为重点。另外要配合触诊,找到真正紧张需要松解的肌肉,采用二八理论,解决主要矛盾,不可千篇一律。

2）正骨：以牵伸、扳法等运动关节类手法纠正颈椎关节位置的异常,恢复颈椎正常解剖结构。从安全的角度考虑,正骨必须在松筋之后操作,尽量采用牵伸类手法,动作要轻巧灵活,力量要由小到大,决不可以暴力为之。

3）调衡：松筋正骨之后,颈椎原有平衡已被打破,筋虽松而未平衡,骨虽正而未稳定,极易恢复原态。故再以松筋手法,建立颈椎前后左右内外新的平衡,才能巩固疗效,预防疾病的复发。

（5）注意事项：手法的使用要由浅及深,由深出浅。按照筋膜、肌肉、关节、肌肉、筋膜的顺序进行。另外必须注意手法禁忌证的排除。

2. 上肢部

（1）治法治则：同上。

（2）施术部位：肩臂部筋膜肌肉关节,手三阳经和手三阴经循行路线及相应穴位肩井、肩髃、肩贞、臂臑、手三里、曲池、尺泽、小海、少海、手三里、大陵、太渊、内关、外关、鱼际、合谷、劳宫等。

（3）手法：按法、揉法、推法、拿法、点法、拨法、擦法、摇法、捏脊、牵抖法等。

（4）操作：同上。

1）松筋：以松解类手法放松解肩臂部筋膜肌肉,今人多伏案工作,圆肩驼背者居多,筋膜整体内旋,肩臂部屈肌群紧张者多见。故先外旋臂部筋膜去其势,再松解触诊紧张的肌肉。胸大肌、胸小肌、肩胛下肌、前锯肌不可忽视。

2）正骨：以牵伸、摇法等运动关节类手法纠正肩肘腕关节位置的异常,恢复肩肘腕关节正常解剖结构。肱骨多向上向前外旋移位;桡骨小头多向后内旋移位;腕骨较多且小,移位方向不易触诊判断,可在摇腕中使其自动归位。

3）调衡：以松解类手法松解肩肘腕关节周围筋膜肌肉,恢复其前后左右上下平衡。

（5）注意事项：治疗后一定嘱患者加强背部肌肉功能锻炼,稳定肩胛骨正常位置,这样复位后的肩肘腕关节位置才能够得以维持。

3. 腰背部

（1）治法治则：同上。

（2）施术部位：背腰部筋膜肌肉关节、足太阳膀胱经、督脉循行路线及相应穴位命门、腰阳关、肝俞、脾俞、胃俞、三焦俞、肾俞、气海俞、关元俞、环跳穴、胸腰部夹脊穴等。

（3）手法：推法、按法、抓痧、揉法、滚法、点法、捏脊、擦法、摇法、牵抖法、扳法等。

（4）操作

1）松筋：以松解类手法放松解胸背腰腹部筋膜肌肉，先以捏脊、抓痧法松解筋膜，再以滚法、按法、揉法等手法放松肌肉。深层多裂肌及竖脊面在髂嵴、骶骨背面的附着点尤为重要。

2）正骨：以扳法、摇法等运动关节类手法松动胸腰椎小关节，促其恢复其正常位置。脊柱小关节较小，影像上很难判断其移位方向，最好采用关节松动技术而非定向复位技术，避免医疗事故的发生。

3）调衡：除松解腰背部筋膜肌肉外，胸骨前方筋膜，腰部侧方的腰方肌，腰椎前方的腰大肌，腹部的腹内外斜肌、腹横内、腹直肌都是维持胸腰椎平衡的重要力量，也是临床最易忽视之处。因现在工作体位多以前屈为主，故前方肌肉筋膜紧张更为多见，更须松解，否则无法调衡，平衡难以恢复，更无以谈保持。

（5）注意事项：胸椎冲压法是临床最常见的肋骨骨折发生医源性因素，一定要谨慎使用，腰椎斜扳不是单纯意义上的旋转，而是旋转与牵伸的复合，否则疗效欠佳。

4. 下肢部

（1）治法治则：同上。

（2）施术部位：下肢部筋膜肌肉关节、足三阳经和足三阴经循行路线及相关穴位髀关、阴陵泉、足三里、阳陵泉、血海、鹤顶、膝阳关、膝眼、犊鼻、委中、合阳、承山、昆仑及阿是穴等。

（3）手法：推法、按法、揉法、滚法、点法、捏脊、擦法、摇法、牵抖法、扳法等。

（4）操作

1）松筋：以松解类手法放松下肢部筋膜肌肉，先以捏脊法松解筋膜，再以滚法、按法、揉法等手法放松肌肉。松解并激活臀大肌有利于臀中肌、臀小肌、股二头肌、半腱肌、半膜肌的松解；松解髂腰肌有利于股直肌、缝匠肌、阔筋膜张肌的松解。

2）正骨：以扳法、摇法等运动关节类手法松动骶髂关节、髋关节、膝关节、踝关节及足部关节，促其恢复其正常位置。下肢承重较多，纠正关节错缝恢复其正常力线尤为重要。

3）调衡：松解正骨后的下肢筋膜肌肉，调节下肢关节的屈伸、旋转及内外翻的平衡。

（5）注意事项：下肢膝关节发病几率较高，其根源多在上下而不在其本身，故治疗时必须关注上下的筋膜肌肉与关节。

二、脑性瘫痪

（一）概论

1. 定义　脑性瘫痪（cerebral palsy，CP）是在脑发育早期各种原因引起的非进行性脑损伤或发育缺陷的一组综合征，主要表现为中枢性运动障碍及姿势异常。不同程度地伴有癫痫,智力、认知、行为、听觉、言语、心理等多种障碍,是目前儿童致残的主要疾病之一。

根据其临床表现,属中医"五迟""五软""五硬"范畴。隋代《诸病源候论》中记载"齿不生候""数岁不能生候""头发不能生候""四五岁不能语候"等有关小儿生长发育迟缓的记载。五迟指:立迟、行迟、齿迟、发迟、语迟,泛指各种运动发育迟缓;五软指头项软、口软、手软、足软、肌肉软,泛指肢体软弱无力;五硬指头项硬、胸膈硬、手硬、足硬、四肢硬,泛指肢体紧张,活动不灵活。

2. 流行病学　在发达国家发病率大约为 1.5‰~2.5‰,我国约为 1.8‰~4‰,男性高于女性。近几十年来,由于产科技术、围产医学、新生儿医学的发展,新生儿的死亡率明显下降,但脑瘫发病率并无减少趋势。主要原因是抢救危重新生儿技术提高,使许多过去很难存活的早产儿和低体重儿得以存活,这些婴儿患脑瘫几率明显高于正常儿。另外与环境污染也有关系。

3. 病因病理

(1) 病因

1) 产前因素:父母或者直系亲属有遗传性疾病。导致胎儿先天脑发育畸形、智力障碍等;母妊娠期受外伤、妊娠毒血症、吸烟、饮酒、糖尿病及放射线照射等皆可影响胎儿脑发育而致永久性脑损害;母妊娠早期患风疹、巨细胞病毒、弓形虫病等感染影响胎儿中枢神经系统的发育而致病;早产儿、未熟儿,胎龄愈小,发病者多,与早产儿神经系统发育不全、易出血和缺氧有关;过期产儿胎盘变性坏死,引起低氧血症,致胎儿缺氧;16 岁以下和 40 岁以上分娩、36 岁以上初产、习惯性流产、多胎也可导致脑损伤。

2) 产时因素:产程长,羊水异常,产前使用麻醉剂、镇静剂抑制胎儿呼吸致胎儿缺氧,此外脐带异常(绕颈、脱垂)、难产、胎盘早期剥离、胎盘前置皆可致胎儿脑缺氧;脑出血、蛛网膜下腔出血等出血性疾病均可引起脑损伤。

3) 产后因素:新生儿高胆红素所致核黄疸、脑膜炎、脑炎或全身重症感染所致中毒性脑病、颅脑外伤、窒息、严重贫血等,都可导致脑损伤。

(2) 病理:由于造成脑瘫原因不同,其病理变化没有固定表现,一般来说,约 1/3 的患儿肉眼上可见病变,如大脑广泛萎缩,脑白质丧失、囊变性,脑积水及皮质变薄等。另 2/3 的患者仅镜下改变,如神经细胞减少、变性,神经胶质细胞增生、苍白球、视球下核可见对称性脱髓鞘改变。

4. 诊断

(1) 出生前至出生后脑发育早期内有脑损伤的高危因素。

(2) 有脑损伤的早期症状和神经学异常。

(3) 各种原因造成的脑损伤为非进行性的。

(4) 常伴有癫痫、智力低下、言语障碍等。

(5) 排除进行性中枢性瘫痪,周围神经损伤,肌肉病变,以及暂时性运动发育落后等。

5. 临床分型

(1) 痉挛型:约占 2/3,以锥体束受损为主。主要表现为上肢屈肌张力增高,下肢以伸肌、内收肌、小腿三头肌张力增高。双上肢外展困难,手指紧握,拇指内收,动作笨拙,不协调。最常见步态为足下垂、足内翻、剪刀步态。

(2) 肌张力低下型:肢体活动软弱无力,关节活动度大,缺乏保护性的头部侧旋转反应,容易发生呼吸道堵塞、窒息。随着年龄增长,可能转变为其他类型。

(3) 手足徐动型:主要病变在锥体外系。面部和四肢常出现无目的、不协调、不能自控的运动,步行时躯干和上肢摆动幅度较大,以保持身体平衡。

(4) 共济失调型:临床少见,以小脑受损为主。主要表现为稳定性、协调性差,平衡能力差。行走时足距增宽,步态蹒跚,四肢动作不协调。

(5) 混合型:患者同时兼有以上某两种类型的症状。以痉挛型和手足徐动型多见。

(二)中医辨证

1. 病因病机

(1) 病因:人赖父母精血而成形,故先天胎禀不足与父母体质、父母年龄、多孕多产等有密切关系。因为其父母精血不足,成胎之时滋养不足,故受胎之后,精血难以长成,出生后身体怯弱,肝血肾精不充,筋骨失养而萎弱,以致瘫痪。临床先兆流产、早产、前置胎盘、胎盘早剥、脐带脱垂或脐带绕颈导致胎儿期脑缺血缺氧,致宫内窒息皆属先天胎禀不足。

(2) 病机:中医认为肝肾两亏、脾肾亏虚是脑瘫的主要发病机制。因肝主筋,肾主骨生髓,肝亏则筋不能约束骨而关节屈伸不利;肾亏则肾精不足,髓失所养,骨空而软,致发育迟缓而成五迟。如清代《张氏医通》记载:"若长不可立,立而骨软,大不能行,行则筋软;皆因肾肝气血不充,筋骨痿软之故。"脾主肌肉和四肢,肾主骨。脾气亏虚则肌肉和四肢营养不足,见四肢乏力,甚或萎弱不用;肾气亏则骨软,髓不足而致肌肉软弱而成五软。若气血不荣,血脉不敛,肉肤毛孔空松,易受风寒侵袭,则筋脉拘急挛缩,不能伸展,或气不摄血,血溢脉外,血液运行滞涩而成五硬。

2. 辨证分型

(1) 肝肾亏损证:翻身、坐、爬、立、行走发育迟缓,伴智力落后,筋脉拘急,肢体关节活动不利,或伴失明、易惊、夜卧不安等,舌质淡,苔少,脉沉细无力,指纹淡。

(2) 脾肾亏虚证:翻身、坐、爬、立、行走发育迟缓,伴智力落后,肢体痿软,肌肉松弛,出牙延迟,囟门迟闭,头颅方大,甚则鸡胸龟背,肋骨串珠,多卧少动,面色萎黄,神疲乏力,纳呆食少,腹胀便溏,舌质淡,苔少,脉细无力,指纹淡。

(3) 心脾两虚证:语言发育迟缓,智力低下,伴运动发育落后,发生长迟缓或发稀萎黄,四肢痿软无力,肌肉松弛,口角流涎,咀嚼无力,弄舌,食欲不振,面色无力,唇甲色淡,舌淡胖,苔少,脉细弱,指纹淡。

(4) 痰瘀阻滞证:失聪、失语,翻身、坐、爬、立、行走发育迟缓,伴智力落后,伴半身不遂,关节僵硬,屈伸不利,反应迟钝,或意识不清,喉间痰鸣,吞咽困难,或伴四肢抽搐反复发作,舌体胖,有瘀斑瘀点,苔腻,脉沉涩或滑,指纹黯滞。

(5) 脾虚肝旺证:运动发育迟缓,伴手足震颤、肢体扭转、四肢抽动、时作时止,伴四肢松软,面色萎黄,神疲乏力,不思饮食,大便稀溏,舌淡苔白,脉沉弱,指纹淡。

(三)推拿治疗

1. 推拿的作用 推拿疗法具有疏通经络、运行气血、强筋壮骨、平衡阴阳的作用,可降低肌张力,提高肌力,滑利关节,矫正姿势,改善运动和促进神经发育等作用,还可促进消化,提高免疫,增强体质,是小儿脑瘫的主要康复手段之一。

2. 治疗原则 据病情,虚者补之,实者泻之;小儿手法宜缓不宜急,宜轻不宜重。

3. 基本手法

（1）循经推拿：在经络循行方向，使用推法和按法的复合手法，根据不同部位可选择指推法、掌推法。疏通全身经络，加速全身血液循环，增加筋骨营养，缓解肌肉紧张，改善肢体活动。

（2）穴位点压：辨证取穴，通过手法对腧穴进行刺激，调理脏腑功能，开通闭塞，活血通络。肝肾亏损选穴肝俞、肾俞、合谷、太冲、三阴交等；脾肾虚弱选穴脾俞、肾俞、足三里、合谷、腰部夹脊穴等；心脾两虚选穴脾俞、心俞、通里、哑门、足三里等；痰瘀阻滞选穴膈俞、血海、丰隆、脾俞、通里、颊车等；脾虚肝旺选穴脾俞、足三里、太冲、合谷、肝俞等。

（3）肌肉推拿：对患儿异常肌肉采用按、揉、拿、捏等手法。对肌张力高的部位，采用轻柔的手法，缓解紧张，降低肌张力；对于肌力或肌张力低下部位，采用重着手法，提高肌肉兴奋性。

（4）异常姿势矫正：采用拔伸法、扳法、摇法为主，辅以理筋调衡手法，对异常姿势进行矫正，纠正关节结构异常、滑利关节、扩大活动度。

4. 基本操作

（1）头颈部

1）患儿俯卧位，采用一指禅推法，用拇指反复推按头部两侧运动区；然后从颈后枕骨下缘开始，分别沿左右两侧膀胱经外缘及督脉指推至肩 10~20 次。

2）患儿俯卧位或坐位，采用揉法或拿法，从上而下揉拿颈后肌肉 10~20 次。

3）患儿俯卧位，采用指点法，点揉百会、风池、哑门等穴，每穴约 1 分钟。

4）患儿坐位，采用拔伸法、扳法、旋转手法，做颈部前屈、后伸、侧屈、旋转被动活动，每个方向活动 3~5 次。

（2）躯干部

1）患儿俯卧位，采用指推法或掌推法或捏法，从上至下推、捏膀胱经和督脉 10~20 次。

2）患儿俯卧位，采用点法，点揉夹脊穴、肾俞、肝俞、脾俞、胃俞等穴，每穴约 1 分钟。

3）患儿俯卧位，采用擦法、揉法或叩击手法，作用于腰背部两侧肌肉，约 3 分钟。

4）患儿俯卧位，坐于患儿前，助手或者家属控制患儿腰部上侧，术者右手放在对侧患儿肩关节处，左手放在同侧患儿骨盆上侧，右手向内用力，左手向外用力推，使患儿躯干得到最大限度回旋，并保持 3 分钟。然后换另一侧，使用同样手法。

（3）四肢

1）患儿仰卧位，采用一指禅推法或掌推法分别自上而下推按四肢 10~20 次。

2）患儿仰卧位，采用按揉法或叩击法，分别按揉四肢肌肉，对于肌张力异常的肌肉重点推拿。

3）选择操作体位，采用点法分别点按合谷、曲池、委中、足三里、太冲、环跳等穴，每穴 1 分钟。

4）患儿仰卧位，采用扳法、旋转法，活动四肢各个关节，对姿势异常关节重点活动。常用于治疗肘关节屈曲挛缩畸形、腕关节屈曲挛缩畸形、拇指内收、髋关节内收挛缩畸形、足下垂等功能障碍者。

5. 注意事项

（1）小儿脏腑娇嫩，形气未充，肌肤柔弱，其手法特别强调轻快柔和，平稳着实，适达病所而止,不可竭力攻伐。

（2）小儿易哭闹,避免手法过重的同时,治疗环境要安静、整洁、温度适宜。

（3）小儿推拿时,不易过饥或过饱。最好于进食或进奶半小时至一个小时后进行,推拿后给予饮水、休息。

三、偏瘫

（一）概述

1. 定义　偏瘫又称半身不遂,是指一侧上下肢、面肌和舌肌下部的运动障碍,是急性脑血管病的一个常见症状。轻度偏瘫病人虽然尚能活动,但走路时上肢屈曲,下肢伸直,瘫痪的下肢走一步划半个圈,这种特殊的走路姿势称为偏瘫步态。严重者常卧床不起,丧失生活能力。中医属于中风范畴,以突然昏仆、半身不遂、口舌歪斜、言语謇涩或不语、偏身麻木为主要临床表现的病症。

2. 病因病理　主要有两个方面:即血管病变基础与血管内流动着的血流动力学基础。前者以动脉粥样硬化或（和）高血压性细小动脉硬化、动脉炎为多见;后者主要为血液成分改变,与包括血压因素在内的血流动力学改变。当管腔狭窄,管壁粗糙、血流缓慢,有利于血凝时,即容易致缺血性中风;如果流动着的血液内含有各种栓子,它们可以像塞子一样,在流动过程中把相应管径的血管堵塞,也可造成缺血性中风。当脑小动脉发生病变,血管内压力骤升使动脉破裂造成出血性中风;另外血液病、动脉瘤、动静脉畸形、抗凝或溶栓等也可导致出血性中风。

（二）中医辨证

1. 病因病机

（1）病因

1）积损正衰:"年四十而阴气自半,起居衰矣",素体阴亏血虚,阳盛火旺,风火易炽,或年老体衰,肝肾阴虚,肝阳偏亢,复因将息失宜,致使阴虚阳亢,气血上逆,蒙蔽脑窍,突发本病。正如《景岳全书·杂证谟·非风》所说"卒倒多由昏愦,本皆内伤积损颓败而然"。

2）劳倦内伤,烦劳过度:伤耗阴精,阴虚而火旺,或阴不制阳易使阳气鸱张,引动风阳,内风旋动,则气火俱浮,或兼夹痰浊、瘀血上壅清窍脉络。纵欲过度,房事不节,亦能引动心火,耗伤肾水,水不制火,则阳亢风动。

3）脾失健运:过食肥甘厚味,或饮酒过度,致使脾胃受伤,脾失运化,聚湿生痰,郁久化热,痰热互结,壅滞经脉,上蒙清窍;或素体肝旺,气机郁结,克伐脾土,痰浊内生;或肝郁化火,烁津成痰,痰郁互结,携风阳之邪,窜扰经脉,发为本病。此即《丹溪心法·论中风》所谓"湿土生痰,痰生热,热生风也"。加之饮食不节,脾失健运,气血生化无源,气血精微衰少,脑脉失养,再加之情志过极、劳倦过度等诱因,使气血逆乱,脑之神明不用,而发为中风。

4）情志过极,七情所伤:心火暴甚,可引动内风而发脑卒中,其中以郁怒伤肝最多。平素忧郁恼怒,肝失条达,气机郁滞,血行不畅,瘀结脑脉;暴怒伤肝,则肝阳暴张,或心火暴盛,风火相煽,血随气逆,上冲犯脑。或因长期烦劳过度,精神紧张,虚火内燔,阴精耗伤,日久导致肝肾阴虚,阳亢风动。此外,素体阳盛,心肝火旺之青壮年,亦有遇怫郁而阳亢化风,以致突然发病。

5）气虚邪中:气血不足,脉络空虚,尤其在气候突变之时,风邪乘虚而入,气血痹阻,或痰湿素盛,形盛气衰,外风引动内风,痰湿痹阻经脉,而致半身不遂。

（2）病机:中风的形成虽有上述各种原因引起,但其基本病机为阴阳失调,气血逆乱,上冲于脑。《素问·脉要精微论》说:"头者,精明之府。"李时珍在《本草纲目》中指出脑为"元神之府"。因此可以认为神明为心脑所主。病理基础则为肝肾阴虚,气血衰少。因肝肾不足,则肝阳易于上亢,又加饮食起居不当,情绪亢奋或感受外邪,气血上冲于脑,脑窍闭阻,故猝然晕倒,半身不遂,甚者不省人事。因素主要为风、痰、气、瘀、火,这些因素的形成与脏腑功能失调有关。如肝肾阴虚,则阳亢化火生风,或五志过极,化火生风,脾失运化,痰湿内生,或火灼炼液为痰,怒则气上,血随气上,或气虚无力固摄,血逸脉外,或气虚无力推动,均可导致瘀血停滞。上述因素之间可以互相影响,如风火相煽,痰瘀互结。

2. 辨证分型　分为中经络和中脏腑,中经络又分为风痰入络、风阳上扰和阴虚风动;中脏腑又分为痰热腑实、痰火瘀闭、痰浊瘀闭和阴竭阳亡。

（1）风痰入络证:肌肤不仁,手足麻木,突发口眼㖞斜,言语不利,口角流涎,舌强语謇,甚则半身不遂,或兼见手足拘挛,关节酸痛,舌苔薄白,脉浮数。

（2）风阳上扰证:平素头晕头痛,耳鸣目眩,突发口眼㖞斜,舌强语謇,或手足重滞,甚则半身不遂,舌质红苔黄,脉细弦。

（3）阴虚风动证:平素头晕耳鸣,腰酸,突发口眼㖞斜,言语不利,手指瞤动,甚则半身不遂,舌质红,苔腻,脉弦细数。

（4）痰热腑实证:平素头晕头痛,心烦易怒,突然发病,半身不遂,口舌歪斜,舌强语謇或不语,神志欠清或昏迷,肢体强急,痰多而黏,便秘,舌质黯红,或有瘀斑瘀点,苔黄腻,脉弦滑或弦涩。

（5）痰火瘀闭证:突然发病,半身不遂,口舌歪斜,舌强语謇或不语,神志欠清或昏迷,肢体强急,痰多而黏,便秘,面赤,气粗口臭,躁扰不宁,舌质黯红,或有瘀点瘀斑,苔黄腻,脉弦滑数。

（6）痰浊瘀闭证:突然发病,半身不遂,口舌歪斜,舌强语謇或不语,神志欠清或昏迷,痰多,面白唇黯,静卧不烦,四肢不温,苔白腻,脉沉滑缓。

（7）阴竭阳亡证:突然昏仆,不省人事,目合口张,鼻鼾息微,手撒肢冷,汗多,二便自遗,肢体痿软,舌痿,脉微欲绝。

3. 诊断要点

（1）具有突然昏仆,不省人事,半身不遂,偏身麻木,口眼㖞斜,言语謇涩等特定的临床表现。轻症仅见眩晕、偏身麻木、口眼㖞斜、半身不遂等。

（2）多急性起病,好发于40岁以上年龄。

（3）发病之前多有头晕、头痛、肢体一侧麻木等先兆症状。

（4）常有眩晕、头痛、心悸等病史,病发多有情志失调、饮食不当或劳累等诱因。

4. 鉴别诊断　临床常与口僻、痫病、厥证、痉病、痿病鉴别。

（1）口僻:俗称吊线风,主要症状是口眼㖞斜,常伴耳后疼痛,而无半身不遂或神志障碍等表现,多因正气不足,感受风寒邪气,邪入于脉络,气血痹阻所致,不同年龄均可罹患。

（2）痫病:俗称"羊羔疯"。痫病为反复发作神志异常的疾病,猝然发病,或口中有异常怪叫,四肢频抽而口吐白沫,或有突然木呆,呼之不应;中风则突然晕倒,一般无四肢抽搐及口吐涎沫的表现;痫病之神昏多为时短暂,移时可自行苏醒,醒后一如常人,或留有轻度头昏、乏力等症,但可再发;中风患者昏仆倒地,其神昏症状严重,持续时间长,难以自行苏醒,需及时治疗方可逐渐清醒,清醒后多伴有半身不遂,言语不利,口眼㖞斜。

(3)厥证:厥证也有突然昏仆、不省人事之表现,一般而言,厥证神昏时间短暂,发作时常伴有四肢逆冷,移时可自行苏醒,醒后无半身不遂、口眼㖞斜、言语不利等表现。

(4)痉病:痉病以四肢抽搐、项背强直,甚至角弓反张为主症,发病时也可伴有神昏,但痉病患者之神昏多出现在抽搐之后,而中风患者多在起病时即有神昏,而后可以出现抽搐。痉病患者抽搐时间长,中风患者抽搐时间短。痉病患者无半身不遂、口眼㖞斜等症状。

(5)痿病:痿病有肢体瘫痪,活动无力,但多起病缓慢,起病时无神昏,且以双下肢瘫或四肢瘫为多见,或见有患肢肌肉萎缩,或见筋惕肉瞤。中风则以半身不遂为主,多有神昏。

(三)推拿治疗

1. 治疗原则　平肝息风,舒筋通络,行气活血,滑利关节。

2. 基本治法

(1)经络及选穴:以手足阳经为主,辅以督脉和足厥阴经。常用穴位:曲池、手三里、外关、合谷、环跳、阳陵泉、足三里、昆仑、肝俞、肾俞等。

(2)手法选择:滚法、按法、推法、拿法、扳法、摇法、揉法等。

3. 基本操作

(1)准备手法:患者俯卧位或仰卧位,以轻柔的拿、揉、推、按、滚等手法放松局部,减轻肌紧张度。具体操作步骤:

1)仰卧位,以单手五指拿法从肩部施术至踝部;用掌根或大小鱼际揉、掌根推、掌按、滚手法自肩部施术至踝部,手法均连续操作3~5遍。

2)俯卧位,以单手五指拿法自肩部拿至足跟部;用掌根或大小鱼际揉、掌根推、掌按、滚法等手法自肩部施术至足跟部,手法均连续操作3~5遍。缓解紧张情绪,取得患者配合,尤其是有肩关节半脱位、肩痛、肩手综合征患者。

(2)头面及颈项部

1)仰卧位或半卧位。先推头面,用拇指侧面推偏瘫对侧运动区,从百会至耳郭上发际,来回数次,范围要广,以酸胀疼为度。如有口眼㖞斜,依次一指禅推印堂、睛明、阳白、鱼腰、太阳、四白、迎香、下关、颊车、地仓、人中等穴,往返1~2次,并配合抹、按、揉2~3分钟。

2)坐位或俯卧位。拿揉颈项部两侧2~3分钟,按揉风府0.5~1分钟,拿揉风池、肩井2~3分钟。

(3)上肢部

1)坐位或侧卧位。沿患肢外侧、前侧、内侧往返推2~3分钟,以肩关节、肘关节及其周围为重点,同时配合患肢外展和肘关节屈伸的被动活动;按揉点臂臑、肩贞、曲池、尺泽、合谷等穴各1分钟,力度渐大。推抹腕部、手背、手掌各1分钟;理五指1~2分钟,同时配合腕关节及指间关节屈伸的被动活动;捻五指1~2分钟,配合拔伸手指 1 分钟。但如出现患者屈曲痉挛,力度需减小而柔和。继而捏前臂肌肉。在做上肢按摩的同时,必须叮嘱患者闭目静心,默想放松,配合协作。

2）坐位,按揉患侧肩胛骨周围及颈项,由于瘫痪的上肢容易内收屈曲痉挛,所以当捏三角肌时嘱患者尽力做肩外展动作,一手给予适当助力,捏三角肌时嘱患者尽力伸肘,按外关穴嘱患者尽力伸指等活动。

（4）背部及下肢部

1）俯卧位。自上而下按揉脊柱两侧膀胱经 2~3 遍,在心俞、肝俞、脾俞、胃俞、肾俞等穴处重点提捏;如果腰背无力,采用拍击法叩击腰部两侧肌肉;如果腰部肌肉僵硬,脊柱倾斜,采用扳法松解腰部肌肉。

2）推拿下肢,患者取健侧卧位,治疗师用双手搓大小腿,上下来回数遍。然后点压环跳、委中、承山、太溪、昆仑等穴各 1~2 分钟,要逐渐加大力度,但如点穴引起肌紧张亢进痉挛,就当减少力度,以不引起痉挛为宜。最后揉捏小腿直至各趾。瘫痪的下肢,容易恢复站立和行走,但易形成划圈的病理步态。所以,当点环跳穴时,嘱患者尽力做下肢内旋、内收、屈曲的动作并用力蹬出。最后,帮助患下肢被动屈髋、屈膝、稍内收、内旋,令患者从腰部发力,尽力蹬出,如患者完成不够好,可给予适当助力。如此反复按摩和练习,可有助于形成正确步行能力。

4. 注意事项

（1）病情过于严重或进行性加重中,如深度昏迷、颅压过高、严重精神障碍、血压过高等,推拿宜轻柔或者暂时停止手法治疗。

（2）伴有严重的合并症,如有严重感染、急性心肌梗死、心绞痛等,暂时停止手法治疗。

四、截瘫

（一）概述

1. 定义　截瘫是由于各种不同致病原因引起的脊髓结构和功能的损害,造成损伤平面以下脊髓功能(运动、感觉、反射等)部分或全部障碍。使患者丧失部分或者全部运动能力、生活能力和工作能力的神经损伤。本病症是重要的难治病之一。中医属"痿病"范畴,指肢体筋脉弛缓,软弱无力,不能随意运动,或伴有肌肉消瘦枯萎。

2. 流行病学　美国外伤性脊髓损伤的发病率为 20~45 例/百万人口,患病率为 900 例/百万人口。北京地区发生率为 68 例/百万人口。脊髓损伤以青壮年为主,男性多于女性。我国脊髓损伤病人多因交通事故、高处坠落、砸伤等。

3. 病因病理

（1）病因:很多因素及疾病均可引起截瘫,大致可分为创伤性和非创伤性,创伤性包括骨折、刀伤、枪伤等导致;非创伤性包括:

1）血管性:动脉炎、脊髓血栓性静脉炎、动静脉炎等。

2）感染性:吉兰—巴雷综合征、横断性脊髓炎、脊髓前角灰质炎等。

3）退行性:脊柱肌肉萎缩、肌萎缩性侧索硬化、脊髓空洞等。

4）占位性:各种肿瘤。原发性肿瘤如脑(脊)膜瘤、神经胶质瘤、神经纤维瘤、多发性骨髓瘤等;继发性肿瘤如继发于肺癌、前列腺癌的脊髓肿瘤。除肿瘤外占位性病变还见于严重腰椎间盘突出症、脊椎滑脱、椎管狭窄等。

（2）病理：早期：损伤后 3 小时灰质出现出血点；6～10 个小时出血灶逐渐扩大，白质出现水肿，胶质细胞浸润；12 小时后神经轴突开始退变，神经细胞逐步坏死；组织水肿 24～48 小时后逐渐消退，形成不可逆的坏死；晚期：瘢痕形成，组织增生，硬膜粘连，神经胶质化。

4. 诊断

（1）定性诊断

1）完全性脊髓损伤：损伤平面以下的运动、感觉、生理反射、括约肌功能完全丧失。

2）不完全性脊髓损伤：损伤平面以下的运动、感觉功能仍有部分保留。

（2）定位诊断：根据感觉平面和运动平面来确定损伤平面。

（3）功能诊断：采用美国脊柱损伤协会（ASIA）于 2000 年修订的第 5 版《脊髓损伤神经学分类国际标准》中感觉和运动检查的项目与评分方法，对感觉和运动功能进行检查，确定感觉和运动平面以及脊髓损伤水平。还应检查患者的日常生活能力。

（4）特殊检查：脊柱 X 线或 CT、脊柱 MRI、脊柱血管造影等提示有脊髓损失，球—肛门反射，骶—尾部感觉、运动等有助于判断是否度过脊髓休克期及确定损失平面。

（二）中医辨证

1. 病因病机　痿病形成原因较多，外感温热毒邪、饮食劳累、先天不足、跌打损伤等，均可致使五脏受损，津液耗损，气血不足，肌肉失养，而发为痿病。

（1）病因

1）感受温毒：温热邪毒内侵，或温病高热不退，或病后余邪未尽，持续低热，均可导致内热燔灼，耗气伤津，肺叶损伤，肺失输布，五体失养，筋脉痿而不用。

2）湿热浸淫：冒雨涉水或久居潮湿之处，感受外来湿邪，浸淫筋脉，营卫运行不畅，或郁而发热，或湿热内停，蕴而积热，导致湿热相争，浸淫经脉，气血运行不畅，经脉失养，痿而消瘦。

3）饮食所伤：素体脾胃虚弱，或饮食所伤，或久病致虚，中气损伤，致使脾胃运化、输布水谷精微的功能失常，气血津液化生不足，五脏失养，以致肌肉筋脉失养；或饮食肥甘厚味，辛辣刺激，损伤脾胃，运化失常，水湿内生，郁而化热，或脾胃虚弱，不能运化水湿，聚湿生痰，客于经脉，均可致痿。

4）久病、房劳过度：先天不足，或久病体虚，或房劳过度，损伤肝肾，耗伤阴精，肾水不足，筋脉失养致痿。

5）跌仆瘀阻：跌打损伤，瘀血阻络，新血不生，则肌肉失养，经脉运行不畅，脑失神明之用；或产后恶露未尽，瘀血流注腰膝，以致气血瘀阻不畅，脉道不利，四肢肌肉失养。

（2）病机：痿病病变部位在筋脉肌肉，根源在五脏虚损，正如《素问·痿论》认为"五脏使人痿"。肺主皮毛，脾主肌肉和四肢，肝主筋，肾主骨生髓，心主血脉，五脏损伤，均能致痿，且脏腑之间互相影响。如肺热叶焦，肺失输布，久则五脏失濡而致痿；肾水下亏，水不制火，火热上炎，火灼肺金；脾虚不运与湿热内蕴也可互为因果；湿热易于下注，伤及肾阴；湿热毒邪，灼阴伤津，以致阴精耗伤；脾胃虚弱，运化无力，又可湿停为痰，痹阻经脉；肝肾阴虚，阴不制阳，阳热亢于上，灼伤阴津，筋脉失养。

2. 辨证分型　参照《中医内科学》（周仲瑛主编）分为肺热津伤、湿热浸淫、脾胃虚弱、肝肾亏损和脉络瘀阻。

（1）肺热津伤证：发病突然，或高热后突然出现肢体无力，可较快出现肌肉萎缩，皮肤干燥，心烦口渴，呛咳少痰，咽干不利，小便黄赤或热痛，舌质红绛，苔黄燥，脉细数。

（2）湿热浸淫证：起病缓慢，渐渐出现肢体困重无力，尤以双下肢或双足明显，或有微肿，手足麻木，扪及微热，喜凉恶热，或有低热，胸脘痞闷，小便黄赤热痛，舌质红，苔黄腻，脉滑数或濡数。

（3）脾胃虚弱证：起病缓慢，肢体软弱无力缓慢加重，少气懒言，纳呆便溏，肌肉萎缩，神疲肢乏，面色萎黄，面浮，舌淡，苔薄白，脉沉细。

（4）肝肾亏损证：起病缓慢，肢体软弱无力缓慢加重，尤以腰以下明显，腰膝酸软，不能久站，甚则不能行走，下肢肌肉渐渐萎缩，或伴眩晕耳鸣，咽干口燥，遗精或遗尿，或妇女月经不调，舌质红少苔，脉细数。

（5）脉络瘀阻证：久病体虚，四肢萎缩，手足麻木不仁，四肢青筋暴露，或肌肉时有隐痛不适，舌质黯淡或瘀点、瘀斑，脉细涩。

（三）推拿治疗

推拿可以改善血管的舒缩功能，增强肢体的血液、淋巴液循环；并能改善肢体的感觉和运动功能，对促进肢体功能恢复有积极意义，早期实施效果明显。同时配合肢体功能锻炼，可促进肢体功能的康复。

1. 治疗原则　调理阳明，补益气血，祛邪和络。

2. 经络及选穴　根据《素问·痿论》"治痿独取阳明"的理论，取穴以上、下肢阳明经为主，配合脊柱损伤部位两侧膀胱经、督脉；点穴以脊柱损伤部位两侧夹脊穴、环跳、委中、承扶、承山、足三里、阳陵泉、解溪、气冲、中脘、天枢、气海、关元等穴，如果是高位截瘫加曲池、肩井、臂臑、合谷、大椎等穴。

3. 手法选择　可选用推法、揉法、点法、擦法、摇法、捏法、搓法、拿法、按法、按揉法、扳法、摩法等。

4. 基本操作

（1）准备手法：俯卧位或仰卧位，对瘫痪肢体运用较轻柔的拿、揉、推、按、擦法等手法使局部放松，减轻肌肉紧张程度。具体操作步骤：

1）仰卧位，以单手五指拿法从肩部施术至踝部；用掌根或大小鱼际揉、掌根推、掌按、擦法等手法自肩部施术至踝部，手法均连续操作3～5遍。

2）俯卧位，以单手五指拿法自肩部拿至足跟部；用掌根或大小鱼际揉、掌根推、掌按、擦法等手自肩部施术至足跟部，手法均连续操作3～5遍。缓解患者紧张情绪，取得患者配合，尤其是肌张力较高，痉挛较重患者。

（2）颈部和躯干

1）俯卧位，采用推法和捏法，从颈部开始，自上而下，分别推捏脊柱损伤部位两侧膀胱经和督脉路线，反复操作3～5遍。

2）俯卧位，采用点法，分别点按两侧夹脊穴和膀胱经腧穴，每穴1分钟，通过刺激脊神经后支，达到刺激损伤段脊髓神经的作用。若患者大小便失常，改仰卧位，在其腹部加用手掌顺时针方向揉、摩3～5分钟。

3）俯卧位，用一手掌搓、擦患者腰骶部，以透热为度。

4）侧卧位，右手放在患者上侧肩部，左手放在患者髋部上侧，右手向内用力，左手向外用力，使患者腰部做最大旋转，并保持3分钟。相反方向侧身，被动旋转对侧腰部。

（3）四肢

1）仰卧位，用滚法、揉法自上而下作用于四肢，以阳明经为主，反复 3~5 遍。然后以拿揉四肢瘫痪肌群，从上而下，反复操作 5~10 分钟，以促进血液、淋巴循环，改善组织供血，促进关节和组织内的水肿吸收，增强萎缩肌纤维的弹性与韧性，恢复肌力。

2）指点揉气海、关元、中脘、天枢、环跳、委中、承扶、承山等穴各约 1 分钟，以产生酸、麻、胀感觉为度；如有上肢瘫痪，加点揉合谷、曲池、臂臑、阳溪、外关等穴。

3）仰卧位，采用扳法、摇法，被动活动髋、膝、踝关节；如有上肢瘫痪，被动活动肩、肘、手关节；要求每个关节各个方向都要活动 10 遍。

5. 注意事项

（1）脊柱外伤引起的截瘫，手法宜轻柔，避免用力点按和旋转，尤其损伤急性期，损伤部位禁忌推拿。

（2）脊髓平面第 4 颈椎以上损伤患者，避免推拿颈部。

（3）截瘫患者容易并发下肢静脉血栓，下肢静脉血栓急性期避免推拿。

（4）截瘫患者容易肌肉萎缩，嘱其家属和患者要经常进行四肢主动和被动活动，配合训练。

五、骨折术后

（一）概论

骨折是指骨或者骨小梁的完整性、连续性发生断离。发生骨折的主要原因主要有三种情况：直接暴力、间接暴力、积累性劳损等。骨折分为外伤性、疲劳性和病理性等。骨折按传统分类方法还可分为稳定性和不稳定性骨折，闭合性和开放性骨折等，这样分类便于手术治疗骨折。

AO 组织发表字母数字式分类法，以便更准确地指导临床治疗，并便于统计教学、科学研究、评价和临床所需的资料，更详尽的分类还有骨骺骨折的分类方法（SUD），扩展的 OTA 分类方法等，这些方法指导着临床工作，并且意义重大。由于临床上骨折的情况非常复杂，本部分论述的主要是长骨骨折的术后康复。

（二）常见康复问题

1. 损伤后炎性反应和肢体肿胀 骨折后局部组织受损，并有多种并发症，如出血和血管内血栓形成，充血、渗出增加，炎性细胞增多，吞噬功能加强，损伤越严重，这些的反应也就越强。损伤后血管壁弹性减弱、运动减少导致肌肉的"唧筒"作用减弱而产生的血液回流障碍多导致骨折愈合后肢体肿胀。手术治疗虽能清除局部血肿，但手术切开等操作导致二次损伤，加重了炎症水肿反应。

2. 肌肉萎缩和肌力下降 主要指失用性肌萎缩和肌力下降，由于骨折后卧床和局部固定导致。

3. 关节活动障碍 关节活动受限是由于骨折后制动导致关节周围纤维组织挛缩，关节内外组织粘连，关节囊、韧带、肌腱和疏松结缔组织之间缺乏必要的牵拉而逐渐挛缩。关节长时间不活动导致非外伤部位的关节僵硬。

4. 骨强度降低 骨折后制动使骨丧失了应力负荷的刺激，影响骨组织血液循环，骨代谢障碍，骨无机盐流失，导致骨质疏松。肌腱、韧带附着处的骨质疏松更为明显，撕脱性骨折可因粗暴的被动活动而导致。

5. 关节稳定性减弱 骨折后制动使关节韧带的强度降低,部分肌肉萎缩、肌力下降,吸收及缓冲应力能力减弱,导致韧带失去保护和支持,易受损伤。

6. 整体功能下降 骨折后需要较长时间卧床休息,其原因是下肢或脊柱骨折、年老体弱者、其他严重的骨折或合并其他损伤,能够影响全身健康,导致各系统功能减退,易产生并发坠积性肺炎、压疮、便秘、尿路感染及静脉血栓形成等并发症。

7. 日常活动能力下降 骨折患者日常生活和工作受到影响的原因有局部制动、卧床休息、关节活动受限及肌力下降。患者日常活动能力下降的程度之所以差异较大,是因为骨折部位、严重程度和对身体影响的不同。

8. 心理障碍 上述的康复问题,尤其是经过康复治疗后仍存在明显的功能障碍,并可能长期存在时,患者可出现如焦虑、忧郁等各种心理问题,若这些功能障碍严重影响患者的工作要求和生活质量时,更应注重其心理的异常变化。

(三)推拿治疗

1. 治疗原则 术后应立即进行患肢和全身的运动治疗,需参考骨折和软组织的稳定程度。例如,发生开放性骨折时,骨折处的肌肉—肌腱的活动能够刺激软组织,并使其对抗感染的能力降低。当软组织愈合达标,即开始康复治疗。为防止挛缩,夹板应在功能位固定关节。下肢骨折的患者应当根据骨折固定的稳定程度、固定的方式、固定物固有的疲劳寿命以及患者的全身情况而限制负重。另外,根据 X 线片上的稳定度和骨再生的情况进行监测,从而决定负重的增加。

2. 软组织手法 在局部软组织条件允许的情况下,可尽早进行推拿和按摩。早期以向心性手法为主,目的是消除水肿;为获得更大的运动范围,后期的治疗手法应增强,通过按摩可减轻疼痛。同时,揉捏和按摩引起肌肉内的活动,可减轻关节内粘连。

3. 关节松动术 为使组成关节的骨端能在关节囊和韧带等软组织的弹性范围内发生移动,对于后期僵硬的关节,可配合热疗进行手法松动。通过各种手法来调节。如手掌指关节可有被动的前、后滑动、侧向滑动、外展内收和旋前、旋后滑动。对于中度或重度关节挛缩者,为了减少纤维组织的回缩,维持治疗效果,可在运动与牵引的间歇期,配合使用夹板固定。

(四)功能训练

1. 休息与制动 如上所述,部分骨折术后需要充分的制动。为了促进患肢的血液和淋巴回流,减轻肢体水肿,制动的体位以抬高患肢保证远端高于近端,近端高于心脏为宜。

2. 持续被动活动(CPM) CPM 适宜在有效固定的术后早期立即使用。其目的是使已经稳定固定的关节内骨折的关节软骨通过挤压得到关节液的营养,从而促进关节液代谢,避免了长期制动所导致的关节软骨退变和关节内粘连。

3. 助力运动和主动运动 主动运动可以改善关节软骨营养,维持关节活动度,是减轻伤后和术后早期肢体水肿的最好办法。其促进患肢血液和淋巴回流,维持机体肌肉力量,防止肌肉萎缩的效果,是通过主动运动的肌泵作用而实现的。主动运动的限度为无明显疼痛,在关节各个轴位上的活动范围为整个关节,施加外力助力运动是在本身力量不足或疼痛影响无法完成的情况下进行的。

4. 肌力练习 等长收缩的练习可以强化肌泵作用,从而消除水肿,并维持一定的肌张力,防止肌萎缩;为更好地促进骨折愈合,后期可以进行抗阻训练从而增强肌力,加强关节稳定性,并给骨折端一定的压力。

5. 全身锻炼　早期通过非受累关节的活动以维持关节功能;通过非受累肢体的抗阻训练以维持肌肉张力;可通过较大运动量的有氧运动以维持心肺功能,同时预防长期卧床所带来的并发症。在患肢能够承受应力刺激的情况下,全身运动不仅能够改善心肺功能,给予患肢应力刺激,能够加速患肢的功能性重建过程。

学习小结

1. 学习内容

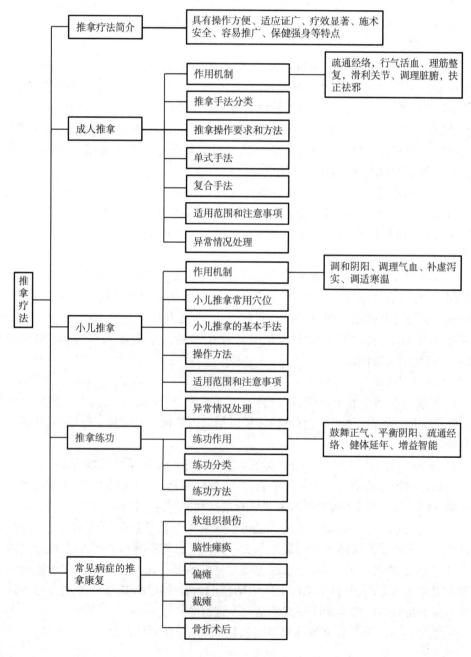

2. 学习方法

本章的实践性较强,是中国传统康复技能的重要内容,在学习过程中不但要正确学习推拿的基本理论,而且更要掌握其常用推拿手法的动作要领、操作方法,软组织损伤疼痛、脑瘫、偏瘫、截瘫的手法选择和操作。术者姿势较易掌握,操作难点在于推拿手法的持久、有力、均匀、柔和、深透,为了更好地理解和领悟,应当多练习、多思考。使自己熟练掌握,以便在康复临床中灵活运用,达到有效的康复目的。

(齐 伟 沈 峰)

复习思考题

1. 简述推拿的概念。

2. 简述成人推拿的作用。

3. 简述何为成人推拿操作要求的持久、有力、均匀、柔和。

4. 简述扳法的概念及动作要领。

5. 简述软组织损伤的临床表现及分期。

第六章

理筋正骨手法

📖 学习目的

通过学习常用理筋正骨手法的操作要领与技巧,为筋伤、骨折、脱位等病症所致功能障碍的手法康复治疗奠定基础,了解理筋正骨手法与推拿手法的理论指导基础及操作要领。

学习要点

理筋正骨手法的概念、发展简史、适应证、禁忌证;常用理筋正骨手法的操作方法、治疗原则;损伤后肌肉萎缩及关节僵硬的理筋正骨手法操作。

中医骨伤科历史悠久,源远流长,是中华各族人民与骨伤疾患作斗争的经验总结,具有丰富的学术内容和卓越的医疗成就。骨伤手法一般分为理筋手法和正骨手法两大类,在骨伤疾病的治疗与康复中,理筋正骨手法占有重要的地位,在临床上应用广泛,如治疗骨折、脱位的整复,筋出槽、骨错缝的归位等。

第一节 理筋正骨手法简介

一、理筋手法概述

理筋手法又称治筋手法,是对筋伤进行矫正、治疗,使筋的翻转、扭曲、错乱等恢复正常,使肢体、关节舒展滑利的一种技巧,是中医伤科重要的治疗手法,具有简便、安全、取效迅速直接的特点。现代由于药源性疾病不断增多,医学界开始崇尚自然疗法,理筋手法医学符合这一发展趋势,故理筋手法医学的地位在日益提高,如颈椎病和腰椎间盘突出症的治疗与康复,小儿肌性斜颈、小儿脑瘫、中风后遗症等所导致肢体功能障碍的治疗等,理筋手法是重要的康复技能之一。

(一)理筋手法康复功效和应用原则

1.康复功效

(1)舒筋通络,祛瘀消肿:对于损伤性疾患,无论是急性筋伤还是慢性筋伤,其主要临床表现是肿胀、疼痛。中医认为,由于损伤,脉络受损,血离经隧,瘀血留滞,经脉闭阻,不通则痛。离经之血瘀于肌腠,则为肿,瘀于皮下则为青紫瘀斑。理筋手法可有效地缓解组织痉挛,改善损伤局部的血液和淋巴循环,调整局部组织代谢,促进局部瘀血的消散吸收,有利肿胀消退和组织修复。

302

（2）整复错缝,理正滑脱:在外力作用下,可动关节或微动关节可发生微细开错离位,韧带可发生扭伤,肌腱也可偏离其原来的解剖位置,出现筋歪、筋走、筋翻等,导致关节功能障碍。恰当的理筋手法有捋顺、整复、归位作用,能有效地整复骨错缝、筋滑脱,恢复关节功能。

（3）解痉止痛,活络除痹:现代研究表明,痹痛者多有组织痉挛,而组织痉挛者又常因组织代谢障碍加重疼痛。理筋手法循经取穴,迎随补泻,活络通经,有效地提高局部组织的痛阈,疼痛减轻则痉挛亦缓解,使经络气血畅通,达到通则不痛的目的。另外也能有效打破疼痛与痉挛的恶性循环链,起到解痉止痛、活络除痹的功效。

（4）松解粘连,通利关节:损伤后期,关节、肌肉、韧带等组织可发生不同程度的粘连、纤维化、瘢痕挛缩等病理变化,而风寒湿邪侵袭等可更进一步加重组织充血、渗出、水肿、肥厚而最终形成粘连,使关节活动功能受限。恰当的理筋手法一方面可直接将力作用于损伤局部,改善局部的循环状态;另一方面外力亦可剥离或撕脱粘连,从而达到恢复关节功能的目的。

（5）迎随补泻,防治废痿:长期外固定、卧床或神经损伤等原因,皆可导致气血循行迟滞、血不荣筋、筋骨痿软无力及受损伤的组织恢复缓慢。理筋手法循经取穴并施以补泻手法,温其血脉,补虚泻实,扶正祛邪,加速气血循行,促进新陈代谢,改善肌肉、筋脉的营养状态,并可疏通脏腑、经络、气血功能,从而达到防治废痿,促进组织修复的功效。

2. 应用原则

（1）筋骨并重:筋与骨在生理和病理上有密切关系,肝主筋,肾主骨,素有"肝肾同源"之说。筋伤与骨伤可单独发生,也可同时发生,并能相互影响。例如,筋的损伤性痉挛可使骨关节发生交锁或错位;反之,骨关节错位也可改变筋的正常生理位置而发生筋翻、筋转等。因此,康复临床理筋手法应用时需注重"筋骨并重"的原则,既要注重筋损伤的康复,又要重视骨关节损伤的康复,这样便可事半功倍,此即为"筋柔才骨正,骨正才筋柔"。

（2）内外兼顾:人体是统一的整体,无论是跌打损伤,还是外邪侵袭,损伤筋骨,经络受累,气血运行必然紊乱,严重者消耗津液,伤及脏腑。若脏腑气血受伤,可导致经络失调,加重外伤病情,或妨碍其康复。所以,外伤与内损密切相关,彼此影响。在康复临床理筋手法实施中需要把握"内外兼顾"的原则,既要外调皮肉、筋骨损伤,又要注重配合其他方法调整脏腑、气血的病变。临床上可根据损伤的病理变化,或以理筋外调为主,或内、外调整并重,或配合功能锻炼,灵活运用,尽量做到"内外兼顾"。这对于提高康复疗效、促进功能恢复,有着极为显著的作用。

（3）急慢各异:临床上筋伤有急、慢性损伤之分。急性筋伤因暴力所致,气滞血瘀,肿痛并见,病势急骤。慢性筋伤或因反复损伤,缠绵难愈;或因治疗不当,迁延日久;或脏腑气血虚弱,筋骨失养,风寒湿邪乘虚而入,致痹痿并存,病情反复。两者病因病机上的区别,决定了它们在康复的治法上有所侧重。急性筋伤多以行气活血、消肿止痛的理筋手法为主,慢性筋伤则宜舒筋活络、温经散寒兼祛风除湿的理筋手法为主,这就是治病必求于本的原则。

（4）康复与治疗结合:将损伤的临床治疗与康复有机结合起来,注重理筋手法治疗与康复阶段的治疗目标要求,在选择施术方式、力度把握等方面围绕着功能康复的目标,结合损伤的不同时期的病理及理筋手法的功效特点,有目的地施术,以尽快促使组织修复,功能恢复。

（二）基本要求

使用理筋手法应根据辨证施治的原则灵活运用。筋伤有轻重之别,又有皮肉、肌腱、韧带、关节囊、关节软骨、椎间盘、血管、神经等损伤之分,解剖位置也各有所异,所以要求按不同的病情运用相适应的理筋手法。理筋手法之轻重、巧拙,直接关系着损伤的功能恢复,使用正确,就能及时改善功能,否则就得不到良好的效果,甚至适得其反。所以要求操作者不断提高自身的理论知识及医疗技能,提高诊断的正确率避免误诊误治而发生意外,手法操作前要对手法的步骤做出计划,熟悉手法技巧,确保安全、有效,操作时用力要轻重适当。在施法过程中要注意观察患者的表情,询问其自我感觉,随时调整手法强度,避免用力过猛、过重而加重原有的损伤。严格掌握手法的适应证和禁忌证。

（三）适应证与禁忌证

1. 适应证

（1）急慢性闭合性筋伤局部有肿胀、疼痛等功能障碍患者。

（2）骨关节错缝有明显功能障碍的患者。

（3）各种创伤后或因治疗不当而引起关节粘连、僵直、屈伸不利等功能障碍的患者。

（4）因骨性关节炎及其他痹病而引起的肢体肿胀、疼痛,关节活动不利等功能障碍的患者。

（5）长期卧床而引起肢体痿废失用的患者。

2. 禁忌证

（1）诊断不明确的急性脊柱损伤伴有脊髓损伤症状的病人。

（2）急性软组织损伤局部肿胀严重或伴有水疱的患者。

（3）可疑或已经明确诊断为恶性肿瘤的患者。

（4）骨关节结核、骨髓炎、老年性严重骨质疏松症等骨病患者。

（5）有严重心、脑、肺功能不全患者。

（6）有出血倾向的血液病患者。

（7）施术部位有严重皮肤损伤或皮肤病的患者。

（8）腰腹部损伤的妊娠期孕妇。

（9）有精神病疾患,不能和治疗师合作的患者。

二、正骨手法概述

正骨又称"接骨""正体""整骱""整骨""上骱"等,是利用手法将损伤错位的骨骼归位、接正。其中包括上骱手法,即利用手法将脱位的骨端恢复到原位;正骨手法,即骨折复位手法,利用手法将骨折断端恢复到良好的对位关系。清代吴谦等著《医宗金鉴·正骨心法要旨》说:"夫手法者,谓以两手安置所伤之筋骨,使仍复于旧也。"较系统地总结了清代以前的正骨手法,该书将整骨手法归纳为摸、接、端、提、推、拿、按、摩八法,详细阐述了各类手法的适应证、作用及其操作要领。并介绍腰腿痛等疾患的手法治疗,及运用攀索叠砖法、腰部垫枕法整复腰椎骨折脱位等。

（一）正骨手法康复功效和应用原则

1. 康复功效

（1）整复移位:消除骨折断端的旋转、剪切和成角外力,使骨折端相对稳定并能有效对位,为骨折愈合创造有利的条件,促进肢体功能的恢复。

（2）整复脱位:使脱位的骨端复位,减少关节周围软组织的损伤,利于关节功能的恢复。

（3）消肿止痛:手法整复能使骨正筋柔,还原出槽之筋,错缝之骨,解除血管、肌肉的痉挛,疏通经络,通则不痛,促进损伤康复。

2. 应用原则

（1）及时:及时施行整骨手法与上骱手法,能减少患者疼痛,促进损伤痊愈,功能恢复。但必须注意,在骨折中,如患肢局部高度肿胀,甚至出现张力性水疱时,则应在采取相关措施促使肿胀基本消退后,再施行手法;否则,不仅手法施行困难,并且可能造成严重并发症。

（2）稳妥:施行整骨手法与上骱手法时,动作要稳妥,同时应给患者安排既舒适又便于治疗师操作的体位。

（3）准确:对局部解剖、伤病的性质及病理特点要熟识准确。运用整骨手法与上骱手法时,动作要准确、实效,用力要轻重适当,避免不必要动作。

（4）轻巧:整骨手法与上骱手法操作时,动作要熟练、灵活、敏捷、轻巧,达到既省力又有效,尽量减轻患者的痛苦,切忌鲁莽粗暴,造成患处新的损伤。

另外,施行手法时,精力要集中,态度应从容沉着,减少患者的紧张心情,以取得患者的信任和配合。同时密切注意患者对手法的反应及局部变化。

（二）基本要求

1. 整骨手法的基本要求

（1）解剖复位:骨折之畸形和移位完全纠正,恢复了骨的正常解剖关系,对位（指两骨折端的接触面）和对线（指两骨折段在纵轴上的关系）完全良好时,称为解剖复位。解剖复位可使折端稳定,便于早期练功,骨折愈合快,功能恢复好。对所有骨折都应争取达到解剖复位。

（2）功能复位:骨折复位虽尽了最大努力,某种移位仍未完全纠正,但骨折在此位置愈合后,对肢体功能无明显妨碍者,称为功能复位。功能复位的标准有:①对线:骨折部的旋转移位,分离移位必须完全矫正,成角移位若与关节活动方向一致,日后可在骨痂改造塑形期有一定的矫正和适应。下肢骨折:向前或向后成角移位,成人不宜超过 $10°$,儿童不宜超过 $15°$,侧方成角必须完全纠正;上肢骨折:肱骨干骨折允许 $15°$ 的成角,前臂双骨折不允许有成角畸形。②对位:长骨干骨折,对位至少应达 1/3,干骺端骨折至少应达 3/4;③长度:下肢骨折短缩移位,成人不超过 1cm,儿童不超过 2cm,肱骨骨折可放松一些。对不能达到解剖复位者,应力争达到功能复位。

2. 上骱手法的基本原则:手法操作时,术者与助手应熟悉病变,了解手法操作步骤,密切配合,动作宜缓慢、轻柔、持续,避免粗暴、反复的手法复位。

（1）欲合先离:通过术者与助手对抗牵引或持续骨牵引使脱位的关节骨端离而复

合。牵引手法是其他整复手法的基础。

（2）原路返回：根据造成关节脱位的损伤机制，使脱出的骨端沿发病原路，通过关节囊破裂口送回正常位置。如肘关节后脱位，先在肘关节伸直位牵引，冠状突离开鹰嘴窝越过滑车，屈曲肘关节即可复位。

（3）杠杆作用：通过拔伸、屈伸、提按、端挤等手法，利用杠杆原理，将脱位的骨端轻巧地回纳，并恢复关节面的正常关系。

（4）松弛肌肉：应用阻滞麻醉或肌肉松弛剂，使患肢肌肉松弛，骨端易于还纳。

（三）适应证与禁忌证

1. 适应证

（1）整骨手法适用于大多数骨折，如肱骨外科颈骨折、肱骨髁上骨折、桡骨远端骨折等。

（2）上骱手法适用于大部分关节脱位，如肘关节脱位、肩关节脱位、下颌关节脱位、髋关节脱位等。

2. 禁忌证

（1）开放性或病理性的骨折、脱位，如恶性肿瘤、骨关节结核、脓肿、骨髓炎、血友病等伴骨折、脱位者。

（2）诊断不明确的急性脊柱骨折脱位或伴有脊髓压迫症状，或有脊柱重度滑脱的患者。

（3）骨折、脱位伴有邻近关节周围肌腱、韧带完全断裂或大部分断裂的患者。

（4）手法操作区域有皮肤破损或化脓性感染的患者。

（5）精神病患者，对手法治疗不能合作者。

（6）其他，如患有严重心脑肝肾功能衰竭等患者。

第二节　常用理筋手法

历代医家对理筋手法积累了丰富的经验，手法种类多，内容丰富，现在又有很大的发展。现将常用理筋手法归纳如下。

一、头颈部理筋手法

1. 抹面法　患者仰卧位，医者坐于其头端。以双手拇指指腹部分置于患者鼻部两旁的迎香穴处。沿上颌下缘经颧髎、下关至耳门穴止，反复抹 1~3 分钟。拇指抹面法常与拇指摩法相配合，前者手法重，后者手法轻，可轻重交替使用（图 6-1）。该手法适用于面神经瘫痪，三叉神经痛等。

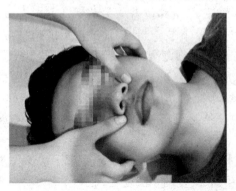

图 6-1　抹面法

2. 按揉颊车法　患者仰卧位，医者以两手拇指或食、中指腹于两侧颊车穴按揉 1~2 分钟，然后以拇指自听会穴处沿下颌外缘经颊车推至大迎穴，反复操作 5~7 次（图 6-2）。该手法适用于牙龈肿痛、下颌关

笔记

节功能紊乱、面神经炎等。

3. 按下关法　患者仰卧位，医者以食指置于耳后翳风穴处，拇指置于耳前下关穴处，两指同时用力，持续按压 2~3 分钟。然后分别于两穴处施行指揉法 1~2 分钟（图 6-3）。该手法适用于下颌关节功能紊乱，面神经炎所致口眼㖞斜等。

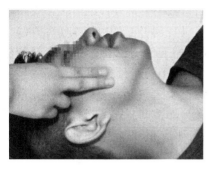

图 6-2　按揉颊车法

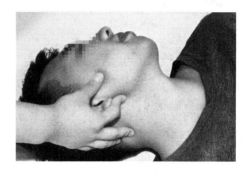

图 6-3　按下关法

4. 点项舒筋法　患者正坐。治疗师立于患者背后，左手扶住患者额部，右手以拇、中指轮换点压痛点及天柱、风池、大椎等穴，继而用右手拇、食指在患侧颈部做由上而下的按摩，重复进行几遍。在压痛点周围可加用㨰法和拿捏法，以小鱼际与手掌背的尺侧在患处做上下来回滚动，再以拇、食、中指对握痉挛的颈肌，做拿捏手法（图 6-4）。该手法适用于颈部扭挫伤、落枕、颈椎病等引起颈项不舒、酸痛、僵硬、活动不利为主要功能障碍者。

5. 托拔端项法　患者正坐，颈肩部放松。治疗师在患者正后方，两足分开与肩等宽，站稳，用双前臂前 1/3 处按压在其两侧肩峰处，双手拇指在后按抵住患者耳后乳突与枕骨隆突之下方，掌指在其耳前捧握住其左右下颌体之侧下方。治疗师先将患者的头部向前后、左右各方向轻轻摇动，待确认其颈项部肌肉基本放松后，将颈椎保持在略向前倾的位置，以保证颈椎合理的牵引角度。接着，治疗师双手用力夹持其头部两侧，两臂发力向下压肩，使其头部获得一向上的提升力，以完成对颈椎的拔伸（图 6-5）。该手法适用于落枕、颈椎病、颈椎小关节错缝等引起颈部疼痛、沉重感、转侧不利，或伴颈肩臂麻痛等功能障碍者。

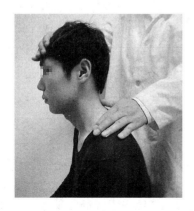

图 6-4　点项舒筋法

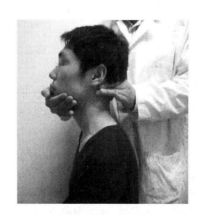

图 6-5　托拔端项法

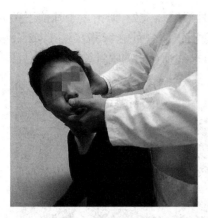

图 6-6　旋转扳颈法

6. 旋转扳颈法　患者坐位,颈项部放松,头稍微前倾。治疗师站在患者后侧方,一手扶住患者头顶部,另一手托住患者下颌部,两手协同动作使头向患侧慢慢旋转,当旋转到有阻力时稍微停顿一下,随即用力做一个突发性的有控制的快速扳动,此时常可以听到轻微的"喀"声(图 6-6)。颈椎手术后或有先天性畸形者禁用。旋转到极限时,停留的时间不宜过长,以免由于颈部过度扭转使脑部缺血。一般旋转扳动整脊手法施术后 2~3 天内,不宜做颈部过度旋转和后伸活动。该手法适用于颈部扭挫伤、颈椎病、颈椎小关节错缝等引起颈部转侧不利、僵硬不舒等功能障碍者。

 知识链接

颈部筋伤的常见原因

颈部可因突然扭转或前屈、后伸而受伤。如在高速车上突然减速或突然停止时,头部猛烈前冲;打篮球投篮时头部突然后仰;嬉闹扭斗时颈部过度扭转或头部受到暴力冲击,均可引起颈项部扭挫伤。钝器直接打击颈部引起的挫伤较扭伤少见。

7. 端提摆头法　患者坐在低凳上,嘱其尽量放松颈项部肌肉。治疗师立于患者一侧,一手托住患者下颌,一手托住枕部,两手同时用力向上端提,此时患者的躯干部重量起了反牵引的作用,在向上端提的同时,边提边摇晃头部,并将头部缓缓向左右、前后摆动与旋转 2~3 次后,慢慢放松提拉。此种手法可重复 3~5 次,以理顺筋络、解除痉挛(图 6-7)。该手法适用于颈椎病、落枕、颈椎小关节错缝等引起颈部疼痛、僵硬、转侧不利、活动受限等功能障碍者。

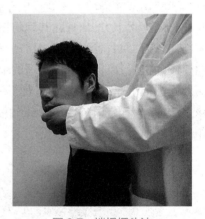

图 6-7　端提摆头法

 知识链接

颈椎病理筋手法操作流程

理筋手法是颈椎病主要方法,能使部分患者较快缓解症状。先在颈项部用点压、拿捏、擦法等舒筋活血,通络止痛手法放松颈项部紧张痉挛的肌肉;然后用颈项部旋转扳法,患者取稍低坐位,术者站于患者的侧后,以同侧肘弯托住患者下颌,另一手托其后枕部,嘱患者颈部放松,术者将患者头部向头顶方向牵引,而后向本侧旋转,当接近极限位时,再以快速短促力量使其继续旋转 5°~10°,可闻及轻微的关节"咔嗒"声,之后再行另一侧的旋扳。此手法必须在颈部肌肉充分放松、始终保持头部上提力量下旋扳,不可用暴力,旋提扳法有一定危险性,故注意手法使用的安全注意事项和动作要领。脊髓型颈椎病禁用,以免发生危险。最后用放松手法,缓解治疗手法引起的疼痛不适。

二、上肢理筋手法

1. 运肩牵抖法　患者正坐,尽量放松上肢肌肉。治疗师立于患侧,一手握住患侧手腕,一手以虎口贴患处,并徐徐自肩部向下抚摩至肘部,重复五六次;接着治疗师一手托患肘,一手握患腕,将患肢缓缓向上提升,又缓缓下降,可重复数次;最后治疗师双手握患侧手腕,肩外展 60°,肘关节伸直,做连续不断的抖动半分钟至 1 分钟,可使伤处有轻快感(图 6-8)。该手法适用于肩部扭挫伤引起的肩部疼痛,肌肉萎缩、僵硬、活动不利等功能障碍者。

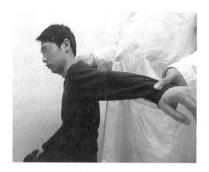

图 6-8　运肩牵抖法

2. 舒筋松肩法　患者端坐位或取侧卧位、仰卧位。治疗师先运用滚法、揉法、拿捏法作用于肩前、肩后和肩外侧;接着用右手的拇、食、中三指对握三角肌肌束,做垂直于肌纤维走行方向的拨法;然后再拨动痛点附近的冈上肌、胸肌以充分放松肌肉。在此基础上治疗师左手扶住肩部,右手握患手,做牵拉、抖动和旋转活动;最后将患肢在最大范围内做外展、内收、前屈、后伸等动作,以解除肌腱粘连。该手法治疗时,会引起不同程度的疼痛,要注意用力适度,以患者能忍受为度,隔日治疗一次(图 6-9)。该手法适用于肩周炎粘连期引起的肩关节疼痛、僵硬、活动受限等功能障碍者。

3. 外展摇肩法　患者正坐。治疗师站在患侧,一手按压住患侧肩关节近侧肩峰处,另一手手掌托握住其肘部,将患者前臂放在自己的前臂上。操作时,先将其上臂牵引至外展 30°直至 60°位,再沿额状轴由前向后,再从后向前往返伸屈摇动肩关节(图 6-10)。该手法适用于肩部扭挫伤、肩周炎等引起的肩关节外展受限为主要功能障碍者。

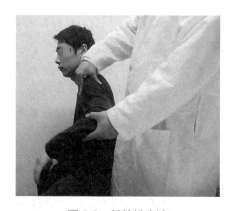

图 6-9　舒筋松肩法

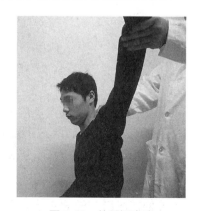

图 6-10　外展摇肩法

人体活动范围最大的关节——肩关节

　　肩关节一般仅指肱骨头与肩胛骨关节盂之间的盂肱关节,肩部活动实际上是由盂肱关节、胸锁关节及肩胛骨与胸壁之间的连结(肩胛胸壁"关节")、喙锁关节、肩峰下关节共同参与运动形成的。肩关节是人体活动度最大的关节,其有多个轴位上的运动,如沿矢状轴可做内收、外展运动,沿冠状轴做前屈、后伸及上举运动,沿纵轴可做上臂的内旋、外旋运动,还可以做各方向上的环转运动。

　　4. **舒筋抖肩法**　患者正坐。治疗师先用拿法,拿捏冈上部、肩部、上臂部的软组织,自上而下,以疏通经络;接着治疗师用拇指在冈上肌部位做局部弹拨、按揉、分筋,以舒筋活络;然后治疗师一手按肩部,一手拿腕部,相对用力拔伸肩关节,拿腕之手做肩部摇法;最后治疗师以两手扣住患侧手大、小鱼际部,在向下牵引的同时做上肢的牵抖法,以滑利关节(图6-11)。该手法适用于冈上肌腱炎、肩部扭挫伤、肩周炎等引起肩部疼痛、肌肉萎缩、活动受限等为主要功能障碍者。

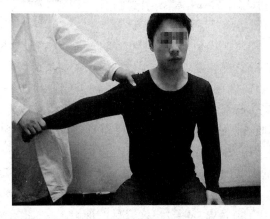

图 6-11　舒筋抖肩法

肩关节周围炎理筋手法操作流程

　　患者端坐位、侧卧位或仰卧位,术者主要是先用擦法、揉法、拿法等作用于肩前、肩后、肩外侧,同时可以配合患者肢体内收、外展、前屈、后伸的被动运动。用右手拇、食、中指对握三角肌肌束,垂直作用于肌纤维走行方向的拨法,再拨动痛点附近的冈上肌、胸肌以充分放松肌肉;然后术者左手扶住肩部,右手握住患手,做牵拉,抖动和旋转活动,以解除肌腱粘连,帮助功能活动的恢复。

　　5. **屈伸摇肘法**　患者正坐,肩关节前伸,肘关节伸直。治疗师坐或站在患侧前方,制动手托握住其肘后方,主动手握住其前臂下端。操作时,主动手沿肘关节的额状

笔记

轴方向,在其运动功能允许的范围内,反复屈伸肱尺关节,在矢状面内摇动肘关节(图6-12)。该手法适用于肘关节扭挫伤后屈伸功能障碍者。

6. 旋转摇肘法 本法亦称桡尺近、远侧关节摇法。患者正坐,患肘屈曲90°。治疗师坐在患侧前方,制动手托握住患肘后方,主动手握住其前臂下端。操作时,主动手沿肘关节的垂直轴反复做前臂的内旋、外旋动作以及肘关节的小幅度环转,以摇动肘关节及桡尺近侧关节与远侧关节(图6-13)。该手法适用于肘及前臂损伤后前臂旋转功能障碍者。

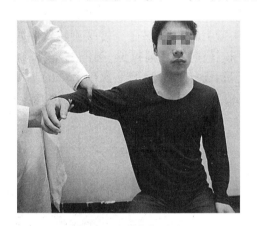

图6-12 屈伸摇肘法

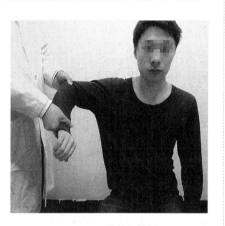

图6-13 旋转摇肘法

7. 分筋收肘法 患者正坐,治疗师先用拇指在肱骨外上髁及前臂桡侧痛点处做弹拨、分筋法;然后治疗师一手由背侧握住腕部,另一手掌心顶托肘后部,拇指按压在肱桡关节处,握腕部之手使桡腕关节掌屈,并使肘关节做屈、伸的交替动作,同时另一手于肘关节由屈曲变伸直时在肘后部向前顶推使肘关节过伸,肱桡关节间隙加大,如有粘连时,可松解桡侧腕伸肌之粘连(图6-14)。该手法适用于肘外侧疼痛综合征、肱骨外上髁炎等病症以前臂伸肌牵拉性疼痛、肘关节活动受限等功能障碍者。

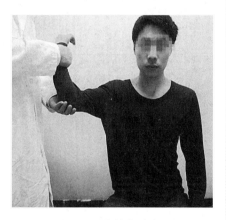

图6-14 分筋收肘法

知识链接

肱骨外上髁炎理筋手法操作流程

以肘部弹拨法、分筋法、屈伸法、顶推法以达到缓解痉挛,活络止痛的目的。患者正坐,术者先用拇指在肱骨外上髁及前臂桡侧痛点处做弹拨、分筋法;然后术者一手由背侧握住腕部,另一手掌心顶托肘后部,拇指按压在肱桡关节处,握腕部之手使桡腕关节掌屈,并使肘关节做屈、伸的交替动作,同时另一手于肘关节由屈曲变伸直时在肘后部向前顶推,使肘关节过伸,肱桡关节间隙加大,如有粘连时,可撕开桡侧腕伸肌之粘连。

笔记

8. 捋筋摇腕法　患者正坐,患手置于桌面。治疗师先在腕部肿痛部位做抚摩、揉、按等手法;然后拿住拇指及第1掌骨,自外向里摇晃6~7次,再拔伸、屈腕;按上法依次拔伸第2~5指;最后双手用力,沿腕关节矢状轴,反复内收(尺侧屈)、外展(桡侧屈)摇动腕关节。术毕再依肌腱走行方向捋顺筋络数次(图6-15)。该手法适用于腕关节扭挫伤引起关节肿痛、活动不利、握持无力等功能障碍者。

9. 展筋顺腕法　患者正坐。治疗师一手托住患手,另一手于腕部桡侧疼痛处及其周围做上下来回的按摩、揉捏;然后按压手三里、阳溪、合谷等穴,并弹拨周围肌腱4~5次;接着再用左手固定患肢前臂,右手握住患手,在轻度拔伸下缓缓旋转及伸屈腕关节;最后用右手拇、食二指捏住患手拇指末节,向远心端拉伸,起舒筋解粘、疏通狭窄的作用;结束前再按摩患处数次。该理筋手法每日或隔日一次(图6-16)。该手法适用于桡骨茎突狭窄性腱鞘炎引起手尺侧疼痛、腕屈伸不利、握持不能等功能障碍者。

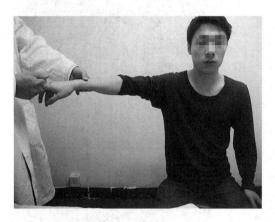

图6-15　捋筋摇腕法

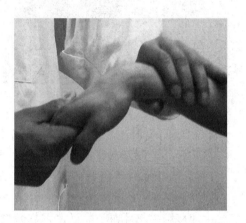

图6-16　展筋顺腕法

案例分析

案例:某男,50岁,木刻艺术家。患者诉:近日在雕刻作品时,出现有腕外侧疼痛,用力时加重,甚至提热水瓶倒水动作无法完成。查:右腕部无红肿,桡骨茎突与第一掌骨基底部之间压痛明显;将患手的拇指屈曲握于掌心,同时将腕关节被动尺偏,可引发桡骨茎突出现剧烈疼痛。

分析:
(1)诊断:桡骨茎突狭窄性腱鞘炎。
(2)能采用的外治法有:理筋手法:采用按摩、揉捏局部数分钟,然后弹拨肌腱4~6次,最后在轻度拔伸下将患腕缓缓旋转及屈伸,理顺经络。

10. 顺筋宽腕法　患者坐位,患手置于桌面。治疗师先在患者的外关、阳溪、鱼际、合谷、劳宫及痛点等穴位处施以按压、揉摩手法;然后将患手在轻度拔伸下,缓缓旋转、屈伸腕关节数次;接着治疗师左手握住腕上,右手拇、食指依次捏住患手拇、食、中、环指远节,向远心端迅速拔伸,以发生弹响为佳。以上手法可每日做一次,局部不宜过重过多施用手法,以减少已增加的腕管内压(图6-17)。该手法适用于腕管综合征引起腕手部麻木、疼痛及屈伸不利等功能障碍者。

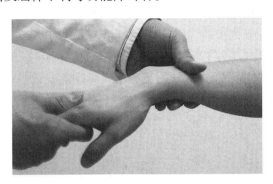

图 6-17　顺筋宽腕法

 知识链接

腕管综合征理筋手法操作流程

先在外关、阳溪、鱼际、合谷、劳宫及痛点处施以按压、揉摩手法;然后将患者在轻度拔伸下,缓缓旋转,屈伸腕关节数次;将术者左手握于患者手腕上,右手拇指、食指捏住患者拇、食、中、无名指远节,向远心端迅速拔伸,以发生弹响为宜。以上手法可每日一次,局部不宜过重过多使用手法,以减少已增加的腕管内压。

三、腰背部理筋手法

1. 顶背扩胸法　患者正坐于方凳上,两手十指交叉相扣并抱于枕项部。治疗师立于患者后方,用双手分别握住患者两肘部,以一侧膝关节顶在患椎棘突上,同时嘱患者主动向后扩胸至最大限度,并深呼吸,在患者呼气末,治疗师两手快速小幅度将患者两肘向后扳动,同时膝关节前顶,此时胸椎常可发出"咔嗒"的弹响声,随即松手(图6-18)。该手法适用于胸椎小关节错缝、胸背屏气伤引起胸背痛、呼吸不畅等功能障碍者。

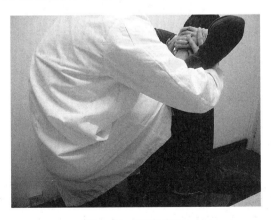

图 6-18　顶背扩胸法

笔记

2. 扳肩推背法　患者俯卧位,全身放松。治疗师立于其健侧,用一手穿过对侧腋窝兜托住其肩前部,另一手用掌根按压在患椎棘突旁,兜托住肩部的一手将其肩部拉向后上方,同时按压其患椎的一手将患椎向健侧推动,当有阻力时略为停顿一下,随即用顿挫力做快速、有控制的扳动,此时胸椎常可发出"咔嗒"的弹响声,随即松手,并握空拳拍击患者背部数次(图6-19)。该手法适用于上胸椎小关节错缝、岔气伤等引起的胸背痛、痛引肩臂、呼吸不畅并无法端坐等功能障碍者。

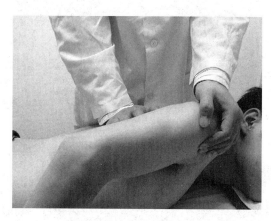

图6-19　扳肩推背法

3. 压肘顶背法　患者仰卧位,两臂交叉置于胸前,两手分别抱住对侧肩部,双肘部交叠于胸前,全身放松。治疗师一手握拳,拳心向上,将拳垫在其背后脊柱的患椎处;另一手按压在其交叠的双肘部。嘱患者做深呼吸,在其呼气时,压肘的一手顺势下压,待呼气将尽未尽时,治疗师随即用顿挫力做快速、有控制的向下按压,此时胸椎常可发出"咔嗒"的弹响声,随即松手(图6-20)。该手法适用于上胸椎小关节错缝、岔气伤等引起的胸背痛、痛引肩臂、呼吸不畅、身体转侧不利并处于仰卧位等功能障碍者。

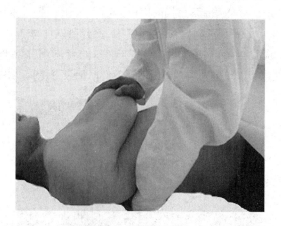

图6-20　压肘顶背法

4. 点穴强腰法　患者俯卧位,全身放松。治疗师用两手在脊柱两侧沿膀胱经的竖脊肌、臀部及大腿后侧,自上而下以按、揉、推、擦等手法理筋,以松解肌肉的紧张、痉挛;接着治疗师以肘部或双拇指重叠按压揉摩阿是穴、腰阳关、命门、肾俞、大肠俞、次髎、殷门、委中、承山等穴,以镇静止痛;然后治疗师两手交叉,右手在上,左手在下,手掌向下用力推压脊柱,从胸椎至骶椎,以通督舒筋(图6-21)。该手法可以作为腰背部病症治疗的前期预备手法,适用于腰椎小关节错缝、第三腰椎横突综合征、腰椎间盘突出症、腰部扭挫伤引起腰痛、肌肉僵硬不舒、屈伸不利等功能障碍者。

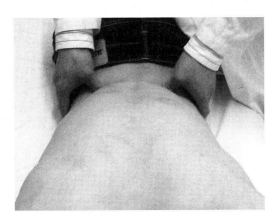

图 6-21　点穴强腰法

5. 扳腿推腰法　患者俯卧位,全身放松。治疗师站在其一侧,用一手托住其对侧大腿下端前方,另一手掌根按压在受术腰椎的棘突上。治疗师一手沿腰椎额状轴将所托下肢慢慢抬起,使腰椎后伸至"扳机点"后,再发力向上做一个快速的提拉动作,按腰之手同时向下发力快速推压棘突,此时手下有松动感或出现"咔嗒"扳动响声(图6-22)。另一侧可同法施术。该手法适用于腰椎小关节错缝、腰椎间盘突出症引起腰痛、俯仰困难、屈伸不利等功能障碍者。

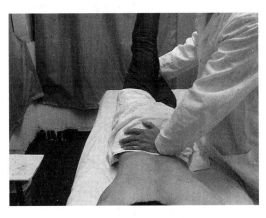

图 6-22　扳腿推腰法

6. 后伸运腰法　患者俯卧,双下肢伸直并放松。治疗师站在其一侧,用一手前臂内侧与手掌托住其两大腿前侧下端近膝关节处,另一手掌根按压在受术腰椎棘突,接着托下肢一手缓缓将患者两侧下肢向上托起,使腰椎后伸,然后摆动患者大腿使腰部做后伸、左右侧屈动作(图6-23)。该手法适用于腰椎小关节错缝、腰椎间盘突出症引起腰痛、腰后伸侧屈不利等功能障碍者。

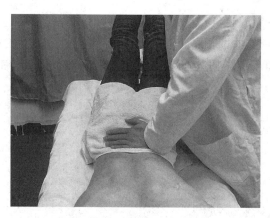

图 6-23 后伸运腰法

7. 坐位扳腰法 患者坐在无靠背的方凳上,双手交叉抱于后项部。以向右侧旋扳为例,助手用双膝夹住其左膝两侧,并用双手按压住其大腿根部,将患者固定在座位上;治疗师站或坐其右后侧方,用左手拇指抵按在其受术腰椎棘突的右后部,右手从其右侧腋下穿过,手掌把握住患者后项部的手背上,先嘱患者向前弯腰俯身,同时,治疗师右手亦顺势下压其上身至最大限度的前俯位后,治疗师右手再用力将其上身向右侧扳旋,使其腰椎在前屈位时再向右侧旋转至"扳机点"位后,再顺势发力做一个小幅度的上半身快速牵拉与右旋动作,左手拇指同时发力将受术腰椎棘突向左侧顶推,此时左手下的棘突常有松动感或出现扳动响声,右手立即将其上身扶正至正坐位(图 6-24)。左侧旋扳动作相同,方向相反。该手法适用于腰椎小关节错缝、滑膜嵌顿、腰椎间盘突出症引起腰痛、屈伸旋转不利等功能障碍者。

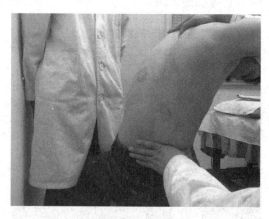

图 6-24 坐位扳腰法

8. 侧卧扳腰法 患者取侧卧位,下腿伸直,上腿屈髋屈膝,将内踝处放在下腿膝内侧上方,并将在上面的手放在身后,下面的手自然地放在身体前侧。治疗师站在患者腰部前侧,用一手或前臂按压住其肩前部,另一手或前臂按抵住髂翼最高点或大转子最高点;治疗师按压肩部之手将患者肩部向其身后方向推按;按抵髂部之手将患者髂骨朝其腹侧方向推转,至"扳机点"后,再双手瞬时、反向、同步发力,使腰椎快速越过此阻力点,使旋转幅度再扩大,此时常可听到"咔嗒"扳动响声(图 6-25)。该手法适用于腰椎小关节错缝、滑膜嵌顿、腰椎间盘突出症、骶髂关节紊乱等引起下腰痛、屈伸旋转不利等功能障碍者。

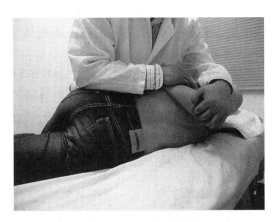

图 6-25　侧卧扳腰法

9. 屈髋扳腰法　患者仰卧,右侧上肢外展,同侧下肢屈髋 90°,尽量屈膝,左侧上肢屈肘将手自然搭放在侧腹,下肢伸直。治疗师站在患者左侧,用右手掌按压住其右侧肩部固定于床面,左手握住其右侧膝部;施术时治疗师左手将其右腿向左侧牵拉,使其骨盆随之向左侧旋转,至"扳机点"时,再瞬时发力将其右腿向左下方做一快速小幅度的推冲动作,使腰椎的旋转幅度扩大 5°~10°(图 6-26)。向右侧旋扳时,以上体位相反。该手法适用于腰椎小关节错缝、滑膜嵌顿、腰椎间盘突出症、腰椎管狭窄、腰部扭挫伤、骶髂关节紊乱等引起腰痛、腰前屈旋转不利等功能障碍者。

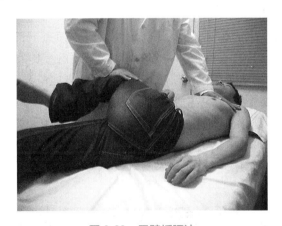

图 6-26　屈髋扳腰法

10. 背腰牵抖法　患者与治疗师相背而立。治疗师双上肢后伸,向前弯腰,双膝微屈,用两肘弯套钩住患者的双肘弯,并用臀部抵住其腰椎中部或腰骶关节处;施术开始时患者缓缓向后倒并靠在治疗师背上,尽量全身放松,此时治疗师双肘勾紧患者双肘,以臀部着力将患者仰身背离地面,接着治疗师向左右晃动臀部 5~10 次,使患者腰骶亦随之左右摇晃;然后治疗师再做有节律的伸屈膝关节与向后上方挺臀的动作,使患者腰骶部亦随之上下颠簸;5~10 次后,治疗师双足踮起,并快速下落使足跟用力顿地,使患者腰椎在后伸位受到一较大的瞬间下落牵引力。本法的动作分背起、摇晃、颠簸与顿地四个步骤,操作时,既要注意每个阶段的动作要准确到位,又要注意互相衔接、连贯,一气呵成。整个操作要求患者配合,全身放松不要紧张,在治疗师用足跟顿地的同

317

时,令患者咳嗽一声以使其全身充分放松,从而使顿地时对腰椎的瞬间牵引能得以顺利完成(图6-27)。该手法适用于腰椎小关节错缝、滑膜嵌顿、腰椎间盘突出症、腰部扭挫伤引起腰痛、站立屈伸不利等功能障碍者。

11. 俯卧抖腰法　患者俯卧,两手抓住床头。治疗师双手握住患者两踝,用力牵拉并上下抖动下肢,带动腰部抖动。也可由一助手握住患者腋下,一助手握住患者两踝部,两人对抗牵引,治疗师两手交叠在一起置于腰骶部行按压颤动,一般要求抖动或颤动20～30次(图6-28)。该手法适用于腰椎小关节错缝、第三腰椎横突综合征、腰椎间盘突出症、腰部扭挫伤引起腰痛、肌肉僵硬不舒、活动不利等为主要功能障碍者。

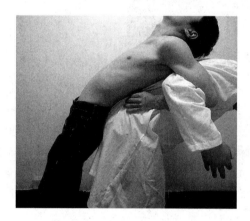

图6-27　背腰牵抖法

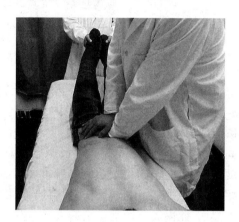

图6-28　俯卧抖腰法

12. 顶臀拨筋法　患者俯卧位,臀腿部放松。治疗师先于臀部痛点进行揉按,使局部略有发热的舒适感,接着治疗师以双拇指相重叠,触摸钝厚变硬的梨状肌,用力深压并用弹拨法来回拨动梨状肌的肌腹与肌腱,弹拨方向应与肌纤维走行方向相垂直,对较肥胖患者力度不够时,可用肘尖部深压弹拨;弹拨10～20次后,再做痛点按压;然后由外侧向内侧顺梨状肌纤维走行方向做推按捋顺;最后治疗师两手握住患肢踝部牵抖下肢数次而结束。手法可隔日1次,连续2～3周(图6-29)。该手法适用于梨状肌损伤综合征引起的臀部及大腿部疼痛、下肢串麻、活动不利等为主要功能障碍者。

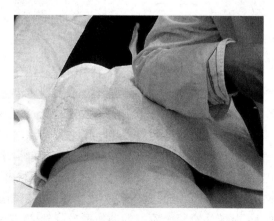

图6-29　顶臀拨筋法

13. 踩跷法　操作时医者双足踏于患部，双手撑于特制的木架（以控制力之轻重）进行踏跳。患者躯体下需垫软垫，以防损伤，并嘱咐患者做深呼吸配合，随着踏跳的起落，张口一呼一吸，切忌屏气。该手法是一种较强的刺激手法，常与揉法结合应用。适用于肢体麻木、酸痛、腰肌劳损及腰椎间盘突出症等为主的功能障碍。

知识链接

腰椎间盘突出症理筋手法操作流程

患者俯卧，术者用双手拇指或手掌自上而下按摩脊柱两侧膀胱经，至患肢承扶处改用揉捏，下抵殷门、委中、承山；推压法，术者两手交叉，右手在上，左手在下，手掌向下用力推压脊柱，从胸椎至骶椎；㨰法，从背、腰至臀腿部，着重于腰部，缓解、调理腰臀部的肌肉痉挛。然后用脊柱推扳法，第一步俯卧位推髋扳肩，术者一手掌于对侧推髋固定，另一手自对侧肩外上方缓缓扳起，使腰部后伸旋转到最大极限，再适当推板1~3次，对侧相同。第二步，俯卧位推腰扳腿，术者一手掌按住对侧患椎以上腰部，另一手自膝上方外侧将腿缓缓扳起，直到最大限度时，再适当推板1~3次，对侧相同；第三步，侧卧推髋扳肩，在上的下肢屈曲，贴床的下肢伸直，术者一手掌扶住患者肩部，另一手同时推髂部向前，两手同时向相反方向用力斜扳，使腰部扭转，可闻及或感觉到"咔嗒"声，换体位做另一侧。最后侧卧位推腰扳腿，术者一手掌按住患处，另一手自外侧握住膝部，进行推腰牵腿，做腰髋过伸动作1~3次，换体位做另一侧。脊柱推板法可调理关节间隙，松解神经根粘连，要有步骤的进行，避免使用暴力，中央型椎间盘突出不宜使用此法。最后用牵抖法，患者俯卧，双手抓住床头，术者双手握住患者脚踝，用力牵抖并上下抖动下肢，带动腰部，再按摩下腰部，㨰摇法，患者仰卧，双膝髋屈曲，术者一手扶住双踝，另一手扶住双膝，向腰部旋转摇动1~2分钟。

四、下肢理筋手法

1. 屈膝摇髋法　患者仰卧，患侧下肢屈髋屈膝各90°。治疗师站在其一侧，一手按压住其膝关节上方，另一手握住其小腿下端。施术时，按膝之手用力将患侧大腿固定在与床面垂直的位置，另一手将小腿由外向内，再由内向外摆动，使髋关节反复内、外旋转；在旋髋的基础上，让患者双侧下肢屈髋屈膝，使双小腿一上一下交叉叠放，治疗师一手握住患者放在上面的小腿的下端，做双下肢环转动作并带动髋关节摇动，环转幅度由小渐大，顺时针与逆时针交替进行（图6-30）。该手法适用于髋关节扭挫伤而出现疼痛及屈伸、站立功能障碍者。

2. 舒筋展髋法　患者俯卧位，臀腿部放松。治疗师先在髋后部痛点做按压揉摩，接着弹拨髋侧部肌腱；然后改仰卧位，在髋前部痛处做按摩揉拿等理筋活络手法；舒筋手法后治疗师一手固定骨盆，一手握膝在屈膝屈髋下边摇转边最大范围屈髋下压并维持压迫1~2分钟；最后做患肢外展外旋伸直活动数次，可使嵌顿的圆韧带或关节囊松解，消除肌肉痉挛，恢复髋关节活动度（图6-31）。该手法适用于髋关节扭挫伤而出现疼痛及屈伸、站立功能障碍者。

笔记

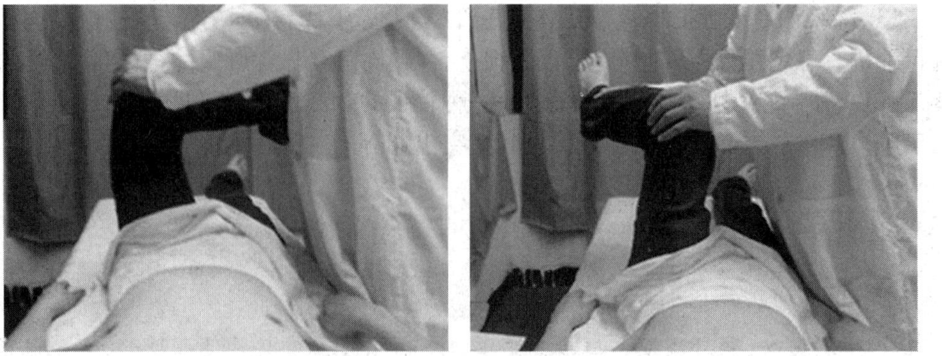

图 6-30 屈膝摇髋法

3. 收展旋髋法 患者仰卧位。治疗师立于患侧,先用拇指轻柔弹拨患髋股内收肌群及前侧肌群,以缓解肌肉痉挛;接着治疗师一手虎口压在腹股沟处,由助手握住患侧小腿下端,将下肢在拔伸状态下进行环绕摇晃;然后让助手在维持对患髋拔伸牵引的状态下,将伤侧髋膝关节尽量屈曲,使膝靠近胸部,足跟接近臀部,维持 1~2 分钟后将患肢内收、内旋再缓缓伸直;若患肢变短者,则在维持屈髋屈膝 1~2 分钟后将患肢外展、外旋再缓缓伸直。检查双下肢等长,骨盆不倾斜,症状一般即可消失(图 6-32)。若仍有残留症状,可再施手法一次。该手法适用于髋关节暂时性滑膜炎出现髋痛、双下肢不等长及屈伸、负重行走等功能障碍者。

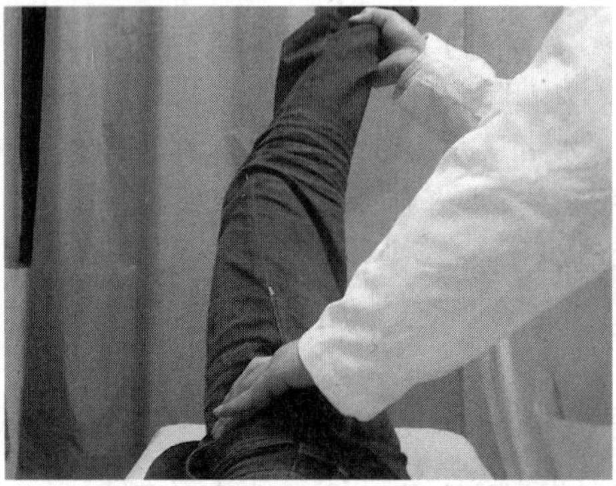

图 6-31 舒筋展髋法

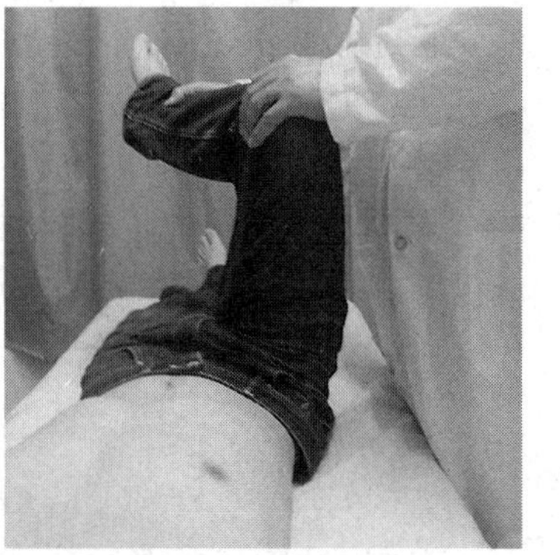

图 6-32 收展旋髋法

知识链接

髋关节滑膜炎理筋手法操作流程

患者仰卧,术者立于患侧,先用拇指轻柔弹拨患髋股内收肌群,以缓解肌肉痉挛;而后一手虎口压在腹股沟处,另一手握住小腿下端,将下肢拔直环绕摇晃髋关节;将患侧踝部夹在腋下,在拔伸牵引下,将伤侧髋关节尽量屈曲,使膝关节靠近胸部,足跟接近臀部;令患肢屈髋,内收,内旋,同时缓缓将伤肢伸直;若患肢变短者,则作屈髋、外展、外旋手法。检查双下肢等长,骨盆不倾斜,症状可消失。若有残留症状,可再施手法一次。

4.舒筋宽膝法　患者仰卧位,双下肢放松。治疗师先点按髀关、伏兔、双膝眼、足三里、阴陵泉、阳陵泉、三阴交、解溪等穴;然后将患者髋、膝关节屈曲90°,治疗师一手扶膝部,另一手握踝上,在牵引下摇晃旋转膝关节6~7次;接着将膝关节在最大的范围屈伸数次;最后在膝部周围施以滚法、揉捻法、散法、捋顺法等(图6-33)。该手法要求动作轻柔,以防再次损伤滑膜组织。该手法适用于膝关节慢性滑膜炎、半月板损伤等出现膝痛、肿胀、屈伸不利及交锁、负重行走困难等功能障碍者。

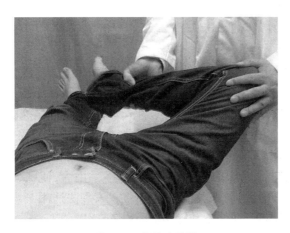

图6-33　舒筋宽膝法

5.松筋研髌法　患者仰卧,患肢伸直,股四头肌放松。治疗师立于患侧,先用拇、食指扣住髌骨的两侧,做上下捋顺动作,以松解髌骨周围组织,减轻髌股之间的压力和刺激;再于膝关节周围施以点按法、揉捻法、捋顺法、散法等舒筋手法;最后治疗师用手掌轻轻按压髌骨体做环转研磨动作,以不痛为度,每次5~10分钟(图6-34)。该手法适用于髌骨软化症引起的膝关节屈曲时疼痛、负重困难、打软腿等功能障碍者。

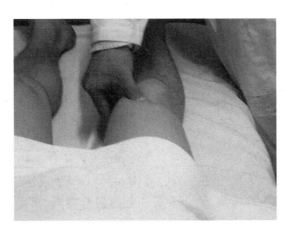

图6-34　松筋研髌法

知识链接

膝关节侧副韧带损伤理筋手法操作流程

　　侧副韧带部分撕裂者,初诊时先在膝关节侧方痛点部位及其上下施以揉法、摩法、擦法,再沿侧副韧带走行方向施以顺筋手法,最后扶膝握踝,予以伸屈一次膝关节,以恢复轻微之错位,并予以舒顺卷曲的筋膜。该手法不宜多做,否则加重损伤。在后期可做局部按摩,运用手法可以解除粘连,恢复关节功能。

　　6. 舒筋摇踝法　患者仰卧,患侧踝关节在自然跖屈位。治疗师坐在其足侧,先用两掌心对握内外踝,轻轻用力按压,起散肿止痛作用;接着从小腿开始由上而下理顺筋络,直至足背,反复进行数遍;然后于痛点、商丘、解溪、丘墟、昆仑、太溪、足三里等穴进行揉压、按摩。以上术式完成后,治疗师一手握住其小腿下端固定,另一手握住其足掌,握足掌一手用力沿踝关节额状轴做由背伸至跖屈,再由跖屈到背伸的踝关节屈伸运动,如此反复,屈伸摇动踝关节;接着,握足掌一手用力,使踝关节做内翻与外翻动作,如此反复,内翻、外翻摇动踝关节(图 6-35)。该手法适用于踝关节扭挫伤引起的局部疼痛、负重行走困难、屈伸不利等功能障碍者。

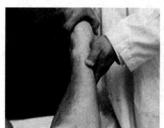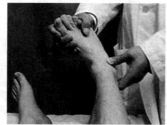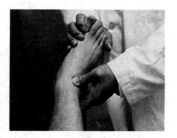

图 6-35　舒筋摇踝法

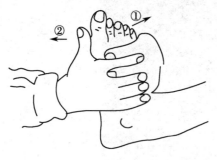

图 6-36　伸踝顿蹬法
①伸踝关节;②向足底方向顿挫(顿蹬)

　　7. 伸踝顿蹬法　患者仰卧,治疗师坐在其足侧。由助手握持患者小腿下段,治疗师双手八指相扣握住足背,双拇指抵于足底前部,双手徐徐用力牵拉踝关节并背伸,当踝关节牵拉并背伸到极限时,治疗师双手发力向足底方向顿挫,此时通常可以听到"咯"的响声,然后治疗师松手,环摇踝关节数次(图 6-36)。该手法适用于蹬踝关节扭挫伤引起的局部疼痛、负重行走困难等功能障碍者。

踝关节扭伤理筋手法操作流程

对单纯韧带扭伤或韧带部分撕裂者,可进行舒筋摇踝法理筋。瘀肿严重患者,则不宜重手法。患者平卧,术者一手托住足跟,一手握住足尖,缓缓做踝关节的背伸、跖屈及内翻、外翻动作,然后用双手掌对握内外踝,轻轻用力按压,有散肿止痛作用。并按韧带走行方向由下而上理顺经络,反复进行数次,再按揉商丘、解溪、丘墟、昆仑、太溪、足三里等穴位。

第三节　常用正骨手法

一、整骨手法

案例分析

案例:某男童,8岁,因右肘及前臂肿痛、畸形、功能受限30分钟就诊。其家长代诉30分钟前,自约1米高处跌下,右手掌触地,当即感右肘疼痛,不能活动,肘窝前突起,右前臂旋转受限。查:右肘肿胀,肘窝前面可触及骨突,前臂尺侧上1/3处扪及骨擦音。右前臂X线片示:尺骨冠状突下2cm处折断,向掌侧成角,桡骨干的中轴线向上延长不通过肱骨小头中心。

分析:

(1) 诊断:右尺骨上1/3骨折并桡骨头脱位(右孟氏骨折)(伸直型)。

(2) 早期治疗方案:手法复位,先复位桡骨头脱位,再复位尺骨骨折。在臂丛麻醉下,采用拔伸、挤按及屈肘等手法复位桡骨头脱位;采用拔伸、分骨、端提等手法矫正尺骨骨折的移位。

结果:手法治疗后骨折、脱位对位良好,给予固定。

(一) 拔伸法

拔伸手法是整骨手法中的重要步骤,用于克服肌肉拮抗力,矫正患肢的重叠移位,恢复肢体的长度。按照"欲合先离,离而复合"的原则,开始拔伸时,肢体先保持在原来的姿势,沿肢体的纵轴,由远近骨折段做对抗牵引。然后,再按照整复步骤改变肢体的方向,持续牵引。牵引力的大小以患者肌肉强度为依据,要轻重适宜,持续稳妥。小儿、老年人及女性患者,牵引力不能太大。反之,青壮年男性患者,肌肉发达,牵引力应加大。对肌群丰厚的患肢,如股骨干骨折应结合骨牵引,但肱骨干骨折,虽肌肉发达,在麻醉下骨折的重叠移位容易矫正,如果用力过大,常使断端分离,以致不愈合(图6-37)。该手法适用于骨折、脱位等引起肢体短缩、骨端重叠等,是其他手法的先导。

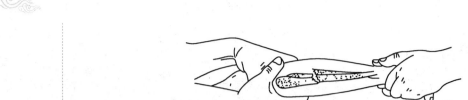

图 6-37　拔伸法

（二）旋转法

旋转手法主要矫正骨折断端的旋转移位畸形。单轴关节（只能屈伸的关节），只有将远骨折段连同与之形成一个整体的关节远端肢体共同旋向骨折近端所指的方向，畸形才能矫正，重叠移位也能较省力地克服。因此，肢体有旋转畸形时，可由治疗师手握其远端，在拔伸下围绕肢体纵轴向内或向外旋转，以恢复肢体的正常生理轴线（图 6-38）。该手法适用于骨干骨折断端有旋转畸形者。

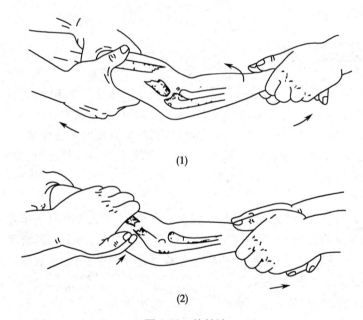

(1)

(2)

图 6-38　旋转法

（1）肱骨髁上骨折，下折段旋后；（2）将前臂旋前到中立位，旋后畸形矫正

（三）折顶法

横断或锯齿型骨折，如患者肌肉发达，单靠拔伸的牵引力量不能完全矫正重叠及侧方移位时，可用折顶手法。治疗师两手拇指抵于突出的骨折一端，其他四指重叠环抱于下陷的骨折另一端，在拔伸牵引下两拇指用力向下挤压突出的骨折端，加大成角，依靠拇指的感觉，估计骨折的远近端骨皮质已经相顶时，而后骤然反折。反折时环抱于骨折另一端的四指将下陷的骨折端猛力向上提起，而拇指仍然用力将突出的骨折端继续下压，这样较容易矫正重叠与侧方移位畸形。用力大小，以原来重叠或侧方移位的多少而定。用力的方向可正可斜。单纯前后移位者，正位折顶；同时有侧方移位者，斜向折顶。通过这一手法不但可以解决重叠移位，也可以矫正侧方移位（图 6-39）。

笔记

该手法多用于骨干横断或锯齿形骨折有重叠移位者,对于横断骨折有残余侧方移位者也可尝试该手法复位。

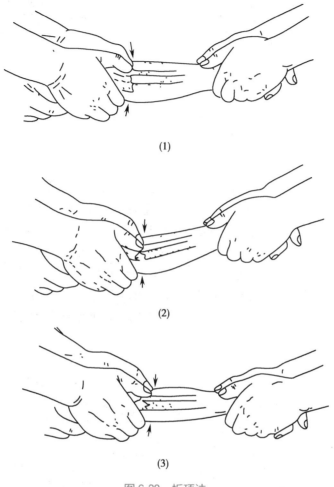

(1)

(2)

(3)

图 6-39 折顶法
(1)加大成角;(2)断端相顶;(3)反折对位

（四）回旋法

回旋手法多用于矫正背向移位的斜形、螺旋形骨折,或有软组织嵌入骨折端间的横断骨折。背向移位的斜面与螺旋面骨折,虽用大力牵引也难使断端分离,因此必须根据受伤的力学原理,判断背向移位的途径,以骨折移位的相反方向,施行回旋方法。操作时,必须谨慎,两骨折端须相互紧贴,以免损伤软组织,若感到回旋时有阻力,应改变方向,使背向移位的骨折端达到完全复位。有软组织嵌入的横断骨折,须加大牵引力,使两骨折端分离,治疗师分别握远近骨折端,按原来骨折移位方向逆向回转,使断端相对,解脱嵌入骨折断端的软组织,而后放松牵引,从断端的骨擦音来判断嵌入的软组织是否完全解脱(图 6-40)。该手法多用于前臂与小腿骨干部位断端背靠背的斜形、螺旋形骨折,对于其他骨干有软组织嵌入骨折端间的横断骨折也可尝试该手法复位。

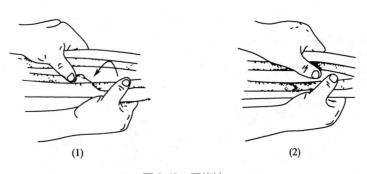

（1）　　　　　　　　　　　（2）

图 6-40　回旋法

（1）按原来骨折移位方向逆向回旋；（2）背对背移位矫正

（五）端挤法

端挤手法即向外端、向内挤，目的是使骨折内外侧（左右侧）的侧方移位得以复位。施术时，治疗师立于患肢的一侧，一手固定骨折近端，另一手握住骨折远端，四指在内侧，拇指在外侧，用四指由内向外侧方向用力将骨折远端向外拉，谓之端；用拇指反向用力将突向外侧的骨折近端向内推，谓之挤。经过端挤手法，骨折的内外侧方移位即得矫正。但在操作时手指用力要适当，方向要正确，部位要对准，着力点要稳固。治疗师手指与患者皮肤要紧密接触，通过皮下组织直接用力于骨折端，切忌在皮肤上来回摩擦，以免损伤皮肤（图 6-41）。该手法多用于骨折端有内外侧（左右侧）侧方移位畸形者。

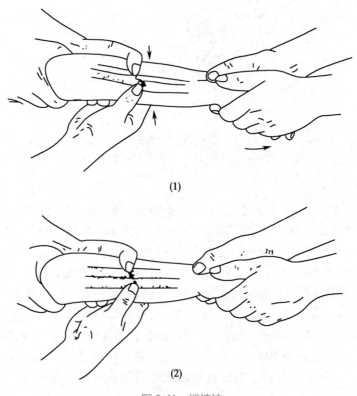

（1）

（2）

图 6-41　端挤法

（1）端挤手法，矫正内外侧（或左右侧）移位；（2）反复端挤内外侧，移位矫正

（六）提按法

提按手法即向上提、向下按,目的是使突起与下陷的骨折端侧方移位得以复位。对于上下的侧方移位,治疗师的掌、指分别置于骨折断端的上下(前后或掌背侧)侧,用力夹挤,一般是治疗师两手拇指按突出的骨折一端向下(下按),两手四指提下陷的骨折另一端向上(上提),迫其就位(图6-42)。该手法多用于骨折端有上下侧(前后侧或掌背侧)侧方移位畸形者。

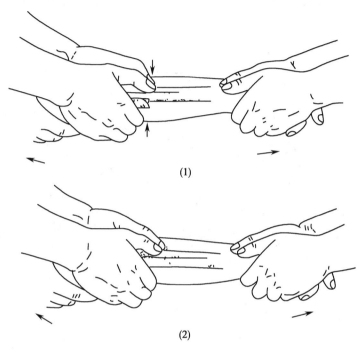

(1)

(2)

图6-42　提按法

（1）矫正前后侧(或掌背侧)移位;（2）反复提按前后侧(或掌背侧)移位

（七）屈伸法

屈伸手法,目的是矫正骨折断端间前后成角移位。接近躯体的近侧骨折段位置不易改变,而远侧骨折段因已失去连续,故可移动。施术时治疗师在牵引下将骨折的远段或屈曲或伸直,使其与近侧骨折段方向一致,用远端对近端,将骨折的远近两段恢复到正常轴线上,成角畸形才能矫正,重叠移位也易于克服。如伸直型肱骨髁上骨折,须在拔伸牵引手法下屈曲肘关节,屈曲型则须伸直肘关节(图6-43)。该手法多用于关节附近的骨折有成角或重叠移位者。

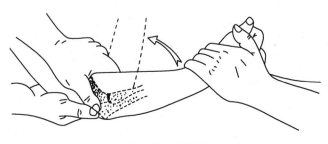

图6-43　屈伸法

（八）收展法

收展手法,目的是矫正骨折断端间内外侧方向的成角移位。多轴性关节,如肩、髋关节附近的骨折,一般可在三个平面上移位(矢状面、冠状面及水平面),整复时要改变几个方向,才能将骨折复位。对于矢状面的成角畸形复位时要将远折段的肢体做内收或外展,才能将骨折复位。如肱骨外髁颈内收型骨折复位时,牵引方向是先内收位顺势拔伸,而后外展上肢,方能矫正骨折断端的向外向前成角(图6-44)。该手法适用于骨折断端有内外侧的成角畸形者,尤其适用于靠近关节部位的内外侧成角畸形的纠正。

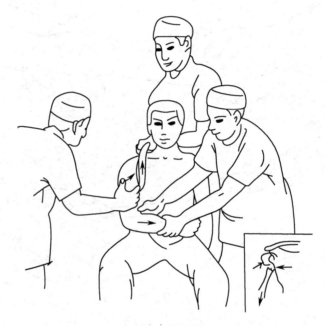

图6-44　收展法

（九）分骨法

分骨手法是用于矫正并排两骨的骨折端因受骨间膜或骨间肌的牵拉而呈相互靠拢的侧方移位。施术时,治疗师可用两手拇指及食、中、无名三指相对由骨折部的掌背侧(上下或前后侧)对向夹挤两骨间隙,使骨间膜紧张,靠拢的骨折端分开,远近骨折端相对稳定,并列双骨折就像单根骨折一样一起复位(图6-45)。该手法多用于尺桡骨、胫腓骨、掌骨与跖骨等部位双骨折的整复。

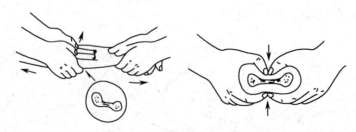

图6-45　分骨法

（十）摇摆法

骨折重叠、侧方、旋转、背靠背等移位纠正后，一般骨折基本可以复位，但对于横断、锯齿形骨折其断端间可能仍有间隙。为了使骨折端紧密接触，增加稳定性，治疗师可用两手固定骨折部，由助手在维持牵引下轻轻地左右或前后方向摆动骨折的远段，待骨折断端的骨擦音逐渐变小或消失，则骨折断端已紧密吻合（图6-46）。该手法多用于横断形、锯齿形或短斜形骨折经整复对位但断端未紧密吻合者。

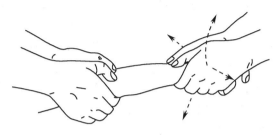

图6-46 摇摆法

（十一）触碰法

又称叩击手法，骨折整复并经夹板固定好后，治疗师可用一手固定整复的骨折部位夹板，另一手轻轻叩击骨折远端的骨突，使骨折断端紧密嵌插，使复位更加稳定（图6-47）。该手法多用于须使骨折部紧密嵌插者，如横形骨折发生于干骺端、密质骨与松质骨交界处，叩击触碰手法可以使骨折端更加紧密稳定地连接。

（十二）捋正法

捋正手法又称推拿按摩法。指在骨折复位后，利用轻柔的软组织调理手法，使骨折周围的软组织如扭转曲折的肌肉、肌腱，随着骨折复位而舒展通达、归位回槽，易于消瘀退肿，尤其对关节附近的骨折更为重要。治疗师施术时手法要按照肌肉、肌腱的走行方向由上而下顺骨捋筋。该法适用于骨折复位后，骨折周围的软组织有瘀肿、扭转曲折或离槽者。

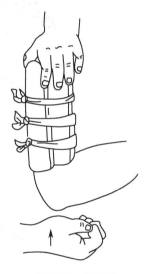

图6-47 触碰法

二、上髁手法

（一）颞颌关节脱位上髁手法

1. 双侧脱位口腔内上髁手法　患者坐位，头靠墙或由助手固定。治疗师站在患者面前，用无菌纱布包缠双拇指，然后将双手拇指伸入到患者口腔内，指尖尽量置于两侧最后一个下臼齿的嚼面上，其余手指放于两侧下颌骨下缘，两拇指将臼齿向下按压，待下颌骨移动时再向后推，余指协调地将下颌骨向后上方端送，听到滑入的响声，说明脱位已复位。与此同时，治疗师两拇指迅速向两旁颊侧滑开，随即从口腔内退出（图6-48a）。该手法适用于颞颌关节双侧脱位并且患者磨牙完整者。

2. 单侧脱位口腔内上髁手法　患者坐位，治疗师立于患者旁侧，一手掌部按住健侧耳屏前方,将头部抱住固定,另一手拇指用无菌纱布包缠好伸入口内,按置于患侧最后一个下臼齿的嚼面上,其余手指在口外托住下颌。施术时,治疗师拇指用力向下推按,同时口腔外手指斜行上提,感觉有滑动响声,即已复位。该手法适用于颞颌关节单侧脱位的单人复位,习惯性脱位者多用。

3. 口腔外上髁手法　治疗师站在患者前方,双手拇指分别置于患者两侧下颌体与下颌支前缘交界处,其余四指托住下颌体,然后双手拇指由轻而重向下按压下颌骨,余指同时用力将下颌骨向后方推送,感觉有滑动响声,说明脱位已整复。该手法适用于年老齿落的习惯性脱位患者。

4. 软木上髁手法　颞颌关节脱位超过3周仍未整复者,为陈旧性脱位。因其周围的软组织已有程度不同的纤维性变,用前述方法整复比较困难者,可用此法。患者在局部麻醉下将高2cm的软木块置于两侧下臼齿嚼面上,然后上抬下颌前面的颏部,由于杠杆作用,可将髁状突向下方牵拉而滑入下颌窝内(图6-48b)。该手法较省力,适用于颞颌关节陈旧性脱位或新鲜脱位用其他方法整复未成功者。

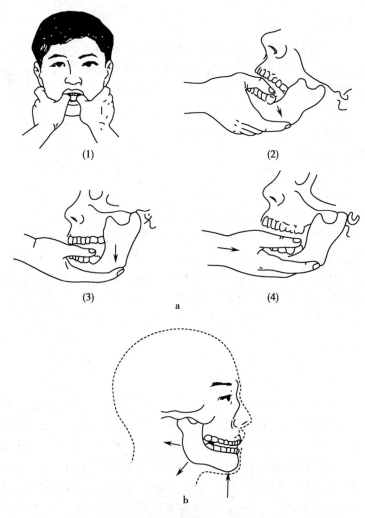

图 6-48　颞颌关节脱位上髁手法

a. 口腔内上髁手法;b. 软木上髁手法

（二）肩关节脱位上髁手法（以前脱位为例）

1. 牵引推按法　患者仰卧，用一布带绕过其胸部及患侧腋下，一助手抓住布带两端向健侧牵拉，另一助手用另一条布带绕过患侧腋下向上向外牵引，第三助手紧握患肢腕部向下牵引，同时做患侧上臂的外旋与内收动作。三助手同时徐缓、持续不断地牵引，可使肱骨头自动复位。若不能复位，治疗师可用一手拇指或手掌根部由前上向外下，将肱骨头推入关节盂内。第三助手在牵引时，应多做上臂的旋转活动，一般均可复位（图6-49a）。该手法治疗师较省力，但需要三位助手的协调配合，适用于有多位助手帮助，患者肌肉较丰厚者。

2. 手牵足蹬法　患者取仰卧位，以右肩为例，治疗师立于患侧，与患者面对面，右膝伸直用足蹬于患者腋下，双手握住患肢腕部，做顺势用力对抗牵拉伤肢，持续1~3分钟，先外展、外旋，后内收、内旋，待伤处有滑动感，即表明复位成功（图6-49b）。该手法由治疗师单人即可完成，适用于临时的现场治疗。

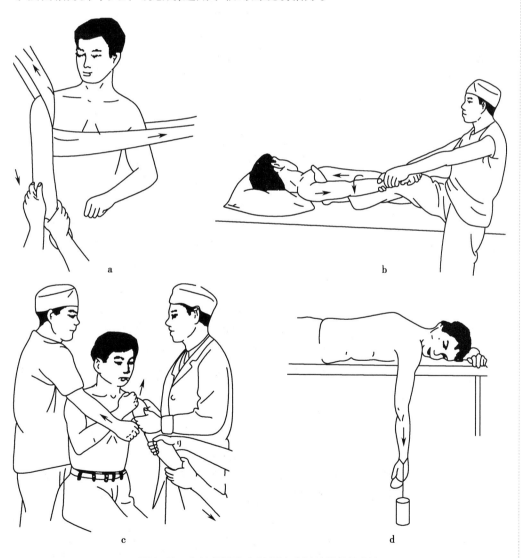

图6-49　肩关节脱位上髁手法（以前脱位为例）

a. 牵引推拿法；b. 手牵足蹬法；c. 拔伸托入法；d. 悬吊复位法

331

3. 拔伸托入法　患者取坐位,第一助手立于患者健侧肩后,两手斜行穿过患侧腋下环抱固定患者;第二助手一手握肘部,一手握腕上,向外下方与第一助手对抗牵引,用力由轻而重,持续2~3分钟;治疗师立于患肩外侧,两手拇指压其肩峰,其余手指插入腋窝内并交叉,在助手对抗牵引下,治疗师将肱骨头向外上方钩托,同时第二助手逐渐将患肢转向内收、内旋位牵拉,直至肱骨头有回纳感觉,复位即告完成(图6-49c)。该手法徒手牵引,力量直接,治疗师更易于掌控整复过程。

4. 椅背复位法　患者坐在靠背椅上,用一棉垫置于腋部保护腋下血管、神经,将患肢放在椅背外侧,腋肋紧靠椅背。一助手扶住患者和椅背,治疗师握住患肢,先外展、外旋牵引,再逐渐内收至下垂位,然后内旋屈肘,一般即可复位成功。该手法是应用椅背作为杠杆支点整复肩关节脱位,适用于肌力较弱的肩关节脱位者。

5. 悬吊复位法　患者俯卧床上,患肢悬垂于床旁,根据病人肌肉发达程度,在患肢腕部系布带并悬挂2~5kg重物(不要以手提重物,要让手与重物自然下垂),让其在自然下垂位持续牵引15分钟左右,多可自动复位。有时治疗师需内收患臂,或以双手自腋窝向外上方轻推肱骨头,或轻旋转上臂,肱骨头即可复位。该手法安全有效,对于老年患者尤为适宜(图6-49d)。

(三)肘关节脱位上骱手法(以后脱位为例)

1. 拔伸屈肘法　患者取坐位,助手立于患者背侧,以双手握其上臂,治疗师站在患者前面,以双手握住腕部,置前臂于旋后位,与助手相对牵引,3~5分钟后,治疗师以一手握腕部保持牵引,另一手的拇指抵住肱骨下端向后推按,其余四指置于鹰嘴处,向前端提,并缓慢地将肘关节屈曲,若闻及入臼声,则说明脱位已整复(图6-50a)。该手法较稳妥,不会加重软组织损伤,一般患者可以整复成功。

2. 膝顶复位法　患者取坐位,治疗师与患者面对面立于患侧前面,一手握其前臂,一手握住腕部,同时一足踏在凳面上,以膝顶在患侧肘窝内,先顺势拔伸,然后逐渐屈肘,有入臼声音,患侧手指可摸到同侧肩部并且能靠紧胸壁,即为复位成功(图6-50b)。该手法较简单,在没有助手情况下可以独立复位。

3. 推肘尖复位法　患者取坐位,一助手双手握其上臂,第二助手双手握腕部,治疗师立于患侧,双拇指置于鹰嘴尖部,其余手指环握上臂下段,两助手在对抗牵引下,逐渐屈曲肘关节,同时治疗师由后向前下用力推鹰嘴,其余手指用力拉肱骨下段向后,即可将肱骨滑车还纳入鹰嘴窝而复位。该手法较稳妥,但需要与助手默契配合。

(四)小儿桡骨头半脱位上骱手法

嘱家长抱患儿坐位。治疗师面对患儿而坐,一手握伤肘,以拇指于肘中部向外、向后捏压脱出之桡骨头;同时用另一手握持伤肢腕部,并向下适当用力牵拉,使前臂旋后,然后屈肘,常可听到轻微的入臼声,如患儿手能抬起到肩部水平,复位即告成功,疼痛立即消失,患儿即能屈伸伤肢。该手法简单,关键在于先稍微拔伸再旋后,最后屈肘。

(五)月骨脱位上骱手法

患者在臂丛神经麻醉下,取坐位,肘屈曲90°,腕部极度背伸。第一助手握住患者肘部,第二助手握住患侧食指和中指,在腕背伸位对抗牵引,在拔伸牵引下前臂逐渐旋

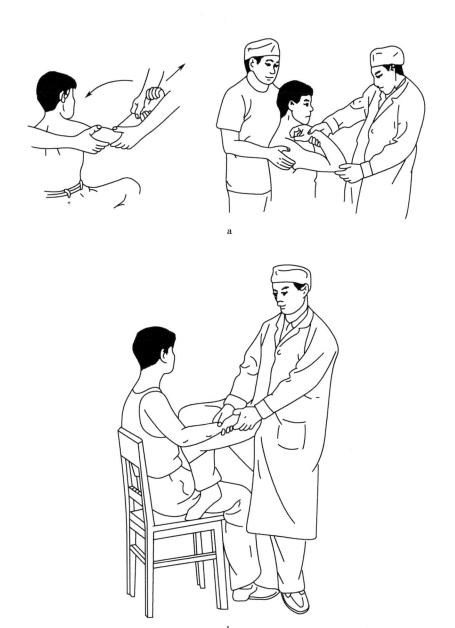

图 6-50　肘关节脱位上髁手法（以后脱位为例）

a. 拔伸屈肘法；b. 膝顶复位法

后，3~5 分钟后，治疗师两手握住腕部，向掌侧端提加大背伸，使桡骨和头状骨之间的关节间隙加宽，然后用两拇指尖推压月骨凹面的远端，使月骨进入桡骨与头状骨间隙，同时嘱第二助手逐渐使腕关节掌屈，治疗师手指下有滑动感，且患手中指可以伸直时，说明复位成功（图 6-51）。该手法助手间需要默契配合，对抗牵引要到位。

（六）掌指关节及指间关节脱位上髁手法

患者取坐位，助手固定患侧手腕部。治疗师一手握持伤指，并用拇、食二指捏住近节指骨，顺势向背侧及远端牵拉；同时用另一手握住手掌，并用拇指向背侧推按脱位的掌骨头。两手配合逐渐屈曲伤指的掌指关节,使其复位。指间关节脱位手法复位比较容易,治疗师双手握持伤指,适当用力牵引,再轻度用力屈曲或扳正侧偏之手指,即可复位(图6-52)。

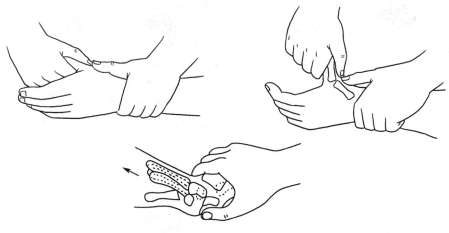

图6-51　月骨脱位上髎手法

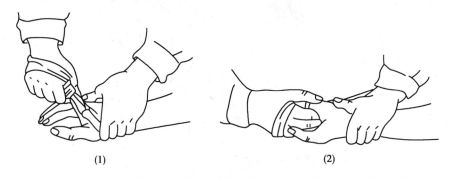

(1)　　　　　　　　　　　　　　　(2)

图6-52　掌指关节脱位上髎手法

(七)髋关节脱位上髎手法

1. 后脱位上髎手法(图6-53)

(1)屈髋拔伸法:患者仰卧于木板床或铺于地面的木板上。助手以两手按压髂前上棘固定骨盆;治疗师面向病人,弯腰站立,骑跨于患肢上,用双前臂、肘窝扣在患肢腘窝部,使其屈髋、屈膝各90°。先在内旋、内收位顺势拔伸,然后垂直向上拔伸牵引,使股骨头接近关节囊裂口,略将患肢旋转,促使股骨头滑入髋臼,当听到入臼声后,再将患肢伸直,即可复位(图6-53a)。该手法由治疗师单人完成,易于掌控,但对于壮实者,牵引力稍显不足。

(2)回旋法:患者仰卧。助手以双手按压双侧髂前上棘固定骨盆,治疗师立于患侧,一手握住患肢踝部,另一手以肘窝提托腘窝部,在向上提拉的基础上,将大腿内收、内旋,髋关节极度屈曲,使膝部贴近腹壁,然后将患肢外展、外旋、伸直。在此过程中听到入臼声,复位即告成功。因为此法的内收、内旋、屈曲、外展、外旋、伸直是一连续动作,形状恰似一个问号"?"(左侧)或反问号"?"(右侧),故亦称为划问号复位法(图6-53b)。该手法治疗师需要较大的劲力,适合于体质瘦小的患者。

(3)拔伸足蹬法:患者仰卧床上。治疗师立于患侧床边,与患者面对面,双手握住患侧足跟部,一侧足外缘抵于患侧腹股沟与坐骨结节之间(左髋脱位用左足,右髋脱位用右足),手拉足蹬,治疗师可以向后倒以增加牵引力,持续牵引数分钟,待感觉有拉动时,轻微旋转患肢,一般可复位(图6-53c)。该手法治疗师一人可以完成,但需要较大牵引臂力。

(4)俯卧下垂法:患者俯卧于床缘,双下肢完全置于床外。健肢由助手扶持,保持在伸直水平位;患肢下垂,助手用双手固定骨盆,治疗师一手握其踝关节上方,使患侧屈膝90°,另一手加压于腘窝,利用患肢的重量及按压力向下牵引(如牵引力不足,可以挂上磅锤),在牵引过程中,治疗师可轻旋患侧大腿,使股骨头滑入髋臼而复位(图6-53d)。该手法患者处于俯卧位,可自觉安全感,且可以延长牵引时间,治疗师也较省力。

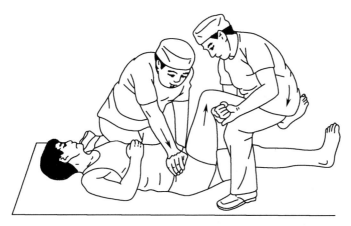

图6-53a　屈髋拔伸法

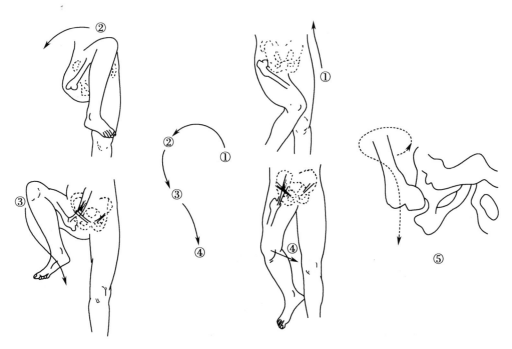

图6-53b　回旋法

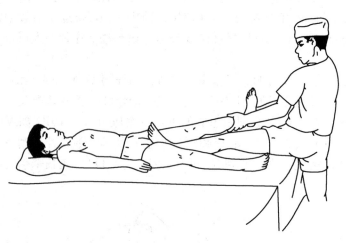

图 6-53c　拔伸足蹬法

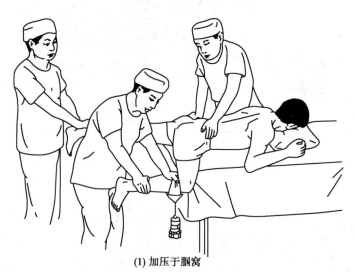

(1) 加压于腘窝

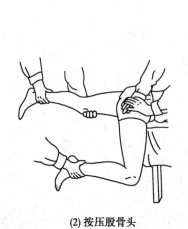

(2) 按压股骨头

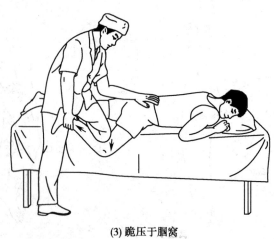

(3) 跪压于腘窝

图 6-53d　俯卧下垂法

笔记

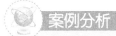案例分析

案例:刘某,男性,21岁。3小时前弯腰立位工作时,边墙倒塌,砸伤右侧腰臀部致右膝跪地,当即觉右臀部疼痛,右下肢不能站立、活动。检体:右侧臀部皮肤擦伤,轻度肿胀,右臀部膨隆,患肢呈屈曲、内收、内旋畸形,右大转子上移,患肢较健侧短缩,伤侧膝部靠在对侧大腿上。患肢末端血运、感觉及足趾活动良好。X线片示右髋关节脱位,股骨头向后上方移位。

分析:

(1)诊断为右髋关节后脱位。

(2)可在麻醉下(全麻、腰麻或硬膜外麻醉)、X线透视下手法复位,手法运用回旋法(亦称划问号复位法),复位后,比较双侧肢体是否等长,大转子有无上移,畸形是否消失,再托住腘窝进行各种被动活动,若无障碍说明复位已成功,一般运用皮肤牵引或沙袋制动,保持髋部在轻度外展旋中位3~4周,固定期间进行循序渐进的功能锻炼。

2. 前脱位上髋手法

(1)屈髋拔伸法:患者仰卧于铺在地面的木板上。一助手将骨盆固定,另一助手用一前臂置于患肢腘窝部,在患肢微屈膝位顺势拔伸牵引,在牵引过程中可略将患肢由外展、外旋位渐渐向上拔伸至屈髋90°;治疗师立于健侧,双手环抱大腿根部将其向后外方按压,可使股骨头回纳入髋臼内。该手法治疗师需要连续的保持向后外方的推压,如果力道不足,可以由第三助手在患者抱住患腿部向外后方牵拉。

(2)侧牵复位法:患者仰卧于木板床上。一助手以两手按压两髂前上棘以固定骨盆,另一助手用一宽布绕过大腿根部内侧,向外上方牵拉,治疗师两手分别扶持患膝及踝部,连续伸屈患髋,在伸屈过程中,可慢慢内收内旋患肢,即感到大腿根部突然弹动,同时可听到响声,畸形可随着响声消失,此即复位成功。该手法在屈髋并内收内旋下肢时是复位成功的关键点。

(3)反回旋法:其操作步骤与后脱位相反,先顺势将髋关节外展、外旋牵引,然后屈髋、屈膝,再内收、内旋,最后伸直下肢。该手法治疗师需要较大的手劲并且要求灵活的用力技巧。

3. 中心性脱位上髋手法

拔伸扳拉法:患者仰卧。一助手握患肢踝部,使足中立,髋外展约30°,在此位置下拔伸旋转;另一助手把住患者双侧腋窝行反向牵引。治疗师立于患侧,先用宽布带绕过患侧大腿根部,一手推骨盆向健侧,另一手抓住绕大腿根部之布带向外拔拉,可将内移之股骨头拉出。触摸大转子,与健侧相比,两侧对称,即为复位成功(图6-54)。该手法只适合于股骨头突入骨盆较少、移位轻微且没有被卡住者。

4. 陈旧性后脱位上髋手法　一般来讲,陈旧性髋关节后脱位时间未超过2个月者,仍存在闭合复位的可能,可先试行手法复位。在行手法复位前,先行股骨髁上牵引1~2周,牵引重量10~20kg。起先患肢处于原来的内收、内旋和屈髋位顺畸形牵引,每天观察,并逐步改变牵引的方向,直至患肢处于伸直和外展位,待股骨头已被

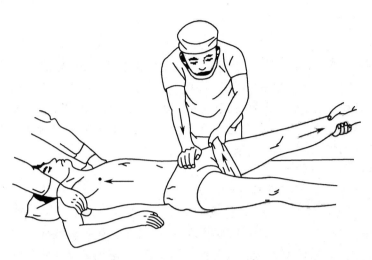

图 6-54　髋关节中心性脱位上骱手法

牵至髋臼水平或更低,即可在麻醉下行手法复位。起初是松解手法,用力应由轻到重,活动范围应由小到大,逐步解除股骨头周围的粘连。当患髋周围软组织已被松解并松动至最大限度,再按新鲜脱位的手法复位。该手法切忌使用暴力,以防发生股骨头塌陷或股骨颈骨折等合并症。如手法复位遭遇困难,不应勉强反复进行而应改行手术治疗。

（八）膝关节脱位上骱手法

1. 膝关节前后侧脱位上骱手法　前脱位者,患者仰卧。一助手抱住患者大腿,另一助手握住患肢踝部或小腿远端做对抗牵引,治疗师站于患侧,一手把持大腿下端后侧向前提,另一手于小腿上端前方向后压,同时用力;或两手拇指按压胫骨近端向后,余各手指置于腘窝从后向前推股骨下端,同时用力即可复位。后脱位者,体位与牵引同于前脱位;术者站于患侧,一手托住小腿上端后方向前推,另一手置于大腿下端前面向后压;或双拇指按股骨远端向后,双手其余四指托胫骨近端向前,同时用力即可复位。该手法简单,在充分牵引下一般均可复位成功。

2. 膝关节侧方脱位上骱手法　同前面的前后脱位一样,两助手先做对抗牵引。若向内侧脱位,术者一手置于大腿下端外侧,另一手置于小腿上端内侧;外侧脱位时则相反,术者一手置于大腿下端内侧,另一手置于小腿上端外侧,同时两手反向用力,即可复位。

3. 膝关节旋转脱位上骱手法　同前面的前后脱位一样,在助手对抗牵引的同时,术者一手握住大腿下端,另一手握小腿上端向形成脱位力量的反方向用力,或两手同时握持小腿上端,在近端牵引的助手固定大腿,术者向脱位反方向旋转而复位。该手法要求充分拔伸牵引,有足够的间隙使骨端活动。

（九）跖跗关节脱位上骱手法

患者仰卧,膝屈曲 90°。一助手握踝部,另一助手握前足做对抗牵引,治疗师站于患侧,按脱位类型以相反方向,用手直接推压跖骨基底部使之回复。如第 1 跖骨向内,第 2~5 跖骨向外,则用两手掌对向夹挤,将脱出分离的跖骨推向原位。该手法对于受伤时间较短,肿胀不严重及足部软组织张力不大时,一般可复位成功(图 6-55)。

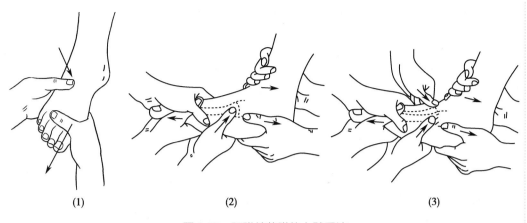

(1)　　　　　　　　　　　(2)　　　　　　　　　　　(3)

图 6-55　跖跗关节脱位上骱手法

（1）单人复位；（2）纠正侧方移位；（3）纠正侧方及向背移位

（十）跖趾关节脱位上骱手法

患者卧位。一助手固定踝部,治疗师一手持足趾,或用绷带提拉脱位的足趾用力牵引,另一手握前足,先用力向背牵引,加大畸形,然后握足背的拇指用力将脱出的趾骨基底部向远端推出,当滑到跖骨头处,在维持牵引下,将患趾迅速跖屈,即可复位（图 6-56）。

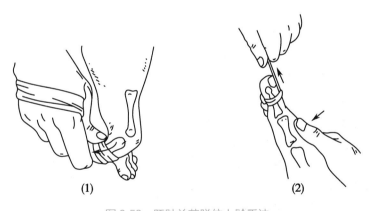

(1)　　　　　　　　　　　　　　(2)

图 6-56　跖趾关节脱位上骱手法

第四节　临床常见功能障碍的理筋正骨手法康复治疗

一、骨关节损伤后关节僵硬的理筋正骨手法康复治疗

（一）概述

1. 定义　是指骨关节损伤后正常关节功能（如屈伸、旋转等）发生不同程度的障碍,表现为活动范围的减小。主要是由于关节损伤本身或骨关节损伤引起关节组织的反应性渗出、水肿、变性,关节渐变为纤维性粘连,关节囊增厚、弹性减低,以致关节活动功能部分或全部丧失者,称骨关节损伤后关节僵硬。

2. 诊断 外伤后肢体关节屈伸不利,严重者关节挛缩强直,或伴疼痛,遇寒凉、阴雨或疲劳可加重。

3. 鉴别诊断 应与风湿痹、尪痹、骨痹等鉴别。

（1）风湿痹:风湿痹多指风湿性关节炎,由于风寒湿热等外邪入侵,痹阻经络关节,气血运行不畅,以四肢大关节走窜疼痛为主,伴重着、酸楚、麻木、关节屈伸不利,多伴有恶寒、发热等症状。两者均有关节僵硬表现,但骨关节损伤后的关节僵硬有外伤史,以关节活动不利为主,无游走性关节疼痛及红、肿等表现。

（2）尪痹:尪痹多指类风湿关节炎,初起多以小关节对称性疼痛肿胀,好发于指间关节或腕踝,可以出现全身性关节肿痛,伴明显晨僵与关节活动不利,严重者卧床不起。尪痹常因感受风寒湿邪而反复发作,迁延不愈,病久受累关节可呈梭形肿胀或明显畸形强直。血清类风湿因子检查多为阳性,发作期血沉可增快。两者均有关节僵硬表现,但骨关节损伤后的关节僵硬多局限在损伤的肢体,无对称性发作,血清类风湿因子检查多为阴性。

（3）骨痹:骨痹多指骨性关节炎,系退行性骨关节病,关节可呈肥大性改变,主要由于年老体衰、肝肾亏虚、筋骨失养所致;临床上以老年人负重的髋膝关节多见。该病的关节僵硬在早期以晨僵与始动僵为主,气候变化症状会加重,局部关节可轻度肿胀;后期严重者可见关节畸形。两者均有关节僵硬,但骨关节损伤后的关节僵硬是在外伤后出现,积极治疗,病理可以逆转。

（二）骨关节损伤后关节僵硬的中医病机

骨关节损伤后关节僵硬的中医病机不外乎虚实两端,与肝肾、气血、筋骨关系密切,虚者肝肾气血不足、筋骨关节失养,实者气滞血瘀痰结、骨节筋脉痹阻,具体可分为以下几个类型。

1. 气血不足、骨节失荣 气血是人体生命活动的物质基础,如《素问·调经论》曰:"人之所有者,血与气耳","气主煦之,血主濡之",筋骨的正常生理活动有赖气血的营养。如肢体损伤失血过多,或伤后瘀血不去、新血不生,或失治误治、迁延日久,则可致气血亏虚。气血不足则筋骨关节失去荣养而拘急不利、活动障碍。

2. 气滞血瘀、骨节凝涩 气为血帅,血为气母。气血之间有着相互依存的密切关系。正常的人体,气血周流,循环不息则筋骨强劲,关节滑利。肢体关节外伤,经脉破损,血逸脉外,瘀血停滞,气血凝塞,经脉不通。或伤后失治、误治,离经之瘀血停于筋肉、关节,久留不去。则骨节即失去气血濡养而凝涩不利、僵硬不舒、活动障碍。

3. 肝肾亏虚、骨痿筋缩 肝藏血,在体合筋,《素问·阴阳应象大论》说"肝生筋"。筋膜有赖于肝血滋养,肝血充盈,筋得其养,则运动有力而灵活,能耐受疲劳。《素问·宣明五气》说:"肾主骨。"骨的生、长、壮、健、衰与肾的功能密切相关。肾强则骨骼强壮。肢体损伤,筋骨受累,气滞血瘀,内动肝肾;肝肾亏虚则无以主骨养筋,久则骨枯髓减、筋脉萎缩拘急,关节失去滑利而僵硬。

4. 痰瘀互结、骨痹筋挛 肢体损伤,气滞血瘀,经脉不利,迁延日久影响水液的输布代谢;水湿停聚,聚湿成痰,痰湿与瘀血互结,阻滞气机,抑遏阳气,痹阻关节,筋脉肌肉挛缩,则出现关节麻木僵硬、肿胀屈伸不利等功能障碍。

5. 筋挛拘急、筋离其位 正常情况下,人体的骨骼和肌肉、韧带、肌腱等软组织处于正常的生理位置,并且通过"筋"的"束骨"作用维持着关节的正常结构关系与屈伸滑利功能,完成生理范围内的各种活动功能。肢体损伤,动骨伤筋,常会引起筋、骨失去原来的解剖位置,如失治、误治或治疗不当,则筋出槽、骨错缝没能得到纠正,必然导致畸形而影响关节滑利或拘急僵硬。

（三）手法对骨关节损伤后关节僵硬的作用机制

1. 对韧带、关节囊和肌腱的影响　韧带、关节囊和肌腱都属于纤维结缔组织,理筋正骨手法可以增加纤维组织基质中水分含量、黏弹性以及纤维之间润滑作用;同时可扩大纤维与纤维之间的距离,减少互相接触摩擦的机会,从而缓解粘连。当同时存在组织炎症肿胀时,常有新生纤维形成粘连,理筋正骨手法可以降低纤维粘连,增加相对滑动。

2. 对关节软骨及关节腔的影响　理筋正骨手法可以恢复关节腔滑液分泌、流动,增加关节软骨营养,降低关节软骨的萎缩、坏死、纤维化,扩张关节腔,刺激滑液囊分泌滑液,从而缓解关节僵硬的程度。

3. 对肌筋骨节易位的调整　跌仆闪挫等引起的骨关节损伤常致肌筋易位或骨缝开错,运用理筋正骨手法对损伤的关节进行不同方式的调整复位理筋可使易位肌筋归槽,错缝的骨骼归位,有利于恢复关节的活动性和灵活性。

4. 对疼痛的影响　理筋正骨手法可促进局部循环,使局部组织温度升高,在适当的刺激作用下,可提高局部组织的痛阈;可促进因损伤引起的血肿、水肿的吸收,减轻对神经末梢的刺激;同时手法还可将紧张或痉挛的肌肉充分拉长,使粘连及僵硬的关节逐步松解,从而解除其紧张痉挛,消除疼痛。

（四）骨关节损伤后关节僵硬的理筋正骨手法康复治疗

1. 肩关节僵硬　是指肩关节创伤后各个方向主动和被动活动范围减弱或消失,是常见的肩关节功能障碍。其主要病理变化是损伤后的长期固定以及损伤造成的关节囊以及骨折周围的软组织血肿机化,产生大量的纤维性瘢痕结缔组织,使得肩关节囊和肩袖、肩峰下滑囊、三角肌滑囊、肱二头肌腱鞘紧密粘连,形成慢性无菌性炎症反应所引起。因肩部创伤后如肩袖损伤、肱骨外科颈骨折、肩关节脱位等患者的恐惧心理,不愿进行功能锻炼,使得损伤局部的充血、渗出长期存在,导致肩关节囊粘连、挛缩等非常普遍。有时前臂骨折的患者在固定治疗过程中没有加强功能锻炼,尤其是老年人,并发肩关节僵硬也非常常见。

（1）临床表现:主要表现为肩关节的外展、外旋、后伸、上举、前屈功能障碍。主动或被动活动时疼痛,影响日常生活,如穿衣、梳头、洗脸等。肩关节周围可有压痛或有软组织萎缩,缓解期肩关节周围压痛可不明显,但肩关节各向活动均受限。影像学检查可有关节间隙变窄,病情日久者局部骨端骨量可减少等。

（2）手法治疗:原则:通络止痛,松解粘连,滑利关节。①拿捏舒筋:患者正坐,治疗师立于患侧,一手托患肢肘部,令其肘屈,肩部肌肉充分放松,另一手虎口分开,用拇指和食指、中指拿捏按揉肩部僵硬软组织2~3分钟。②掌根推摩:治疗师立于患者背后,一臂绕过健侧,手揽患肘,并使肩尽量内收,另一手用掌根自上而下推摩肩臂外侧、后侧筋肉2~3分钟;更换姿势,治疗师立于患者前面,一臂绕过健侧,手拉患臂使肩关节背伸,置于身后,另一手如上法推拿肩臂前内方筋肉2~3分钟。③点穴弹拨:点压、弹拨手法依次点压肩井、天宗、秉风、肩内陵、肩贞、肩髃各穴,以酸胀为度,对有粘连或痛点施弹拨手法,以解痉止痛,剥离粘连;拇指螺纹面针对粘连的三角肌下滑囊、肱二头肌腱、冈上肌腱、甚至大小圆肌肌腱弹拨分筋以松解粘连,拿、搓三角肌、肱二头肌肌腹。④摇肩松筋:治疗师立于患者背后,一手扶患侧肩部,另一手握腕部,稍用力向远侧拔伸并徐徐做环转运动,其范围由小到大,并使患臂逐渐外展抬高,直至不能耐受为止,前转、后转交替 3~5 分钟。⑤揉肩牵抖:治疗师立于患侧,两手大、小鱼际部相对,手指半屈曲位环抱肩臂部,相对用力搓动,使筋肉充分舒展放松;然后两手握患侧手使患肢外展伸直,稍加拔伸之力,快速上下抖动 4~6 次,在抖动过程中加大外展角度,同时结合摇动肩关节,直至不能耐受为止,如此可加大肩关节活动范围,松解粘连;最后再以轻柔推摩法舒筋活血止痛。手法用力之轻重应视患者耐受程度而定,不应急于求成,以免增加新的损伤,使粘连僵硬更加严重。

2. 肘关节僵硬　是指肘关节主动和(或)被动活动范围减少或丧失。肘关节僵硬为肘部外伤后常见的功能障碍,创伤后会引起关节周围的肌肉、韧带、关节囊等软组织发生渗出、水肿、出血等病理改变,如血肿机化、纤维组织增生,进一步导致关节周围或滑动装置纤维性瘢痕组织形成,最终表现为肘关节的屈伸功能障碍,给患者造成很大的痛苦。肘关节僵硬的发生与肘部起初损伤的程度及治疗时制动的方式、时间有关。肘关节僵硬在儿童肘关节创伤中较多见,如肱骨髁上移位骨折易形成关节僵硬;成人肘关节的复合伤也易形成关节僵硬。

(1) 临床表现:主要表现为肘关节的屈伸功能障碍。儿童的肘关节僵硬多在 60°~80°位,肘关节呈半屈曲状态,屈曲和伸直均受限,活动范围一般只有 20°~30°;有的肘关节完全僵硬在半屈曲位,无任何活动度。成人肘关节僵硬,多好发肘部手术后,局部皮肤红、肿、僵硬均较儿童明显,如肘关节僵硬在屈曲位,前臂多有不同程度的旋后受限。

(2) 手法治疗:原则:通络止痛,松解粘连,滑利关节。①拿捏舒筋:患者正坐,治疗师立于患侧,一手握腕部,另一手用手掌根部按揉肘部僵硬组织 3~4 分钟,然后治疗师拇指与食指、中指相对,自上而下顺序捏拿肘部上下肌肉 3~4 分钟。②屈伸患肘:让病人坐于桌旁,掌心向上,肘后部放置于桌面上,握拳用力,先屈曲肘关节,达到最大屈曲,然后用力伸肘,反复多次屈伸。治疗师坐于患侧,一手按住患肘,另一手握患者前臂以协助屈伸。注意:视患者的耐受程度用力,以免反复的牵拉造成新的损伤,加重病情。③顺势牵引:一治疗师双手握住患肢腕部,一助手握住患肢上臂,两人做顺肘关节畸形方向的对抗牵引约 3 分钟,在牵引过程中治疗师可做前臂的小幅度内外旋以分离桡尺关节、肱尺关节。④搓揉顺筋:治疗师用双手掌相对用力,对被夹持的患肢上下臂做快速的来回搓揉,并同时做上下臂往返移动 3~4 分钟以疏通经络,柔顺肌肉。

3. 腕关节僵硬　是指创伤后腕关节不同程度的屈伸、展收活动范围减弱或消失的功能障碍,通常表现为主动活动受限,被动活动关节疼痛,是常见的腕关节功能障碍。其主要病理变化是创伤后关节软骨、关节囊滑膜损伤、关节液分泌减少,关节周围软组织血肿的机化粘连,关节囊挛缩,关节囊周围的肌腱和韧带的粘连和挛缩等所致。多由于局部尺桡骨远端骨折、舟、月骨脱位、腕三角纤维软骨板损伤等所引起。

(1) 临床表现:腕关节僵硬,掌屈、背伸、外展、内收活动范围减小,或伴有前臂旋转功能障碍,严重者还可以影响手的功能;腕关节活动时伴疼痛不适,关节周围肌肉可有萎缩,肌力减弱,握力下降。

(2)手法治疗:原则:通络止痛,松解粘连,滑利关节。①按揉顺筋:患者坐位或卧位,治疗师左手握患肢前臂下段,右手拇指和其余四指在腕部及手掌的近端做上下揉按,特别是对合谷、内关、外关穴位点按,使腕关节周围粘连组织松弛,改善局部血液循环,疏通气血,缓解疼痛;然后治疗师用右手拇指指腹顺关节周围上下肌腱进行弹拨、捏提数次,以松解肌腱间粘连。②拔伸牵引:患者前臂旋前,手心向下,术者双手紧扣患手的大小鱼际,顺势与患者做间歇对抗牵引3~5分钟,力量由小到大,并且边牵引并摇动腕关节,以松解关节囊与肌腱间粘连。③摇腕振颤:一助手固定患者上臂下段,医者立于患侧前方,双手紧扣患手大小鱼际,分别在患者前臂旋前、中立及旋后位在牵引的基础上做腕关节的环转摇动,摇动范围由小到大,可调整尺桡关节、腕骨间的关系,改善前臂旋转功能;最后治疗师双手紧握患者大小鱼际,稍做牵引下振颤样抖动,反复数次,使粘连肌腱进一步松解,起到通利关节的作用。

4. 髋关节僵硬　是指髋关节创伤未能得到及时和正确的治疗而后遗髋痛、髋关节屈伸不利等功能障碍,常见于髋关节脱位、股骨颈骨折、转子间骨折等损伤后,主要是治疗过程中患者长期静态保持一个体位造成髋关节周围组织,特别是髋周肌群长期处于挛缩状态,或髋周的软组织逐渐失去原有的弹性,长此以往挛缩难以逆转,最终股骨头、颈与髋臼形成纤维粘连,终使髋关节在非功能位强直导致髋关节功能障碍。

(1)临床表现:主要是髋关节功能的丧失和负重力线的改变。髋关节周围有压痛,以前侧为甚,两侧对比,患髋可有肿胀。髋关节前屈、后伸、外展、内收、外旋、内旋均有不同程度的受限。由于关节周围出现纤维粘连,并伴有关节囊和周围肌肉挛缩,除髋关节活动障碍外,还可引起肌肉萎缩无力。患者不能快步行走,仰卧患肢不能伸平,上下楼不便,尤以下蹲为甚。

(2)手法治疗:原则:解痉止痛,松解粘连,滑利关节。①点按舒筋:患者俯卧位,治疗师立于患侧,在髋后部痛点做点按压揉4~5分钟,以疏通经络缓解疼痛,为髋关节粘连松解做准备。②屈髋牵引:病人体位:仰卧位,患侧屈髋90°,屈膝并将小腿放在治疗师的肩上,对侧下肢伸直。患者双手抓住床头,以固定身体。治疗师面向病人站立,上身稍向前弯曲,肩部放在患腿的腘窝下,双手五指交叉抱住大腿近端,上身后倾,双手同时用力将股骨向足部方向牵拉,以分离关节松解粘连。③仰卧旋髋(问号旋髋):患者仰卧位,治疗师立于患侧,屈膝90°并尽量屈髋,在此位置做小腿的外展与内收动作,带动髋关节及大腿做内旋与外旋,幅度由小到大以患者耐受为主。④侧卧展髋法:患者先仰卧,治疗师立于患侧,以弹拨与揉按的手法松解患髋内侧软组织;然后患者侧卧,患肢在上,治疗师弓步站于患者臀后。治疗师一手从患者两膝间穿过,前臂托起患肢大腿远端,另一手按住髋部,在此姿势下发力,使患肢髋关节徐徐外展,以分离关节松解粘连。以上手法可重复为之,使粘连松解、关节滑利,手法完毕后,对患髋施以按摩推拿理顺肌肉、松解肌痉挛,达到经络疏通,通则不痛,恢复功能的目的。

5. 膝关节僵硬　是指膝关节及其周围损伤后,膝关节有不同程度的屈伸及负重功能受限。膝关节可僵硬于完全伸直位、屈曲位、屈曲外旋位。多发生于膝关节脱位、膝关节骨折、交叉韧带断裂、侧副韧带撕裂伤等损伤。

（1）临床表现：膝关节僵硬在早期主要表现为膝关节部肿胀，髌骨活动度明显减小，下蹲困难并伴有明显疼痛，病人因疼痛而不敢或不愿进行功能锻炼。膝两侧扩张部触之亦发硬，膝上股四头肌肌肉变硬，有时基底固着，活动度变小，被动屈曲时紧张。病变中后期，膝部肿胀消失，股四头肌萎缩，但皮肤活动度良好，髌骨上下内外的活动度极小。膝关节可有一定范围的屈伸活动度，一般在30°～60°之间，当膝关节达到最大屈曲时，可触及明显的阻挡感。根据膝关节伸屈受限的范围，可分为膝关节伸直位僵硬（膝关节处于伸直位或伸直≤15°，不能完全伸直，活动范围甚小，在5°～30°左右）和屈曲位僵硬（膝关节不能伸直>15°，屈膝活动正常或≥90°）两种类型。

（2）手法治疗：原则：通络止痛，松解粘连，滑利关节。①松筋揉髌：患者仰卧，治疗师立于患侧，一手固定大腿上部，另一手按揉膝部僵硬组织，先按揉膝关节周围软组织，重点按摩股四头肌下半部，使肌肉、肌腱充分松弛；然后拇指点按揉伏兔、风市、梁丘、血海、阴陵泉、阳陵泉、委中、委阳等穴，掌揉髌骨，以掌心扣按髌骨，在保持足够压力的情况下，使髌骨产生向内向外向上向下的轻微运动，在此基础上，带动髌骨做环转运动2～3分钟。按压时，以髌骨下产生酸胀温热为宜。②拿捏弹拨：拿捏股四头肌及腓肠肌，以拇指和其余四指相对拿捏股四头肌及腓肠肌约1～2分钟，以微微酸胀为度。弹拨膝关节内外侧肌腱，用弹拨手法弹拨膝关节内外侧肌腱3～4分钟，以舒筋通络，松解挛缩，增加血运，恢复肌腱长度。③仰卧屈伸：患者仰卧，在充分放松膝周软组织后，治疗师握住患肢小腿踝部给患膝做被动屈伸活动，先使膝关节逐渐加大屈曲，屈至极限时可稍加大屈曲的力度，然后再将患膝伸直，如此反复10～20次，患者通常会感到较剧烈的疼痛。所以屈伸被动手法不应过重，以免造成新的损伤；切忌暴力的手法。该手法应视患者的耐受程度用力，可以在每次屈伸结束后按揉膝周软组织5分钟再重复上述手法。④俯卧屈伸法：当膝关节屈曲可达90°后改患者体位为俯卧位，术者一手握住患肢小腿下部，另一手按于大腿下部，做向内、向外的旋转摇晃和伸屈活动，以屈伸为主，活动范围由小渐大，屈伸动作缓和有节律，可重复10～20次，以患者感到酸胀而又能忍受为度；在充分松解的基础上，让患膝屈曲到最大角度，治疗师再用力加大屈曲度，以患者能耐受为度，可以重复数次，最后应用推揉及搓法等手法舒经活络。

6. 踝关节僵硬　是指损伤后踝关节主动或被动活动范围减少或丧失，或伴有踝关节肿胀，站立行走不利。踝关节僵硬是踝部及附近外伤后，因损伤原因或关节长期固定不动引起的常见功能障碍。常见于踝部骨折或脱位等损伤。损伤性出血，关节液及血液循环不畅，浆液性渗出和纤维蛋白沉积，发生纤维粘连和软骨变性，而使关节粘连；或因踝关节软组织严重损伤后，关节周围软组织撕裂出血，血肿机化及软组织在损伤修复过程中产生瘢痕，而使关节粘连。关节粘连即引起关节活动障碍，使关节僵硬。

（1）临床表现：主要表现为踝部及足背部肿胀、疼痛或压痛，踝关节活动不利、站立行走困难等功能障碍。在踝关节周围，如内外侧韧带、踝前、跟腱等部有较明显的压痛。踝关节伸屈活动受限，尤其当踝关节背伸检查时，可感到有较强的弹性阻力，并可产生剧烈疼痛。

（2）手法治疗：原则：通络止痛，松解粘连，滑利关节。①推揉点按：患者仰卧位，治疗师在患肢踝部伸肌群、屈肌群及足背部用拇指点按推揉，配以弹拨手法交替进行以松解粘连,在跖屈位,用拇、食、中三指反复提捏跟腱,用双手拇指分别在足三里、太溪、昆仑、丘墟、绝骨、解溪、太冲等穴点压解痉止痛。②拔伸摇踝:治疗师以一手托住患肢足跟部,另一手握住足背部,做与小腿纵轴方向一致的拔伸牵引,在牵引力作用下,进行踝关节摇晃、内旋、内收、跖屈、外旋、外展、背伸等手法,以达分离、滑动、松解粘连,扩大踝关节的活动范围,操作时应以患者的耐受程度为度,不应手法过重或暴力,造成新的损伤。③舒筋牵抖:治疗师分别在内、外、后踝进行拇、食指揉按舒筋,并依次揉按位于跖面的各屈趾肌腱,重复数遍;然后让助手双手握住患者小腿下段,治疗师双手反向握住患侧足部,拇指扣压足底,其余八指相扣握住足背,用力在患者踝关节内收、跖屈、外展、背伸位牵抖踝部,每个方向2~3次,以舒筋活络,滑利关节,恢复踝关节功能。

二、骨关节损伤后肌肉萎缩的理筋手法康复治疗

(一)概述

1. 定义 由于骨关节损伤本身或损伤后的长期固定制动等多种原因引起的失用性肌肉营养不良,骨骼肌体积缩小,肌纤维变细甚至消失,出现肌力减弱、肌肉酸痛、肢体无力、不耐劳作等功能障碍,并且排除神经损伤因素所致者,称骨关节损伤后肌肉萎缩。

2. 诊断 排除神经损伤的因素,因外伤后而致经脉失养,或伤后固定制动时间过长,或功能锻炼缺乏等因素所引起,以肢体软弱无力,肌肉弛缓,甚则肌肉萎缩、肢体痿废等为主要表现的功能障碍,但肢体的浅深感觉均正常者。

3. 鉴别诊断 应与风痱、痹病、神经损伤性肌萎缩等相关病症的表现相鉴别:

(1)风痱:多指脑卒中后遗功能障碍,多为中风之后,风痰上扰,瘀阻经络;或肾虚精亏,脑络失养所致。以中风后舌暗不能言,足废不能用为主要表现的痿病类疾病。表现为:身体无痛,四肢不收,没有神志改变或神志改变轻微为特征。创伤后肌肉萎缩多伴有外伤史,无肌束震颤,无舌暗不能言、足废不能用等。

(2)痹病:痹病分风湿痹、尪痹、骨痹。风湿痹多指风湿性关节炎,由于风寒湿热等外邪入侵,痹阻经络关节,气血运行不畅,以四肢大关节走窜疼痛为主,伴重着、酸楚、麻木、关节屈伸不利,早期没有明显的肌肉萎缩。尪痹多指类风湿关节炎,初起多以小关节呈对称性疼痛肿胀,多发于指关节或腕踝,可以出现全身性关节肿痛,伴明显晨僵与关节活动不利,严重者卧床不起。骨痹多指骨性关节炎,系退行性骨关节病,关节可呈肥大性改变,主要由于年老体衰,肝肾亏虚,筋骨失养所致。创伤后肌肉萎缩多为失用性肌肉营养不良,肌纤维减少甚至消失,无关节疼痛症状。

(3)周围神经损伤性肌萎缩:骨骼肌是受周围神经支配的随意肌,当周围神经损伤后,肌肉失去神经支配将发生营养性及失用性萎缩,其萎缩随着结缔组织的增生、失神经支配时间的延长而加重,最终导致不可逆的肌肉萎缩。周围神经损伤性肌萎缩常伴有按神经分布的感觉障碍和腱反射障碍,神经传导速度减慢,肌电图呈失神经性改变,即运动单位电位减少以及肌纤维震颤电位的出现。本节所讨论的创伤后肌肉萎缩专门排除周围神经损伤的情况,无肌束震颤。患者的肌萎缩与长期不运动有密切关系,当拆除固定、去除病因、改善全身情况以及参加适当锻炼,一般可恢复到原来的肌力及肌容积。

（二）骨关节损伤后肌肉萎缩的中医病机

骨关节损伤后肌肉萎缩属于《素问·痿论》中"肉痿"与"筋痿"的范畴,中医究其根本原因不外乎筋肉气血濡养失能与肢体的固定限动失用而痿废,具体可分为以下3个证型。

1. 经脉瘀阻、肉痿筋缩　骨关节损伤后积瘀或陈旧性损伤瘀血未散,经脉痹阻,或经脉遭受震荡而失畅,或骨折脱位经脉受牵拉、压迫、挫伤,或因外固定压迫经脉,导致经脉功能障碍,气血运行不畅,肌肉失去濡润,久则肉痿筋缩。

2. 气血两虚、肌筋失荣　骨关节损伤后出血过多,耗血损气,津液气血之源不足,肌肉筋脉失养,久则产生肌肉萎缩。

3. 肢体失用、肉痿筋纵　筋骨关节,以刚为正,以柔为顺,以用为常。若伤后固定时间过长,或长期卧床,或缺乏功能锻炼,筋骨不用,骨痿筋纵,久之则关节不利,肌筋失用,大肉羸瘦,运动功能障碍。

（三）骨关节损伤后肌肉萎缩的理筋手法康复治疗

理筋手法康复治疗原则:疏经活络,调和气血,增强肌力。

1. 揉擦舒筋法　操作时患者取仰卧或坐位,治疗师立于患侧,肩肘关节及手臂放松,肘关节微屈,在治疗的过程中治疗师将指腹或掌面放于肌肉萎缩患者的治疗部位体表上,掌指关节自然伸直,以肘关节为中心,连同前臂做缓和协调的揉擦活动。轻重缓急、幅度大小、频率视病情而定,慢者20~60次/分,快者100~200次/分。揉擦时应顺着萎缩的肌肉走形移动,即手指指腹、手掌掌面、掌根着力于治疗部位体表上微用力不停地移动,使该处的皮肤、皮下组织随揉力做合理的回旋弹动。正常情况下患处感觉舒适,有微痒和温热感。

2. 推擦理筋法　治疗师以手指、掌根或肘尖部着力于治疗部位纵向推挤肌肉,推动时用力均匀,应做直线或沿肌纤维走向顺势推动;推力能达到的深度随所用力的大小而定,可浮于皮,亦可深及筋骨;用力大小应当依疾病和患者体质而定,其频率一般为50~150次/分。推擦后再施以擦法:治疗师以手掌背部小指侧部分及小鱼际贴于治疗部位体表上,通过前臂的旋转和腕关节的屈伸运动,使小鱼际及手背在治疗部位上做持续不断的来回往返滚动,以达疏通毛窍,运旋荣卫,调和营卫气血,促进肌肉的气血充沛,恢复肌肉功能。

3. 捏搓强筋法　治疗师以拇指与其他指夹紧患处皮肤及皮下组织,提起并停顿,然后放松,这样一紧一松循肌肉及经络走向提捏前进,动作要有连贯性,夹起的患处皮肤及皮下组织要适宜;然后治疗师将两手掌面夹住患者患处做对称性相反方向搓动,速度应均匀,揉搓力可达肌肉、骨骼,强度小者可使筋肉松展,强度大者可令患者局部有明显酸胀感。

4. 牵抖顺筋法　治疗师用单手或两手握住患肢远端,先做轻轻的牵引,然后稍用力做小幅度连续上下或左右抖动,用力均匀而有力,幅度由小渐大,频率逐渐增快,使抖动力量传递到躯干近端。注意抖动幅度不能超过关节活动生理范围。然后治疗师用虚掌击拍患处体表,施手法时应由轻至重,由慢至快,或快慢交替进行拍击,让患者有震动感,局部响而不痛。

学习小结

1. 学习内容

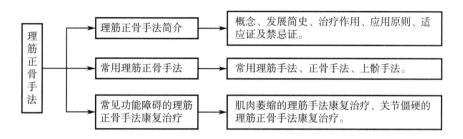

2. 学习方法

在掌握前一章推拿疗法内容的基础上,本章主要要求掌握各种常见的理筋手法和正骨手法的操作、适应证、禁忌证,熟悉两种常见功能障碍的理筋正骨手法康复治疗方法。对具体的理筋正骨手法均应认真掌握动作的理论描述,抓住动作的要领与步骤并不断揣摩。在课后主动进行自身或相互之间手法操作演练,既当施术者又体验被施术者的感觉,同时还可以借助一些视频材料,增加感性认识,如有条件可以跟随老师到临床见习。理筋正骨手法的学习离不开人体的解剖知识,一定要加强解剖学学习特别是肌肉骨骼功能解剖的学习,不少理筋手法都是一些单式手法组合而成,所以必须熟练掌握单式手法的操作。加强理论与实践结合的学习方法。

(周宾宾　方磊)

复习思考题

1. 简述理筋手法的适应证。
2. 简述旋转扳颈法的禁忌证和注意事项。
3. 简述理筋手法应用的基本原则。

笔记

第七章

中药疗法

第一节　中药疗法简介

一、中药内治法概述

早在我国原始社会时期,我们的祖先就已经发现了药物并用于治疗疾病。最初只是使用单味药,后经过许多年代的医疗实践,逐渐认识到用几味药配合起来治病的效果更好,于是渐渐形成了方剂。在《黄帝内经》中可以看到有关治疗原则、治疗方法、遣药组方和配伍禁忌等方面的大量论述。同时还有大量养生康复的记载,尤以针灸、按摩、导引等外治法为多。但到汉代之后,则突出药物内服疗法,极大地丰富了中医药康复学的内容。

中药内治法是以中医辨证论治和康复治疗的辨证施治为指导,应用中药方剂,针对病伤残者病情进行调治,从而达到调理阴阳、协调脏腑功能、扶正祛邪、延年益寿,促使身心康复的一种疗法。其中辨证论治是通过理、法、方、药来实现;治法是运用成方或创制新方的依据;方剂则是在辨证论治的基础上,按照组方原则,将药物合理地有机地组合在一起,用于防治疾病的制剂,是体现和验证治法的主要手段之一。因此方剂与治法两者关系极为密切,是辩证统一、相辅相成的。

实践证明,对于大多病伤残患者,都存在诸虚不足、气机郁滞,应用药物内服,可以固本复元、补养气血、调畅气机、平调阴阳,配合外治有良好的康复作用。

(一) 中药内治康复应注意以下几方面

1. 补虚疏郁,因证施宜 虚,指脏腑、气血、阴阳的不足。郁,指诸种原因引起的气机郁滞不畅。病伤残者多处在疾病的后期,常存在正气亏乏、气机郁滞,或虚郁兼而有之,故补虚疏郁为其基本的治疗法则。遣方用药要辨明主次,虚多则以补虚为主,郁多则以疏郁为先;或先补其虚而后疏其郁,或先疏其郁而后补其虚,或虚郁并重合方调治,总在权衡轻重缓急而灵活遣方。若有郁而用纯补,则愈补愈滞塞;有虚而纯开郁,则虚者愈虚,为康复治疗之大忌。对慢性病伤残疾,往往易注意其虚,而忽略其郁。医家张子和治癫狂类疾病,每先用峻吐以导其痰热之郁滞,随之峻补以填补正气之虚,每收卓效,堪为典范。

辨证论治,即辨别证候,遣方用药,是针对病机治疗,是中医学的理论基础,亦是指导康复临床的重要原则。因证施宜,对病无常法,对证有常方,方随证变,故一病有多方,多方治一病。证候的多样化,反映了个体的差异性。临证当依据病情,以因证施宜为原则。

2. 形神并重,重视体质 "形"指形体,亦即身体。具体来讲,可以包括五脏、六腑、奇恒之府、肌肤、肢节、筋骨、五官九窍等组织器官。广义的"神",系指人体生命活动功能的总称,本文所说的"神",主要指精神,意识、思维活动而言。病伤残患者,伴随形体之伤,多有神情之损。形伤必及于神,神伤亦必累于形,此为形神一体之理。所谓"形神并重",即不仅注意形体的保养,而且还要注意精神的调摄。使得形体健康,精神健旺,身体和精神都得均衡的发展。康复治疗以养形为先;形体是人体生命存在的基础,有了形体,才有生命,有了生命才能产生精神活动和具有生理功能。治形以促进功能恢复,调神则有助于治形,不可偏废。历代传统康复理论极为重视保养形体在康复医疗中的作用,亦可以调神为主,辅以治形;如神情异常之证,既要重精神调治,又须注意形脏虚实,虚者补之,实者泻之。形与神,是相互制约,相互为用,不可分割的统一体。形是基础,神是主导。无神则形不可活,无形则神无所附。说明形体与精神之间是相互联系、相互制约的。精神是在形体的基础上产生,又给予巨大作用于形体。保胃气调饮食以养形体,可从食物调养、饮食疗法、药物调补三个方面来增强体质;治形重在养精血,因形体属阴,且以精血为主,对阴精不足或阳气虚耗严重患者,皆以填补真阴,滋养阴血,治疗形体为主。因此,临床方药常用左归饮、右归饮、大补元煎、理阴煎等方,常用补益精血药有熟地黄、当归、枸杞、菟丝子、山萸肉、人参、黄芪、山药、肉苁蓉之类,其中尤以熟地黄为首选。

形神共养,相得益彰,基于形神统一的观点,传统康复理论,进一步阐述了形体和精神之间的互相联系和互相制约的辩证统一关系,在既肯定形体决定精神的同时,又非常重视和强调精神意识,反过来作用于形体,又对形体的健康产生巨大的影响。因此传统康复理论,既注重养形康复,又注重养神康复。以期达到形与神共养,同时中医康复应重视患者年龄、体质的差异。

3. 守法守方,丸散尤宜 康复所治多为久治不愈的慢性疾病,病机变化趋于稳定,基本证候相对固定,只要辨证准确,遣方用药得当,证不变,方亦不变,守法守方,静待成效,切勿随手更方。须知久病沉疴,或虚或郁,病皆深重,绝非一朝一夕能毕其功。

实践证明,此类病症,缓图则效,欲速不达。最重要的是要重视整体病势趋向的治疗,不要满足于一时一症的缓解。病势趋向是本质,一时一症的缓解是现象。病势缓慢,方药也宜缓缓起效。故康复治疗多以丸、散、膏剂或酒剂为宜。汤药速效而不便保存和取用,许多方药如系久用者,皆可依法制备,改汤为丸、散、膏等以方便服用。

（二）中药内治遣方用药原则

内治法的沿革历史悠久,内容极为丰富。早在《黄帝内经》中就记载了有关的治法理论,并为其进一步发展奠定了基础。由于治病的宗旨在于纠正阴阳的盛衰,所以《黄帝内经》明确提出"阳病治阴,阴病治阳"的根本治则。同时针对病位、病性、病情论述了病变在表者,采用发汗的方法;病变在下者,采用疏引的方法;寒证者用温热的方法治疗,热证者可采用寒凉的方法治疗;身体虚弱的病人,可用补益的方法治疗;病邪外侵者,用祛邪的方法治疗等。唐代陈藏器发展为"十剂"(宣、通、补、泄、轻、重、涩、滑、燥、湿)。总之,继《黄帝内经》之后,历代医家在长期的医疗实践中制定了众多治法,逐渐形成体系,内容丰富多彩,有效地为临床各科服务。其中具有代表性、概括性、系统性的当推程国彭的"八法",他在《医学心悟》中把内治法概括为"汗、吐、下、和、温、清、消、补"八法,尽管临床治疗方法实际已超出这一范畴,但八法仍不失为提纲契领地掌握中药治疗原则的方法。

1. 汗法 汗法又叫解表法,是根据"因其轻而扬之","其在皮者,汗而发之"原则立法。此法以解表药为主组成,通过发汗解表,以达祛除外感六淫之表邪的目的。此为祛除表邪的最佳治疗方法。该法的功用特点是治疗的病症部位表浅,是解除表热的重要途径。《黄帝内经》早有论述,身体就像炽热的炭火一样,可以用发汗法散热;《素问·玉机真脏论》也记载有感受风寒而发热的病人,可用发汗的方法治疗。汗法主要用于外邪入于肌表,如感冒初起症见发热、恶寒、头痛、身痛、脉浮以及麻疹、疮疡初起,水肿初期兼有表证或风湿在表者均可以选用此法。邪在肌表可有风寒、风热之分,因而汗法也有辛温、辛凉不同。

运用汗法时应注意服药后微微汗出为宜,不可令大汗淋漓以耗伤正气甚至亡阴亡阳。同时邪已入里或疮疡已溃及盗汗、自汗、吐泻失水者均不宜用汗法。

2. 吐法 吐法是根据"其高者,因而越之"的原则立法,以涌吐药为主组成,具有涌吐作用的方剂,用做涌吐痰涎、宿食、毒物的方法。该法为古代常用的祛邪方法之一。吐法具有引导、促使呕吐之功,适用于停留于咽喉、胸胁、胃脘的痰涎、宿食和毒物等有形实邪。此类疾患的特点是发病部位偏上,邪气多有上逆趋势,治疗宜顺应病势,故常选用呕吐之法,将其从体内排出,以达愈病目的。在这方面历代多有记载和论述,如《金匮要略》记载有宿食积滞,可以用瓜蒂散催吐。吐法是一种救急之法,恰当应用,收效迅速;用之不当,易伤正气,用之宜慎。

吐法对老弱、幼儿、孕妇、产后及气血不足等均不宜使用。

3. 下法 又称泻下法,是根据"泄可去闭"的原则立法,是以泻下药为主组成,具有通导大便、荡涤肠道积滞等作用,以治疗胃肠积滞、大便不通或腹水等证的方法。下法的主要功能为泻下通便。主治宿食、积滞壅结于肠胃,症见大便秘结,脘腹胀满硬痛等。由于积滞有寒、热之分,病情有缓、急之别,因此下法分为寒下、热下、润下、逐水和攻补兼施五类。

表证未解、里实未成不宜用下法。如表证未解而里实已成可用表里双解之法。下法药多峻烈,孕妇忌用。产后、经期、年老体弱、病后津伤及失血者均应慎用。必要时可攻补兼施或先攻后补。此外,下法易伤胃气,应用时要得效即止,慎勿过用。

4. 和法　和法具有疏泄调和作用,可以疏泄气机、调和脏腑,用来治疗伤寒少阳病或肝脾、肠胃不和等病证。和法是通过和解与调和作用,以达祛除病邪、调整脏腑功能的治疗方法,亦称和解法。该法特点为作用缓和,方性平和。应用广泛,适应证往往比较复杂。蒲辅周阐述和解之法,具有缓和疏解之意。

和法原为治疗伤寒少阳病而设,由于和解少阳的一些方剂兼有疏肝解郁之功,因而调和肝脾、肠胃之剂也纳入和法。

使用和法时应注意,凡表邪未入少阳或邪已入里阳明热盛者不宜用此法。同时,凡劳倦内伤、饮食失调、气血虚弱而见往来寒热者不宜用和法。

5. 温法　温法是根据"寒者热之"的原则立法,由辛热或甘温药物组成,具有温中祛寒、温经散寒、回阳救逆等作用。用以治疗脾胃虚寒、寒凝经脉及肾阳虚衰等里寒证的方法,又称温里法。

根据里寒证的轻重缓急不同,本法有强弱缓峻之别,分为温中祛寒、温经散寒、回阳救逆三类。其中温中祛寒,用于脾胃虚寒证,症见吐泻腹痛,食欲不振;温经散寒主治寒凝经脉证,症见四肢厥冷,脉微欲绝,或肢体疼痛麻木。上述两法作用比较缓和,其适应证多局限于某脏腑或经脉肢体。而回阳救逆则为温法中之峻烈者,临床多用于急救,挽回衰微欲绝的元气,适用于元气极度虚弱之危重症,其发病部位主要在肾(少阴),症见恶寒嗜卧,呕吐不渴,腹痛下利,冷汗不止,四肢厥冷,脉微细欲绝。

因寒证有表里之分,故表寒证一般用汗法,而里寒证当用温法。

温法多用辛温燥热之药,禁用于热证及阴虚证,尤其对真热假寒者更勿误用。于炎热季节及内热体质者,即使是寒证需用温法也要中病即止。不可过用,以免耗伤阴液。

6. 清法　清法是根据"热者寒之""温者清之"的原则立法,以寒凉药为主组成,具有清热泻火、凉血解毒、生津的作用,用以治疗温热、热毒等里热证的方法。清法是通过清热、泻火、解毒、凉血等作用,以清除温热火毒之邪的治疗方法。《素问·至真要大论》记载凡热证者用寒凉的药物治疗。里热证多为病毒长期集聚在体内化热或情绪过激化火所致。一般见有发热,口渴,心烦,苔黄,脉数等症。

清法的应用范围十分广泛,里热证包括温热证、火毒证、湿热证、暑热证、虚热证等,针对此类疾患的发病阶段、病位及病性,清法相应的分为清热泻火(清气分热)、清热凉血、清热解毒、清脏腑热、清虚热等多种具体治法。热毒刚侵犯体表还没有进入体内当用汗法;热邪进入体内并形成积滞宜用下法;外邪进入体内引起发热但没有形成积滞时应使用清法。里热证有虚实之分,实热治宜苦寒直折,虚热治宜壮水制火。

热为阳邪,易伤阴液,为此治疗热证急证时应注意救阴存津。

清法多用寒凉之品,易伤阳气、损胃气,应中病即止,不宜过用,对虚寒体质者更宜注意。

7. 消法　消法是根据"结者散之""坚者消之""通可去滞"的原则立法的,以消导、化积药为主组成,具有消食、导滞、化积的作用。消法含有消导、消散、消磨、消除之义,适用于逐渐形成的有形的积滞,具体包括食、气、血、痰、湿等积滞而成的积滞痞块,分别称之为食积、气滞、血瘀、痰阻、湿聚。针对上述不同病证,该法分为消食、行气、活血、化痰、祛湿诸法。

消法和下法均有消除有形之邪的作用。但消法药力缓和,适于逐渐形成的腹腔痞积;下法一般攻力峻猛,适于肠实便秘及大积大聚,宜于急攻速下者。

消法毕竟属于削克之剂,一般不宜久用,并多采用丸剂。凡纯属虚无实者,禁用消法。

8. 补法　补法是根据"虚者补之"的原则立法的,以补养、强壮类药物为主组成,治疗各种虚证的方法。补法亦称补益法,是补益人体气血阴阳,治疗各种虚证的方法。虚证为正气虚弱所致,具体包括脏腑气血阴阳的不足。补法通过补益气血阴阳以增强或提高机体的生理功能,改善机体虚弱状态,提高其抗病能力为目的。由于虚证有气、血、阴、阳的偏虚以及气血两虚、阴阳俱虚的不同,因此补法分为补气、补血、补阴、补阳以及气血双补、阴阳并补六类。前贤根据虚证的不同性质,在治法上有所区别。

一般说来,补气、补阳药多偏温热辛燥,不宜用于阴虚火旺者;补血、补阴药大多性味甘、寒凉或咸寒,质润多液偏滋腻,对于阳虚阴盛者忌用。但阴阳是互根的,明代医家张景岳所说的"善补阳者,必于阴中求阳","善补阴者,必于阳中求阴",亦不可不予以注意。

虽曰补药,其性味毕竟有所偏颇,若用之过久,难免"久而增气",亦生弊端,绝非多补益善。

二、中药外治法概述

中药外治法是指利用中药的各种外治方法对疾病进行康复治疗,以促进病人各种功能更快恢复的疗法。它不仅对我国人民群众防治疾病有着重要意义,而且早已蜚声海外,被世界人民所接受与认可,亦为世界人民的保健事业做出了巨大贡献。

中药外治疗法历史悠久。《黄帝内经》中云:"痹不(仁)肿痛……可烫熨及火灸刺而去之","可按、可药、可浴","其有邪者,渍形以为汗",这是应用渍法、熨法、浴法、刺法、灸法等外治法治疗疾病;《素问·调经论》说:"夫十二经脉者,内属于脏腑,外络于肢节",明确指出脏腑经络腧穴之间的密切关系。故十二经穴,不仅具有主治本经病症的作用,而且能反映其所属脏腑的病症;《周礼》记载外疡治疗方法以外治法为主,可见当时的外治法已初具规模;《山海经》记载了夏商以后人们用烟熏、佩戴药物来驱病防疫等外治法;《五十二病方》全书共载 283 方,其中外治方达一半以上,有洗浴浸渍、熏蒸热熨、角法(拔火罐)、按摩、灸等外治法。吴师机云:"外治之理,亦即内治之理,外治之药,亦即内治之药,所异者法耳。"故中医外治疗法亦遵循以下原则:整体观念、辨证论治。

中药外治法具有操作简便、疗效显著、容易推广、经济适用、使用安全、毒副作用少的特点,备受历代医家的重视与推崇。外治法对各科疾病的康复有显著疗效,尤其对老幼虚弱之体,攻补难施之时,或不肯服药之人,不能服药之证,更有其他疗法所不及的诸多优点,其具体优点如下:

1. 治法多样,给药方便　外治法具有多种治疗途径,且其治疗方法多样,施治部位广泛。如哮喘的治疗就有多种的治疗方法,用背部腧穴贴敷法、发疱疗法、脐疗、割治、中药雾化吸入等,均能获得满意疗效。

2. 直达病所,定位用药　中药外治法用药局部的药物浓度显著高于血药浓度,局部疗效明显优于内治法,且取效迅速。如用气雾剂平喘,用锡类散灌肠治疗溃疡性结肠炎,关节疼痛用外敷止痛,效果均较内服药为优。

3. 适应证广,禁忌证少　中药外治法适应证广泛,可以运用于各科临床的多种病症,且治疗作用迅速,尤其对病情轻或单纯性疾病、疾病初起阶段具有明显的优势。

第二节　中药内治法

一、作用机制

中药内治,重点在于治法。所谓治法,是在辨清症候,审明病因、病机之后,有针对性地采取的治疗法则。治法理论是临证运用成方和创制新方的依据。方剂是治法的具体体现,并能进一步验证治法的正确与否。若只有治法而无方剂,治法就不能体现出来,也就无法完成辨证论治的全过程;若未立法,先拟方,随意拼凑一些药物,用以治病,势必误入"头痛医头、脚痛医脚"之有方无法的歧途。例如某患者,症见面色无华,四肢无力,少气懒言,不思饮食,大便溏薄,舌淡苔白,脉虚弱无力等。医者通过四诊合参,审证求因,辨证为脾胃气虚证。先拟健脾益气的治法,再选用四君子汤治疗,这就是辨证论治的全过程。组成该方的四味药物人参、白术、茯苓、甘草,皆为味甘健脾之品,其中君药人参为益气补中的良药,白术健脾燥湿,茯苓渗湿健脾,甘草甘缓和中,三者从不同角度加强人参的补益作用,诸药配伍,相得益彰,为健脾益气之常用方剂,与所拟治法完全吻合,是治法的完美体现。

由此可见,在临床辨证论治的过程中,辨证的目的在于确定病机,论治的关键在于确立治法,治法是针对病机产生,而方剂必须相应地体现治法。治法是指导遣药组方的原则,方剂是体现和完成治法的主要手段,"方从法出、法随证立"即体现了方与法二者之间的关系,是相互为用,密不可分的。

二、处方原则

根据中药的性味、归经、升降、补泻理论和方剂配伍组成原则,在辨证基础上,针对康复患者损伤后期、久病体虚、久残多虚、大病初愈或年老患者气血不充、阴阳不足、脏腑亏损、功能失调等,分别施治,以帮助正气复元,恢复生理功能。常用的中药内治方法,可归纳为补虚、调理、抗衰老。

(一)补虚

"虚则补之"是传统康复医学的主要治疗法则之一。"补益"本身是针对"虚损"而言,一般来说,身体虚弱亏损称为虚损,也称虚劳,是大病久病元气大亏,五脏损伤所引起身体虚弱的总称。这是传统康复医学补益方药适用的主要对象。

1. 温补肾阳　年老、久病伤及肾阳,命门火衰,而见神疲体弱、畏寒肢冷、腰膝酸软、步履艰难、夜尿增多或尿后余沥不尽,生理功能衰减、小便异常和性功能衰退为主的病症。见于脑卒中后运动功能障碍及各种并发症,常用方剂:右归丸、金匮肾气丸。

2. 滋阴补肾　热病初愈,热邪虽衰,肝肾之阴亦大伤等久病及肾,肾阴亏虚而出现形体消瘦、腰酸腿软、头晕目眩、遗精盗汗、耳鸣健忘、舌燥口渴等,常见于高血压。

常用方剂:六味地黄丸、河车大造丸、石斛夜光丸。

3. 养心安神 年老气虚血少,久病体虚,或思虑劳伤,阴血暗耗,心神失养,出现心悸、失眠、多梦、健忘、口舌生疮、便干尿赤、舌红少苔、脉细数等。常见于神经衰弱及各种精神病患。常用方剂:天王补心丹、酸枣仁汤。

(二)调理

由于正气不足,机体抗病能力低下,往往导致虚实夹杂、寒热互结、内外合邪,而产生气郁、血瘀、食滞、痰阻,引起脏腑功能失调,经络气血不通,治宜调和脏腑功能,疏通经络气血,祛除致病邪气,此即调理法。

1. 疏肝理气、和胃止痛 肝气不舒,横逆犯胃,出现胸脘胀满不适,情志抑郁,嗳气吞酸。可见于脑卒中后抑郁症。常用方剂:舒肝丸、木香顺气丸。

2. 疏肝解郁、行气止痛 胁肋疼痛,胸闷喜太息,情志抑郁易怒,或嗳气,脘腹胀满,脉弦。见于脑卒中后抑郁症。常用方剂:柴胡疏肝散。

3. 补气活血通络 半身不遂,口眼㖞斜,语言謇涩,口角流涎,小便频数或尿遗不禁,舌黯淡,苔白,脉缓。常见于脑卒中及其恢复期运动功能障碍、吞咽功能障碍、语言功能障碍等。常用方剂:补阳还五汤。

4. 舒筋活血、祛风通络 半身不遂、口眼㖞斜、手足拘挛麻木、口齿不清、行走困难,常见于脑卒中后遗症因风痰阻络、气血不通所致者。常用方剂:再造散、大活络丹。

5. 镇肝息风、滋阴潜阳 肝肾阴虚,阳亢化风,而成脑卒中,见头晕目眩、面赤耳鸣、心胸烦热、肢体不遂、口眼㖞斜,甚或突然昏倒,不省人事,脉弦而有力。常见于脑卒中急性发作。常用方剂:镇肝熄风汤。

6. 平肝潜阳、清热安神 肝肾阴虚,肝阳上亢,导致眩晕头痛、眼花耳鸣、心烦易怒、夜寐不安、肢体震颤,甚则半身不遂、舌红、脉弦数。常见于高血压、脑卒中。常用方剂:天麻钩藤饮。

7. 涤痰开窍 中风,痰迷心窍,舌强不能言。常见于脑卒中急性期意识障碍、语言功能障碍。常用方剂:涤痰汤。

8. 祛风除湿通痹、养肝益肾补虚 风寒湿邪侵袭,留滞日久,耗伤气血,损及肝肾,而见腰寒膝冷,关节疼痛,活动不利,肢体酸软无力或麻木不仁,畏寒喜暖。多见于关节炎、脑卒中关节活动障碍。常用方剂:独活寄生汤。

9. 通经活络、祛风除湿 风寒湿邪侵袭,经络受阻,气血不通,症见关节肌肉疼痛剧烈,手足拘挛,肢体麻木,步履艰难等。常见于各种关节肌肉痛症、脑卒中运动功能障碍。常用方剂:小活络丹。

10. 祛风胜湿、强筋壮骨 痹证患者,因风寒湿邪留滞于经络,反复难愈而形成气血不足,阴阳俱虚,筋骨衰弱。见于各类型关节炎。常用方剂:虎骨酒(虎骨现已禁用,可用狗骨代,下同)。

11. 益气温经、和血通痹 肌肤麻木不仁,脉微紧。见于神经根型颈椎病、腰椎间盘突出症等压迫神经症状。常用方剂:黄芪桂枝五物汤。

12. 温经散寒、养血通脉 手足厥冷,或局部青紫,口不渴,或腰股腿足疼痛,或麻木,舌淡苔白,脉沉细或细而欲绝。常见于腰椎间盘突出症。常用方剂:当归四逆汤。

13. 祛风散寒、益气温阳 不省人事,口眼㖞斜,半身不遂,语言謇涩;亦治风湿痹痛。常见于脑卒中急性期语言、运动功能障碍。常用方剂:小续命汤。

14. 清热燥湿　湿热走注之筋骨疼痛,或湿热下注,两足痿软无力,或足膝红肿热痛,或湿热带下;或下部湿疮,湿疹,小便短黄,舌苔黄腻。常见于膝关节炎。常用方剂:二妙散、三妙散、四妙散。

15. 祛风除湿、益气和营　身体烦疼,项背拘急,肩背肘痛,举动艰难及手足麻痹。常见于颈椎病、肩周炎、各种腰腿痛症。常用方剂:蠲痹汤。

16. 祛风除湿、温经宣痹、养阴清热　肢体疼痛肿大,脚肿如脱,身体瘦弱,头眩短气,泛泛欲吐,或发热,舌淡苔白,脉沉细。见于痛风、各类型关节炎。常用方剂:桂枝芍药知母汤。

(三)抗衰老

衰老是一种自然生理过程,但可以通过服用药物调理脏腑,补益精气,延缓衰老的发生,以达延年益寿之目的。实践证明,许多延年益寿的中医古方,不但有抗衰老作用,同时还具有康复治疗作用。

补肾益精:肾为先天之本,主藏精,内寓元阴元阳,年老肾衰,肾衰精亏,必然引起脏腑形神的活动减退或障碍,从而出现早衰和产生疾病。补肾益精,可以抗衰、祛病、延年。常见于脑卒中后并发脑萎缩、各种精神病患以及老年人关节炎、腰腿疼痛等。常用方剂有:延寿丹、八仙长寿丸、彭祖延年柏子仁丸、琼玉膏、健脾滋肾壮元方等。

三、处方配伍

方剂组成必须遵循一定的原则。组方是在辨证立法的基础上,针对病因病机,以药物的性味、归经、功用为依据,利用药物相辅相成和相反相成的配伍原理,有主次轻重地安排药物组合成方,务使方中的药物、配伍与病证的病机相吻合,使药物配伍后的综合效用与所立治法高度统一。方剂的组成原则可概括为"依法选药,主从有序,辅反成制,方证相合"。遣药组方既要重视药物之间的配伍关系,还应重视药物配伍与病证的针对性,做到方中有法,药证相应。

方剂是一个由多味药物构成的有机整体。通常方中具有相对独立效能的药物或药群构成方剂的若干部分,而这些部分又通过其间的相互关系构成了整体的方剂。一个方剂的典型结构包括了"君、臣、佐、使"四个部分。"君臣佐使"首见于《神农本草经》,但《神农本草经》将此作为药性分类,所载药物分为上、中、下三品,即上品为君,中品为臣,下品为佐使。作为方剂学领域的"君臣佐使",最早见于《黄帝内经》。《素问·至真要大论》说:"主病之谓君,佐君之谓臣,应臣之谓使,非上中下三品之谓也"。明确地提出与《神农本草经》对于药性分类的不同。《素问》这一段文字是有关"君臣佐使"概念的最早论述,揭示了方中药物主次从属的地位,对遣药组方具有重要的指导意义。另外,"君一臣二""君一臣三佐五""君一臣三佐九"的记载,又是根据临床所需的制方大小来规定用药多寡的。后世医家在上述基础上,从多方面加以补充。其中明代何伯斋对"君臣佐使"概念的论述更为具体:"大抵药之治病,各有所主。主病者,君也;辅治者,臣也;与君相反而相助者,佐也;引经及引治病之药至于病所者,使也"。

(一)君药

君药是针对主病或主证起主要治疗作用的药物。实际包括两层意义:

1. 所谓针对主病或主证,是指治疗对象而言。即组方时首先要明确患者疾病的病因、病机,若同时患有几种疾患,则宜选择针对其中最主要病证的药物为君,以解决主要矛盾。

2. 所谓起主要治疗作用是指君药与方中其他药物之间的关系而言,即在组成方剂的几味药物中,君药应是各药综合作用的中心,起最主要的治疗作用。君药的重要性还在于其性能规定和影响着整个方剂的性能,当它本身用量甚至煎服法发生变化时,全方的性能往往随之而变。正因为如此,每首方剂君药的选择至关重要。一般认为需选择针对性比较强,作用较为全面,药力较大的药物作为方中君药,以突出重点。

（二）臣药

臣药在方中的地位仅次于君药,其意义有二:

1. 辅助君药治疗主病或主证作用的药物;

2. 针对重要的兼病或兼证起主要治疗作用的药物。

臣药对于君药的辅助,多以同类药物的相须配伍为主要形式,也可以根据病情需要,选择与君药作用不尽相同的药物为臣。

（三）佐药

佐药其意义有三:

1. 佐助药,即加强君、臣药的治疗作用,或者直接治疗次要症状,解决次要矛盾;

2. 佐制药,即减轻和消除君、臣药的毒性,或能制约君、臣药峻烈之性的药物;

3. 反佐药,即根据病情需要,于方中配伍少量与君药性味或作用相反而又能在治疗中起相成作用的药物。

（四）使药

使药包括引经药和调和药两种。

1. 引经药　是引导他药直达病所的药物。医者组方根据疾病的部位选择恰当的药物,有助于提高疗效。

2. 调和药　是指具有调和诸药作用的药物。在绝大多数方剂中,特别是在用大寒、大热、大辛、大苦或药力较猛的药物时,往往配伍一味甘缓之品,以调和之,减轻或消除方中各药配合后产生的不良反应。甘草一药即具有上述条件,故在众多方剂中常以之为使。此外,甘草还有解毒的作用。

综上所述,一个方剂中的药物的君、臣、佐、使,主要是以药物在方中所起作用的主次地位为依据。在遣药组方时并没有固定模式,既不是每一种意义的臣、佐、使药都必须具备,也不是每味药只任一职。每一方剂的具体药味多少,以及君、臣、佐、使齐备,全视具体病情及治疗要求的不同,以及所选药物的功能来决定。但是,任何方剂中,君药不可缺少。一般来说,君药的药味较少,而且不论何药在作为君药时其用量比作为臣、佐、使药要大。这是一般情况下对组方基本结构的要求。

君药为方剂的核心部分,臣、佐、使药为从属。君药的作用有赖于臣、佐、使药的协助、制约,疗效得以增强,毒副作用得以减轻或消除;而臣、佐、使药又必须在君药的主导下才能更好地发挥其功能,通过煎煮等方法,药物之间发生变化所产生的一个总的作用即为全方的功效。

辨证论治是中医学的两大特点之一,它是通过理、法、方、药来实现的,而方剂与治法均是其中的重要环节,两者关系极为密切,是辩证统一、相辅相成的。所谓治法,是指治疗方法而言,即在治病过程中,根据患者的临床表现,通过辨证求因,审因论治而拟定的。治法是运用成方或创制新方的依据。方剂则是在辨证立法的基础上,按照组方原则,将药物合理地有机地组合在一起,用于防治疾病的制剂,是体现和验证治法的主要手段之一。

四、适用范围和注意事项

(一)适用范围

因内服治疗法通过临床辨证才处方用药,故中药内治法适用范围广泛,能经口腔进食者可直接饮用药液;不能经口进食者,可经留置的胃管输入药液。

(二)注意事项

1. 临证八法注意事项

(1)汗法注意事项

1)汗法组方用药多属辛散轻扬之品,不宜久煎,以免药性挥发,作用减弱。

2)服用解表剂后,宜避风寒,或增加衣被以保暖取汗,并应以全身微汗为佳,不宜过汗。若汗出过多,易耗气伤津,严重的可导致损伤元气。

3)如表证未解,里证又现,一般先解表,而后治里;表证里证俱急,应表里双解。邪已入里、麻疹已透、疮疡已溃、盗汗自汗、吐泻失水、虚证水肿、热病后期津液亏损者等,均不宜使用汗法。

4)因时因地制宜。南方地区或夏季气候炎热,人体腠理疏松,易于出汗,使用汗法的方剂,用量不宜过重,亦不宜用较峻烈的发汗剂;冬季或北方寒冷地区,使用汗法的方剂,用量宜重,并选用发汗力较强的方剂,以免汗出不彻。

(2)下法注意事项

1)表证未解:里未成实者,不宜用下法:表证虽未解,而里实已成,宜先解表,后治里;若是表里皆急,就应表里双解。

2)有兼证者,应配合其他药物治疗。如兼有瘀血者,应配合活血祛瘀药;兼虫积者,应配伍驱虫药。

3)下法除润下剂较为缓和外,其余均为峻烈之剂,故孕妇、产后、月经期、年老体弱、病后津伤及亡血者,均应慎用;必要时,可考虑攻补兼施,或先攻后补,或先补后攻。

4)在服药期间,忌用油腻及不易消化食物。

5)下法易伤胃气,中病即止,慎勿过剂。

(3)和法注意事项

1)凡邪气在表而未入少阳,或邪已入里而阳明热甚者,不宜使用和法。

2)凡劳倦内伤、饮食失调、气血虚弱而见寒热者,亦非和法所宜。

(4)温法注意事项

1)温法方剂多是辛温燥热之品,在临床运用时首先应辨清寒热之真假,对真热假寒的热厥证忌用。

2)注意不同季节等用药。夏季天气炎热,或患者平素火旺者,用量不宜过大,中病即止。

3)若阴寒大盛,阳药入口即吐者,可少佐寒凉之品,或热药冷服。

（5）清法注意事项

1）热邪在表，尚未入里者，宜发汗以解热；热邪入里，大便已结者，宜通便以泻热，均非清法所宜。

2）凡使用清法方药，应根据病人的热势轻重、体质强弱，投以适当的药量。因热邪虽易伤津，但寒凉之品，用之过早或过量，亦可产生邪恋不解，或损伤脾胃之弊。

3）清法中甘寒清热方药多滋腻，易碍消化，宜配健脾化湿药同用；苦寒清热方药多性燥，易伤耗阴液，宜配养阴药同用。

4）如用清法热仍不退者，应考虑改用滋阴壮水之剂，使阴复而热退。

（6）消法注意事项

1）配伍方面

食积、痞积之证，每多影响气机不利，故消法方剂宜配伍行气之品，如枳实、木香等。

若积滞郁而化热，宜配清热药，以达消积清热之功，如连翘、黄芩、黄连等。

若积滞成实，宜配泻下药，以达泻实消积之功，如大黄、芒硝等。

若积聚日久，癥瘕不去者，宜配三棱、莪术、鳖甲之类以达消癥破结之功。

若脾胃气虚者，当配伍补益药，如党参、白术等以达消不伤正之目的。

2）剂量方面

消法方剂虽较泻下剂作用缓和，但总属克削之品，故一般不宜长期服用，以免克伐太过，应中病即止。

消法汤剂效力较强，丸剂效力较缓。应根据病情需要而定。病急而重者用汤剂且量大；病缓而轻者，用丸剂而量小。

（7）吐法注意事项

1）凡病情危笃，老弱气衰者，诸失血者，诸喘息不安者，妊娠或产后，原则上均为禁忌。

2）吐法以一吐为快，不宜反复使用。

3）吐后应稍休息再进食。宜先进糜粥，禁食生冷硬物，且要慎风寒。

（8）补法注意事项

1）凡实证表现为虚证假象者禁补。

2）在运用补剂时，为了防止因"虚不受补"而发生气滞，应在补药中少佐理气药。

2. 内治中药的煎服方法注意事项　煎药法与服药法是方剂运用的一个重要环节，药物配伍与剂型选择虽皆严密，若煎法与服法不当，则药亦无功。

（1）煎药法：汤剂是临床最常用的剂型，根据药物性质及作用的差异，应采取不同的煎药方法。煎法是否适宜，对疗效有一定的影响，历代医家都颇为重视，《医学源流论》认为煎药的方法最为讲究，有没有药效，关键都在于此。

1）煎药用具：一般以瓦罐、砂锅为好，搪瓷器具次之，忌用铁铜器锅，以免发生化学反应，影响疗效。煎具的容量宜大些，以利于药物的翻动，并可避免外溢耗损药液。同时应加盖，以防水分蒸发过快，使药物的有效成分不被释放。

2）煎药用水：古时曾用长流水、井水、雨水、泉水、米泔水等煎煮。现在多用自来水、井水、蒸馏水等，但总以水质洁净新鲜为好。根据药物的特点和疾病的性质，也有用酒或水酒合煎。用水量可视药量、药物质地及煎药时间而定，一般以漫过药面3~5cm为宜。

3）煎药火候：有"武火""文火"之分。急火煎之谓"武火"，是指使温度上升及水液蒸发迅速的火候；慢火煎之为"文火"，是指使温度上升及水液蒸发缓慢的火候。

4）煎药方法：煎药前，先将药物浸泡20~30分钟，用水量以高出药面为度。一般中药煎煮两次，第二次加水量为第一煎的1/3~1/2。两次煎液去渣滤净混合后分两次服用。根据药物性味及所需时间的要求，酌定火候。解表与泻下之剂，煎煮时间宜短，其火宜急，水量宜少；补益之剂，煎煮时间宜长，其火宜慢，水量略多。如将药煎煮焦枯，则应弃之不用，以防发生不良反应。某些药物因质地不同，煎法比较特殊，处方上需加以注明，归纳起来包括有以下几种：

先煎：贝壳与矿物类药物，因质地坚实，药力难于煎出，应打碎先煎，煮沸后20分钟左右，再下其他药。某些质地较轻而又用量较多以及泥沙多的药物（如灶心土、糯稻根等），亦可先煎取汁，然后以其药汁代水煎药。如磁石、代赭石、生铁落、生石膏、寒水石、龙骨、牡蛎等。此外，附子、乌头等毒副作用较强的药物，宜先煎45~60分钟后再下他药，久煎可以降低毒性，安全用药。

后下：气味芳香的药物，以其挥发油取效，故只煎5分钟左右即可。如用大黄取其攻下，一般煎10~15分钟即可。对所有后下药物，都应先进行浸泡再煎。有些药物虽不属芳香药，但久煎也能破坏其有效成分，如钩藤、大黄、番泻叶等，亦属后下之列。

包煎：某些煎后药液混浊，或对咽喉有刺激作用，或易于黏锅的药物，如赤石脂、旋覆花、车前子等，要用纱布包好，再放入锅内与其他药同煮。

单煎：某些贵重药物，如羚羊角、西洋参等，为了避免药物有效成分被其他药物吸收，可切片单煎取汁，再和其他药液合服，亦可单独服用。

熔化（烊化）：胶质、黏性大且容易溶解的药物，如阿胶、蜂蜜等，应单独溶化，趁热与煎好的药液混合均匀，顿服或分服，以免因其性黏而影响其他药的煎煮。

冲服：某些芳香或贵重药物，不宜加热煎煮的，应研为细末，用药液或温水冲服，如麝香、牛黄、琥珀等。

此外，汤剂煎取药液后，应对药渣适当进行压榨，以收取部分有效药液，对提高药材有效成分的浸出率有实际意义。

（2）服药法：服药方法是否恰当，对疗效亦有一定的影响，包括服药时间、服用方法以及药后调护。

服药时间：一般说来，病在身体上部的，宜饭后服；病在身体下部的，宜饭前服、空腹服；饭前胃中空虚，药物可避免与食物混合，能迅速进入肠道，充分发挥药效。如补益药、驱虫药、攻下药、制酸药及部分治疗胃肠道疾病的药物，因饭前服用，有利于药物的消化吸收，故多数药都宜饭前服用；饭后服药：饭后胃中存有较多食物，可减少对胃的刺激，故对胃肠有刺激的药物都应饭后服用，如消导药、抗风湿药等。另外，健胃药也应在饭后服，以便充分发挥药效；无论饭前或饭后服药，均应略有间隔（间隔1小时左右），以免影响药物与食物的消化吸收与药效的发挥。清晨服药：胃及十二指肠内均无食物，药物可避免与食物混合，能迅速入肠中，充分发挥药效。峻下逐水药、驱虫药晨起空腹时服药，不仅有利于药物迅速入肠发挥作用，且可避免频频起床影响睡眠；

睡前服药:安神药在睡前30分钟至1小时服药;缓下药在睡前服用,以便翌日清晨排便;涩精止遗药在睡前服药,也可在晚间服用;疾病发作前服药:平喘药和截疟药所治疗的喘咳和疟疾一般发作多有规律性,故宜于发作前2~3小时服用,恰好在疾病发作时起效;主治月经不调的药物,尤其是治疗痛经的药物宜在月经前3~7天服用,以起到调经作用。定时服药:慢性疾病定时服药。急性重病则不拘时服。这些服药时间对提高疗效都有重要的临床意义。

服药季节:临床上,有很多疾病属于季节性疾病,故应在当季发病时及时服用中药,正确地指导患者服药。但应注意的是服药时间与季节相反的问题,如冬病夏治,夏病冬治。是指在非好发病季节,有意识地调服、调护,则有利于疾病的预防或抑制再发,如冬季好发的喘咳证,喘咳多由于痰浊而引起,当冬季寒冷时发作明显,但此时病情较重,需用中医"急则治其标"之法,以暂缓疾病的病势,若在夏季时就有意识地服用化湿祛痰之药,并施以适当的调护,则可祛除痰浊,使咳喘在冬季发病机会减少,或即使发作,病势也不致过急、过重。

服用方法:服用汤剂,一般一日1剂,分2~3次温服。根据病情需要,有的一日只服1次,有的可以一日数服,有的又可煎汤代茶服,甚至一日连服2剂。另外,尚有热服、冷服。通常是治疗热证可以寒药冷服,治疗寒证可以热药热服,这样可以辅助药力。但若病情严重时,又应寒药热服,热药冷服,以防邪药格拒。对于服药呕吐者,宜加入少量姜汁,或先服姜汁,然后服药,亦可采取冷服,小量频服的方法。对于昏迷或口噤的病人,吞咽困难者,可用鼻饲法给药。

(3)服药温度:是指中药汤剂的温度或服药时开水的温度。分为温服、热服和冷服。

温服:将煎好的汤剂放温后服用,或将中成药用温开水、酒、药汁等液体送服的方法称为温服。一般中药多采用温服。中医认为凉(冷)者属阴,阴盛损阳,脾胃之气属阳,患者脾胃之气虚弱时再进凉汤,势必更伤阳气,对病情不利。温服又可减轻某些药物的不良反应,如瓜蒌、乳香、没药等对胃肠道有刺激作用,能引起恶心、呕吐等不良反应,温服后能缓解上述不良反应。值得注意的是,汤剂放凉后,要温服时,应先加热煮沸,使汤剂中沉淀的有效成分重新溶解后,再放温服用。不应只加热到温热不凉就服用,因为汤剂放冷后许多有效成分因溶解度小而析出沉淀,如果只服用上面的清液,舍去沉淀部分必然影响疗效。如加热至沸,则已沉淀的有效成分又可溶解,放温后服用,基本上与刚煎时效果相近。

热服:将煎好的汤剂趁热服下或将中成药用热开水送服的方法称为热服。解表药必须热服以助药力发汗。寒证用热药,应热服,属"寒者热之"之法;真热假寒用寒药,应热服,属"寒药热服","治热以寒,温而行之"之法,以减少患者服药格拒。不论是汤剂还是中成药,凡理气、活血、化瘀、补益剂均应热服。

凉服:将煎好的汤剂放凉后服用或将中成药用凉开水送服的方法称为凉服。热证用寒药应凉服,属"热者寒之"之理;真寒假热用热药,应凉服,属"热药凉服","治寒以热药,凉而行之"之法。不论是汤剂还是中成药,一般止血、收敛、清热、解毒、祛暑剂均应凉服。服药呕吐者,应先口服少许姜汁或嚼少许陈皮后再凉服,以减轻症状。

(4)药后调护:服药后的调养与护理是用法的内容之一,它不仅直接影响着药效,而且关系到病体的康复。十枣汤服后则小便很多,需喝粥以养元气。一般服解表药,应取微汗,不可大汗,然亦不能汗出不彻底。服泻下剂后,应注意饮食,不宜进食生冷难消化的食物,以免影响脾胃的健运。

服药后的饮食宜忌有两方面因素:一是疾病对饮食的宜忌,如皮肤病患者,应忌咸水鱼类、羊肉、臭豆腐等诱发食物;水肿病患者要禁食腌制食品及盐;消渴病宜忌糖;下利慎油腻;寒证禁生冷等。另一方面是药物对饮食的宜忌:如口服清热凉血、解毒消肿、平肝、润肺、明目等药物时,忌酒、蒜、辣椒、羊肉等辛温刺激之品;服用温经、补阳、涩精止泻、祛风湿、止寒痛药物时,忌食冷饮、生梨、螃蟹、柿子、竹笋等寒凉之品;服发汗解表药后,宜多喝热开水或食热稀粥,服后应安卧,以助药力促使汗出,同时忌服酸味食物及冷水;服人参和其他滋补药时忌萝卜,以免降低或消除滋补效力;服用泻下剂时,如大承气汤、麻仁丸等,忌油腻及不易消化的食物;服用驱虫药时忌油腻食物,且要空腹服药。《本草纲目》在"服药食忌"中列诸药忌食之后,总括为:"凡服药,不可杂食肥猪犬肉,油腻羹烩,腥臊陈臭诸物。凡服药,不可多食生蒜、胡荽、生葱、诸果、诸滑滞之物。"

此外,尚有汗后避风寒、慎劳役、戒房事、节恚怒等禁忌,以防复发或影响治疗效果。

五、其他情况处理

1. 病情紧急者,可一次顿服;重病、急病者可每隔 4 小时服药一次,以使药效持续;急性病、热性病和治疗咽喉疾病的药物应不拘时间,迅速服用,有的也可煎汤代茶饮;呕吐患者或小儿患者宜小量频服。呕吐患者小量频服的原因是大量可以引发或加重呕吐症状;小儿则因其力弱而不胜大的药力。

2. 祛寒药可用姜汤送服;祛风湿药可用黄酒送服;呕吐病人共用生姜服药;浓煎汤剂少量多次服用;口腔、咽喉病人宜少量频服或含服;危重病人宜喂服;昏迷、破伤风及其他不能进食的病人宜鼻饲法给药。

3. 忌服药过量,否则会造成不良后果。催吐药过量会伤脾胃;清热药过量能导致中焦部分阳气衰微;理气药用量过多易耗气伤阴;病邪未尽者服补养药过早者会产生"闭门留寇"的后患。

4. 部分药物,由于加工炮制和使用不当也能引起中毒反应,因此,对中草药的性能及可能发生的不良反应,要有清楚的认识,用药前,应将用药的注意事项向患者交代清楚。严格掌握常用药物的性能和应用剂量。临床出现咽干、舌麻、面色及全身发红、皮肤干燥,甚至伴有皮肤丘疹、头晕、烦躁、呕吐、腹泻、腹痛症状时应立即停止使用中药,并立即报告医生进行救治。中毒严重者可出现语言及肢体运动障碍、烦躁不安、呼吸急促,随即转为意识模糊、呼吸暂停,心血管系统表现为心音低、脉细弱、心律不齐、血压下降等。

5. 观察服药后的反应,如服泻下药或驱虫药后应注意便次数、质量、颜色、气味,有否虫体排出等。

6. 凡服用药性猛烈或有毒药物,如牵牛子、大戟、芫花、巴豆、乌头等,应严格按医嘱给药,并密切观察脉象、血压、呕吐、腹痛等情况。如发现剧烈腹痛、呕吐不止、大汗淋漓、心悸气短等中毒现象,应立即停药,报告医生。

第三节　中药外治法

一、作用原理与治疗原则

人体的功能是内外相通的,内可以应于外,外亦可以应于内。内脏疾病,在外部的有关部位上有所反应这是内应于外;在外部的有关部位上进行针灸、按摩等治法能治疗内部脏器的疾病,这是应于内。这种内外关系是通过经络的表里沟通进行的。因此中药外治法的治疗原理概括起来有:

1. 运行气血,协调阴阳　经络能够将气血输送到全身各部,"内溉脏腑,外濡腠理"(《灵枢·脉度》),从而使体内的脏腑和体表的五官七窍,皮肉筋骨,均能紧密配合,协调一致。中药外用能够通过局部的刺激作用,即利用具有一定刺激作用的因子,可使局部血管扩张,促进血液循环,改善周围组织的营养,从而起到行气活血、消炎止肿的作用。

2. 传导感应,调整虚实　中药外治能防病治病,是基于经络具有传导感应和调整虚实的功能。经络在正常情况下能运行气血和协调阴阳,在疾病情况下则出现气血不和及阴阳偏胜的虚实证候。中药外治法是在体表给药,通过经络血脉或信息传递,通过不同的药物之性味作用,由经脉入脏腑,输布全身,直达病所,借以发挥补虚泻实、协调阴阳等作用而达到调理全身性疾病的目的。本疗法就是利用药物的渗透性和皮肤的吸收功能使药效达体内,再通过经络、脏腑的调衡、输布作用,或直接作用于局部病灶而起到全身或局部的治疗的作用。

运用中药外治法,同样必须根据疾病特点,进行辨证立法、选方用药。临证时,通过中医四诊"望、闻、问、切",结合八纲辨证,对病情进行分析、归纳,探明病因、病机,按轻重、缓急立法选方,并选择适当的剂型和制法以适应病情需要。归纳起来,中药外治应遵循以下几点原则:

1. 辨证论治的原则　运用中药外治方法必须进行辨证论治,才能取得比较满意的疗效。如果对于疾病是虚证还是实证、是寒证还是热证、是病在表还是在脏腑等都分不清就使用中药外治法,不但收不到较好的效果,而且还会延误病情,甚至导致疾病的恶化。

2. 三因制宜的原则　中药外治和内服药物一样,必须根据病人的性格、年龄、体质、生活习惯、地域环境和四时气候变化等情况的不同而采取适宜的治疗方法,绝不能片面地、机械地使用,否则会影响疗效。因此,"因人制宜""因地制宜""因时制宜"的三因制宜是非常重要的治疗原则。

3. 标本缓急的原则　疾病分标本,病情分缓急,应用中药外治法必须分清标本,辨明缓急。《素问·至真要大论》亦云:"急则治其标,缓则治其本。"所以,选用中药外治必须深知标本、明辨缓急而后治疗。

4. 合理选穴的原则　中药外治在局部用药时,大多选取相关穴位。如果是治疗上半身的疾病,可选择上脘、肺俞、劳宫、内关等穴位;如果要治疗腹部脾胃的疾病,可选择神阙、上脘、中脘等穴位;如果要治疗下半身的疾病,可选择气海、关元等穴;如果要补益五脏气血,宜选背俞穴;如果要清泄五脏的毒邪,也可以取背俞穴;如果要救急,

笔记

宜选人中、关元、气海穴等；如果病在经络，可按照其经络循行而选穴。外治法必须选穴精当，方有良效。

二、外治方法分类

（一）热敷疗法

热敷疗法是将药物和适当的辅料进行加热处理后，敷于患部或所取腧穴，并借助其温热之力，使药性通过皮肤毛孔，循经运行，内达脏腑，可收温中散寒、畅通气机、镇痛消肿、调整脏腑阴阳之效，从而解除疾苦的一种外治方法。它在临床中运用广泛，具有简、便、验、廉的特点。

热敷疗法在我国有着悠久的历史，上古时代先民们已经知道用火烤过的石块来熨治关节疼痛类病症。《史记·扁鹊仓公列传》有扁鹊"病情尚浅时，可用热敷疗法治之"的论述，并记载了用热敷疗法治疗虢太子昏迷的病案。

热敷疗法治疗原理：热敷疗法是通过热力与药力联合作用于肌表，内传经络脏腑，达到祛邪扶正，舒畅气机，调理脏腑之目的。因此，此法不仅用于治疗局部病变，而且广泛用于治疗全身性疾病。具有以下几方面的作用：

1. 局部及腧穴刺激作用　具有一定刺激作用的药物，刺激体表局部，加之热敷熨，使局部血管扩张，加速血液循环而改善周围组织的营养，起到消炎消肿的作用；某些刺激性较强的药物，通过腧穴—神经反射通路激发机体调节作用，使机体的某些抗体形成，提高机体免疫力。

2. 调节经络系统平衡的作用　利用药物的温热性能及外加热力，刺激局部经络穴位，达到温通经络、行气活血、祛湿散寒的功效，起到防病保健的作用。

3. 药物的自身作用　药物通过皮下组织，在局部产生药物浓度的相对优势，从而发挥较强的药理作用。将中药敷贴于体表腧穴，药物、热刺激使局部血管扩张，血液循环加快，促进药物的渗透、吸收、传播，增加全身效应。

（二）熏蒸疗法

熏蒸疗法是选用有康复治疗作用的药物煎汤，利用热蒸汽熏蒸患处，或利用烧烟熏所产生的温热药气，通过皮肤毛窍作用于机体起到祛风除湿、疏通气血、活血化瘀、祛邪扶正的一种治疗方法。熏蒸疗法最早见于汉代，长沙马王堆汉墓出土的《五十二病方》已载有用蘸和酒煮沸，以其热气熏蒸治疗伤科疾病。《黄帝内经》记录了用椒、姜、桂和酒煮熏治关节肿胀、疼痛、伸屈不利等痹证。其后历代相传习用，治疗范围不断扩大。唐代孙思邈《备急千金要方》记载许胤宗治柳太后中风不语，用大剂量黄芪防风汤熏蒸而苏醒。清代吴尚先《理瀹骈文》已记载熏蒸方药 20 余首，涉及多种疾病的治疗。

熏蒸疗法治疗原理及范围：熏蒸疗法是通过热疗、药疗的双重作用而取效。热疗能使腠理疏松，汗孔开发，能活血通经，松弛痉挛的肌筋；药疗能对症治疗，疗病除疾。两者配合应用，能够发挥散寒除湿、发汗祛风、温通经络、除痛止痒的作用；可以加速血液、淋巴液的循环，促进新陈代谢，加快代谢产物的清除；同时由于热能的作用，促使皮肤、黏膜充血，有利于对药物的吸收，提高体内药物浓度。适用于脑卒中患者关节痉挛僵硬、运动系统疾病、慢性风湿性疾病、周围血循环障碍等疾病。

（三）熏洗疗法

熏洗疗法是利用药物煎汤的热蒸汽熏蒸患处,待温度稍低后以药液淋洗局部的一种治疗方法。它是借助药力和热力,通过皮肤黏膜作用于机体,促使腠理疏通、脉络调和、气血流畅。药液的淋洗又能使疮口洁净,祛除毒邪,从而达到治疗疾病的目的。

本疗法起源甚早。马王堆汉墓出土的《五十二病方》中已载有熏洗方8首。宋代《太平圣惠方》有熏洗方163首,其中眼科24首,阴疮、阴部湿疹24首,扭伤骨折11首。金元时期张从正把熏洗疗法列为治病之大法。齐德之《外科精义》记载有疮肿初起,过一二日未见消退,可用熏洗法治之,如果生在四肢的,可用浸洗法,生在腰腹背的,可用淋洗,等到药液温度下降,就必须更换。明代《外科正宗》《证治准绳》《景岳全书》《外科启玄》《奇效神书》等著作中都有所阐述。清代吴尚先将熏洗分为熏法、蒸法、淋法、坐浴和烫熨等法。

熏洗疗法常用于康复科的病种有落枕、颈椎病、腰肌劳损、腰椎间盘突出症、肩周炎、卒中后遗症等。

熏洗疗法治疗原理:熏洗疗法是借温度和药物的作用发挥治疗效能。利用一定温度的药汤在皮肤或患部熏洗,引起皮肤和患部的血管扩张,促进局部和周身的血液循环及淋巴循环,使新陈代谢旺盛,改善局部组织营养;还能疏通经络,促进经络调节,改善全身气血状况;熏洗药物通过皮肤吸收,或在皮肤表面直接起作用,同时刺激皮肤神经末梢感受器,通过神经系统形成新的反射,破坏原有的病理反射联系,达到治愈疾病的目的。由于熏洗方药不同,其药物治疗作用也不一样。

（四）敷贴疗法

敷贴疗法,亦称外敷法,是以中医基本理论为指导,将中药制成丸、散、膏、糊、饼等剂型,施于皮肤,敷贴于患处、孔窍或腧穴等部位的治病方法。通过药物作用于局部皮肤,疏通经络,调理脏腑功能,达到防治疾病、强身保健的作用。

该法广泛应用于临床,其优点是不经消化道吸收、不发生胃肠道反应。可直接作用于患处治疗局部病症,还能使药力由表及里或通过穴位作用于全身,治疗全身性疾病。

长沙马王堆汉墓出土的《五十二病方》中有用烤热的肥猪肉贴敷患处,治疗跌打损伤的记载。晋唐时期,出现了穴位敷贴疗法。在晋朝葛洪《肘后备急方》中,首次记载了用生地黄或栝楼根捣烂外敷治伤,用醋调和附子粉外敷背部治疟疾;用软膏剂贴敷治疗外伤。唐代孙思邈的《千金翼方》中首次提到"薄贴"一词,并专列"薄贴"一节。明代李时珍的《本草纲目》中记载用吴茱萸贴足心涌泉穴,治疗口舌生疮。清代吴师机《理瀹骈文》载有外敷方药200首,涉及内、外、妇、儿、五官等科病症,是一部外敷疗法的专著。

敷贴疗法治疗原理:敷贴疗法以经络学说为基础,其机制有三个方面:一是经络腧穴的刺激与调节作用;二是药物吸收后的药效作用;三是两者的综合叠加作用。

1. 经络腧穴作用　敷贴多选择芳香刺激性的药物,结合局部热敷、冷凝、发疱、艾灸等方法,会对局部产生不同程度的物理化学刺激及药理效应,作用于体表腧穴相应的皮部,促进经络的传导和调整,从而使经络系统对内脏和病变器官产生单相或双相调节效应。中医学认为外治之理即内治之理,敷贴疗法也体现了中医整体与局部、辨证与辨病的辩证统一关系。

笔记

2. 药效作用　药物敷贴能产生渗透吸收作用。药物通过穿透皮肤的表皮和真皮,到达细胞外间质,通过毛细血管进入血液循环发挥其药效作用。

3. 综合作用　穴位贴敷作用于人体主要表现是一种综合作用,既有药物对穴位的刺激作用,又有药物本身的作用,是几种治疗因素之间相互影响、相互作用和相互补充,共同发挥的整体叠加治疗作用。首先是药物的温热刺激对局部气血的调整,而温热刺激配合药物外敷必然增加了药物的功效,多具辛味的中药在温热环境中特别易于吸收,由此增强了药物的作用。药物外敷于穴位上则刺激了穴位本身,激发了经气,调动了经脉的功能。

（五）脐疗

药物贴脐疗法是一种古老的治疗方法,它根据不同病症的需要,选择相应的药物,制成膏、丹、丸、散、糊、锭等剂型,贴敷于肚脐（神阙穴）之上,外以纱布或胶布封盖固定。通过药物对脐部的刺激作用,以激发经气,疏通经脉,促进气血运行,调整人体脏腑功能,从而达到防治疾病的目的。其治疗方法包含药物敷脐、贴脐、填脐、纳脐、蒸脐、熏脐、熨脐和灸脐等多种施药方法。

脐疗已有 2000 多年的悠久历史。晋代《肘后备急方》率先使用,唐代《备急千金要方》、宋代《太平圣惠方》、明代《本草纲目》、清代《串雅内外编》,以及晚清时期的《理瀹骈文》等古典医著中均有大量的记载,为后世贴脐疗法的临床应用提供了丰富的内容。

脐疗治疗原理:现代研究证明,脐是胚胎发育过程中腹壁的最终闭合处,角质层薄,无皮下脂肪,筋膜与腹膜直接相连,而脐动脉又无胆固醇堆积,周围有许多小静脉,称附脐静脉,连于门静脉和脐周。这种结构十分有利于药物透过皮肤吸收,有效药物成分也不经消化道而受到破坏,穴位贴敷还可持续不断地释放、渗透,使血中保持一定药物浓度,充分发挥药效。

脐,即经络腧穴中神阙穴所在,故神阙又名"脐中穴",该穴位于任脉,任脉调节六阴经之血,属"阴脉之海",与督脉相表里,而督脉调节阳经之血,属"阳脉之海",任督二脉共司人体诸经,所以脐和人体诸经相通。脐又为冲任循行之所过,而且任脉、督脉、冲脉为"一源三歧",三脉经气相通,故神阙穴为经络之总枢,经气之海,通过任、督、冲、带四脉而统属全身经络,内连五脏六腑、脑及胞宫。如《医学原始》中所说:"人之始生,生于脐与命门,故为十二经脉始生,五脏六腑之形成故也。"故脐与人体十二经脉、五脏六腑、四肢百骸、皮毛骨肉有着密切的生理、病理联系。

1. 强壮保健,祛病延年　脐中穴为先天之本源,具有温补下元、健脾益气的功能,是强壮保健的要穴。以温药贴脐,能提高机体的免疫功能,从而达到增强人体抗病能力,起到保健、防病、益寿延年的作用。可以用于配合治疗脑卒中后体质虚弱,肌力及肌张力低下等疾病。

2. 温通阳气,回阳救逆　温热药物贴脐,通过药物的温热刺激,或艾灸、热熨的传导作用,能兴奋呼吸中枢神经。临床上常用来救急,可用于治疗脑卒中急性期突然昏迷,不省人事。

3. 健脾和胃,降逆止泻　运用药物贴脐,通过药物的刺激和吸收作用,促进脾和胃肠功能旺盛,气机调和,增强消化、吸收的功能,从而达到健脾止泻、和胃降逆的目的。

4. 通调三焦,利水消肿　利用药物贴脐后,借助药物的刺激和药理作用,能激发三焦的气化功能,促进气机运畅,使经络疏通,小便通利,达到消肿的目的。

（六）膏药疗法

膏药疗法是将外用药膏敷贴于肌肤,以治疗疾病的一种方法。膏药是按处方将药物置于植物油中煎熬去渣,加入丹药再煎后凝结而成的制剂,俗称"膏药肉"。一般膏药包括膏（基质）和药两个部分。膏比较简单,成分比较固定。药的组成不同,常因病、因人、因时、因地而异,故有温、热、寒、凉之别,应用时须辨证施治。膏药的种类有多种,以油与黄丹为基质的为黑膏药;以油与宫粉为基质的为白膏药;以橡胶为主要基质的为橡皮膏;以松香等为基质的为松香膏药。最常用的是黑膏药。

膏药疗法是中医学独特的外治法之一,历史悠久,源远流长。长沙马王堆汉墓出土的医帛书《五十二病方》中已载述外用膏剂治疗外伤等,用水银膏外敷治疗痈肿等。《黄帝内经》被后世誉为膏药之始,开现代膏药之先河。《刘涓子鬼遗方》中亦有多种"薄贴"的记载。"薄"指软膏,"贴"指膏药。唐、宋以来对膏药的应用更加广泛,清代吴师机《理瀹骈文》为膏药应用方面的专著,对膏药的方药、应用,尤其在制备工艺上均进行了较完整的总结。

膏药疗法治疗原理:膏的熬制主要用胡麻油和铅丹为原料,二者在临床上均有一定的医疗作用。膏药常应用于消毒、拔毒、生肌等外治方面,但它能起到内治作用,如祛风寒、和气血、消痰痞、通经活络、祛风湿、治跌打损伤等。《理瀹骈文》论及膏药的作用时,指出膏药不但应用于外科,而且也可以应用于内、妇、儿科等疾病的治疗。五脏六腑功能的盈亏盛衰和脏器病变,亦可应用膏药外敷治疗,即以外用药物入内疏通气血为治等。膏药贴敷具有以下几方面的作用:

1. 局部刺激作用　具有刺激作用的药物,作用于机体局部,促进组织的血液循环,改善其血供,可消炎、退肿、止痛;同时,其局部的药物浓度高于机体的血药浓度,疗效较内治法更佳;某些刺激性强的药物,强刺激通过神经反射来调节机体功能促进抗体形成,可提高机体的免疫力;因药物作用于局部,故可避免药物对肝、肾及其他器官的全身性毒副作用,临床较安全可靠。备受不便服药者或不愿服药者的欢迎。

2. 经络调衡作用　将膏药贴敷于穴位上,或与病位相邻近的部位时,通过对腧穴的刺激,可产生温通经络、行气活血、祛湿散寒的功效。

3. 药物自身作用　膏药处方是多味药物的复方,多为气、味俱厚的药物。在组方中并加以引药,率领群药,化瘀行滞,其中芳香类药物不可或缺。药物作用通过穴位渗透达皮下组织,使局部的药物浓度达到相对优势,从而发挥较强的药理作用;同时药物刺激局部穴位,激发全身经气,通过局部血管和淋巴管进入体循环而产生全身性的药物作用。

（七）芳香疗法

芳香疗法是指将气味芳香的药物制成适当的剂型,通过内服或外用,将植物的芳香物质吸入体内,发挥芳香物质所具有的生理和心理方面的作用,用于减轻、预防或治疗人体某些疾病的治疗方法。

芳香药物的功效和药理作用有芳香辟秽、芳香解表、芳香化湿、芳香温通、芳香开窍的作用。其中芳香辟秽类药物有苍术、藁本、石菖蒲、山柰、甘松、丁香、樟脑、冰片、雄黄等;芳香解表类药物有桂枝、薄荷、菊花、紫苏、荆芥、藁本、藿香、佩兰、柴胡、青蒿、生姜、白芷等;芳香化湿类药物有砂仁、石菖蒲、苍术、白豆蔻、草豆蔻等;芳香温通类药物有桂枝、细辛、木香、高良姜、檀香等;芳香开窍类药物有石菖蒲、冰片、樟脑、麝香、苏合香等。

古代中国人使用芳香草药,燃烧芳香树木和薰香以达到治病祛邪的目的。李时珍的《本草纲目》中收入的香药有127种,它们的药性作用比较温和,具有较强的香感和较佳的治疗效果。《神农本草经百种录》记载:"香者气之正,正气盛,则自能除邪辟秽也。"《本草纲目》曰:"苏合香气窜,能通诸窍脏腑,故其功能辟一切不正之气。"《温病条辨》中说:"此芳香化秽浊而利诸窍,使邪随诸香一齐俱散也。"

芳香疗法的治疗原理如下:

1. 内服外治,理同法异 利用芳香药物对人体神经系统的双向调节以及内分泌系统产生的积极调节作用,收到预防和治疗的目的。

2. 通过体表经络腧穴而起作用 利用具有挥发油的芳香药物大多淡而不薄,散而不走,释放持久的特性,经与人体鼻腔内嗅觉细胞接触后,通过肺的呼吸作用布散于全身。药施于窍,通过孔窍途径作用于相关的脏腑,再由脏腑之间的联络而作用于全身。

3. 挥发油的作用 芳香萜类含氧衍生物或挥发油,产生游离于空气中的特殊香味。由于这些含有香味的挥发油分子在空气中特别活跃,扩散力特强,由嗅觉器官的嗅觉细胞产生感觉,在中枢呈现出与其他感觉不同的传导途径,不经丘脑直接投射大脑皮质,然后引起人体内各方面的改变。

4. 透皮吸收 清代徐大椿曰:"用膏贴之,闭塞其气,使药性从毛孔而入其腠理,通经贯络,或提而出之,或攻而散之,较之服药尤有力,此至妙之法也。"这段论述已较明确阐述了透皮吸收的机制,并已被现代医学的实验所证实。

三、操作方法

(一)各类外治法的具体操作方法

1. 热敷疗法 可分为普通热敷和药物敷熨两种。

(1)普通热敷

1)热水袋敷:将热水倾倒入热水袋内,水量不要超过热水袋的2/3,排出袋内多余空气,将盖拧紧,直接贴敷于患病部位。

2)水湿热敷:将水烧热,在皮肤上涂一层凡士林油,把敷布放到热水中浸透后捞出,拧去多余的水分,直接热敷于患处,上面加盖油纸或塑料薄膜,再用棉被包好,保温。每3~5分钟更换1次敷布,一般治疗时间20~30分钟,每日1次。

3)沙热敷:取适量沙粒,放入铁锅内炒热至人体能耐受程度,直接热敷于患处或用布包裹,热敷于患处。

4)铁末热敷:取适量干净铁末,倒入铁锅内炒红,取出降温,装入布袋,并在铁末中洒适量陈醋,双手揉搓,使铁末与醋充分搅拌均匀,待铁末有热感,再继续揉搓10分钟,置放患处贴敷。

5)泥热敷:取经净化处理的天然泥或人工泥调和成适当稠度,做成泥饼,用泥饼包裹患处或周身。

6)蜡热敷:利用加热熔化的医用蜡涂抹贴敷于人体体表,亦称"蜡疗"。具有温

笔记

中散寒、消肿定痛、改善运动功能、促进愈合之功效。

7）盐热敷法：选用颗粒大小均匀、没有杂物的盐适量，倒入铁锅中，用小火慢慢加热，边加热边搅拌，待温度达 55~60℃，倒入布袋内，将口扎好，置放患部。治疗时间一般为 20~30 分钟，每日或隔日 1 次，15 次为 1 个疗程。

8）姜热敷法：按病患部位大小，用鲜姜若干，压汁存渣。分别将姜渣锅内炒热和姜汁煮热。姜渣热敷患处，纱布固定。姜渣凉后用热姜汁淋之，反复数次即可。

9）醋热敷法：取适量盐放入铁锅内爆炒，取适量陈醋洒入盐内，边洒边搅拌均匀，醋洒完后再略炒，迅速倒在布上包好，趁热贴敷患处。

（2）药物热敷

1）药包热敷：将选好的药物在砂锅内或铝锅内煮热，用布包裹、贴敷患处或穴位。每次热敷时间不宜超过 30 分钟，每日 2 次。

2）药饼热敷：将药物研极细末，加入适量面粉做成饼状，或蒸或烙；或用面粉蒸饼，将药物细末置放热饼之上，贴敷患处或穴位，凉后即换。

3）药液热敷：将药物煮熬，用纱布吸取药液，直接贴敷于患病部位。

4）药渣热敷：将选好的药物煮熬，去汁存渣，用其药渣热敷于患处，并施盖纱布等物，以防散热太快。

2. 熏蒸疗法 可分为烟熏法和蒸汽法，蒸汽法又包括全身熏蒸法和局部熏蒸法。

（1）熏蒸法采用特定的中草药燃烧后，取其烟气上熏，借助药力与热力，促进气血流畅、杀虫止痒。多用于治疗痹证、皮肤病或作室内的消毒。

（2）蒸汽法是通过热、药的双重作用而取效。全身熏蒸法是利用药物的蒸汽对全身进行的一种气雾沐浴法。适用于全身性疾病或用于保健。局部熏蒸法是对患病的某一部位进行熏蒸，促使局部症状的缓解和功能的康复。适用于局部损伤性疾病或某一特定部位的病症。

1）全身熏蒸法：①室内熏蒸法：密闭治疗室，将所用药物加热煮沸，蒸发气体，患者裸露，或坐或卧，室温从 30~35℃ 开始，渐增至 40~45℃，熏蒸时间 15~30 分钟。熏蒸后安静卧床休息，不要求冲洗。每日或隔日治疗 1 次，5~10 次为一个疗程；②简易熏蒸法：将加热煮沸的中药煎剂倾入较大的容器内，容器上置木板，患者裸坐其上，用被单圈住全身，仅露头面进行熏蒸，古代及民间多采用。

2）局部熏蒸法：将加热煮沸的中药煎剂，倾入适当大小的容器中，使药液占容器体积的 1/3~1/2，患处置于容器中，距药液一定距离，以感觉皮肤温热舒适为度，也可以容器上覆毛巾，不使热气外透，进行熏蒸。此法常用于治疗跌打损伤和风湿痹痛诸证。

3. 熏洗疗法 按其操作方法分为熏洗法、淋洗法、浸渍法。

（1）熏洗法：药物煎煮后倒入容器中，将患病部位置药物蒸汽上熏蒸，为了保持疗效，往往在熏蒸部位之外加上塑料薄膜或布单，以避免药物蒸汽走失和温度降低过快而缩短熏蒸时间，降低了熏蒸效果。药液温度降低后，将患部浸入药液中洗浴或淋洗患部，熏洗完毕用干毛巾拭去身体或患部上的药液或汗液。

（2）淋洗法：将药物放入容器内加水煎汤，过滤去渣，连续不断地淋洗患处。或用消毒纱布蘸药汤连续淋洗患处也可，多用于疔、痈破溃流脓或创伤感染、皮肤溃疡等，尤其是发生于腹部及腰背部者。淋洗时，可用手轻轻按伤口四周，用镊子持消毒棉球拭蘸伤口,以清洁伤口。淋洗完毕,常规换药。

（3）浸渍法:煎煮后的药液倒入盆中,在盆上放置带孔横木架,将患肢放在横木架上,外盖布单或毛巾,不使热气外透,进行熏蒸。待药液温度稍降,用消毒纱布蘸药汤热渍患处,稍凉时再换热汤,连续趁热浸渍患处,多用于四肢或头面部的疾患。根据药液熏洗人体的部位不同分为全身熏洗法、头面熏洗法、眼熏洗法、手足熏洗法、坐浴熏洗法等。

1）全身熏洗法:按病症配制处方,煎煮后药液倒入容器内,外罩塑料薄膜或布单,使入浴者头部外露,进行熏疗,待药液不烫时,再淋洗,浸渍全身。熏洗次数及时间视病情而定,一般每次 5~30 分钟,最长不超过 1 小时。每日 1~2 次。

2）头面熏洗法:将药物煎液倒入清洁脸盆中,外罩布单,趁热熏蒸面部,待药液温度适宜后再沐发、洗头、洗面。一般每次 30 分钟,每日 2 次。

3）眼熏洗法:将药物煎煮滤清后,倒入保温瓶中,先熏后洗患眼。洗眼时可用消毒纱布和棉球浸水,不断淋洗眼部;也可用消毒眼杯盛半杯药液,先俯首,使眼杯与眼窝缘紧紧贴住,然后仰首,并频频瞬目,进行眼浴。每次 20~30 分钟,每日 2~3 次。

4）手足熏洗法:药物煎煮,将滤出的药液倒入瓷盆或木桶内,外罩布单,将患处手足与容器封严,趁热熏蒸,然后待药液变温后浸洗手足,洗足时可以用手摩擦双足的穴位。每次 15~30 分钟,每日 1~3 次。注意温度以 40~50℃ 为宜。

5）坐浴熏洗法:将药物煎汤去渣,取药液置盆中,先熏蒸,待药液温度适宜时浸洗肛门或阴部。每次 15~30 分钟,每日 2~3 次。

4. 贴敷疗法的具体操作

（1）敷贴法:将药物研成细末,加入适量的醋或酒、水、蜜、鸡蛋清、油类、药液等,把药末调成黏稠糊状,或将药末与含汁较多的药物捣如泥状然后敷贴在穴位或患处,亦可用纱布或胶布固定。应注意保持敷贴药的干湿度,药物变干后可随时更换,或用温水时时湿润。

（2）薄贴法:即膏药之古称,是以膏药敷贴穴位或患处以治疗疾病的方法。膏药的制作方法是把植物油置锅中加热,将配制好的药物投入油内煎熬,炸至药物外表呈深褐色,内部焦黄,即捞出药渣,过滤药油,加入黄丹,随着油温下降,黄丹与药油凝结成膏。将药膏分摊于纸、布、狗皮上。用时稍加热使膏药微熔,贴于患处或穴位。

（3）发疱法:将对皮肤有刺激性的药物捣碎,直接敷贴于穴位或患处,使局部皮肤充血、起泡以防治疾病的治疗方法。具有祛邪通络、消肿止痛等功效。常用发疱药物包括大蒜、白芥子、蓖麻仁、新鲜的毛莨叶、旱莲草、威灵仙叶或吴茱萸、巴豆等。将 1~2 味发疱药物捣烂,敷在选定的部位或穴位上,外用消毒纱布包扎。敷药数小时后,局部会有发热、疼痛或有蚁行感,伴见皮肤潮红。待到局部灼痛较强时,将药取下。取药后半天左右,局部皮肤会起泡。小水疱用消毒纱布包扎,大水疱内液体充盈时,用针头刺破水疱底部,抽出液体,隔日换敷料一次,直到局部干燥愈合。

5. 脐疗的操作方法　根据所选药物的性状,选取合适的体位（仰卧位或侧卧位）,用75%医用酒精对脐部及四周皮肤常规消毒,消毒后,将药物填入或贴敷于脐孔内,用消毒纱布、蜡纸或宽布带盖于脐上,外以胶布或橡皮膏贴紧固定。

6. 膏药疗法的操作方法

（1）传统硬膏剂:是将药物溶解或混合于半固体或固体的黏性基质中,摊涂于纸、布或兽皮等裱背材料上,并贴敷于皮肤外用。其制法是先将治疗疾病的药物,放入麻油或豆油内浸泡1~2日;将油放锅内加热后,将药物炸枯后过滤,滤后的油液再加热煎熬至滴水成珠时,加入铅粉或广丹,收成固体膏剂,摊贴于穴位。硬膏一般常温下为坚韧固体,无显著黏性,故用前要稍加热软化后再贴敷。膏药的熬炼要掌握火候,用火不可太猛或太弱,掺入丹药不可太多。根据病情,适当地增加少量镇痛或祛风、散寒或芳香类丹药即可。

(2)橡胶硬膏剂:系经橡胶、树脂、油脂性或类脂性物质及填充剂混合制成的基质,与药物混合后,均匀摊涂于布或其他材料上。

(3)透皮吸收剂:又称经皮给药或经皮治疗剂,指药物以一定的速率通过皮肤经毛细血管吸收进入人体循环产生药效的一类制剂,如软膏剂、膜剂等。

7. 芳香疗法的操作方法

(1)通过皮肤吸收

1)按摩法:是芳香疗法中最直接、最有效的方式。将芳香类药物制剂充分混合后由下向上涂抹于或按摩于全身。但若身体有感染或破溃之处,或是有骨折、伤口、瘢痕之处,以及皮肤破损之后,均不宜使用此法。

2)涂抹法:将稀释过的芳香类药物制剂在目标部位涂抹。局部涂抹后,最好再以热敷或布覆盖,以免制剂挥发,使药物治疗量减少。主要用于消炎、杀菌、止痛、止痒。

3)敷法:分为冷敷、热敷、冷热交替敷法,用法是把一块浸有芳香类药物制剂的无菌纱布敷在患处,根据病情使用或不使用绷带。主要用于扭伤、瘀血、局部炎症、肿胀、肌肉酸痛等。

4)灌洗法:灌洗法可用来治疗妇科、男科及肛肠类疾病。不宜长期使用,以免破坏人体正常菌群的平衡。

(2)吸入法:可分为简便吸入、蒸汽吸入、利用器械(香瓶)吸入等。有鼻喉、心肺类疾病不宜使用此法。

(3)内服法:通过口服、口含芳香类药物制剂的方法达到预防和治疗疾病的目的。

(4)佩戴法:佩戴法是选用香气物质加工后,佩戴在患者身上,使之充分发挥香气作用的一种方法。分为香袋和香衣。根据所选香药不同,功效各殊,因使用方式不同,其功效作用的部位、程度各异。

(5)香枕法:使用具有养生康复作用的香物加工制成枕头,用于失眠、健忘、眩晕、头痛、神志不宁等证。

(二)常用方剂

1. 敷贴类

(1)腰痛膏

主治:祛风散寒止痛。适用于腰肌劳损,症见腰部酸痛,时轻时重,休息后减轻,反复发作,喜暖畏寒,腰肌有压痛,受凉后腰痛加重。

组成:生川乌15g,食盐少许。

制法:上药混合捣融成膏。

选穴:肾俞、腰眼穴。

用法:将药膏涂于肾俞、腰眼穴处,纱布、胶布固定,每日1次。

（2）定痛膏

主治:祛风消肿止痛。适用于跌打损伤肿痛。

组成:芙蓉叶4份,紫荆皮1份,独活1份,生南星1份,白芷1份。

用法:共研细末。用姜汁、水酒调煮热敷;或用凡士林调煮成软膏外敷。

（3）灵膏

主治:消瘀解毒,舒筋活血止痛接骨。适用于跌打损伤,骨折后期或寒湿为患,局部麻木疼痛者。

组成:伸筋草、透骨草、紫丁香根、当归、自然铜、没药、血竭、红花各30g,川芎25g,川牛膝、五加皮、石菖蒲、苍术各15g,木香、秦艽、蛇床子、肉桂、附子、半夏、石斛、萆薢、鹿茸各10g,虎骨胫1对,麝香6g,麻油5000g,黄丹2500g。

用法:血竭、没药、麝香各分别研细末另包,余药先用麻油微火煨浸三日,然后熬黑为度,去渣,加入黄丹,再熬至滴水成珠,离火,俟少时药温,将血竭、没药、麝香末放入,搅匀取起,去火毒,制成膏药。用时烘热外贴患处。

（4）龙膏

主治:活血接骨,消肿止痛。适用于外伤骨折。

组成:百草霜10g,白及15g,白蔹10g,百合15g,百部10g,乳香10g,没药15g,麝香0.3g,炒糯米30g,陈粉120g(炒),醋适量。

用法:共为细末,醋熬为膏、外敷。

（5）生散

主治:祛风逐痰,散寒解毒,通络止痛。适用于跌打损伤肿痛,关节痹痛。

组成:生川乌1份,生南星1份,生白附子4份,生半夏4份。

用法:共为细末存放待用,用时以蜜糖适量调成糊状外敷患处。用醋调煮外敷亦可。

（6）血散

主治:活血舒筋,理气止痛。适用于跌打损伤,瘀肿疼痛,或久伤不愈。

组成:乳香15g,没药15g,血竭15g,贝母9g,羌活15g,木香6g,厚朴9g,制川乌3g,制草乌3g,白芷24g,麝香1.5g,紫荆皮24g,生香附15g,炒小茴香9g,甲珠15g,煅自然铜15g,独活15g,续断15g,虎骨15g,川芎15g,木瓜15g,肉桂9g,当归24g。

用法:共为细末,开水调成糊状外敷患处。

2. 熏洗类

（1）抗风湿关节炎诸方

1）和营止痛汤

主治:活血止痛,祛瘀生新。适用于各种瘀血疼痛。

组成:赤芍9g,当归尾9g,川芎6g,苏木6g,陈皮6g,乳香6g,没药9g,桃仁6g,续断12g,乌药9g,木通6g,甘草6g。

用法:水煎外洗。

2）蠲痹汤

主治:活血通络,祛风除湿。适用于风寒乘虚而入者。

组成:羌活6g,姜黄6g,赤芍9g,当归12g,黄芪12g,防风6g,炙甘草3g,生姜5片。

用法:水煎外洗。

（2）疗伤诸方

1）五加皮汤

主治：和血定痛舒筋。适用于伤患后期。

组成：当归（酒洗）10g，没药10g，五加皮10g，皮硝10g，青皮10g，川椒10g，香附子10g，丁香3g，地骨皮3g，丹皮6g，老葱3根，麝香0.3g。

用法：水煎外洗（可去麝香）。

2）旧伤洗剂

主治：活血祛瘀，祛风止痛，舒筋活络。适用于久伤蓄瘀作痛。

组成：生草乌9g，生川乌9g，羌活15g，独活15g，三棱9g，莪术9g，泽兰9g，当归尾9g，桃仁9g，红花9g，乌药9g，牛膝15g。

用法：水煎熏洗，每剂加陈醋45g，每日一剂，熏洗两次。

3）散瘀和伤汤

主治：活血祛瘀止痛。适用于软组织损伤瘀肿疼痛及骨折关节脱位后期筋络挛痛。

组成：番木鳖15g，红花15g，生半夏15g，骨碎补9g，甘草9g，葱须30g，醋60g（后下）。

用法：水煎药煮沸后，加醋再煎5~10分钟，熏洗患处，每日3~4次。每次熏洗都要把药液煮沸后用。

（3）疗颈肩疾病诸方

1）海桐皮汤

主治：活络止痛。适用于跌打损伤疼痛。

组成：海桐皮6g，透骨草6g，乳香6g，没药6g，当归5g，川椒10g，川芎3g 红花3g，威灵仙3g，甘草3g，防风3g，白芷2g

用法：共研细末，布袋装，煎水熏洗患处。

2）八仙逍遥汤

主治：祛风散瘀，活血通络。适用于软组织损伤后瘀肿疼痛，或风寒湿邪浸注，筋骨酸痛。

药物：防风3g，荆芥3g，川芎3g，甘草3g，当归6g，苍术10g，牡丹皮10g，川椒10g，苦参15g，黄柏6g。

用法：水煎熏洗患处。

3）熨风散

主治：温经散寒，祛风止痛。适用于流痰，附骨疽及风寒湿痹证所致的筋骨疼痛。

组成：羌活、白芷、当归、川芎、白芍、吴茱萸、肉桂各等量，连须赤皮葱适量。

用法：药共为末，每次取适量的末，与适量的连须赤皮葱捣烂混合，醋炒热，布包，热熨患处。

4）腾药

主治：活血散瘀，温经通络，消肿止痛，舒筋接骨。用于筋伤及陈伤、痹证等适用于熏洗者。

组成：当归、羌活、红花、白芷、防风、制乳香、制没药、骨碎补、续断、宣木瓜、川椒各等量。

用法:上药共为粗末,每用 120g 加入大青盐、白酒各 30g 拌匀,装入白布袋内缝妥,备用。洗用:煎水熏洗患处,每日 2 次;腾用(即热熨):用药两袋,干蒸热后轮换敷在患处,每次持续 1 小时左右,每天 2 次。用毕后药袋挂在通风阴凉处,翌日再用时,在药袋上酒上少许白酒,每袋可用 4~7 天。

5)舒筋活血汤

主治:舒筋活络。适用于软组织损伤及骨折脱位后期筋肉挛缩者。

组成:羌活 6g,防风 9g,荆芥 6g,独活 9g,当归 12g,续断 12g,青皮 5g,牛膝 9g,五加皮 9g,杜仲 9g,红花 6g,枳壳 6g。

用法:水煎外洗。

(4)疗腰部疾病诸方

1)羌活胜湿汤

主治:祛风除湿。适用于伤后风湿邪客者。

药物:羌活 15g,独活 15g,藁本 15g,防风 15g,甘草 6g,川芎 10g,蔓荆子 10g。

用法:水煎热洗患处。

2)独活寄生汤

主治:益肝肾,补气血,祛风湿,止痹痛。适用于腰脊损伤后期,肝肾两亏,风湿痛及腿足屈伸不利者。

药物:独活 15g,防风 15g,川芎 10g,牛膝 6g,桑寄生 18g,秦艽 12g,杜仲 12g,当归 12g,茯苓 12g,党参 12g,熟地黄 15g,白芍 10g,细辛 3g,甘草 3g。

用法:水煎热洗患处。

3)桃红四物汤

主治:活血祛瘀。适用于损伤血瘀。

药物:当归 9g,川芎 9g,生地 9g,桃仁 9g,红花 6g。

用法:水煎热洗患处。

4)补肾壮筋汤

主治:补益肝肾,强壮筋骨。适用于肾气虚损,腰痛腿麻木。

药物:熟地黄 12g,当归 12g,牛膝 10g,山萸肉 12g,茯苓 12g,续断 12g,杜仲 10g,白芍 10g,青皮 5g,五加皮 10g。

用法:水煎热洗患处。

(5)疗卒中后遗症诸方

1)乌药顺气散

主治:治风气不顺,手脚偏枯,流注经络,并湿毒进袭,腿膝挛痹,筋骨疼痛。适用于风中经络。

药物:乌药、麻黄、橘皮各 100g,甘草、川芎、枳壳、桔梗、白僵蚕、白芷各 50g,炮干姜 25g。

用法:加入姜三片,薄荷少许,水煎热洗患处。

2)海蛤粉

主治:活血、温经、通络。适用于中风后肌肤麻木不仁。

组成:海蛤壳 60g,穿山甲 60g,川乌 60g。

用法:研末备用。取上药粉 15g,用捣碎的葱白调和成药饼,直径约 2.5cm,贴左右涌泉穴,静坐半小时,至全身汗出。去药、避风,半个月用一次,一般贴两次症状便可消除。

3)回音膏

主治:活血通络,开音利窍。适用于中风后失语。

组成:土鳖虫15g,水蛭20g,地龙15g,白芥子20g,蝉衣6g,大黄12g,三七10g,麝香0.5g,冰片0.5g。

制法:上药除麝香、冰片外,研细末,再用蜂蜜调匀,放入麝香、冰片再调匀,做到不稠不稀、不软不硬,备用。

用法:制成面积4cm×4cm见方的布质膏药,将此膏贴在双侧人迎穴,每次贴敷7天,再换新膏药。可连续贴敷2个月,共8次。

3. 脐疗类

(1)降压散填脐法

主治:原发性高血压。

药物:吴茱萸30g,川芎30g,白芷30g。

制法:诸药混合研为细末,过筛,装入瓶内,密封备用。

用法:取药末15g以脱脂棉薄裹如小球状,填入患者脐孔窝内,以手往下压紧,外以纱布覆盖,胶布固定之。每天换药一次,10天为1个疗程。

(2)千金封脐法

主治:男子梦遗,滑精,阳痿,阴虚盗汗,劳淋,膏淋,白浊;妇人子宫寒冷,久不受孕,赤白带下,产后肠风;并治单腹臌胀,腰腿疼痛,四肢关节痹痛,小肠疝气,夜尿频数。

药物:肉桂、熟地黄、川附子、金樱子、当归、巴戟天、海马各9g,干姜、胡椒、独活、荜茇各10g,杜仲12g,淫羊藿、鹿茸各6g,甘草3g,香油900ml,黄丹360g。

制法:将诸药倒入香油中浸泡半天,旋倒入锅中武火煎熬,炸至药枯焦时滤去药渣,取药油再熬至点水成珠时离火,徐徐加入黄丹,不断搅拌均匀,停放冷却收膏,此即千金封脐膏。另外再备药:麝香末、冰片末各0.9g,儿茶末、硫黄末各6g。诸药末混合拌匀,最后将此药末掺入千金封脐膏药基质中充分拌匀,待冷却后即可应用。

用法:先取以上制备的膏药摊于一块厚布或5层纱布中间,药膏约厚1.5cm,以膏药对准患者脐孔贴敷之,贴后外加胶布固定。3天换药1次,连贴30天为1个疗程。

(3)长生延寿丹灸脐法

主治:诸虚百疾,强生保健,延年益寿。妇人宫寒,腹冷无孕等。

药物:人参、附子、胡椒各21g,夜明砂、没药、虎骨、龙骨、五灵脂、白附子、朱砂、麝香各9g,麦面粉适量(另用)。

制法:将以上诸药称足量,混合一起研碎为极细末,用筛筛过,装入瓶中密封备用。

用法:先取面粉调温开水搓成面条,用此面条绕脐周围一环形,旋取药末1料3份,把1份药末填入面条周围内脐中,以手按紧,外铺槐树皮在药末面上,上扎数孔。继之以艾炷置槐树皮上点燃灸之(艾炷如黄豆),艾炷燃尽换之再灸,灸至热气透身,倦沉如醉,灸至50~60壮遍身大汗,若不出汗者则病未除,再过3~5天,再灸,以灸至汗出为度。

（4）朱砂纳脐定啼法

主治:小儿夜啼。

药物:朱砂适量。

制法:将朱砂研为细末,瓶贮密封,贮备待用。

用法:于每晚临睡前1~2小时取朱砂末3~5g纳入患儿脐中(神阙穴),外以胶布贴紧固定。连贴至病愈为度。

（5）肌痉散填脐法

主治:面肌痉挛。

药物:天麻、防风、白芷、荆芥穗、羌活、辛夷、细辛、全蝎、僵蚕、白附子各等量。

制法:诸药共研末,瓶贮密封备用。

用法:每次施治时取药末(脐痉散)15~30g填塞入脐部,外用胶布固定,每天换药1次,坚持常贴之,治面肌痉挛有效。

4. 膏药类

（1）正骨膏

主要成分:当归、红花、党参、黄芪、三七、川乌、冰片等。

功能与主治:舒筋接骨,活血止痛,用于筋骨疼痛,跌打损伤,接骨续筋,以及椎间盘突出,软组织损伤,外伤性截瘫,股骨头坏死,陈旧性骨折,静脉炎,静脉曲张等。

常用部位:受伤局部或痛处。

（2）风湿镇痛膏

主要成分:生川乌、防己等。

功能与主治:镇痛,除寒湿。用于关节肌肉受风寒湿引起的疼痛,以及风湿痹痛。关节痛、肩痛、腰酸背痛,神经痛和骨质增生引起的各部位痛等。

常用部位:阿是穴。

（3）舒筋止痛膏

药物:三七10g,川芎15g,血竭15g,乳香15g,姜黄15g,没药15g,杜仲15g,天麻5g,白芷15g,川椒5g,麝香2g。

功能与主治:舒筋活血止痛。适用于各型颈椎病。

用法:前10味药共研细粉,放入150ml白酒微火煎成糊状,或用米醋拌成糊状,摊在纱布上,并将麝香搽在上面,敷于患处。干后可将药重新调成糊状再用,每剂药可连用3~5次,15次为1个疗程。

（4）风湿膏

药物:生姜汁24ml,牛皮胶12g,乳香12g,没药12g,延胡索0.3g(另研)。先将前两味药,放锅内,加热熔化后,再将乳香、没药末加入捣匀、离火、待稍温时,将药末拌入收膏。

功能与主治:肌肉关节疼痛,肿大,或重着,或游走不定,或痛有定处,关节屈伸不便。

用法:取胶布约8cm²数块,将药膏摊涂于中间,分别贴敷外膝眼、阳陵泉、风市、环跳,1日或2日一换,消肿止痛甚速。

四、适用范围和注意事项

(一) 适用范围

适用于肢体麻木、疼痛、屈伸不利等全身或局部疾病。

(二) 禁忌证

严重心、脑、肺病患者或极度衰弱者,如严重心功能不全、脑出血急性期、癌症患者出现恶病质者;有出血倾向和血液病患者,如坏血症、白血病,中药外治疗法易导致局部组织内出血;局部有严重皮肤损伤及皮肤病患者,如湿疹、癣、皮疹、脓肿、皮肤冻伤、烫伤等;骨关节病如骨关节结核、骨肿瘤、严重骨质疏松、骨折患者;诊断不明的急性脊柱损伤,或伴有脊髓症状患者;妊娠3个月以下的孕妇腹腰部,及肩井、合谷、三阴交等穴位,应用时应防止流产;精神疾病不合作者;剧烈运动后、过度疲劳者;其他可疑症状、诊断未明者。

(三) 注意事项

1. 热敷疗法

(1) 要严格掌握热熨的温度和熨引手法力量的大小。热熨温度以患者能够耐受为度,熨剂温度过高易烫伤皮肤,过低则影响药效的渗透。熨引手法有推、揉、擦、按等,力度应恰当,温度高时手法宜轻快;温度稍降,手法可稍重一些。

(2) 操作过程中要经常检查熨剂的温度,询问患者的反应。如果出现头晕、头痛、心悸、呕恶等不适及皮肤烫伤、擦伤、过敏等现象,应及时停止治疗。

(3) 皮肤感染、破损处,不得施以本法,以防感染。

(4) 由于治疗时要充分暴露患处或治疗部位,寒冷季节应有取暖设备,以免着凉感冒。热熨治疗后宜避风保暖,静卧休息。

2. 熏蒸疗法

(1) 全身熏蒸者要注意通风,以调节室内的空气和温度,随时观察患者情况,尤其是在炎热季节,以防汗出过多,室内窒闷而晕厥。可在熏蒸时适当饮水,治疗后应适当休息。

(2) 局部熏蒸时,患部与药液之间要保持适当距离,以温热舒适为度,以防烫伤。

(3) 严寒季节应用本疗法,要注意保暖,尤其是局部熏蒸者,应让患者盖上毛巾或棉毯,防止受冷感冒。

(4) 恶性肿瘤、癫痫、急性炎症、心功能不全、肺心病、孕妇等禁用此法。熏蒸器具一般应专人专用,特别是用于皮肤病治疗,更当注意。

3. 熏洗疗法注意事项

(1) 药物煎煮时加水要适量,太多则浓度降低。煎煮时间据药物性质而定,芳香性药物一般煮沸5~10分钟,块状和根茎类药物多煮沸30分钟。

(2) 药液温度一般以40~50℃为宜,温度太高易烫伤皮肤或黏膜,温度太低则影响疗效或可产生不良刺激。

(3) 熏洗后要用干毛巾擦干患部,并注意避风和保暖。

(4) 妇女经期和妊娠期不宜坐浴和熏洗阴部。

4. 贴敷疗法注意事项

(1) 贴药部位常规使用75%乙醇消毒,换药时洗净残余药物,消毒后再更换敷药。

敷药后要覆盖固定,以防脱落或药物流失,敷料纸宜柔软。

（2）穴位贴药时,选穴不宜过多,每穴药量宜少,敷贴面积不宜过大。对敷药有过敏者（如出现皮疹、瘙痒）等,应停止使用,严重过敏者可应用抗过敏药治疗。

（3）小儿皮肤娇嫩,不宜使用刺激性过强的药物,敷药时间不可过长;孕妇禁用芳香走窜类药物外敷,以防流产或影响胎儿;年老体虚者不宜过分使用峻猛之品,以防耗伤正气。

（4）发疱疗法要严格消毒,局部避免沾水,防止感染。头面部、会阴部、婴幼儿等应慎用,患者饮食应清淡易消化,忌食生冷辛辣、鱼腥发物。

（5）敷贴方法应视情况而定。当外疡初起时,宜敷满整个病变部位,当毒已结聚,或溃后余肿未消,宜敷于患处四周,不要完全涂布,敷贴应超过肿势范围。

5. 脐疗的注意事项

（1）选取适当的体位:对流质的药物,不宜取侧卧位。

（2）询问病情,防止毒性反应:本法施药治疗之前,宜详细了解患者全身情况,并询问药物过敏史,孕妇及胎产史,避免药物过敏反应,或引起堕胎流产等医疗事故发生。

（3）注意将脐部擦拭干净,如脐部有感染者,禁止使用敷脐法。如出现敷脐部位红肿痛痒或其他不适,应将敷药去掉,并停止使用敷脐法。

（4）小儿施药,妥为护理:本法运用于小儿时,应护理好小孩,嘱其不能用手抓挠,或拭擦,以防止敷药脱落。同时小儿肌肤娇嫩,不宜使用剧性药物,贴药时间也不宜过久,一般控制在 1~2 小时内为宜。

（5）间断用药,疗程宜短:本法常用有刺激性或辛热性药物敷贴于脐上,贴药之后可有局部皮肤发痒、灼辣,甚至发生疱疹等现象,故用药剂量不宜过大、疗程不应太长,提倡间歇用药,每个疗程之间休息 3~5 天。

6. 膏药疗法注意事项

（1）所贴患部要严格消毒,并按时更换膏药。每次换药时,要把旧药揩洗干净。其中多数膏药含有铅化物或其他毒物,不得内服。

（2）贴前应先将患处用温水擦净,或用生姜切片擦洗皮肤。用生姜将患处皮肤擦至发红再贴膏药可增强疗效。或患部用酒精消毒,待皮肤干燥后再贴。若气候寒冷粘贴不紧,可在膏药贴上后再热敷一下。

（3）贴膏药后,若发生患部皮肤瘙痒,可在膏药外面按摩;或将膏药取下,用酒精涂擦瘙痒患处后,再将膏药加温贴上。

（4）患部因贴膏药发生水疱、溃烂,应将膏药取下,并用酒精消毒后,再以红汞药水涂擦,纱布包扎,待伤口愈合后还可再贴膏药。

（5）贴膏药前,将膏药加温熔化,应注意温度要适当。过热易烫伤皮肤,温度过低则不易贴敷。

（6）有过敏者忌用,皮肤破溃处忌用,皮肤病病人慎用。凡是含有麝香、乳没等活血化瘀成分的膏药,孕妇均应慎用。尤其是孕妇的腰、腹部（特别是下腹部气海、关元穴处）、肚脐以及下肢三阴交等穴位处,不能贴敷,以防发生流产等意外。

（7）膏药应放在阴凉、通风、干燥的地方保存,防止潮湿、过热及虫蛀。

7. 芳香疗法的注意事项

（1）注意药物剂量,防止毒性及过敏反应。

（2）心肝肾功能不全、肺心病、高血压、青光眼、活动性肺结核患者、癫痫、孕妇等禁用此法。

五、异常情况处理

（一）疼痛

穴位贴敷药物后,在敷药处出现热、凉、麻、痒、蚁行感或轻中度疼痛属正常现象,一般无需处理,待达到所要求的贴药时间后除去药物即可。如故贴敷处有烧灼样或针刺样剧痛,患者无法忍受,可提前揭去药物。疼痛的程度与患者的年龄、性别及皮肤的个体差异有一定关系。婴幼儿、青壮年妇女多疼痛反应剧烈。老年患者则多能忍受。烧灼性剧痛,敷药后几分钟即可产生,除去药物后仍可能持续一段时间。

（二）过敏

过敏也是穴位贴敷过程中常见现象之一。轻者表现为局部皮肤瘙痒、色赤、丘疹或水疱,重者可出现局部溃烂。主要原因是由药物或胶布刺激皮肤所致。轻度过敏者,可适当缩短每次贴敷治疗时间,也可以同时延长两次治疗的间歇时间。由于夏季天热出汗多,故尤其应当注意。对胶布过敏者,可改用纱布、绷带固定。严重的过敏较少见。

（三）感染

感染的发生率较低。为防止感染发生,所选用药物须除去杂质;穴位严格消毒;夏季贴敷时间应相对缩短。贴敷后局部有丘疹、水疱者,须保护好贴敷面,防止发生感染。一旦有感染发生,应立即停止贴敷并对症处理。

（四）水疱

在贴敷药物时出现水疱十分常见,主要因药物刺激或胶布过敏所致。临床上常专门采用某些有刺激性的药物如斑蝥、旱莲草、大蒜等贴敷穴位,使敷药局部皮肤充血、发热,使表皮下渗液形成水疱,以达到防病、治病的目的。这种方法又称天灸疗法或发疱疗法,是穴位贴敷疗法的重要组成部分。现代医学研究证明:药物对皮肤刺激,使局部发赤、发疱,起到一种"微面积的化学性、烧伤性刺激作用"。这种刺激首先作用于皮肤的神经感受器上,通过复杂的神经反射机制,激发机体的调节机制(神经、体液等调节机制),提高机体免疫功能,从而起防病治病的作用。

对小水疱可表面涂以甲紫溶液,任其自然吸收。水疱较大者可用消毒三棱针从水疱下端刺破,排出水液,或用一次性注射器抽出疱液,然后涂以甲紫溶液,外用消毒敷料覆盖。操作过程中尽量保持水疱处皮肤完好。

发疱相当于Ⅱ度烧伤,面积过大会出现类似烧伤的反应,因此发疱面积不能过大。如需防止局部起泡或发疱过大,可先在穴位处涂擦油类(如液状石蜡或植物油)少许,或适当缩短贴敷时间。

（五）中毒

许多外敷药物有毒,不宜内服。配制好的药物(粉、膏、糊等)须妥善保管,谨防儿童误食中毒。穴位外敷虽然比较安全,但对一些剧毒药物如斑蝥、砒石等,外用也不宜过量或持续使用,创面大者亦不宜使用,以防吸收中毒。使用这些剧毒药物时须在专科医生指导下进行。

第四节　临床常见功能障碍的中药康复治疗

一、认知功能障碍的中药康复治疗

（一）概述

认知是认识和知晓事物过程的总称。包括感知、知识、记忆、概念形成、思维、推理及表象过程。实际上认知是大脑为解决问题而摄取、储存、重整和处理信息的基本功能。正常情况下,大脑两半球各自处理不同类型的信息,并通过半球间的联络纤维（脑白质）传送信息来协调。通常左半球主管语词能力如语言、阅读、书写,也涉及数学能力和分析能力;右半球主管非语词性的能力,即与空间合成或概念有关的能力,用形象而不是词语进行思维。当上述基本功能因大脑及中枢神经系统障碍出现异常,则称之为认知障碍。认知障碍通常有多方面的表现,如注意、记忆、推理、判断、抽象思维、排列顺序的障碍等,临床上以注意、记忆障碍多见。

现代认知康复指系统地运用医学和治疗学专科手段用以改善认知功能和因单一或多方面认知损害而受到影响的日常活动。所以,认知康复是一个干预系统,通过改善在处理和理解信息方面的障碍或改变环境来提高日常功能性能力。常见的认知及其障碍包括:

1. 注意力及其障碍　注意力是指人们集中于某种特殊内、外环境刺激而不被其他刺激分散的能力。注意力按其水平可分为以下五类:重点注意、连续注意、选择性注意、交替注意、分别注意。注意力代表了基本的思维水平,这个过程的破坏对其他认知领域有负面影响。

2. 记忆力及其障碍　记忆是一种动态过程,一般指既往经历、信息的获取、保留和提取。它涉及编码、贮存和提取三个过程。传统三段式记忆模式包括:感觉性记忆、短期记忆、长期记忆。记忆障碍是脑受伤后最常见的主诉,表现为不能回忆或记住伤后所发生的事件,但对久远的事情影响不大。

3. 推理/判断问题　大面积脑损伤后,将出现高水平的推理/判断问题为主的思维障碍。表现为分析和综合信息困难,抽象推理能力降低,判断差,解决问题能力差。

4. 执行功能　指允许人们进行目标明确的活动时的多个认知成分;基本成分包括达到一个目标的策划或计划,启动和完成预定目标所需要执行的步骤;也包括监督完成工作,必要时修正行为的能力。许多脑损伤患者难以选择并执行与活动有关的目标,不能有效组织解决问题的办法。

5. 交流障碍　这是脑损伤后另一个常见问题。通常表现为语言表述、听觉理解、阅读、书写等能力障碍。语言功能与其他认知活动如记忆和专注力密切相关。

6. 失认症　指并非感觉器官功能不全或智力低下、意识不清、注意力不集中、言语困难以及对该事物不熟悉等原因,而是由大脑损伤,不能通过相应的感官感受和认识以往熟悉的事物,但仍可以利用其他感觉途径对其进行识别的一类症状。常见的失认症有视觉失认、触觉失认、听觉失认。

7. 单侧忽略　指对来自损伤半球对侧的刺激无反应,主要以视觉形式表现,也可以表现在近体空间的触觉及空间表象上。

8. 失用症 指在非肌力下降、肌张力异常、运动协调性障碍、感觉缺失、视空间障碍、语言理解障碍、注意力差或者不合作等情况下,不能正确地运用后天习得的运动技能进行目的性运动的运用障碍。根据症状表现和发生机制的不同,临床上将失用症分为运动性失用、意念运动性失用、意念性失用、结构性失用、穿衣失用、步行失用、发音失用、口颜面失用等。

9. 躯体构图障碍 躯体构图障碍指缺乏对自身的视觉和心理印象,包括对自身的感觉,特别是与疾病有关的感觉,不能辨别躯体结构和躯体各部位的关系。

10. 图形—背景分辨困难 图形—背景分辨困难是指不能忽略无关的视觉刺激和选择必要的对象,故不能从背景中区分出不同形状,不能从视觉上将图形和背景分开。

认知康复是建立在一系列科学理论基础上的治疗过程。这些理论包括:信息处理理论、神经可塑性理论、情境聚焦理论、自然恢复理论。

（二）中医辨证

造成认知功能障碍的常见疾病较多,凡是累及中枢神经系统,都有可能导致不同程度的认知功能障碍,常见中医辨证主要有以下类型:

1. 肝肾亏虚 神情淡漠,反应迟钝,健忘失眠,甚至发音不清,语无伦次,丧失生活自理能力,舌红少苔,脉细者。

2. 脾肾不足 表情呆板,行动迟缓,甚或终日寡言不动,傻哭傻笑,兼见心悸、气短、腰膝酸冷,舌淡苔薄白,脉沉细者。

3. 痰气交阻 终日不言语,忽笑忽哭,忽愁忽歌,衣被不敛,或伴见胸闷不舒,身体困重,嗜睡,舌苔白腻,脉弦滑者。

4. 气滞血瘀 表情淡漠,易惊善恐,谵妄离奇,舌质紫黯,或有瘀斑瘀点,脉弦细或涩者。

（三）中药康复证治

1. 中药内治法

（1）肝肾亏虚证

治则:滋补肝肾,健脑填髓。

方药:七福饮(《景岳全书》)加减。

方药组成:人参、熟地黄、当归、白术、炙甘草、酸枣仁、远志。

（2）脾肾不足证

治则:补肾健脾,生髓充脑。

方药:还少丹(《医方集解》)加减。

方药组成:熟地黄、枸杞、山茱萸、肉苁蓉、巴戟天、小茴香、杜仲、牛膝、褚实子、人参、茯苓、山药、大枣、石菖蒲、远志、五味子。

（3）痰气交阻证

治则:健脾理气,开窍化痰。

方药:指迷茯苓丸(《全生指迷方》)加减。

方药组成:茯苓、枳壳、风化硝、半夏、生姜。

（4）气滞血瘀证

治则:行气活血,益智开窍。

方药:通窍活血汤(《医林改错》)加减。

方药组成:赤芍、川芎、桃仁、红花、老葱、红枣、麝香、黄酒。

2. 中药外治法

穴位注射疗法:可将当归注射液按每穴 1ml 注入肾俞、足三里,有一定的辅助作用。

知识拓展

康复评定

认知功能的评定在于了解患者认知功能是否存在异常,以及异常的类型、性质、程度和范围,以便为康复计划的制订和疗效判定提供重要依据。认知功能障碍的及时发现,有利于正确预测患者的残疾状况,并且可以将肢体功能训练产生的不利影响降到最低的程度。

认知功能的评定适用于各种原因引起的脑损伤患者,例如:脑卒中(包括脑出血、脑梗死)、脑外伤、阿尔兹海默病合并血管性痴呆、其他类型的痴呆及肿瘤、脑部炎症,以及神经系统发育障碍和精神功能障碍。

认知功能的评定主要包含以下一些方面。

1. 标准化测验　标准化测验要根据患者的具体情况来选择,否则会影响测验的可信度。标准化测验的优点是可以提供客观、可靠的数据及重复记录的认知功能水平。包括筛查评估及特定评估。常用的认知功能筛选评估方法包括简明智能测验(MMSE)、神经行为认知状况测试(NCSE)以及 MoCA 认知测验等。下面将列举一些常见功能障碍的评估方法。

(1) 注意障碍的评估:划消测验、同步听觉系列加法测验、符号—数字模式测验、连线测验、斯特鲁普测验、威斯康星卡片分类测验、数字的倒背和顺背测验、持续性操作测验、注意网络测验、日常专注力测验。

(2) 记忆障碍的评估:Rivermead 行为记忆能力测验。

(3) 解决问题能力障碍:决断能力行为测验、威斯康星卡片分类测验、斯特鲁普测验、瑞文演变图形等。

(4) 单侧忽略:二等分线段测验、Albert 画线检查、临摹测验、自由画检查、日常行为观察和使用 ADL 评估量表评估、行为注意障碍评测。

2. 功能活动行为观察　适用于评估因认知障碍而影响患者的日常生活独立能力或不符合标准化测验要求的患者。通过功能活动行为观察,作业治疗师可留意患者做一些基本的自我照顾时的注意力、记忆能力、定向力、学习动机、应变能力即判断力等;也可利用日常生活问卷来向家属获得患者更多的日常生活能力的资料。

此外,需要把标准化测验结果与功能性活动行为观察到的情况进行综合分析,正确把握患者的实际情况。分析时需要注意评定结果要结合临床全面考虑,要排除非大脑损伤因素对评估的影响,并要考虑患者语言能力和受教育的程度。

二、言语功能障碍的中药康复治疗

(一)概述

言语功能障碍是由于大脑功能或控制言语器官的相关周围神经、肌肉受损所引起的言语功能丧失或受损,主要表现为对语言符号的感知、理解、组织、运用或表达等某一方面或几个方面的功能障碍。临床常见成人言语功能障碍主要有失语症,有人认为失语症是由于脑的损伤所致的语言符号形成和解释能力的障碍,及在语言学成分编码和译码效能(词形和较大语法单位)方面多种语言能力的丧失或障碍;而且,这种障碍与其他智力水平不一致,要除外痴呆、言语错乱、感觉缺失或者运动功能障碍;并且是在词汇使用上有减少,语法规则能力低下,听觉记忆广度降低以及在语言输入和输出通路选择能力上的障碍。失语症的定义有很多种,这些定义的侧重点有所不同,但主体内容是一致的。脑血管疾病是失语症的最常见原因,其他疾病如颅脑损伤、脑组织炎症等。失语症的症状主要包括言语表达障碍、复述障碍、阅读障碍、书写障碍等。

(二)中医辨证

1. 气虚血滞 半身不遂,肢体软弱,偏身麻木,舌强语謇,手足肿胀,面色淡白,气短乏力,心悸自汗。舌质黯淡,苔薄白或白腻,脉细缓或细涩。

2. 肾精亏虚 半身不遂,肢体麻木,舌强语謇,心烦失眠,眩晕耳鸣,手足拘挛或蠕动。舌红或黯淡,苔少或光剥,脉细弦或数。

3. 痰热闭窍 半身不遂,口舌歪斜,舌强不语,口黏痰多,腹胀便秘,午后面红烦热。舌红,苔黄腻或灰黑,脉弦滑大。

4. 风痰闭阻 半身不遂,口舌歪斜,舌强语謇,肢体麻木或手足拘急,头晕目眩。舌苔白腻或黄腻,脉弦滑。

(三)中药康复证治

1. 中药内治法

(1)气虚血滞证

治则:益气活血化瘀。

方药:补阳还五汤加减。

方药组成:黄芪、当归尾、赤芍、地龙、川芎、红花、桃仁。

(2)肾精亏虚证

治则:滋阴补肾填精。

方药:地黄饮子加减。

方药组成:人参、生地黄、熟地黄、黄芪、天冬、麦冬、枳壳、石斛、枇杷叶、泽泻、甘草。

(3)痰热闭窍证

治则:清热化痰、芳香开窍。

方药:导痰汤加减。

方药组成:半夏、橘红、茯苓、枳实、南星、甘草。

(4)风痰闭阻证

治则:祛风通络、活血化痰。

方药:神仙解语丹加减。

方药组成:白附子、石菖蒲、远志、天麻、全蝎、羌活、白僵蚕、南星、木香。

2. 中药外治法

穴位贴敷:地龙、白芥子、麝香等中药混合粉碎,制成面积为 4.5cm×4.5cm 的布质膏药,贴敷在人迎穴(双侧),每贴用 10 天,后停 2~3 天,更换新膏,连续贴药 60 天。

知识拓展

康复评定

语言功能障碍评定的目的是通过系统、全面的语言评定,发现患者该项功能是否完整及其严重程度,同时鉴别各种类型的言语功能障碍,了解影响患者交流的各种因素,为进一步制订治疗计划提供依据。其评定内容主要包括以下两个方面:

1. 临床资料 失语症患者一般都有脑部基础病变如脑血管意外、脑外伤等,应详细收集此方面的资料,如发病时间、发病时状态、诊疗经过、临床检测报告(如 CT、MRI)等,及其家属、医护人员对患者日常行为、交往等情况的描述等。通过收集这些资料可以让检查者对患者脑部器质性病变性质、部位、大小有所了解,从而对其言语障碍的类型和程度有所预测。

此外,通过与患者家属的交谈,可以了解患者日常生活的兴趣、爱好、性格及语言习惯等,了解其教育程度、工作种类,了解患者目前的身体状况、情绪状态,以及患者和其家属经济条件、对预后的期望,都会对患者失语症情况的评定和制订治疗方案有所帮助。

2. 量表评定 急性期的患者通常难以耐受长时间的检查,应该采用简短的床边问话进行筛查,待患者病情稳定后再进行更为详尽、全面的成套测验。目前国外广泛采用的成套测验主要有波士顿诊断性失语检查(BDAE)及由其衍变而来的西方失语成套测验等。我国的失语症检查方法多数是在此基础上,根据汉语言在文化、语言特点及方言等方面同印欧语系不同体系修改而成,较为流行的有波士顿诊断性失语检查、西方失语成套测验、汉语失语症标准检查法、汉语失语成套测验等。上述各类失语症检查方法的共同点是针对患者听、说、读、写四个方面做出评价,都包括了表达、理解、复述、命名、书写及阅读六项基本内容。

(1) 波士顿诊断性失语检查(Boston diagnostic aphasia examination,BDAE):是由美国波士顿大学失语症研究中心、波士顿退伍军人管理局医院、波士顿大学医学院在 1972 年编制而成,是目前英语母语国家普遍采用的标准失语症检查方法。此检查测验由涉及 12 个言语功能的 34 个分测验组成。测查的言语功能包括:①会话交谈;②口语理解;③书面语言理解;④口语表达;⑤书写。测验成绩用错误多少表示,并可将错误数转换成标准分,根据偏离均数的大小判断有无言语功能障碍及障碍程度。

（2）西方失语成套测验（western aphasia battery，WAB）：是在波士顿诊断性失语检查（BDAE）的基础上经修正、扩充内容而成，但它将用 BDAE 所需的 3 小时缩短为 1 小时，复杂程度也简化，提高了可信性及诊断失语症的标准，鉴别的思路更为清晰，可广泛用于临床和科研。其评定方法首先通过失语商（aphasia quotient，AQ）确定患者有无失语（AQ＝98.4～99.6 为正常，AQ＜93.8 可评为失语）。其次根据言语的流畅程度，将所有失语症分为流畅性的和非流畅性两大类，然后再在两大类下根据听觉理解能力分为好与差两种情况，最后在理解能力好与差的基础上，根据复述的好坏区分。

（3）汉语失语症标准检查法：此检查法是北京医院王新德等人于 1988 年提出的，最初称为"汉语失语症检查法草案"。自 1989 年以来，他们利用该草案检查了 200 例脑血管病引起的失语症，于 1994 年进行了修订。检查法包括口语表达、听语理解、阅读、书写几大项目的检查，检查成绩可以定量地显示出失语症的类型、自然恢复情况及言语康复的动态性观察，并可用于言语康复治疗的疗效评定。

（4）汉语失语成套测验：北京大学第一医院的神经心理教研室高素荣等于 1988 年参照西方失语成套测验，结合汉语特点和临床经验，不断总结后修订成汉语失语成套测验。本测验有统一指导语、统一评分标准、统一图片及文字卡片和统一失语症分类标准。以大陆常见词、句为主，选择常用的词、句，测试语句较简单，但阅读及书写检查较少。经检查证实，该检查可鉴别失语及正常语言，并通过不同亚项的检查可做出失语症的分类诊断。

三、运动功能障碍的中药康复治疗

（一）概述

运动是人体维持生命、改造客观世界的基础。人的运动系统是由骨、骨连接和骨骼肌组成，骨起杠杆作用，关节是运动的枢纽，而骨骼肌为运动提供动力。因此骨与骨连接是运动系统的被动部分，受神经支配的骨骼肌则是运动系统的主动部分。人的运动功能，从简单的膝跳反射到复杂的随意运动，都是在中枢神经系统不同水平的调节下完成的。简单的反射仅需低位中枢参与，复杂的反射需要高位中枢参与。躯体运动除受脊髓和脑干内的运动神经元（又称"下运动神经元"）直接支配和各种局部神经环路控制外，还接受来自大脑皮质运动区及脑干中许多"上运动神经元"的支配和协调。大脑额叶、丘脑、纹状体、小脑等都与运动有关，各自分工合作，共同完成运动的意向、计划、指挥、控制和执行。因此人体的各种运动都是在神经系统的调控下进行的，通过复杂的神经反射活动以及完整的骨骼肌肉结构，从而实现人体正常姿势的维持以及随意运动的发起。上述任何环节出现问题，都会导致运动功能障碍。

在传统中医的范畴中，并无运动功能障碍这一说法，但从运动功能障碍中所表现出来的肢体关节疼痛、肿胀、麻木、僵硬、活动不利等症状，抑或肢体迟缓、软弱无力、不能随意运动，甚至伴有肌肉萎缩等症状，属于中医"痹证"和"痿证"的范畴，利用中药进行康复治疗当从此入手。

(二)中医辨证

从中医辨证论治的角度,应明确痹证的发生,是正虚卫外不固,同时感受风寒湿热之邪,引起气血不畅,经络阻滞,或痰浊瘀血,阻于经络,深入关节筋骨,甚则影响脏腑而成;而痿证的形成原因比较复杂,外感温毒、湿热之邪,内伤情志、饮食劳倦、先天不足、房事不节、跌打损伤以及接触神经毒性药物等,均可致使五脏受损,气血亏耗,精津不足,肌肉筋脉失养,发为痿证。以下将从两种证型分别介绍:

1. 痹证

(1)风寒湿痹证:关节肌肉疼痛、酸楚游走不定,或关节疼痛遇寒加重,得热痛减,或关节重着,肿胀散漫,肌肤麻木不仁,关节屈伸不利,舌质淡,舌苔薄白或白腻,脉弦紧或濡缓。

(2)风湿热痹证:关节疼痛,游走不定,关节活动不利,局部灼热红肿,痛不可触,得冷则舒,可伴见肌肤红斑,常有发热、汗出、口渴、烦躁、小便黄赤,舌质红,舌苔黄或黄腻,脉滑数或浮数。

(3)寒热错杂证:关节灼热肿痛,而遇寒又会加重,恶风怕冷,苔白燥黄,或关节冷痛喜温,而又手心灼热,口干口苦,尿黄,舌红苔白,脉弦或紧或数。

(4)痰瘀痹阻证:痹证日久,关节肌肉刺痛,固定不移,或关节肌肤紫黯、肿胀,按之较硬,肢体顽麻重着,甚至关节僵硬变形,屈伸不利,有硬结、瘀斑,或胸闷痰多,舌质紫黯或有瘀斑,舌苔白腻,脉弦涩。

(5)气血虚痹证:关节疼痛、酸楚,时轻时重,或气候变化、劳倦活动后加重,形体消瘦,神疲乏力,肌肤麻木,短气自汗,面色少华,唇甲淡白,头晕眼花,舌淡苔薄,脉细弱。

(6)肝肾虚痹证:痹证日久不愈,关节疼痛时轻时重,疲劳加重,关节屈伸不利,肌肉瘦削,腰膝酸软,或畏寒肢冷,阳痿,遗精,或骨蒸潮热,心烦口干,舌质淡红,舌苔薄白或少津,脉沉细弱或细数。

2. 痿证

(1)肺热津伤证:发病急,病起发热,或热后突然出现肢体软弱无力,可较快发生肌肉瘦削,皮肤干燥,心烦口渴,呛咳少痰,咽干不利,小便黄赤或热痛,大便干燥,舌质红,舌苔薄黄,脉细数。

(2)湿热浸淫证:起病较缓,逐渐出现肢体困重,痿软无力,尤以下肢或两足痿弱为甚,兼见微肿,手足麻木,足胫蒸热,或有全身发热,胸脘痞闷,小便赤涩热痛,舌质红,苔黄腻,脉濡数或滑数。

(3)脾胃虚弱证:起病缓慢,肢体软弱无力逐渐加重,神疲肢倦,肌肉萎缩,少气懒言,纳呆便溏,面色㿠白或萎黄无华,面浮,舌质淡,舌苔薄白,脉细弱。

(4)肝肾亏损证:起病缓慢,渐现肢体痿软无力,尤以下肢明显,腰膝酸软,不能久立,甚至步履全废,腿胫大肉渐脱,或伴有眩晕耳鸣,舌咽干燥,遗精或遗尿,妇女月经不调,舌红少苔,脉细数。

(5)脉络瘀阻证:久病体虚,四肢痿弱,肌肉瘦削,手足麻木不仁,四肢青筋显露,肌肤甲错,舌痿伸缩不利,舌质黯淡或有瘀点瘀斑,脉细涩。

（三）中药康复证治

1. 痹证中药内治法

（1）风寒湿痹证

治则：祛风散寒、除湿通络。

方药：薏苡仁汤加减。

方药组成：羌活、独活、威灵仙、桂枝、川乌、苍术、薏苡仁、当归、川芎。

（2）风湿热痹证

治则：清热通络、祛风除湿。

方药：白虎加桂枝汤，宣痹汤加减。

方药组成：生石膏、知母、黄柏、连翘、桂枝、防己、杏仁、薏苡仁、滑石、赤小豆、蚕沙。

（3）寒热错杂证

治则：温经散寒、清热除湿。

方药：桂枝芍药知母汤加减。

方药组成：桂枝、防风、秦艽、羌活、麻黄、细辛、苍术、木防己、晚蚕沙、芍药、知母、黄柏、忍冬藤。

（4）痰瘀痹阻证

治则：化痰行瘀、蠲痹通络。

方药：双合汤加减。

方药组成：桃仁、红花、当归、川芎、白芍、茯苓、半夏、陈皮、白芥子、竹沥、姜汁。

（5）气血虚痹证

治则：益气养血、和营通络。

方药：黄芪桂枝五物汤加减。

方药组成：黄芪、党参、当归、白芍、桂枝、川芎、姜黄、鸡血藤、天仙藤。

（6）肝肾虚痹证

治则：培补肝肾、通络止痛。

方药：独活寄生汤加减。

方药组成：独活、桑寄生、防风、秦艽、桂枝、细辛、怀牛膝、杜仲、人参、茯苓、甘草、当归、川芎、生地黄、白芍。

2. 痿证中药内治法

（1）肺热津伤证

治则：清热润燥、养阴生津。

方药：清燥救肺汤加减。

方药组成：北沙参、西洋参、麦冬、生甘草、阿胶、胡麻仁、生石膏、桑叶、苦杏仁、炙枇杷叶。

（2）湿热浸淫证

治则：清热利湿、通利经脉。

方药：加味二妙丸加减。

方药组成：苍术、黄柏、草薢、防己、薏苡仁、蚕沙、木瓜、牛膝、龟板。

（3）脾胃虚弱证

治则：补中益气、健脾升清。

笔记

386

方药:参苓白术散、补中益气汤加减。

方药组成:人参、白术、山药、扁豆、莲子肉、甘草、大枣、黄芪、当归、薏苡仁、茯苓、砂仁、陈皮、升麻、柴胡。

(4)肝肾亏损证

治则:补益肝肾、滋阴清热。

方药:虎潜丸加减。

方药组成:虎骨、牛膝、熟地黄、龟板、知母、黄柏、锁阳、当归、白芍、干姜、陈皮。

(5)脉络瘀阻证

治则:益气养营、活血行瘀。

方药:圣愈汤、补阳还五汤加减。

方药组成:人参、黄芪、当归、川芎、熟地黄、白芍、川牛膝、地龙、桃仁、红花、鸡血藤。

3. 中药外治法 痹证可用熏洗法对局部进行治疗,药用透骨草、红花、川乌、草乌、桂枝、威灵仙、鸡血藤等,加水浸泡1小时,然后煮沸30分钟停火,把药液滤到盆内。若证型以寒为主,趁热先熏后洗;若证型以热为主,将药液冷却至温时洗浴。

 知识拓展

康复评定

直接针对运动动作本身,临床往往采取对关节活动度、肌力、肌耐力、肌张力以及步态等进行分析;而针对导致运动障碍发生的原因,例如神经系统损伤,还会对运动的模式、躯干控制能力以及上下肢功能性活动的能力等进行评价,如Brunnstrom分期、上田敏评定、Fugl-Meyer法等。以下针对临床常用运动功能的评估方法做简单介绍。

1. 关节活动度评定 又称关节活动范围(range of motion,ROM),是关节运动时所通过的运动弧度,常以度数表示,是衡量一个关节活动量的尺度。分为主动关节活动度(active range of motion,AROM),指主动随意收缩使关节运动时所通过的运动弧度;被动关节活动度(passive range of motion,PROM),指被检查肌肉无收缩,通过外力作用使关节运动时所通过的运动弧度。一般临床测量采用金属或塑料制成的关节角度尺(量角器)进行。有助于了解关节活动受限的部位和程度,以及确定引起关节活动受限的因素,从而指导制定适当的康复目标。

2. 肌力评定 临床上常采用徒手肌力评定法(manual muscle testing,MMT),是在特定体位下让患者做标准动作,通过触摸肌腹、观察肌肉克服自身重力或对抗阻力完成动作的能力,从而对患者肌肉主动收缩的能力进行评定。MMT由Robert Lovett创立,用以评定肌肉力量是否正常及低下的程度,一般将肌力分为0~5级,0级为无收缩,5级为肌肉能充分抗阻做关节全范围运动。

3. 肌张力评定 肌张力(muscle tone)是指肌肉在静息状态下的一种不随意的、持续的、细小的收缩,是被动活动肢体或按压肌肉时所感觉到的阻力。必要的肌张力是维持肢体位置、支撑体重、保证肢体运动控制能力和空间位置、进行各种复杂运动的必需条件。临床肌张力的评定可结合病史、视诊、触诊、临床分级、反射检查、被动运动与主动运动检查、功能评定等方面。对于肌张力增高的形式之一——痉挛,常采用 Ashworth 痉挛量表(modified Ashworth scale,MAS),以及临床痉挛指数(clinic spasticity index,CSI)。

4. 步态评定 步态分析(gait analysis,GA)是利用力学原理和人体解剖学、生理学知识对人类行走状态进行对比分析的一种研究方法,包括定性分析和定量分析。神经系统或骨骼肌肉系统疾病可能影响患者的行走能力,因此需要步态分析,步态分析由步长(step length)、步幅(stride length)、步宽(stride width)、足偏角(foot angle)、步频(cadence)、步速(walking velocity)、支撑相(又叫站立相)以及摆动相(又叫迈步相)等参数构成,用以评定患者是否存在异常步态以及步态异常的性质和程度,为分析异常步态的原因和矫正异常步态、制订康复治疗方案提供必要的依据,并评定步态矫治的结果。

5. Brunnstrom 法 此法是根据对偏瘫患者运动功能恢复的详细观察,将其分成 6 个有代表性的阶段,包括无随意运动阶段,出现联合反应、共同运动阶段,随意出现共同运动阶段,部分分离运动阶段,分离运动阶段以及运动接近正常水平阶段。本法能简便并客观地反映中枢性瘫痪的本质恢复过程,是评定偏瘫患者运动功能的基本依据。

6. 上田敏评定 此法是在 Brunnstrom 评定法的基础上,将其 6 个阶段细分为 12 个阶段。与 Brunnstrom 本质上是相同的。

7. Fugl-Meyer 法 此为量表评定,是由瑞典学者 Fugl-Meyer 等在 Brunnstrom 的基础上,进一步量化发展而来,由运动、感觉、平衡、关节活动度及疼痛四大部分组成。总分 226 分,其中运动 100 分(上肢 66 分,下肢 34 分),感觉 24 分,平衡 14 分,关节活动度及疼痛占 88 分。本法是将上下肢、腕和手的运动、感觉、平衡、关节活动度、痛觉等与偏瘫后身体运动功能的恢复具有密切关系的内容综合起来的一种定量评定方法。现临床上多用简式 Fugl-Meyer 法。

8. 躯干控制能力的评定 可采用 Sheikh 躯干控制测定法,有助于判断患者预后,本法包括四个评测项目:①在床上转向偏瘫侧;②在床上转向健侧;③坐位保持平衡(在床边或无扶手椅上);④从卧位坐起。通过患者完成动作是需要的辅助或独立程度来判断躯干的控制能力。

9. 手功能的评定 分为手的准确性检查与手的灵巧性检查。七项手功能检查用于评定手的准确性:①写字(写一句话);②翻卡片(模仿翻书);③拾小件物品;④模仿进食;⑤堆叠积木;⑥拿起大而轻的物品;⑦拿起大而重的物品。通过比较患者完成 7 项日常生活动作所用的时间来判断手功能的情况。手的灵巧性检查可通过 Crawford 灵巧性检查。检查工具包括细铁柱、项圈、螺钉和能相应地插入这些物品的板面。检查时要求患者用镊子把细铁柱插入小孔,然后将项圈套在铁柱上,还必须用手指将螺钉拧在板面上,并用螺丝刀拧紧。记录完成时间。

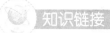

痹证治疗使用有毒中药的小常识

治疗顽固性痹痛时,一些毒性药物如川乌、草乌、马钱子、雷公藤等,往往能获显效,但有毒药物的运用,因谨慎以下几点:①注意炮制法。如雷公藤须去皮,马钱子一般不入煎剂,川乌、草乌应制用,先煎1小时以上减毒。②要严格掌握用量。药量根据病情、体质而定,一般应小量递增。如制川草乌初用3~5g,无反应者,可增加至6~12g;马钱子单用散剂每日0.3~0.6g;雷公藤从5g递增至15g。③为防止中毒,可加甘草同煎。④注意药后反应,如有唇舌发麻、恶心头晕、心悸、脉迟有歇止者,为中毒反应,应立即停药,并予解毒处理。

四、感觉功能障碍的中药康复治疗

(一)概述

多种疾病均可影响感觉系统而引起感觉功能障碍,常见的有主观感觉障碍与客观感觉障碍两大类。主观感觉障碍是在没有任何外界的刺激情况下,患者本身感到麻木、烧灼或疼痛等不正常的感觉。客观感觉障碍是对外界刺激得不到正常的反应,也即感觉减退或消失。在疾病的过程中往往同时或先后出现主、客观感觉障碍。麻木是感觉障碍的常见临床症状之一。"麻"是一种主观性感觉障碍,即在没有任何外界刺激的情况下自觉肌肤有如蚁走感;"木"是在主观感觉发木的基础上出现了客观感觉障碍,对外界刺激得到不正常的反应,按之不知,掐之不觉,即感觉减退。麻木多见于四肢、指(趾)端及头面部。一般初期以"麻"为主,随着病情进展发展为"木"。引起肢体麻木的原因包括营养缺乏和代谢障碍、中毒、感染、急性多发性神经根炎、脊椎骨质增生、骨髓病、脑动脉硬化、自主神经功能紊乱,其中比较多见的是脑动脉硬化、脊椎骨质增生和营养缺乏性代谢障碍。

中医认为麻木是全身或局部皮肤、肌肉、筋脉及某一组织器官(如咽喉、舌体、外耳、前阴等)感觉异常或障碍,古称不仁,临床十分常见。其有以主症出现者,亦有作为兼症而见者。麻之与木,虽可并提,然有区别。清代沈金鳌《杂病源流犀烛》云:"麻,非痒非痛,肌肉之内,如有千万小虫乱行,或遍身淫淫如虫行有声之状,按之不止,搔之愈甚,有如麻之状;木,不痒不痛,自己肌肉如他人肌肉,按之不知,掐之不觉,有如木之厚。"可见就程度而言,麻较轻而木较重。古医籍论麻木不仁而不见肢体痿弱不用、关节痹痛不力或中风半身不遂者,亦有麻木与痿、痹、偏瘫兼见者。麻木的基本病机是气血亏虚或运行不畅,经脉、肌肤失于濡养所致。故常责之虚实两端。虚证麻木,多因饮食劳倦或房事不节导致气血亏虚,经脉、肌肤得不到气血的温煦与濡养而引起;或因素体血虚,或产后,或病中失血导致血虚,经脉空虚,皮毛肌肉失养而引起,又因气血互根相依,故常见气血两虚之证。实证麻木,可由风寒湿邪客于肌表经脉,气血运行受阻而致,往往麻木与疼痛重着互见;亦可由痰湿、瘀血胶结,阻遏气血运行而成。临床往往虚实夹杂为多,以气血亏虚为本,风寒湿邪及痰瘀阻遏为标。如气虚则卫表空虚,风寒湿邪易于侵入;气血亏虚而失运,血滞为瘀;气虚水湿运化障碍,湿聚成痰,加重经脉气血痹阻。

中医治疗方面,依据病性虚实、病邪特点而辨证治疗。因本病常与外邪、痰瘀有关,病机有由实致虚、因虚致实、虚实夹杂之变化,故补虚与泻实常同用,宜权衡补泻轻重。在外邪入侵之早期,当以祛邪为主,兼调和营卫;久病湿痰瘀内阻者,应化痰行瘀、外邪祛除、经络疏通,气血亏损明显者,改为补气活血为法。麻木以肢体某局部突出者,常配引经药以使药效直达病所。

（二）中医辨证

1. 气虚失运　手足发麻,面白少华,自汗畏风,短气乏力,倦怠嗜卧,懒于行动,平素易无力,易感冒,大便稀溏或先干后溏,舌淡胖,边有齿痕,苔薄白,脉弱。

2. 血虚不荣　手足麻木,面唇淡白少华,时感头晕眼花,心悸,失眠,爪甲不荣,舌淡,脉细。

3. 风寒湿痹　肢体麻木、重着、酸楚,或腰脊如板,活动不灵;或下肢自臀而下时作麻痹,状如触电,常与痹证共存,随阴天雨湿而症状加重,可先见疼痛,继以麻木;病久入深者,则关节不利,麻木不仁,局部喜温恶寒,伴有手足凉、腰膝冷痛,肢体困重酸楚,苔薄白或白腻,舌质淡,脉多浮缓、弦滑或沉迟,濡缓。

4. 痰瘀阻滞　麻木日久,麻木处固定不移,尤以入夜加重,甚者针之不痛,掐之不觉,肌肤粗糙,色泽紫黯,舌质黯,紫或有瘀斑,舌下脉络增粗成团,脉沉涩。

5. 阳虚阴盛　四肢麻木兼形寒肢冷,精神不振,畏寒蜷卧,少力乏力,脘腹冷痛,呕吐泄泻,下利清谷,少腹不仁,遇冷则麻木或疼痛加重,舌淡胖有瘀斑,苔白润或黑灰而润,脉沉或细涩。

（三）中药康复证治

1. 中药汤剂

（1）气虚失运

治则:益气升阳通络。

方药:补中益气汤加减。

方药组成:黄芪30g,炙甘草5g,党参15g,白术10g,当归10g,橘皮6g,升麻6g,柴胡6g。

加减:肢麻畏寒或得热则舒者,加桂枝、制附子、细辛;脾虚湿盛者,加苍术、黄柏、丝瓜络;病在上肢者,加姜黄、羌活、威灵仙;麻在下肢者,加牛膝、续断、木瓜。

（2）血虚不荣

治则:养血和营通络。

方药:四物汤合黄芪桂枝五物汤加减。

方药组成:熟地黄30g,当归15g,川芎10g,白芍15g,黄芪30g,桂枝10g。

加减:方中可酌加秦艽、鸡血藤、丹参;血虚液燥者,加首乌、枸杞子、沙苑、蒺藜;畏寒肢冷者,合当归四逆汤;伴心悸者加柏子仁;伴失眠者加炒枣仁;病在上肢者,加桑枝、蒺藜;麻在下肢者,加牛膝、木瓜。

（3）风寒湿痹

治则:祛风除湿,散寒通络。

方药:蠲痹汤加减。

方药组成:羌活15g,独活15g,桂枝10,当归15g,秦艽10g,海风藤20g,川芎15g,炙乳香8g,炙没药8g,北细辛3g,桑枝20g,片姜黄12g。

加减:痛甚加威灵仙、防己;风偏胜者加防风;寒胜者加附子;湿胜者加防己、薏仁、草薢。辛散之品应用注意因时因地而异,如春夏用量宜轻,冬季用量宜重。

（4）痰瘀阻滞

治则:化痰行瘀通络。

方药:二陈汤合桃红四物汤加减。

方药组成:清半夏10g,桃仁12g,川红花8g,当归12g,川芎10g,陈皮6g,云茯苓15g,赤芍12g。

加减:痰浊盛者,加苍术、白芥子;顽痰结聚,体壮之人加用控涎丹;体虚邪实,不任重剂克伐者,可改用指迷茯苓丸;瘀血重者,加苏木、乌梢蛇;麻木日久,在化痰行瘀的同时应酌加黄芪益气行瘀,加全蝎、蜈蚣搜风化痰;口舌麻木,多属痰火,可用止麻消痰饮;顽麻久木是顽痰死血阻络,原方中加入全蝎、蜈蚣、白花蛇、礞石、天竺黄等;皮肤肌肉顽硬变厚,粗糙晦黯者,用大黄䗪虫丸和涤痰汤化裁;如痰瘀化热者,加黄柏、竹沥、夏枯草、石菖蒲等。

（5）阳虚阴盛

治则:温阳散寒,养血通脉。

方药:乌头汤加减。

方药组成:麻黄10g,芍药10g,黄芪15g,甘草10g,川乌6g。

加减:麻木兼四肢逆冷者,加炮干姜、防风、桂枝、白芥子、骨碎补;如少腹不仁,脘腹冷痛者,选用附子理中丸加温补肾阳之肉苁蓉、仙灵脾、锁阳等;如寒凝血滞,肤色青紫逆冷者,加入当归、红花、川芎、地龙、全蝎等活血通络;真阳亏虚者,应采用参附汤加味,加肉桂、鹿角霜、仙灵脾温肾散寒;寒滞肝脉,逆冷拘挛者,用阳和汤合暖肝煎,还可增入吴茱萸、干姜等。

2. 中成药

（1）静脉制剂

1）丹参注射液或复方丹参注射液:20~40ml加入5%~10%葡萄糖250ml中静脉滴注,每日1~2次。适用于各种证型。

2）盐酸川芎嗪注射液:80~120mg加入5%~10%葡萄糖250~500ml中静脉滴注,每日1次。适用于瘀血阻络证。

3）参麦注射液:20ml加入50%葡萄糖40ml中静脉注射,或40~60ml加入10%葡萄糖250ml静脉滴注,每日1次。适用于中风之脱证,或由闭而脱,气阴俱伤的危急证。

4）参附注射液:5~20ml加入50%葡萄糖40ml静脉注射,或20~100ml加入5%~10%葡萄糖500ml静脉滴注,每日1~2次。

（2）口服中成药

1）小活络丸:每次1丸,每日1次,适用于风寒湿痹阻的麻木。

2）强力天麻杜仲胶囊,每次3粒,每日3次,适用于各型麻木。

3. 中药外用

（1）中药熏洗法

1）中药舒筋活络洗剂熏蒸治疗局部。

2）海桐皮、桂枝、红花、当归、透骨草、松节、刘寄奴、独活、羌活、路路通、姜黄各15g,酒水各半煎汤,趁热浸洗患处,每日 1~2 次。

（2）中药外敷法

1）四子散热敷局部:苏子、白芥子、莱菔子、吴茱萸各 100g,混合均匀,炒热或微波炉加热后局部外敷。

2）白芥子研细末,姜、葱汁调敷患处。

（3）中成药外敷法:坎离沙局部外敷。

（4）中药封包治疗:蚕沙 80~120g,蒸热熨患处。

 知识拓展

感觉的分类及感觉障碍相关

一般感觉包括浅感觉、深感觉、复合感觉。

浅感觉包括痛觉、温度觉、触压觉,本节前面已叙述。

深感觉又称本体感觉,是指来自肌、腱、关节等的位置觉、运动觉和震动觉（例如,人在闭眼时能感知身体各部的位置、动作等）。此外,在本体感觉传导通路中,还传导皮肤的精细触觉(如两点辨别觉等)。

深感觉障碍患者通常表现为关节运动的控制能力下降;活动时身体姿势的调整和平衡能力下降以及关节不稳等,所以在步态训练过程中即使患者有足够的肌力及运动能力,通常也表现出步态不稳无法迈步或者有踩棉花感,患者往往会通过视觉来代偿,大大降低了患者的步行能力,因此在偏瘫患者康复进程中,我们除了要强化肢体的运动功能之外,同时也要强调本体感觉的恢复以及神经肌肉的控制能力。

复合感觉又称皮质感觉,是大脑顶叶皮质对深浅感觉分析、比较、整合而成的实体觉、图形觉、两点辨别觉、定位觉和重量觉等。

皮层感觉障碍是中央后回及顶叶后部上方病变所致。若为破坏性病变,主要表现为病灶对侧肢体复合性感觉障碍,如实体觉、位置觉、两点辨别觉、皮肤定位觉的丧失,而一般感觉正常。若为刺激性病灶,则出现病灶对侧肢体的部分性感觉性癫痫发作,可表现为发作性蚁走感、麻木感、电击感等异常感觉,并按一定的方式扩散。根据复合感觉障碍的内容及程度,选择相应的康复疗法。由于内容较多,此处不一一赘述,有兴趣者可自行查阅相关资料。

五、疼痛的中药康复治疗

（一）概述

国际疼痛研究协会（IASP）把疼痛定义为"疼痛是伴有实质性或潜在性组织损伤而引起的一种不愉快感觉或精神体验",是人们所有的感觉性体验中最为常见的一个疾病信号。临床上多种疾病均可表现出疼痛症状,是最常见的促使患者就诊的临床症状。随着科学技术的进步,目前治疗疼痛的方式呈多元化,疗效也较好,但仍然有较多患者疼痛没有得到很好的控制,因此疼痛的治疗仍然是目前医学的重要研究对象。疼痛的涉及范围较广,有多种分类形式,临床表现也多种多样,目前常用的分类主要有伤害感受性疼痛、神经病理性疼痛及混合性疼痛三类。

痛证可发生在脏、腑、经、络等不同部位,多因外感六淫邪气致经脉闭阻,或因情志所伤所伤,跌扑损伤,气滞血瘀、脏腑壅滞,或因内脏气血亏虚,络脉空虚所致。中医学认为,痛证的病机可归纳为"不通则痛"及"不荣则痛"两大方面。人身经脉流行,气血环转,上下内外,无有已时。若由于外感之邪、寒凝、气滞、痰阻、血瘀而致经脉闭阻,经脉之气不通,阴阳之气相搏,气血逆乱,攻冲经脉而出现疼痛,为不通则痛。各种内外因素导致的气、血、阴、阳虚损,使脏腑、经脉失于温煦、濡润、荣养、舒畅而发生的疼痛,为不荣则痛。而治疗不外乎一个"通"字,此处"通"并非单指通下、破瘀散结之法,正如清代高士宗所论:"通之三法,各有不同,调气以和血,调血以和气,通也。上逆者使之下行,中结者使之旁达,亦通之。虚者助之使通,寒者温之使通,无非通之之法也。若必以下泄为通者,则妄矣。"

 知识拓展

疼痛的发生机制

外周疼痛受体广泛存在于皮肤、躯体深部或内脏血管(包括皮肤、脂肪垫、肌肉、韧带、关节、骨膜、软骨下、血管壁),当出现有害或潜在的有害性刺激时,这些受体释放出内源性化学物质,将这些刺激转化为疼痛冲动。内源性疼痛物质主要有3种:①直接导致局部疼痛,如组胺、5-HT、ACh、缓激肽、K^+、ATP 和前列腺素的合成和释放;②不直接刺激受体而是通过增加疼痛受体敏感性而使疼痛阈值降低,如白细胞三烯、前列腺素等;③在组织中产生类似炎症反应(如局部的肿热反应),或导致神经源性炎症物质如 P 物质、降钙素基因相关肽等产生,这是慢性疼痛综合征的原因。

(二)中医辨证

1. 气滞型　胀闷而痛,时轻时重,痛无定处,可有嗳气频作,得嗳气而胀痛稍减,遇忧思恼怒则剧,舌红或黯红,苔薄白,脉弦。

2. 血瘀型　疼痛较剧,痛如针刺,痛处固定,经久不愈,舌质紫黯,或有瘀斑、瘀点,脉细涩。

3. 寒凝型　痛势较甚,痛有定处,遇寒则痛甚,得温则痛减,局部皮肤或有寒冷感。舌质淡,苔薄白,脉弦紧。

4. 痰湿型　酸重而痛,痛处固定,遇湿痛甚,缠绵不愈,可伴有神疲肢困、口中黏腻感、喉中异物感、脘腹胀满、纳呆便溏,舌质淡,苔腻,脉弦滑或濡缓。

5. 气血亏虚型　空虚作痛,隐隐作痛,气短乏力,面色少华,易出汗,舌质淡,苔薄白,脉细弱。

6. 阴虚型　空虚作痛,干涩而痛,多伴口干、五心烦热或午后潮热、盗汗、颧红、消瘦,舌红少苔,脉弦细。

7. 阳虚型　空虚作痛,酸软而痛,面色㿠白,畏寒肢冷,舌淡胖,苔白,脉沉细。

（三）中药康复证治

1. 中药内治法

（1）气滞型

治法：行气止痛。

常用方药：柴胡疏肝散加减。

方药组成：柴胡10g，芍药10g，枳壳10g，炙甘草6g，陈皮10g，川芎10g，香附10g等。

（2）血瘀型

治法：活血止痛。

常用方药：血府逐瘀汤、少腹逐瘀汤或通窍活血汤加减。

方药组成：桃仁15g，红花15g，当归10g，生地黄20g，川芎10g，赤芍10g，牛膝6g，桔梗10g，柴胡6g，枳壳10g，甘草6g，小茴香6g，延胡索10g，没药15g等。

（3）寒凝型

治法：散寒止痛。

常用方药：乌头汤、良附丸、当归四逆汤或温经汤加减。

方药组成：麻黄10g，芍药10g，黄芪20g，甘草6g，川乌6g，高良姜10g，香附10g，当归10g，桂枝5g，芍药10g，细辛3g，通草10g等。

（4）痰湿型

治法：化痰祛湿，通络止痛。

常用方药：半夏白术天麻汤或二陈汤加减。

方药组成：半夏15g，天麻10g，茯苓15g，橘红10g，白术10g，甘草6g等。

（5）气血亏虚型

治法：益气养血，和营通络止痛。

常用方药：八珍汤加减。

方药组成：人参20g，白术10g，茯苓10g，当归10g，川芎10g，芍药10g，熟地黄20g，甘草6g等。

（6）阴虚型

治法：滋阴止痛。

常用方药：一贯煎或左归丸加减。

方药组成：北沙参20g，麦冬10g，当归10g，地黄20g，枸杞10g，川楝子6g，菟丝子10g，牛膝6g，龟板胶10g，鹿角胶10g，山药10g，山茱萸10g等。

（7）阳虚型

治法：温阳止痛。

常用方药：保元汤、附子理中汤或右归丸加减。

方药组成：人参20g，黄芪30g，甘草6g，肉桂5g，附子3g，炮干姜5g，白术10g，地黄20g，山药10g，山茱萸10g，菟丝子10g，杜仲10g，枸杞10g等。

2. 中药辨经治痛　在辨证论治基础上再根据疼痛部位的络属经脉与所过经脉而辨经选药施治。《素问·脏气法时论》曰："肝病者，两胁下痛引少腹，令人善怒……取其经，厥阴与少阳。""心病者，胸中痛，胁支满，胁下痛，膺背肩胛间痛，两臂内痛……取其经，少阴太阳。""脾病者，身重，善饥肉痿，足不收，行善瘈，脚下痛，虚则腹满，肠鸣飧泄,食不化,取其经,太阴阳明。""肾病者,腹大胫肿,喘咳身重,寝汗出……取其经,少阴太阳。"由此可见,痛证的诊疗应当首先辨别病变的经脉脏腑,然后据此辨经论治。如痛在头面,当选防风、葛根、藁本、白芷、桑叶、菊花、白蒺藜等;位于上肢及肩背者,可加姜黄、桑枝、桂枝;位于胸胁,以柴胡、郁金、橘络、苏梗、川楝子等为首选之引经药;痛居大腹,常用甘松、木香、陈皮、芍药、枳壳等;痛在下腹,多选乌药、橘核、小茴香、青皮等;腰部及下肢者,可加川牛膝、杜仲、海桐皮;如痛窜经络,可予以川乌、地龙、秦艽及藤类药物。清代张璐《张氏医通·诸痛门》曰:"腿痛亦属六经,前廉为阳明,白芷、升麻、干葛为引经;后廉太阳,藁本、羌活;外廉少阳,柴胡、连翘;内廉厥阴,青皮、吴茱萸;内前廉太阴,苍术、白芍;内后廉少阴,独活、泽泻。"

3. 中药熏蒸疗法 中药熏蒸是根据中药辨证论治的原则,选配一定的中药组成熏蒸方剂,将中药煎液趁热在皮肤或患处进行熏蒸,借助药力及热力透过皮肤而作用于机体的一种治疗方法。可分为全身熏蒸治疗及局部熏蒸治疗。

临床研究证明,中药熏蒸疗法具有祛风除湿、温通经络、调和气血、杀虫止痒和活血止痛等作用,广泛应用于治疗骨伤科疾患,如骨质增生症、颈椎病、风湿性及类风湿关节炎、腰椎间盘突出症等多种病痛。具体熏蒸治疗方法如下:将浸泡过的原药倒入熏蒸容器中,加热,熏蒸患处;或将药物先煎煮后倒入熏蒸容器中熏蒸患处。可选用卧式中草药熏蒸治疗机或自行制作熏蒸设备进行中药熏蒸治疗,外阴部取坐浴盆,温度为 42℃ 左右,20 分钟/次,1 日或隔日 1 次,5 次 1 个疗程,可连续治疗 2 个疗程。

4. 中药外敷法 中药外敷法是指将新鲜中草药切碎、捣烂,或将中药末加赋形剂调匀成糊状,外敷于患处或穴位,通过药物的局部渗透及对经络腧穴的刺激作用而达到治疗疾病的方法,又称敷药法。

中药外敷具有舒筋活络、祛瘀生新、消肿止痛、清热解毒、拔毒的作用,广泛用于各种痛证的治疗。现代中药临床研究证明,某些中药具有良好的止痛效果,如桂枝的挥发油具有表面麻醉的止痛作用;羌活水溶性成分提高痛阈,降低疼痛反应;防风、荆芥具有明显的中枢神经镇痛作用;大黄抑制炎性组织的组胺释放,降低毛细血管渗透性,减轻炎性反应;延胡索抑制炎细胞聚集;没药抑制炎性组织前列腺素 E 的释放;乳香改善微循环,促进粘连水肿的吸收等。

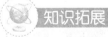 知识拓展

康复评定

疼痛的康复评定以疼痛评定为主。将疼痛量化是非常重要的,它可以使患者在心理上增加积极效应,而且也可为疼痛治疗的有效性提供依据。目前评价疼痛强度的方法主要有:强度量表、疼痛问卷表、神经病理性疼痛相关量表、心理评估等。

1. 强度量表 疼痛强度的评价量表是目前临床使用最多的一类疼痛强度评价方法,包括视觉模拟量表(VAS)、语言评价量表(VRS)、数字评价量表(NRS)等。

（1）视觉模拟量表（visual analog scales，VAS）：简单来说，其测定方法为：画一条线段，两端分别代表不痛和剧痛，让患者在线上最能反映自己疼痛程度之处画一条交叉线，评估者根据患者的画线位置估计疼痛程度。应用结果显示，VAS具有敏感、结果可靠和使用方便的特点，但其受试者需具备抽象概念的理解能力，否则进行VAS是很费时的。VAS方法目前在临床使用最多，是最常用的疼痛强度。

评价方法，被广泛应用于评定一些药物和非药物疼痛治疗方法的疗效。应用VAS进行镇痛疗效评定时，最佳的方法是每次进行VAS的绝对值评分，应避免让患者用目前的疼痛强度占治疗前的百分比来表示，以减少主观倾向性。

（2）语言评价量表（verbal rating scales，VRS）：VRS是根据患者的主诉将疼痛分为如下四级：

0级：无疼痛；

Ⅰ级（轻度疼痛）：有疼痛但可忍受，生活正常，睡眠无干扰；

Ⅱ级（中度疼痛）：疼痛明显，不能忍受，要求服用镇痛药物，睡眠受干扰；

Ⅲ级（重度疼痛）：疼痛剧烈，不能忍受，需用镇痛药物，睡眠受严重干扰并有自主神经紊乱和被动体位等现象。

VRS和VAS具有良好的相关性，与VAS比较，VRS更易理解，更适用于文化程度低及抽象概念理解有困难的患者。但VRS的缺点是可靠性差。

（3）数字评价量表（numeric rating scales，NRS）：NRS是临床上更为简单的评分法。NRS将疼痛程度用0~10这11个数字表示。0表示无痛，10表示最痛。其程度分级标准为0为无痛，1~3为轻度疼痛；4~6为中度疼痛；7~10为重度疼痛，其中4分为疼痛影响睡眠，7分为疼痛导致无法入睡。被测者根据个人疼痛感受在其中一个数字标记。这种方法易于被患者理解，并且可以用口述或书写的方式来表示。VAS与NRS相关性良好，但更多学者认为VAS比NRS敏感性高而且效果可靠。

2. 疼痛问卷表　MPQ（McGill-Melzack pain questionnaire 疼痛检查量表）可用来评估患者的疼痛情况，监测疼痛随时间变化的情况并明确干预手段的作用效果。它是基于多种原因而设计的对疼痛进行多向性评价的方法，是目前最完整的多维评分量表，重点观察疼痛及其性质、特点、强度、伴随状态以及疼痛治疗后患者所经历的各种复合因素。其包括感觉评分（1~11项）、情感评分（12~15项）、强度（16项）、其他（17~20），它提供了三方面的检测，适用于临床科研工作或较为详细的疼痛调查工作，已被证实是一种可靠的、有效的、有一致性的测量手段，被广泛应用于临床。在此基础上，为了克服MPQ内容繁多、评估费时等缺点，已经拓展出了不同特点的简明McGill疼痛问卷表（SF-MPQ）。

3. 神经病理性疼痛相关量表　神经病理性疼痛量表（neuropathic pain scale，NPS）包含10个疼痛描述词，每个词均为0~10的数字等级和一个当前疼痛评价。NPS被应用于已发表的许多神经病理性疼痛的实验中，多项研究表明NPS在加巴喷丁、大麻素或阿片类药物治疗反应中具有较好的敏感性。神经病理性疼痛症状量表(neuropathic pain symptom inVentory,NPSI)为包括5个分析因素(烧灼痛、深部痛、阵发痛、诱发痛和感觉异常)基础上的10个描述词和2个时间项(疼痛持续发作和发作次数),适用于已确诊的周围性或中枢性神经病理性疼痛患者。

4. 心理评估　慢性疼痛不仅影响患者的行为状态及躯体功能,也同时影响患者的精神及心理状态,大多患者表现为焦虑及抑郁,并与疼痛呈正相关性。常用的评价量表有焦虑自评量表(SAS)、抑郁自评量表(SDS)。

六、痉挛的中药康复治疗

(一)概述

痉挛(spasticity)是一种因牵张反射兴奋性增高所致的以速度依赖性肌肉张力增高、并伴有腱反射亢进为特征的运动障碍,属于上运动神经元综合征的表现之一。其临床特征为牵张反射异常,紧张性牵张反射的速度依赖性增加,具有选择性,并由此导致肌群间的失衡,进一步引发协同运动障碍。临床上可表现为肌张力增高、腱反射活跃或亢进、阵挛、被动运动阻力增加、运动协调性降低。痉挛常见于脑卒中、颅脑外伤、脊髓损伤、儿童脑性瘫痪、多发性硬化等多种中枢神经系统疾病,发病率达80%,严重影响患者的日常生活自理能力,是临床康复治疗中的难题。严重的痉挛会导致患者出现异常姿势与平衡障碍、转移困难、无法行走,日常生活活动能力严重受限,甚至终生需要照顾。不仅影响患者的生存质量,也给患者及其家庭带来巨大的痛苦。

痉挛可归属于中医学中的"筋病""痉证"的范畴。中医学对脑卒中后痉挛性瘫痪的认识早已有之,认为痉挛的病位主要在"经筋",经脉不通,气血运行失调,经脉失养,主"束骨而利关节"功能失调,经脉挛缩是造成痉挛的主要发病机制。如《景岳全书》中云:"偏枯拘急痿弱之类,本由阴虚……夫血非气不行,气非血不化。凡血中无气,则病为纵缓废弛。气中无血,则病为抽掣拘挛……故筋缓者,当责其无气。筋急者,当责其无血。"《难经·二十九难》曰:"阴跷为病,阳缓而阴急;阳跷为病,阴缓而阳急。"在治疗方面,强调疏通经络,恢复气血运行,缓筋解急在治疗痉挛中的重要性。如《灵枢·官针》则曰:"恢刺者,直刺傍之,举之,前后恢筋急,治筋痹也。……关刺者,直刺左右尽筋上,以取筋痹。"《伤寒论》曰:"胫尚微拘急,重与芍药甘草汤,尔乃胫伸。"现代研究认为痉挛多由虚、风、瘀、痰杂合为病。痉挛性瘫痪为疾病恢复期时出现,此时正气已虚,邪留不去,主要表现为阴液不足、痰瘀阻络,肢体筋脉失其濡养而导致痉挛性瘫痪,为虚、风、瘀、痰杂合为病的结果。其中之虚,主要为阴虚、气虚。阴血对人体具有凝聚、滋润等作用。肝主筋,为风木之脏,"木曰曲直",中风后阴血暗耗,肝肾阴虚之象更显,水不涵木,肝木失其柔润之性,则见痉挛拘急;另一方面,中风后耗气伤阴,气虚运血无力,血行不畅,滞而成瘀,使得新血不生,所行之肢体筋脉失去正常血液的濡养,故而肢体筋脉挛急。其中之风,主要指虚风内动。中风后由于气血不足,肝肾阴虚,肢体犹如久病之树木一样,失润枯急,甚则虚风引动内风,极易挛缩变形,正如《黄帝内经》所云:"诸痉项强,皆属于风。"其中之瘀和痰既是引起中风发病的直接致病因素,又是中风后机体失调产生的病理产物,它们往往相兼为患,为中风后肢体痉挛的重要原因。瘫痪之后,瘀血既成,肢体失去正常血液的濡养,成痿废痉挛等症,而瘀血内停,阻滞脉络,一可使血溢脉外而成离经之血,一可使新血不生,脉道失充。同时瘀血的生成必然导致水液运行不畅而蕴生痰浊,使津血互化、互渗的功能受阻,而成痰瘀交结之象,其瘀痰致血脉痹阻不通,血不荣筋,引起痉挛。虚、风、瘀、痰为中风后痉挛性瘫痪的发病因素,四者往往杂合为病,互为因果。中风之后,瘀痰之邪实已生,肝肾阴虚之本虚犹存,水不涵木,木少滋荣,虚风内动,引动痰瘀流窜经络,痹阻脉络,使所行之筋脉失去正常血液的濡养;同时肝主疏泄,调畅气机,肝肾亏虚,精、血、津液的输布代谢失于疏泄,气血受阻,滞而成瘀,水停成痰,痰瘀交结,加重气机不畅,进一步影响气血的生成,从而加重"虚""风"之象。另一方面,肝藏血,肾藏精,肝肾同源,精血相生,先天之本受损,则后天气血生化乏源,脉道失充,血滞成瘀,或血溢脉外,加重瘀血及痰浊生成,瘀血不去,新血不生,如此形成恶性循环,使阴血更加亏虚,脉络更加痹阻,筋脉更加拘急。而气虚卫外不固,易感外邪,如遇外风引动,则肢体挛缩愈显。故中风后痉挛性瘫痪的病机为肝肾阴虚,虚风内动,夹瘀痰流窜,痹阻脉络,筋失所养。

中医治疗方面,肢体痉挛性瘫痪多为气血亏虚、肝肾阴虚为主,兼有虚风内动、痰瘀阻络。所以,临床上治疗以补阳还五汤合地黄饮子加减治疗。同时注意加入血肉有情及虫类搜风通络止痉之品,往往可取良效。

 知识拓展

痉挛的康复治疗

在疾病的恢复过程中,一定程度的痉挛如伸肌痉挛等可帮助患者站立和行走,活动过强的牵张反射可促进等长和离心自主收缩的肌力,相对保持肌容积,在无承重和失用的情况下,可因此而预防骨质疏松,降低瘫痪肢体的依赖性水肿,充当静脉肌肉泵,降低发生深静脉血栓的危险性等。所以,痉挛的康复治疗要循序渐进,以其功能最大化为目标。

（二）中医辨证

气血亏虚,肝肾阴虚:肢体瘫痪拘挛甚则僵硬变形,活动不利常伴麻木不仁,舌淡红,苔薄白或少苔,脉细弦或沉细。

（三）中药康复证治

1. 中药内治法

气血亏虚,肝肾阴虚:

治则:益气血、补肝肾、通经脉。

方药:补阳还五汤合地黄饮子加减。

方药组成:黄芪30~120g,当归10g,桃仁15g,红花10g,怀牛膝15g,熟地黄20g,山萸肉10g,麦冬15g,石斛10g,巴戟天15g,肉苁蓉15g,石菖蒲15g,茯苓15g,鸡血藤20g,木瓜15g,白芍15g,炙甘草10g。

加减:兼痰者加法半夏、白术、胆南星;兼虚风内动者,加蜈蚣、全蝎、乌梢蛇等;兼阳虚肢冷者,加制附子、桂枝等。

2. 中药外用 可选用益气血、补肝肾中药熏蒸、热奄包或熏洗痉挛局部,有一定松解肌肉功效。

 知识拓展

康复评定

痉挛康复评定的目的:了解有无痉挛,了解痉挛的程度,为治疗提供客观依据(是否需要治疗)以及了解治疗的效果。

1. 痉挛的评定量表 痉挛多是通过量表进行评定。通过量表可以对痉挛是否干扰生活自理能力、坐或站立平衡及移动能力进行评定。具体内容包括是否有床上活动、移动、行走和生活自理能力的损害及其程度等。

（1）Ashworth 痉挛评定量表与改良 Ashworth 痉挛评定量表:是目前临床上常用的痉挛评定量表(表 7-1)。

表7-1 改良 Ashworth 量表（MAS）

等级	标准
0 级	肌张力不增加,被动活动患侧肢体在整个范围内均无阻力
1 级	肌张力稍增加,被动活动患侧肢体到终末端时有轻微的阻力
1⁺级	肌张力稍增加,被动活动患侧肢体时在前 1/2ROM 中有轻微的"卡住"感觉,后 1/2ROM 中有轻微的阻力
2 级	肌张力轻度增加,被动活动患侧肢体在大部分 ROM 内均有阻力,但仍可以活动
3 级	肌张力中度增加,被动活动患侧肢体在整个 ROM 内均有阻力,活动比较困难
4 级	肌张力重度增加,患侧肢体僵硬,阻力很大,被动活动十分困难

注:没有 1⁺ 即是 Ashworth 痉挛量表(ASS)

评定时注意:测量者将患者肢体从最大屈曲位伸直到最大伸直位,直到感觉到软组织抵抗。全关节范围内移动患者肢体时,应在 1 秒内完成。上肢:患者仰卧位,上肢平行于躯干放置,肘关节伸直,腕关节处于中立位,双下肢平行放置。伸肌测量时,手臂应从伸直位移动到屈曲90°,内旋肌测量时,手臂应从中立位移动到最大外旋位。下肢:患者侧卧,比目鱼肌及腓肠肌:双髋和膝应在 45° 屈曲位,踝关节从最大跖屈位移动到最大背伸位。股四头肌,双膝髋都应在最大伸直位,膝关节从最大伸直位移动到最大屈曲位。整个测试中,应教育患者保持冷静放松。若需要重复测试,应在同一天进行,以最大程度减少因药物作用而导致的痉挛程度的变化。

（2）髋内收肌张力分级:该量表是评定髋内收肌群的特异性量表,主要用于评定内收肌痉挛。0 级:肌张力不增加。1 级:肌张力增加,髋关节在一个人的帮助下很容易外展到 45°。2 级：髋关节在一个人的帮助下稍许用力可以外展到 45°。3 级：髋关节在一个人的帮助下中度用力可以外展到 45°。4 级：需要 2 个人才能将髋关节外展到 45°。

（3）Clonus 分级：主要观察踝阵挛持续时间。0 级：无踝阵挛；1 级：踝阵挛持续 1~4 秒；2 级：踝阵挛持续 5~9 秒；3 级：踝阵挛持续 10~14 秒；4 级：踝阵挛持续 15 秒以上。

（4）综合痉挛量表（composite spasticity scale，CSS）：主要用于脑损伤和脊髓损伤后下肢痉挛的评定（表 7-2）。

表 7-2　综合痉挛量表（composite spasticity scale，CSS）

评定内容	标准
跟腱反射	0 分：无反射；1 分：反射减弱；2 分：反射正常；3 分：反射活跃；4 分：反射亢进
踝跖屈肌群肌张力	0 分：无阻力（软瘫）；2 分：阻力降低（低张力）；4 分：正常阻力；6 分：阻力轻度到中度增加，尚可完成踝关节全范围的被动活动；8 分：阻力重度（明显）增加，不能或很难完成踝关节全范围的被动活动
踝阵挛	1 分：无阵挛；2 分：阵挛 1~2 次；3 分：阵挛 2 次以上；4 分：阵挛持续超过 30 秒

结果判断：0~7 分：无痉挛；8~9 分：轻度痉挛；10~12 分：中度痉挛；13~16 分：重度痉挛

（5）改良 Tardieu 量表（modified Tardieu scale，MTS）：是一个等级量表，用于评定特定伸展速度下的肌肉反应强度，同时将抓握角度也作为一项临床评定，在评定痉挛的同时考虑到这 3 个变量。MTS 是临床神经系统疾患患者肌肉痉挛的一种测量方式。使用 MTS 时，痉挛根据肌肉在特定速度下牵伸的反应进行定量评估。考虑特定速度的肌肉反应以及肌反应时所处的关节角度。更适宜儿童痉挛的评估，且被认为在痉挛临床测量方面更加准确（表 7-3）。

表 7-3　改良 Tardieu 量表

伸展速度：评定某一块指定肌肉的伸展速度
V1 用最慢的速度伸展（速度小于在重力作用下肢体自然落下的速度）
V2 在重力作用下肢体自然落下的速度
V3 用最快的速度伸展（速度大于在重力作用下肢体自然落下的速度）
肌肉反应的情况：
0 在整个被动运动过程中无阻力感
1 在整个被动运动过程中感到轻度阻力，但无确定的位置
2 在被动运动过程中的某一确定位置上突然感到阻力，然后阻力减小
3 在关节活动范围中的某一位置，给予肌肉持续性压力<10 秒，肌肉出现疲劳性痉挛
4 在关节活动范围中的某一位置，给予肌肉持续性压力>10 秒，肌肉出现疲劳性痉挛

5 关节被动运动困难

出现肌肉反应的角度:用最小的力牵伸肌肉,测量出现肌肉反应的角度(相对于关节处于0°而言),髋关节除外,均应处于解剖位。

下肢:受试者仰卧位,评定开始时关节应处于上述规定的位置,并按规定的速度伸展。

髋关节

伸肌(膝关节伸展位,V3)

内收肌(髋关节屈曲/膝关节屈曲位,V3)

外旋肌(膝关节屈曲90°,V3)

内旋肌(膝关节屈曲90°,V3)

膝关节

伸肌(髋关节屈曲90°,V2)

屈肌(髋关节屈曲,V3)

踝关节 跖屈肌(膝关节屈曲/伸展90°,V3)

(6) Oswestry 等级量表:用于评定肌张力的级别,主要是通过对运动功能的综合评定来了解患者的功能状况,但同时需考虑到脊髓、脑干及姿势反射对肌张力的影响(表7-4)。

表 7-4　Oswestry 等级量表

0	仅有肌痉挛,不能活动,肌紧张性反射或脊反射存在
1	严重肌痉挛,活动非常困难,肢体仅呈痉挛协同模式或呈总体屈曲状态
2	严重痉挛,活动困难,呈明显的痉挛协同模式,可存在屈曲和伸展两种状态。有或无近端关节的活动
3	中度痉挛,可活动,呈痉挛模式,在远端关节(踝、腕关节)存在小范围的活动
4	轻度痉挛,肢体在抗阻运动或躯体其他部位用力时,仍呈痉挛模式,远端关节可在较大范围中活动
5	无痉挛,活动正常,不存在痉挛模式

2. 痉挛频率评定量表

(1) Penn 痉挛频率量表:用于评定脊髓损伤者每小时双下肢痉挛出现的频率,了解患者痉挛的程度,量表分4级,0级:没有痉挛,1级:刺激时引起轻度痉挛,2级:每小时痉挛出现1次,3级:每小时痉挛出现1次以上,4级:每小时痉挛出现10次以上。

(2) 每天痉挛频率量表:适用于每天痉挛频率的评定,而非每小时的评定。量表也分4级,0级无痉挛,1级每天有1次痉挛,2级每天有1~5次痉挛,3级每天有5~9次痉挛,4级每天有10次以上痉挛。

3. 运动障碍综合评定量表　功能活动障碍可能是由于痉挛或肌张力过强所致,也可能是由于肌力减弱或挛缩所致,因此,评定者必须结合病史和神经肌肉的功能检查,确定造成功能活动障碍的原因,并分析与肌张力相关的功能活动障碍情况。

(1) Brunnstrom 评定法:在临床上应用最早,且为半定量的一种评定方法,评定内容主要包括躯干、四肢、步态等方面,每项包括 5 个功能等级。

(2) Fugl-Meryer 评定量表、功能独立性量表(FIM)等量表化评定系统可间接提供痉挛的评定。

(3) Barthel 指数等日常生活能力的评定方法可能对评定与痉挛和肌张力过强相关的功能状态改变有价值。

(4) Rivermead 运动指数:具有针对性强、方法简单的特点。

(5) 手精细功能评测:九柱孔检查,手功能测试等。

有时痉挛有助于某些功能活动,此时若采用降低痉挛的治疗方法可能反而使患者的功能水平降低,对于此种情况应通过功能评定方法予以鉴别。

进行评定时,患者处于舒适体位,一般采用仰卧位,分别对双侧上下肢进行被动关节活动。在应用痉挛评定量表时,需要注意评定的影响因素:①痉挛的神经性因素;②痉挛的速度依赖性;③患者的努力程度;④精神因素的引导;⑤环境变化的影响;⑥评定时患者的体位。

4. 生物力学评定方法 痉挛的生物力学评定方法主要目的是对痉挛肢体的位相性牵张反射和紧张性牵张反射进行量化。

(1) 钟摆试验:是一种通过观察痉挛肢体从抬高体位沿重力方向下落的过程中,肢体由摆动到停止的情况,通过分析痉挛妨碍自由的状态进行评定的方法。痉挛程度与摆动受限程度成正比。该试验主要对下肢进行痉挛评定,尤其是股四头肌和腘绳肌。

(2) 屈肌维持试验:该试验主要用于上肢痉挛的评定。

(3) 便携式测力计方法:是一种对痉挛的定量评定,使用便携式测力计可以精确地测定在对肌肉进行被动牵伸时阻力增高现象。

(4) 等速装置评定法:该方法亦是一种定量评定,主要包括等速摆动试验(主要表现的是痉挛在刚开始摆动时的特点)和等速被动测试(类似于 Ashworth 痉挛评定)两种方法。

5. 电生理评定方法 电生理评定方法可作为痉挛临床评定的定量方法,主要方法有表面肌电图、H 反射、F 波、紧张性振动反射、屈肌反射、腰骶激发电位和中枢传导等。

(1) 表面肌电图:将表面电极片贴在所测肌肉的相应表面,然后使痉挛患者进行主动或被动运动,从而根据肌电信号来反映患者的痉挛障碍情况。表面电极肌电图还可用于鉴别挛缩和拮抗肌痉挛,亦可用于辅助治疗方法的选择和对治疗效果进行随访。

(2) H 反射:H 反射是一种单突触反射,与肌肉牵张反射相似。偏瘫、脊髓损伤患者出现痉挛时,会出现 H 反射增大的反应。

(3) F 波:F 波由超强量刺激引发,且不是反射,主要是反映经过运动神经元池顺向或逆向传导的情况。对于较重的慢性痉挛患者,F波的持续时间和幅度会增加。

（4）紧张性振动反射:紧张性振动反射是指利用电动振动器刺激时所产生的肌电持续性收缩反应。对于痉挛患者,紧张性振动反射减弱,可作为突触前抑制的评定方法。

（5）屈肌反射:屈肌反射主要反映的是中间神经元活动的整体情况。

（6）腰骶激发电位:通过刺激胫神经可激发腰骶反应,从而反映脊髓后角的突触前抑制。

（7）中枢传导:经颅电刺激和磁刺激可用于评价痉挛的运动控制。在一些痉挛情况下,可存在中枢运动传导时间的异常。

6. 痉挛评定中的注意事项 痉挛评定要使用通用的量表,统一标准,不要随意修改;了解量表的应用范畴,适应对象,效度及信度;同时注重功能及ADL的评定;处理时与患者的功能相结合。记录结果时,还须注明:测试的体位,是否存在异常反射,是否存在影响评定的外在因素(如环境温度、评定的时间、药物等),痉挛分布的部位,对患者ADL等功能活动的影响,所应用的药物、治疗技术是否有效等。

七、睡眠障碍的食疗

（一）定义

不寐是以经常不能正常睡眠,或入睡困难,或睡眠时间不足,或睡眠不深,严重者彻夜不眠为特征的病证,通常称为"失眠""不得卧"等。

（二）病因病机

形成不寐的原因很多,如饮食不洁,脾胃受损,胃失和降,胃不和则卧不安;如情志失常,肝郁化火,扰动心神则不寐;如思虑过度或久病,耗伤气血,血虚则血不养心,心虚则魂不守舍发为不寐。本病病机为阳盛阴衰,阴阳失交。病位主要在心,与肝、脾、胃、肾有密切联系。

（三）食治原则

不寐治疗当以补虚泻实、调整阴阳为原则。

（四）辨证施膳

1. 心脾两虚

证候:心悸健忘,多梦易醒,头晕目眩,神疲乏力,食少纳呆,面色少华,舌淡,苔薄白,脉细弱。

食治原则:补养心脾,宁心安神。

食治方剂:百合龙眼粥:将百合15g、龙眼肉15g洗净,与淘洗干净的粟米100g,一同放入锅内煮至米熟烂时,调入红糖适量,拌匀即成。空腹食用,每日2次。

2. 阴虚火旺

证候:心烦不眠,心悸不安,头晕耳鸣,健忘,腰酸梦遗,五心烦热,潮热盗汗,口干津少,舌红,少苔或无苔,脉细数。

食治原则:滋阴降火,养心安神。

食治方剂:桑椹汤:将干桑椹 50g(鲜品加倍)洗净,放入锅中,加水煎煮约 20 分钟即可。不拘时频服。

3. 肝郁化火

证候:失眠,严重者彻夜不眠,急躁易怒,胸闷胁痛,口干口苦,食欲不振,耳鸣目赤,小便黄赤,大便秘结,舌红,苔黄或黄燥,脉弦数或弦滑数。

食治原则:疏肝解郁,宁心安神。

食治方剂:甘菊苗 30g(即甘菊所长嫩头丛生叶)洗净,切细,与洗净的粳米 50g 一同放入锅内,煮至米熟烂时,调入冰糖,拌匀即成。空腹食用,每日 2 次。

八、便秘障碍的食疗

(一)定义

便秘是指粪便在肠内滞留过久,秘结不通,排便周期延长,或周期不长,但粪质干结,排出艰难,或粪质不硬,虽有便意,但便而不畅的病证。

(二)病因病机

便秘的病因分为虚实两种,实证多因热结、气滞、寒凝,虚证多属气(阳)、血(阴)亏虚。胃肠积热者发为热秘,气机郁滞者发为实秘,阴寒积滞者发为冷秘,气血阴阳不足者发为虚秘。其病机关键为大肠传导失常。其病位在大肠,但与脾、胃、肝、肾有关。

(三)食治原则

便秘的治疗原则为通下。实证施以清热润肠通便、顺气导滞;虚证施以益气养血、温通散结。

(四)辨证施膳

1. 肠胃积热

证候:大便干结,腹中胀满,口干口臭;烦躁不安,面赤身热,多汗,时欲饮冷,小便短赤;舌干红,苔黄燥或焦黄起芒刺;脉滑数或弦数。

食治原则:泻热导滞,润肠通便。

食治方剂:香蕉粥:将粳米 50g 煮至米开花成粥,将香蕉 150g 去皮切成小段放入粥中,煮沸后,加适量蜂蜜调味即可。空腹食用,每日 2 次。

2. 气机郁滞

证候:大便干结,欲便不出,腹中胀满;或胸胁满闷,嗳气不舒,食欲不振,肠鸣矢气,便后不畅;舌苔薄白或薄黄,脉弦。

食治原则:顺气导滞,降逆通便。

食治方剂:梅橘汤:将橘饼 1 枚切薄片放入碗内,与洗净的梅花 6g 同煮,水沸后文火煮 5 分钟即可。温热食用,每日 2 次。

3. 气虚便秘

证候:虽有便意,临厕努挣乏力,难以排出;或便后乏力,汗出气短,面白神疲,肢倦懒言;舌淡胖,有齿痕,苔薄白,脉细弱。

食治原则:补气健脾,润肠通便。

食治方剂:红薯粥:将红薯 100g 切成小块,与粳米 50g 同煮粥,米熟后调入白糖适量,拌匀即可。空腹食用,每日 2 次。

4. 血(阴)虚便秘

证候:大便干结,努挣难下,伴有面色苍白,头晕目眩,心悸气短,失眠健忘,或口干舌燥,心烦失眠,盗汗,耳鸣,腰膝酸软;舌质淡,苔白,或舌红,少苔,脉细数。

食治原则:养血润燥,滋阴通便。

食治方剂:芝麻粥:先将芝麻10g炒出香味备用;再将洗净的粳米50g放入锅内,煮至米熟时,调入芝麻和白糖,拌匀即成。空腹食用,每日2次。

5. 阳虚便秘

证候:大便艰涩,排出困难;面色㿠白,四肢不温,畏寒喜温,小便清长,或腹中冷痛,拘急拒按,或腰膝酸冷;舌淡,苔白,脉沉迟或弦。

食治原则:温补肾阳,润肠通便。

食治方剂:黄酒核桃泥汤:将核桃仁5枚捣碎成泥,再放入锅中,放入白糖和黄酒适量,兑水适量,武火煮开后,改用文火继续煎煮10分钟,拌匀即成。温热食用,每日2次。

案例分析

刘某,女,52岁,干部。5月来就诊。自述纳差食少,大便不干,1周1次,欲便不出,临厕艰涩已有11年。曾先后服用番泻叶、牛黄解毒片等,服药后腹疼,大便次数增多,质稀,量少,排便艰涩不畅。停药后大便仍如旧。后改服补中益气丸,因素日不适应口服丸剂,每次服药后恶心欲吐而不得不中断服药。查患者面色㿠白,神疲气短,舌质淡红苔薄白,脉虚细。辨证为气虚便秘。给予胡桃黑芝麻蜜服用。

制法方法:胡桃仁、黑芝麻等量,分别于锅中略炒后,研细末,调和于2倍以上量的纯净蜂蜜中,置净锅内,文火边加温边搅拌(若过稠,可酌加蜂蜜量),至成浓稀适度的膏状时停火,再将制成的蜜膏分装于洗净且能密封的瓶中,待冷后冷藏备用。服法:可作早餐冲服,亦可1日3次,每次2~3汤匙,于饭前40分钟冲服。大便正常后,酌情减量服用巩固疗效。气虚便秘者,服用上药的同时,每日用10~15g黄芪泡后代茶饮用。

患者如法服食1月后来告,精神较前大有好转,但大便排出仍困难,次数增多,欲排不畅。此乃气虚传送无力之故,嘱其在继服胡桃黑芝麻蜜的同时,用黄芪15g泡水饮用。上法服饮10日后患者食欲改善,食量增多,半月后大便已趋正常。坚持2月后方停,随访未有反复。

胡桃仁性温味甘,归肺、肾、大肠经,为主药,可补肾纳气,润肠通便,抗衰补虚延年。辅以性平味甘,归肝、肾、肺经的黑芝麻,补肝肾,润五脏,润燥滑肠。调以性平味甘,归肺、脾、大肠经,有补中益气,润肠通便作用的蜂蜜,共奏补肺、脾、肾,润肠通便,补中益气的功效。本法以食代药,以食物的偏性矫正脏腑功能的失调,增强机体的抵抗力和免疫力。

——徐秀芝. 胡桃黑芝麻蜜治疗虚性便秘87例临床疗效观察.武汉大学学报(自然科学版),1996,42(6):783-786.

学习小结

1. 学习内容

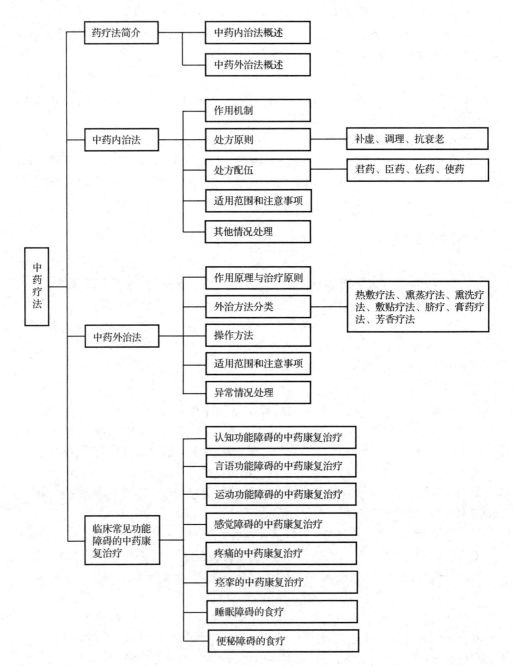

2. 学习方法

（1）本章内容应在理解中药疗法的作用机制、处方原则、处方配伍的基础上，学会运用中药疗法来解决患者的功能障碍，针对中药外治疗法可结合见习、实习等方式加深对其理解与运用。

（2）本章节提倡课堂教学与临床见习相结合，鼓励学生在临床实践中运用中药疗

笔记

法,同时多鼓励学生复习《中医基础理论》《中医诊断学》《临床康复学》等参考书,启发学生对各种功能障碍如何运用中药疗法的进一步思考。

(任彬彬 詹乐昌)

复习思考题

1. 试述中医外治法异常情况的处理。
2. 试述中医外治法的禁忌证。
3. 试述脐疗的定义、治疗原理及操作方法。

第八章

传统运动疗法

学习目的

通过学习传统运动疗法的创编思维方法和习练要领,为指导传统运动疗法在功能障碍康复中的应用奠定基础。

学习要点

传统运动疗法的特点、作用;太极拳、易筋经、捧气贯顶法等功法的动作要领;传统运动疗法在平衡障碍、心肺功能障碍等方面的临床应用。

传统运动疗法属"导引"类的传统健身锻炼方法范畴,就具体锻炼形式而言,通常称为"传统功法"。

传统运动疗法在发展过程中受到阴阳五行以及精、气、神等古代朴素哲学观念的影响,构筑了独特的理论体系,成为中医学的重要组成部分。传统运动疗法有以动态锻炼为主和静态锻炼为主两大体系,本章内容主要介绍具有动态特点的传统功法。

近年来随着国际康复医学界对传统运动疗法关注的不断增多,针对中医气功导引等传统运动疗法的基础与临床研究成果也大量涌现,为传统运动疗法在康复医学领域的运用提供了重要证据。

第一节 传统运动疗法简介

一、传统运动疗法的特点

(一)整体疗法

1. 四肢百骸、五脏六腑相互关联 传统运动疗法注重对人体姿势、运动和脏腑功能状态的整体性调整,即便是以某一脏腑、器官为主要调整目标的锻炼内容,也强调与人体整体功能的相关性。如八段锦中的"双手托天理三焦",用双手上举的动作整体性地调节了上、中、下三焦,而不是对某个单一脏腑功能的调节。

2. 形气神三位一体 人体生命是形气神的三位一体,传统运动疗法也是基于这一生命观,对构成人体生命的三要素进行锻炼和调控,并使之相互协调、相互配合、三位一体,这是传统运动疗法整体性的重要体现。锻炼中要求躯体的起降、屈伸,肢体的收放要配合呼吸运动,并同步配合松静的意念活动。在连贯的形体运动控制过程中,

笔记

408

既要感受身体张力变化等产生的"得气感",更要"以意领气",保持运动轨迹的流畅性。经过长期训练,即可达到习练时神态松静自然、姿势中正不偏、筋脉舒展放松、动作自然流畅的状态。这种训练对平衡及协调功能障碍者具有重要意义。

3. 天人相应　传统运动疗法注重人与环境因素的协调、统一。首先是个体与人文、社会环境的和谐。健康的心态、良好的情绪,是锻炼过程中精神、形体放松,动作自然的基本前提;融洽的人际关系、良好的训练互动,则又是坚持参与社区集体锻炼的基本保障。其次是人与自然环境的和谐。优美安静的环境会使人心旷神怡、精神放松;韵律优美、节奏适中的音乐不仅使人精神愉悦,也可提示、引导初练者的动作节拍,使其集中精力参与锻炼。

（二）主动疗法

传统运动疗法是在专业人士指导下的自我身心锻炼,需要充分发挥个人的主观能动性,才能收到良好的效果。现代康复医学中同样极其重视病人的主动运动,强调主动运动在各种功能障碍康复治疗中的重要作用。这一观点和传统运动疗法的主旨不谋而合。

（三）自然疗法

传统运动疗法的创编素材源于自然,如五禽戏,就是模仿五种动物的姿势和动作而创编。另外,应用传统运动疗法的一项基本原则即是"顺乎自然"。真正理解了各种传统运动疗法的精髓,则无强制勉强之苦,锻炼过程也是一种轻松愉快、充满乐趣的享受。而且,传统运动疗法的锻炼方法灵活多样,可依自然条件灵活掌握,因时、因地、因人制宜,随时随地可练。只要练功得法,循序渐进,持之以恒,就可以充分发挥人体自身的调节功能,防治各种功能障碍。还能大大节省医疗资源,同时减少医源性和药源性疾病。

二、传统运动疗法的作用

中国传统的运动疗法与现代体育运动健身机制不同之处在于中国传统的运动疗法是在中国古代生命观的指导下对人体生命的修炼,而现代体育运动是基于现代医学及运动生理之上的锻炼。基于中医学生命观,传统的运动疗法是采取各种手段和方法对人体形气神进行锻炼和调控,并使之三位一体,从而达到生命的优化状态。

（一）对形的锻炼和调控

传统的运动功法,无论是动功还是静功,无论是站桩或是坐功、卧功,都必须调整身形。对姿势体位及形体动作,都有一定的操作规范和要求。通过对形体的调控和锻炼,一方面能引动经络、疏通气血、调整脏腑功能;另一方面,意识与自己的生命活动结合在一起,神不外驰,是生命养护的基础,调整身形的过程其本身即是一个使形气神合一的过程,是使意识活动与自己的身形和动作相结合的过程。《嵩山太无先生气经》中说:"是以摄生之士,莫不练形养气以保其生,未有有形而无气者,即气与形,相须而成。"《管子》更是把对形的锻炼和调控提高到道德修养的高度来认识,指出:"形不正,德不来";"形正摄德,天仁地义,则盈然而自至";"德全于中,则形全于外",强调在日常生活中注意调整自己的身形,使之符合练功的要求。另外,传统的运动功法中的调息其实质亦是神与形相合,是对呼吸运动这一人体最基本的生命活动的锻炼和调控。

（二）对气的锻炼和调控

气依附于形,传统的运动功法必然涉及对气的导引和调控。《易筋经》指出:"精气神无形之物也,筋骨肉有形之物也,必先练有形者为无形之佐,培无形者为有形之辅。若专培无形而弃有形则不可,练有形而弃无形则更不可。所以有形之身必得无形之气相依而不相违,乃成不坏之体。"对气的导引和调控应遵循气在人体生命活动中的规律,即升降出入。导引气的形式可归纳为三种:

1. 以形引气 通过形体动作引动人体内气的流动,即"引体令柔,导气令和",所谓"气随庄动"。中医认为人体是以五脏为中心,以经络维系的有机整体,因此当形体按照特定形式运动时即可以影响并牵动全身气机的变化。其所引动之气,一是牵动了经络之气,畅通了经络气机,进而调整人体全身生命活动;二是引导了机体组织结构周围气的开合出入,及气机的升降。传统功法易筋经、八段锦等即属此类。

2. 以意引气 运用意念主动地直接导引气机,使之发生变化。如上所述,神为生命的主宰,意识对气具有统率作用。《青华秘旨》云:"人之一气在身,由念而动。"正所谓"意到则气到"。古代许多传统功法在一定的程度上都运用了意识对气机的导引,如传统养生康复功法中的行气术,就是运用意念导引,使气机按一定的路线运行,古代功法中大周天运行、奇经八脉运行、后世意念周天等属于此类;古法采气,服五方气,服日月星辰之气则是用意念导引外界之气为我所用。此外,诸如传统功法中的十二宫神的存想、头部九宫神的存思、佛家密宗的中脉运行等都属于意识导引气机之法。

3. 以音引气 通过发音引动体内气机的变化。一方面,音声对人体的气机的影响有声腔共振的作用,包括颅腔、鼻腔、口腔、咽腔、胸腔、腹腔等共振。另一方面,不同的发音,可引起人体气机升降开合的不同变化。此外,特定的音声对脏腑气化有着较为直接的影响。《史记·乐书》中说:"音乐者,所以动荡血脉,通流精神而正心也。故宫动脾而和正圣,商动肺而和正义,角动肝而和正仁,徵动心而和正礼,羽动肾而和正志。"著名的传统功法"六字诀"即属此功法。

（三）对神的锻炼和调控

人是形气神的三位一体,神是生命活动的主宰,人的意识活动在人体生命中起着极为重要的作用。因此,传统的运动疗法必然离不开对神的锻炼和调控。历代养生康复功法家无论何种门派都十分重视意识在导引调摄中的作用,将运用意识作为练功的第一要旨。练功的全过程,究其实质就是意识活动的过程。纵观古代养生康复功法对神的调控的形式和方法,可归纳为三种:

1. 虚静无为法 这一方法是使意识活动虚静,达到无思、无念的特殊精神状态。在这种状态下人体生命活动会自然发生有序化变化。虚静无为法最根本的要求是精神上的虚静,以此来优化人体生命活动。即所谓"恬淡虚无,真气从之,精神内守,病安从来"(《黄帝内经·素问》)。

2. 意识导引法 本方法是积极主动地将意识与人体生命活动紧密结合,运用意识引导气的通行流畅以及气得开合出入。如意识与形体动作相结合,即所谓"神注庄中,气随庄动";意识与气的运行规律相结合以引导、强化其的流行;意识与呼吸运动相结合,一方面加强呼吸对人体生命的作用,另一方面,通过呼吸运动引动气机的变化。

3. 专一意守法 这一方法是将意识主动地贯注在相应的事物上,从而引发人体生命活动的变化。意守的对象可分为体外对象与体内对象。体外对象诸如:日月星辰、山河湖海、花草树木等,亦可以非实体的声音,或某一形象等;体内对象诸如:官窍穴位(如丹田、百会、命门、气海等)、气脉循行线路等。

必须强调的是,传统运动疗法的练功实践中对形气神的锻炼和调控是相辅相成的一个整体。对形的调控离不开对神和气的影响;对气的调控融合了对形、神的调理;对神的调控更是必须落实到形与气上。并且就导引功法的操作过程而言,就是通过各种方法促使形气神合为一体,促进生命自组织的平衡和优化。

三、传统运动疗法运用原则及注意事项

(一)规范动作要领

传统运动疗法的要领就是注重对形、气、神的锻炼和调控,并使之三位一体,促进促进生命活动的自组织平衡有序。其中最关键的是意识的运用,只有精神意识专注于形和气,方可宁神静息,呼吸均匀,促进气血运行。在锻炼过程中,内练精神、脏腑、气血;外练经脉、筋骨、四肢,使内外和谐,气血周流,整个机体可得到全面的锻炼。

(二)选择适合的功法

1. 动静结合　我国古代养生思想有"宜动""宜静"两种不同观点,两者都源出道家。唐代孙思邈主张"惟无多无少,几乎道矣"。即不宜多动,亦不宜多静。元代朱丹溪提出:"天主生物,故恒于动;人有此生,亦恒于动。"指出自然界的变化规律是"动"多"静"少。"动"为阳,"静"为阴,阴阳平衡,阴平阳秘。从运动养生保健来说,运动时,一切顺其自然,进行自然调息、调心,神态从容,摒弃杂念,神形兼顾,内外俱练,动于外而静于内,动主练形,静主养神,动静结合。

2. 运动适度　传统运动疗法是通过锻炼以达到健身的目的,因此,要注意掌握运动量的大小。运动量太小则达不到锻炼目的,起不到健身作用;太大则超过了机体耐受的限度,反而会使身体因过劳而受损。孙思邈在《备急千金要方》中指出:"养性之道,常欲小劳,但莫大疲及强所不能堪耳。"运动量的测定,往往以运动者的呼吸、心率、脉搏、氧气消耗量等作为一些客观指标,运动量大,心率及脉搏就快。一般认为,正常成年人的运动量,以每分钟心率(或脉率)增加到140次为宜;老年人的运动量,以每分钟增加至120次为宜。随着年龄的增加,无氧运动的量逐渐减少,一般认为70岁以上的老年人不应进行无氧运动。运动时心率至少在100次/分钟以上,最多不超过"170-年龄"。譬如年龄为60岁,则运动后最高心率应控制在每分钟110次以内的水平,而且在30分钟内恢复到常态。这样的心率反映了一般老年人身体中氧的需要量与消耗量之间的平衡,这种强度对老年人是适宜的。

如果运动之后,食欲增进,睡眠良好,情绪轻松,精力充沛,即使增大运动量也不感到疲劳,这就是动静结合、运动量适宜的表现。反之,如运动后食欲减退,头昏头痛,自觉劳累汗多,精神倦怠者,说明运动量过大,应适当酌减。如减少运动量后,仍有上述症状,且长时间疲劳,则应做身体检查。

(三)遵循三因制宜

各人可根据自己的身体状况、年龄阶段、体质与运动量的配合,选择适宜自身的运动方法和运动量。要遵循因人、因时、因地制宜的原则,不可一概而论。有慢性病者可选几种对自己疾病具有针对性的运动方式进行锻炼,由少逐渐增多,逐步增加运动量。太极拳、八段锦、五禽戏可重复锻炼,打两三遍来增加运动量,以取得有效的健身效果。一般来说,春夏秋三季早晨运动为好,因为早晨的空气最新鲜。冬季的北方天气寒冷,大气压也低,不适宜早晨运动,即使有早起习惯者也应在太阳出来后再运动,并注意防

寒保暖,戴口罩以保护呼吸道免受寒冷空气的直接刺激。也有人爱好在晚上睡觉前练功锻炼,这是各人的运动习惯。太极拳、八段锦、五禽戏等,不需要借助任何器具,也不需要特定的场所,在公园、广场、空地、走廊均可,当然到室外林木繁茂,空气新鲜的地方更为理想。

(四)循序渐进

锻炼身体并非一朝一夕的事,要经常循序渐进,持之以恒。经常不锻炼的人,偶尔一次大量运动后,身体会产生一些不舒服的感觉甚至周身疼痛,影响生活和工作,达不到养生保健的目的。偶尔大量运动等于暴饮暴食,因此,要逐渐增加运动量。"流水不腐,户枢不蠹",这句话一方面说明了"动则不衰"的道理,另一方面,也强调了经常、不间断运动的重要性,水常流方能不腐,户枢常转才能不被虫蠹。只有持之以恒、坚持不懈,才能收到良好的养生健身效果,三天打鱼两天晒网是不会达到锻炼目的的。运动养生不仅是身体的锻炼,也是意志和毅力的锻炼。

第二节 常见传统运动疗法

一、太极拳

太极拳是一项历史悠久、流传很广的健身锻炼方法,是我国宝贵的体育遗产之一。它以中国传统文化中的太极、阴阳思想为核心,融合中医气学说、经络学说为一体,是一种行之有效的内外兼修、刚柔相济的中国传统拳术。传统太极拳门派众多,常见的太极拳流派有陈式、杨式、武式、吴式、孙式、和式等派别,各派既有传承关系,相互借鉴,也各有自己的特点,呈百花齐放之态。由于太极拳是近代形成的拳种,流派众多,群众基础广泛,因此是中国武术拳种中非常具有生命力的一支。

1956 年,国家体委根据杨氏太极拳整理编创了简化太极拳(二十四式),其动作由简到繁,从易到难,循序渐进,便于普及和掌握。之后又相继整理编创了左右兼顾的四十八式太极拳和运动量较大、动作也较复杂的八十八式太极拳,以供练习者提高使用。在长期实践中,人们认识到太极拳既是一种增强体质的健身运动,又是一种防治疾病的有效手段,因此,在群众中广为流传。近年来,太极拳已被许多医院和康复中心采用,成为我国康复医学领域中具有民族特色的传统康复运动治疗手段之一。太极拳不仅在中国受到民众的普遍喜爱,近年来在日本、东南亚及欧美一些国家也颇为流行。

(一)功法特点

1. 动作圆融,阴阳相济 太极拳的形体动作以圆为本,一招一式均由各种圆弧动作组成。拳路的一招一式又构成了太极图形。故观其形,连绵起伏,动静相随,虚实相间,圆活自然,变化无穷。

2. 心静意导,神形兼备 太极拳的锻炼要求手、眼、身、步法动作协调。注重心静意导,形神兼备。其拳形为"太极",拳意亦在"太极",以太极之动而生阳,静而生阴,激发人体自身的阴阳气血,以意领气,运于周身,如环无端,周而复始。

3. 呼吸均匀,舒展柔和 太极拳要求呼吸匀、细、长、缓,并以呼吸配合动作,导引气机的开合出入。一般而言,吸气时动作为合,呼气时动作为开。而动作宜平稳舒展,柔和不僵。

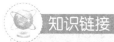

"太极拳"名称的来历

太极拳,顾名思义,是依据太极的道理演变出来的拳法。"太极"一词源于《周易·系辞》"易有太极,是生两仪;两仪生四象,四象生八卦"。《太极拳论》云:"太极者,无极而生,阴阳之母也,动之则分,静之则合。"太极即是天地万物之根本,阴阳是天地万物活力的正反两向。天地万事万物,都有正反两面,如虚与实,刚与柔,慢与快,开与合等,都可以阴阳两字代之。太极拳运动是一种顺应自然的强身治病方法,它将导引、吐纳纳入其中,要求呼吸、意识、动作三者紧密结合,自始至终贯穿着阴阳相生、动静相兼、虚实相济的理念。通过习练太极拳,可达到内外合一,浑然无间的境地,故名"太极拳"。

（二）操作要领

二十四式简化太极拳

1. 起势

（1）身体自然直立,两脚开立,与肩同宽,两臂自然下垂,两手放在大腿外侧。眼向前平看(图8-1)。

要点:头顶正直,下颌微向内收,姿势力求自然,精神要集中。

（2）两臂慢慢向前平举,两手高与肩平,手心向下。

（3）上体保持正直,两腿屈膝下蹲同时两掌轻轻下按,两肘下垂与两膝相对。眼平看前方(图8-2)。

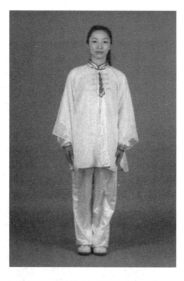

图8-1 起势1

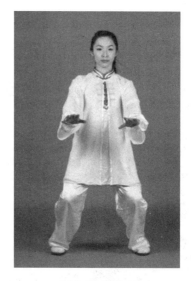

图8-2 起势2

要点:两肩下沉,两肘松垂,手指自然微屈,重心落于两腿中间。屈膝松腰,臀部不可突出,两臂下落要和身体下蹲的动作协调一致。

2. 野马分鬃

（1）身体微向右转，重心移至右腿上。同时右手收在胸前平屈，手心向下；左手经体前向右下划弧放在右手下，手心向上，两手相对成抱球状。左脚随之收到右脚内侧，脚尖点地。眼看右手。

（2）上体左转，左脚向左前方迈出，右脚跟后蹬成左弓步。同时左右手慢慢分别向左上右下分开，左手高与眼平（手心斜向上），肘微屈；右手落在右胯旁，手心向下，指尖向前。眼看左手。

（3）上体慢慢后坐，重心移至右腿上，左脚尖翘起微向外撇，随即左腿慢慢前弓，身体左转，重心再移至左腿上。同时左手翻转向下，收在胸前平屈，右手向左上划弧放在左手下，两手心相对成抱球状；右脚随之收到左脚内侧，脚尖点地；眼看左手。

（4）右腿向右前方迈出，左脚跟后蹬成右弓步；同时左右手分别慢慢向左下右上分开，右手高与眼平（手心斜向上），肘微屈；左手放在左胯旁，手心向下，指尖向前。眼看右手。

（5）与（3）解同，唯左右相反。

（6）与（4）解同，唯左右相反（图8-3）。

要点：上体勿前俯后仰。两手分开要保持弧形，身体转动要以腰为轴，做弓步与分手的速度要一致。做弓步时，迈出的脚脚跟先着地，然后慢慢踏实，膝盖不要超过脚尖；后腿稍后蹬，使该腿与地面保持约45°角。前后脚的脚跟在直线两侧，两脚横向距离（身体的正前方为纵轴，其两侧为横向。下同）应为10～30cm。

3. 白鹤亮翅

（1）上体微向左转，左手翻掌向下在胸前，右手向左上划弧，手心转向上，与左手成抱球状。

（2）右脚跟进半步，上体后坐，重心移至右腿上；左脚稍向前移，脚尖点地。同时两手慢慢地分别向右上左下分，右手上提停于头部右侧（偏前），手心向左后方，左手落于左胯前，手心向下。眼平看前方（图8-4）。

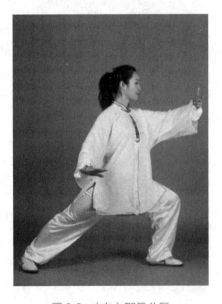

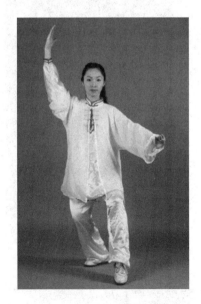

图8-3 （左）野马分鬃　　　　　图8-4 白鹤亮翅

要点:胸部不要挺出,要保持半圆形,左膝要微屈和右手上提要协调一致。两臂上下都要保持半圆形,体重后移。

4. 搂膝拗步

(1)右手从体前下落,由下向后上方划弧至右肩部外侧,臂微屈,手与耳同高,手心向上;左手上起由左向上、向右下方划弧至右胸前,手心向下。同时上体微向左再向右转。眼看右手。

(2)上体左转,左脚向前(偏左)迈出成左弓步。同时右手屈回由耳侧向前推出,高与鼻尖平;左手向下由左膝前搂过落于左胯旁。眼看右手手指。

(3)上体慢慢后坐,重心移至右腿上,左脚尖翘起微向外撇。随即左腿慢慢前弓,身体左转,重心移至左腿上,右脚向左脚靠拢,脚尖点地。同时左手向外翻掌由左后向上平举,手心向上;右手随转体向上、向左下划弧落于左肩前,手心向下。眼看左手。

(4)与(2)解同,唯左右相反。

(5)与(3)解同,唯左右相反(图8-5)。

要点:手推出后,身体不可前俯后仰,要松腰松胯。推掌时须沉肩垂肘,坐腕舒掌必须与松腰、弓腿上下协调一致。做弓步时,两脚跟的横向距离一般不少于30cm。

5. 手挥琵琶 右脚跟进半步,上体后坐,身体重心移至右腿上,左脚略提起稍向前移,变成左虚步,脚跟着地,膝部微屈。同时左手由左下向上举,高与鼻尖平,臂微屈;右手收回放在左臂肘部里侧。眼看左手食指(图8-6)。

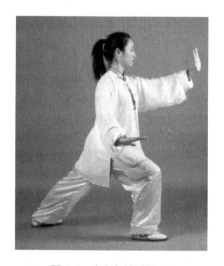

图8-5 (右)搂膝拗步

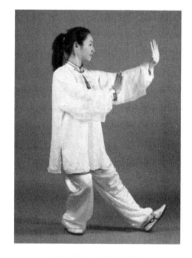

图8-6 手挥琵琶

要点:身体要平稳自然,沉肩垂肘,胸部放松。左手上起时不要直向上挑,要由左向上、向前,微带弧形。右脚跟进时,前脚掌先着地,再全脚落实。体重后移和左手上起要协调一致。

6. 倒卷肱

(1)右手翻掌(手心向上)经腹前由下向后上方划弧平举,臂微屈;左手随之翻掌向上,左脚尖落地,眼随着向右转体先向右看再转看左手。

(2)右臂屈肘回收,右手由耳侧向前推出,手心向前;左手回收经左肋外侧向后上划弧平举,手心向上;右手随之再翻掌向上。同时左腿轻轻提起向左后侧方退一步,脚尖先着地,然后慢慢踏实,重心在左腿上,成右虚步。眼随转体左看,再转看右手。

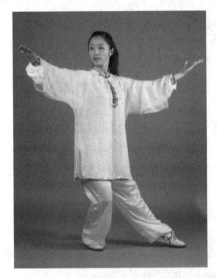

图 8-7　倒卷肱

（3）与（2）解同,唯左右相反。

（4）与（2）解同。

（5）与（2）解同,唯左右相反（图 8-7）。

要点:前推的手不要伸直,后手也不可直向回抽,仍走弧线。前推时,要转腰松胯,与两手的速度要一致,避免僵硬。退步时,脚尖先着地,再慢慢踏实,同时把前脚扭正,退左脚略向左后斜,退右脚略向右后斜,避免使两脚落在一条直线上。后退时,眼神随转体动作向左右看（约转 90°）,然后再转看前手。

7. 左揽雀尾

（1）身体慢慢向右转。左手自然下落经腹前划弧至右肋前,手心向上;右臂屈肘,手心转向下,收至右胸前,两手相对成抱球状。同时右脚尖微向外撇,左脚收回靠拢右脚,左脚尖点地。

（2）左脚向左前方迈出,上体微向左转,右脚跟向后蹬,脚尖微向里扣成左弓步。同时左臂向左掤出（即左臂平屈成弓形,用前臂外侧和手背向左侧推出）,高与肩平,手心向后;右手向右下落放于右胯旁,手心向下。眼看左前臂。

要点:掤出时,两臂前后均保持弧形,分手与松腰、弓腿三者必须协调一致。

（3）身体微向左转,左手随之前伸翻掌向下,右手翻掌向上,经腹前向上、向前伸至左腕下方;然后两手下将,上体稍向右转,两手经腹前向右后方划弧,直至右手手心向上,高与肩齐,左手手心向后平屈于胸前,同时重心移至右腿上。眼看右手。

（4）上体微向左转,右臂屈肘收回,右手附于左手腕里侧（相距约 5cm）,双手同时向前慢慢挤出,左手心向后,右手心向前,左前臂要保持半圆。同时身体重心前移变成左弓步。眼看左手腕部。

要点:向前挤时,上体要正直,动作要与松腰、弓腿相一致。

（5）右手经左腕上方向前、向右伸出与左手齐,手心向下;左手翻掌向下,两手向左右分开,宽与肩同。然后上体后坐,重心移至右腿上,左脚尖翘起。两手屈肘回收至胸前,手心向前下方。眼向前平看。

（6）上式不停,两手向前、向上按出,手腕部高与肩平,同时左腿前弓成左弓步。眼平看前方（图 8-8）。

8. 右揽雀尾

（1）上体后坐并向右转,重心移至右腿上,左脚尖里扣。右手向右平行划弧至右侧,然后由右下经腹前向左上划弧至左肋前,手心向上;左手翻掌向下平屈胸前与右手成抱球状。同时重心再移至左腿上,右脚向左脚靠拢,右脚尖点地。

（2）同左揽雀尾（2）解,将左变为右即可。

（3）同左揽雀尾（3）解,将左变为右即可。

（4）同左揽雀尾（4）解,将左变为右即可。

（5）同左揽雀尾（5）解，将左变为右即可。

（6）同左揽雀尾（6）解，将左变为右即可（图8-9）。

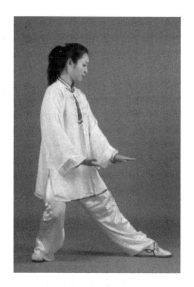
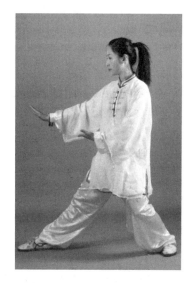

图8-8　左揽雀尾　　　　　　　　　　图8-9　右揽雀尾

要点：均与左揽雀尾相同，唯左右相反。

9. 单鞭

（1）上体后坐，重心逐渐移至左腿上，右脚尖里扣；同时上体左转，两手（左高右低）向左运转，直至左臂平举于左侧，右手经腹前运至左肋前（左手心向左，右手心向后上方）。眼看左手。

（2）身体重心再渐渐移至右腿上，左脚向右脚靠拢，脚尖点地。同时右手向右上方划弧至右侧方时变勾手，臂与肩平；左手向下经腹前向右上划弧停于右肩前，手心向后。眼看左手。

（3）上体微向左转，左脚向左侧方迈出，右脚跟后蹬成左弓步。在身体重心移向左腿的同时，左掌慢慢翻转向前推出，手心向前，手指与眼齐平，臂微屈。眼看左手（图8-10）。

要点：上体正直，松腰。右臂肘部稍下垂，左肘与左膝上下相对，两肩下沉。左手向外推时，要随转随推，不要翻掌太快。全部过渡动作，上下要协调一致。

10. 云手

（1）重心移至右腿上，身体渐向右转，左脚尖里扣。左手经腹前向右上划弧至右肩前，手心斜向后，同时右手变掌，手心向右。眼看左手。

（2）身体重心慢慢左移。左手由面前向左侧运转，手心渐渐转向左方；右手由右下经腹前向左上划弧至左肩前，手心斜向后，同时右脚靠

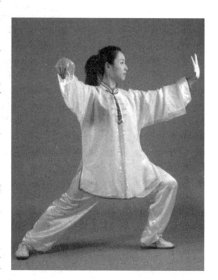

图8-10　单鞭

近左脚,成小开立步(两脚距离约 10~20cm)。眼看右手。

(3) 右手继续向右侧运转,左手经腹前向右上划弧至右肩前,手心斜向后;同时右手翻转,手心向右,左腿向左横跨一步。眼看左手。

(4) 同(2)解。

(5) 同(3)解。

(6) 同(2)解(图 8-11)。

要点:身体转动要以腰脊为轴,松腰、松胯,避免忽高忽低。两臂随腰运转,要自然、圆活,速度要缓慢均匀。下肢移动时,重心要稳定。视线随左右手而移动。

11. 单鞭

(1) 右手继续向右运转,至右侧方时变成勾手,左手经腹前向右上划弧至右肩前,手心向后。眼看左手。

(2) 上体微向左转,左脚向左侧方迈出,右脚跟后蹬成左弓步。在身体重心移向左腿的同时,左掌慢慢翻转向前推出,成单鞭式。

要点:与前单鞭式相同。

12. 高探马

(1) 右脚跟进半步,身体重心移至右腿上。右勾手变成掌,两手心翻转向上,两肘微屈,同时身体微向右转,左脚跟渐渐离地,成左虚步。眼看左手。

(2) 上体微微左转,右掌经耳旁向前推出,手心向前,手指与眼同高;左手收至左侧腰前,手心向上,同时左脚微向前移,脚尖点地。眼看右手(图 8-12)。

要点:上体自然正直,双肩要下沉,右肘微下垂。

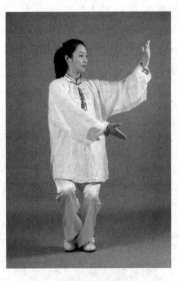 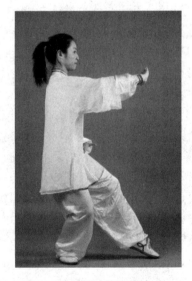

图 8-11　云手　　　　　　　　　　　图 8-12　高探马

13. 右蹬脚

(1) 左手手心向上,腕背面,两手相互交叉,前伸至右手随即两手分开自两侧向下划弧,手心斜向下;同时左脚提起向左前方进步成左弓步。

(2) 两手由外圈向里圈划弧合抱于胸前,右手在外(手心均向后);同时右脚向左脚靠拢,脚尖点地。眼平看右方。

（3）两臂左右分开平举，手心均向外，同时右脚提起向右前方慢慢蹬出。眼看右手（图8-13）。

要点：身体要稳定。两手分开时（腕部与肩齐平）左腿微屈，蹬脚时脚尖回勾，劲使在脚跟，分手和蹬脚须协调一致。右臂和右腿上下相对。

14. 双峰贯耳

（1）右腿收回，膝盖提起，左手由后向上、向前下落，右手心也翻转向上，两手同时向下划弧分落于右膝盖两侧，手心均向上。

（2）右脚向右前方落下变成右弓步，同时两手下垂，慢慢变拳，分别从两侧向上、向前划弧至脸前成钳形状，拳眼都斜向后（两拳中间距离10～20cm）（图8-14）。

要点：头颈正直，松腰，两拳松握，沉肩垂肘，两臂均保持弧形。

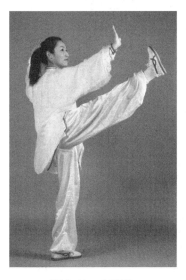

图8-13 右蹬脚

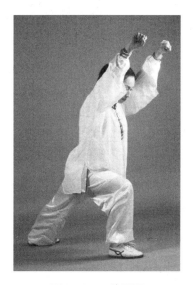

图8-14 双峰贯耳

15. 转身左蹬脚

（1）重心渐渐移至左腿上，右脚尖里扣，上体向左转，同时两拳变掌，由上向左右划弧分开平举，掌心向前。眼看左手。

（2）重心再移至右腿上，左脚靠近右脚内侧，脚尖点地。同时两手由外圈向里圈划弧合抱于胸前，左手在外，手心均向后。眼平看左方。

（3）两臂左右分开平举，手心均向外，同时左脚提起向左前方慢慢蹬出。眼看左手（图8-15）。

要点：与右蹬脚式相同，唯左右相反。

16. 左下势独立

（1）左腿收回平屈，右掌变成勾手，然后左掌向上、向右划弧下落，立于右肩前。眼看右手。

（2）右腿慢慢屈膝下蹲，左腿向左侧（偏后）伸出，成左仆步，左手下落向左下经左腿内侧穿出。眼

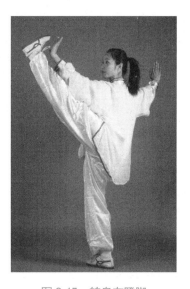

图8-15 转身左蹬脚

419

看左手。

要点:右腿全蹲时脚尖微向外撇,左腿伸直时脚尖向里扣,脚掌全部着地,左脚尖与右脚跟在一条直线上,上体不可过于前倾。

(3)以左脚跟为轴,脚尖向外扭直(略外撇),随着右腿后蹬,左腿前弓,右脚尖里扣,上体微向左转并向前起身,同时左臂继续向前伸出(立掌)。眼看左手。

(4)右腿慢慢提起平屈(成独立式),同时右勾手下落变成掌,并由后下方顺右腿外侧向前摆出,屈臂立于右腿上方,肘与膝相对,手心向左;左手落于左胯旁,手心向下。眼看右手(图8-16)。

要点:上体正直,独立的腿微屈,右腿提起时脚尖自然下垂。

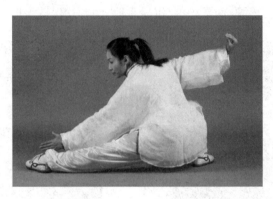

图8-16　左下势独立

17. 右下势独立

(1)右脚下落于左脚前,脚尖点地,然后以左脚掌为轴向左转体,左脚微向外撇。同时左手向后平举变成勾手,右掌随着转体向左侧划弧,立于左肩前。眼看左手。

(2)同"左下势独立"(2)解,将左变为右即可。

(3)同"左下势独立"(3)解,将左变为右即可。

(4)同"左下势独立"(4)解,将左变为右即可(图8-17)。

要点:右脚尖触地后必须稍微提起,然后再向下仆腿,其他均与"左下势独立"相同,唯左右相反。

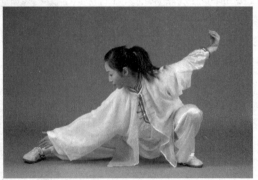

图8-17　右下势独立

18. 左右穿梭

(1)身体微向左转,左脚向前落地,脚尖外撇,右脚跟离地成半坐盘式,同时两手在左胸前呈抱球状(左上右下)。然后右脚向左脚内侧靠拢,脚尖点地。眼看左前臂。

(2)右脚向右前方迈出成右弓步,同时右手由面前向上举并翻掌停在右额前,手心斜向上;左手先向左下再经体前向前推出,高与鼻尖平,手心向前。眼看左手。

(3)身体重心略向后移,右脚尖稍向外撇,随即体重再移至右腿上,左脚跟进,附于右脚内侧,脚尖点地,同时两手在右胸前成抱球状(右上左下)。眼看右前臂。

(4)同(2)解,唯左右相反(图8-18)。

要点:推出后,上体不可前俯。手向上举时,防止引肩上耸。前推时,上举的手和前推的手的速度,要与腰腿前弓上下协调一致。做弓步时,两脚跟的横向距离以不少于30cm为宜。

19.海底针 右腿向前跟进半步,左腿稍向前移,脚尖点地,变成左虚步。同时身体稍向右转,右手下落经体前向后、向上提抽起,并由右耳旁斜向前下方插出,指尖向下;与此同时,左手向前、向下划弧落于左胯旁,手心向下。眼看前下方。

要点:身体要先向右转,再向左转,上体不可太前倾,避免低头和臀部外凸,左腿要微屈(图8-19)。

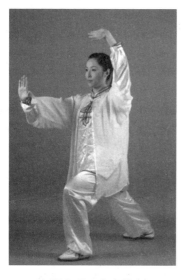
图8-18 左穿梭

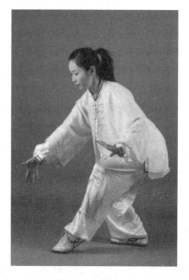
图8-19 海底针

20.闪通臂 上体稍右转,左脚向前迈出成左弓步。同时右手由体前上提,掌心向上翻,右臂平屈于头上方,拇指朝下;左手上起向前平推,高与鼻尖平,手心向前。眼看左手(图8-20)。

要点:上体自然正直,松腰、松胯,左臂不要伸直,背部肌肉要伸展开。推掌和弓腿动作要协调一致。

21.转身搬拦捶

(1)上体后坐,重心移至右腿上,左脚尖里扣,身体向右后转,然后重心再移至左腿上。在这同时,右手随着转体而向右向下(变拳)经腹前划弧至左肘旁,拳心向下;左掌上举于头前方,掌心斜向上。眼看前方(图8-21)。

(2)向右转体,右拳经胸前向前翻转撇出,拳心向上,左手落于左胯旁,同时右脚收回后再向前迈出,脚尖外撇。眼看右拳。

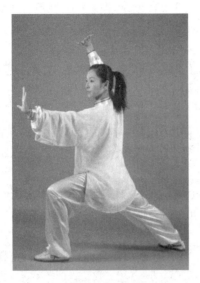

图 8-20 闪通臂

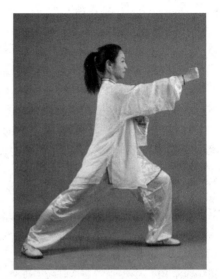

图 8-21 转身搬拦捶

（3）身体重心移至右腿上，左脚向前迈一步。左手上起经左侧向前平行划弧拦出，掌心向前下方，同时右拳收到右腰旁，拳心向上。眼看左手。

（4）左腿前弓变成左弓步，同时右拳向前打出，拳眼向上，高与胸平，左手附于右前臂里侧，眼看右拳。

要点：右拳松握，前臂先慢慢内旋后收，再外旋停于右腰旁，拳心向上。向前打出时，右肩随拳略向前引，沉肩垂肘，右臂微屈。

22. 如封似闭

（1）左手由右腕下向前伸，右拳变掌，两手心向上慢慢回收；同时身体后坐，左脚尖翘起，重心移至右腿。眼看前方。

（2）两手在胸前翻掌，向前推出，腕与肩平，手心向前；同时左腿前弓变左弓步。眼看前方（图 8-22）。

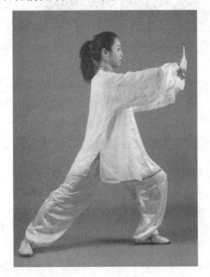

图 8-22 如封似闭

要点：身体后坐时，避免后仰，臀部不可凸出。两臂随身体回收时，肩、肘部略向外松开，不要直着抽回。两手宽度不要超过两肩。

23. 十字手

（1）左手由右腕下向前伸，右拳变掌，两手心向上慢慢回收；同时身体后坐，左脚尖翘起，重心移至右腿。眼看前方。

（2）两手在胸前翻掌，向前推出，腕与肩平，手心向前，同时左腿前弓变左弓步。眼看前方（图 8-23）。

要点：两手分开和合抱时上体勿前俯，站起后，身体自然正直，头微上顶，下颏稍向后收。两臂环抱时须圆满舒适，沉肩垂肘。

24. 收势 两手向外翻掌，手心向下，慢慢下落于两胯外侧。眼看前方(图 8-24)。

要点:两手左右分开下落时,全身注意放松,同时气徐徐向下沉(呼气略加长)。呼吸平稳后,把左脚收到右脚旁,再走动休息。

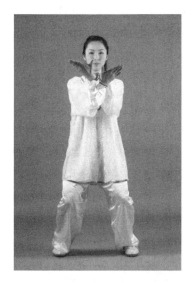

图 8-23 十字手

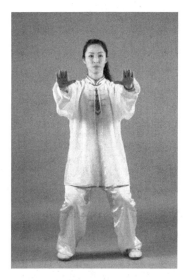

图 8-24 收势

(三)康复应用

简化太极拳动作缓慢轻柔,简便易学,坚持练习,能调和脏腑,调畅气机,调理阴阳,强壮身体,具有很好的康复医疗作用。主要适合于中老年人及慢性病病人练习,尤其适合于冠心病、高血压、高脂血症、脑卒中、神经衰弱、慢性阻塞性肺病等病症的康复期。

二、八段锦

"八段锦"是一套动作简单、易学易练的传统运动功法。"八段",是指其动作共有八节;"锦",俗称"织锦",有典雅华美之意,谓其珍贵。八段锦这一名称,最早见于宋人洪迈所编的《夷坚志》中。其在我国民间流传十分广泛,并在实践中不断加以修改、创新,又演变出许多种类,如岳飞八段锦、十二段锦、自摩八段锦、床功八段锦、坐式八段锦等,各具特色。

"八段锦"功法能柔筋健骨、养气壮力、行气活血,从而调和五脏六腑功能,男女老幼皆可锻炼。现代研究也已证实,这套功法能改善神经体液调节功能,加强血液循环,对腹腔脏器有柔和的按摩作用,对神经系统、心血管系统、消化系统、呼吸系统及运动器官都有良好的调节作用,是一种较好的体育运动。

本节介绍由国家体育总局健身气功管理中心收集、整编的"健身气功·八段锦"。

(一)功法特点

1. 脏腑分纲,全面协调 八段锦依据中医藏象理论,以脏腑的生理、病理特征分证来安排导引动作,将导引动作与肺脏、心脏、脾脏、肾脏和胆腑的生理病理紧密联系在一起。在八组动作中,每一组既有其明确的侧重点,又注重每组间功能效应呼应协调,从而全面调整脏腑功能及人体的整体生命活动状态。

2. 形神结合,气寓其中 八段锦通过动作导引,注重以意识对形体的调控,将意识贯注到形体动作之中,使神与形相合;由于意识的调控和形体的导引,促使真气在体内的流行,达到神注庄中,气随庄动的境界。

3. 对称和谐,动静相兼 本功法每式动作及动作之间表现出对称和谐的特点,形体动作在意识的导引下,轻灵活泼,节节贯穿,舒适自然,体现出内实精神,外示安逸,虚实相生、刚柔相济的神韵。

(二)操作要领

1. 预备势(图 8-25)

动作一:两脚并步站立;两臂自然垂于体侧;身体中正,目视前方。

动作二:随着松腰沉髋,身体重心移至右腿;左脚向左侧开步,脚尖朝前,约与肩同宽;目视前方。

动作三:两臂内旋,两掌分别向两侧摆起,约与髋同高,掌心向后;目视前方。

动作四:接前一动作。两腿膝关节稍屈;同时,两臂外旋,向前合抱于腹前呈圆弧形,与脐同高,掌心向内,两掌指间距 10cm;目视前方。

2. 第一式——两手托天理三焦(图 8-26)

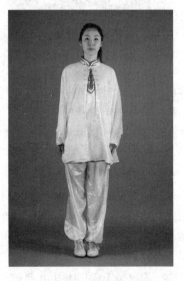
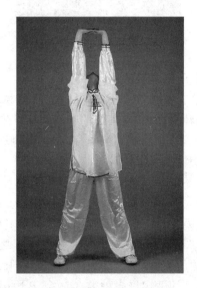

图 8-25 预备势 　　　　图 8-26 两手托天理三焦

动作一:接上式。两臂外旋微下落,两掌五指分开在腹前交叉,掌心向上;目视前方。

动作二:上动不停。两腿徐缓挺膝伸直;同时,两掌上托至胸前,随之两臂内旋向上托起,掌心向上;抬头,目视两掌。

动作三:上动不停。两臂继续上托,肘关节伸直;同时,下颌内收,动作略停;目视前方。

动作四:身体重心缓缓下降;两腿膝关节微屈;同时,十指慢慢分开,两臂分别向身体两侧下落,两掌捧于腹前,掌心向上;目视前方。

本式托举、下落为 1 遍,共做 6 遍。

操作提示:两掌上托要舒胸展体,略有停顿,保持拉伸。两掌下落,松腰沉髋,沉肩坠肘,松腕舒指,上体中正。

本式动作通过两手交叉上托,缓慢用力,保持拉伸,可使"三焦"通畅、气血调和。通过拉长躯干与上肢各关节周围的肌肉、韧带及关节软组织,对防治肩部疾患、预防颈椎病等具有良好的作用。

3. 第二式——左右开弓似射雕(图 8-27)

动作一:接上式。身体重心右移;左脚向左侧开步站立,两腿膝关节自然伸直;同时,两掌向上交叉于胸前,左掌在外,两掌心向内;目视前方。

动作二:两腿徐缓屈膝半蹲成马步;同时,右掌屈指成"爪",向右拉至肩前;左掌成八字掌,左臂内旋,向左侧推出,与肩同高,坐腕,掌心向左,犹如拉弓射箭之势;动作略停;目视左掌方向。

动作三:身体重心右移;同时,右手五指伸开成掌,向上、向右划弧,与肩同高,指尖朝上,掌心斜向前;左手指伸开成掌,掌心斜向后;目视右掌。

动作四:重心继续右移;左脚回收成并步站立;同时,两掌分别由两侧下落,捧于腹前,指尖相对,掌心向上;目视前方。

动作五至动作八:同动作一至动作四,唯左右相反。

本式一左一右为 1 遍,共做 3 遍。第 3 遍最后一动作时,身体重心继续左移;右脚回收成开步站立,与肩同宽,膝关节微屈;同时,两掌分别由两侧下落,捧于腹前,指尖相对,掌心向上;目视前方。

操作提示:侧拉之手五指要并拢屈紧,肩臂放平。八字掌侧撑需沉肩坠肘,屈腕,竖指,掌心涵空。年老或体弱者可自行调整马步的高度。

本式动作通过展肩扩胸,可刺激督脉和背部腧穴;同时刺激手三阴、三阳经等,可调节手太阴肺经等经脉之气;可有效增强下肢肌肉力量,提高平衡和协调能力;增加前臂和手部肌肉的力量,提高腕关节及指关节的灵活性;有利于矫正不良姿势,如驼背及肩内收,很好地预防肩、颈部功能障碍等。

4. 第三式——调理脾胃须单举(图 8-28)

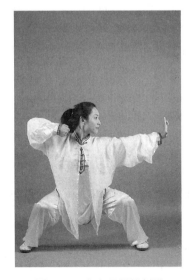
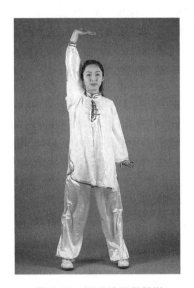

图 8-27　左右开弓似射雕　　　　图 8-28　调理脾胃须单举

动作一:接上式。两腿徐缓挺膝伸直;同时,左掌上托,左臂外旋上穿经面前,随之臂内旋上举至头左上方,肘关节微屈,力达掌根,掌心向上,掌指向右;同时,右掌微上托,随之臂内旋下按至右髋旁,肘关节微屈,力达掌根,掌心向下,掌指向前,动作略停;目视前方。

动作二:松腰沉髋,身体重心缓缓下降;两腿膝关节微屈;同时,左臂屈肘外旋,左掌经面前下落于腹前,掌心向上;右臂外旋,右掌向上捧于腹前,两掌指尖相对,相距约10cm,掌心向上;目视前方。

动作三、四:同动作一、二,唯左右相反。

本式一左一右为1遍,共做3遍。第3遍最后一动时,两腿膝关节微屈;同时,右臂屈肘,右掌下按于右髋旁,掌心向下,掌指向前;目视前方。

操作提示:力在掌根,上撑下按,舒胸展体,拔长腰脊。

本式通过左右上肢一松一紧的上下对拉,可以调理中焦脏腑及位于腹、胸胁部的相关经络。此外,可使脊柱内各椎骨间的关节及小肌肉得到锻炼,从而增强脊柱的稳定性,有利于预防和治疗肩、颈部障碍。

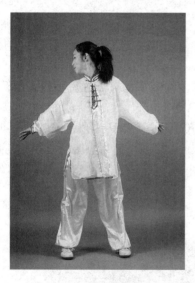

图8-29　五劳七伤往后瞧

5. 第四式——五劳七伤往后瞧(图8-29)

动作一:接上式。两腿徐缓挺膝伸直;同时,两臂伸直,掌心向后,指尖向下,目视前方。然后上动不停,两臂充分外旋,掌心向外;头向左后转,动作略停;目视左斜后方。

动作二:松腰沉髋。身体重心缓缓下降;两腿膝关节微屈;同时,两臂内旋按于髋旁,掌心向下,指尖向前;目视前方。

动作三:同动作一,唯左右相反。

动作四:同动作二。

本式一左一右为1遍,共做3遍。第3遍最后一动时,两腿膝关节微屈;同时,两掌捧于腹前,指尖相对,掌心向上;目视前方。

操作提示:头向上顶,肩向下沉。转头不转体,旋臂,两肩后张。

本式动作通过上肢伸直外旋扭转的静力牵张作用,可以扩张牵拉胸腔、腹腔内的脏腑。本式动作中"往后瞧"的转头动作,可刺激颈部大椎穴以及背部膀胱经背俞穴,达到防治"五劳七伤"的目的;还可增加颈、肩关节周围运动肌群的收缩力,增加颈部运动幅度,同时改善颈部及脑部血液循环,有助于解除中枢神经系统疲劳。

6. 第五式——摇头摆尾去心火(图8-30)

动作一:接上式。身体重心左移;右脚向右开步站立,两腿膝关节自然伸直;同时,两掌上托与胸同高时,两臂内旋,两掌继续上托至头上方,肘关节微屈,掌心向上,指尖相对;目视前方。

动作二:两腿徐缓屈膝半蹲成马步;同时,两臂向两侧下落,两掌扶于膝关节上方,肘关节微屈,小指侧向前;目视前方。

动作三:身体重心向上稍升起,而后右移;上体先向右倾,随之俯身;目视右脚。

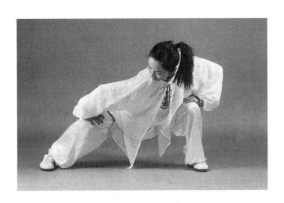

图 8-30　摇头摆尾去心火

动作四:身体重心左移;同时,上体由右向前、向左旋转;目视右脚。

动作五:身体重心右移,成马步;同时,头向后摇,上体立起,随之下颌微收;目视前方。

动作六至动作八:同动作三至动作五,唯左右相反,本式一左一右为 1 遍,共做 3 遍。做完 3 遍后,身体重心左移,右脚回收成开步站立,与肩同宽;同时,两掌向外经两侧上举,掌心相对;目视前方。随后松腰沉髋,身体重心缓缓下降。两腿膝关节微屈;同时屈肘,两掌经面前下按至腹前,掌心向下,指尖相对;目视前方。

操作提示:马步下蹲要收髋敛臀,上体中正。摇转时,颈部与尾闾对拉拔伸,好似两个轴在相对运转,速度应柔和缓慢,动作圆活连贯。年老或体弱者要注意动作幅度,不可强求。

心火,病机属阳热内盛。通过两腿下蹲,摆动尾闾,可刺激脊柱、督脉等;通过摇头,可刺激大椎穴,有助于泻心火。此外,在摇头摆尾过程中,脊柱大幅度侧屈、环转及回旋,可使整个躯干的姿势肌在不同倾斜角度呈多相位姿势稳定性肌紧张,同时骨盆带肌群参与运动,既增加了躯干的稳定性,也增强了髋关节的运动控制能力。

7. 第六式——两手攀足固肾腰(图 8-31)

动作一:接上式。两腿挺膝伸直站立;同时,两掌指尖向前,两臂向前、向上举起,肘关节伸直,掌心向前;目视前方。

动作二:两臂外旋至掌心相对,屈肘,两掌下按于胸前,掌心向下,指尖相对;目视前方。

动作三:两臂外旋,两掌心向上,随之两掌掌指顺腋下向后插;目视前方。

动作四:两掌心向内沿脊柱两侧向下摩运至臀部;随之上体前俯,两掌继续沿腿后向下摩运,经脚两侧置于脚面;抬头,动作略停;目视前下方。

本式一上一下为 1 遍,共做 6 遍。做完 6 遍后,上体立起;同时,两臂向前、向上举起,肘关节伸直,掌心向前;目视前方。随后松腰沉髋,身体

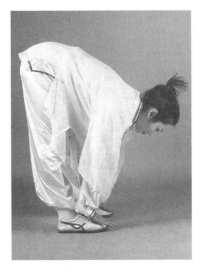

图 8-31　两手攀足固肾腰

重心缓缓下降;两腿膝关节微屈;同时,两掌向前下按至腹前,掌心向下,指尖向前;目视前方。

操作提示:反穿摩运要适当用力,至足背时松腰沉肩,两膝挺直,主动上举,带动上体立起。年老或体弱者可根据身体状况自行调整动作幅度,不可强求。

本式通过前屈后伸可刺激脊柱、督脉以及命门、腰阳关、委中等穴,有助于防治泌尿生殖系统方面的慢性病,达到固肾壮腰的作用。通过脊柱大幅度前屈后伸,可有效增强躯干前屈、后伸脊柱肌群的肌肉力量及其伸展性,同时对腰部的肾、肾上腺、输尿管等器官有良好的牵拉、按摩作用,可以改善其生理功能。

8. 第七式——攒拳怒目增气力(图 8-32)

接上式。身体重心右移,左脚向左开步;两腿徐缓屈膝半蹲成马步;同时,两掌握拳,置于腰侧,拳眼朝上;目视前方。

动作一:左拳缓慢用力向前冲出,与肩同高,拳眼朝上;瞪目,视左拳冲出方向。

动作二:左臂内旋,左拳变掌,虎口朝下;目视左掌。左臂外旋,肘关节微屈;同时,左掌向左缠绕,变掌心向上后握固;目视左拳。

动作三:屈肘,回收左拳至腰侧,拳眼朝上;目视前方。

动作四至动作六:同动作一至动作三,唯左右相反。本式一左一右为 1 遍,共做 3 遍。做完 3 遍后,身体重心右移,左脚回收成并步站立;同时,两拳变掌,自然垂于体侧;目视前方。

操作提示:马步的高低可根据自己的腿部力量灵活掌握。冲拳时要怒目瞪眼,注视冲出之拳,同时脚趾抓地,拧腰顺肩,力达拳面;拳回收时要旋腕,五指用力抓握。

中医认为,"肝主筋,开窍于目"。本式中的"怒目瞪眼"可刺激肝经,使肝血充盈,肝气疏泄,有强健筋骨的作用。两腿下蹲十趾抓地、双手攒拳、旋腕、手指逐节强力抓握等动作,可刺激手、足三阴三阳十二经脉的腧穴和督脉等;同时,使全身肌肉、筋脉受到静力牵张刺激,长期锻炼可使全身筋肉结实,气力增加。

9. 第八式——背后七颠百病消(图 8-33)

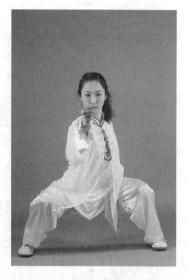 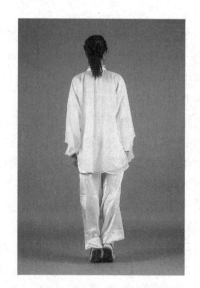

图 8-32　攒拳怒目增气力　　　　　图 8-33　背后七颠百病消

动作一:接上式。两脚跟提起;头上顶,动作略停;目视前方。

动作二:两脚跟下落,轻震地面;目视前方。

本式一起一落为1遍,共做7遍。

操作提示:上提时脚趾要抓地,脚跟尽力抬起,两腿并拢,百会穴上顶,略有停顿,要掌握好平衡。脚跟下落时,咬牙,轻震地面,动作不要过急。

脚趾为足三阴、足三阳经交会之处,脚十趾抓地,可刺激足部有关经脉,调节相应脏腑的功能;同时,颠足可刺激脊柱与督脉,使全身脏腑经络气血通畅,阴阳平衡。颠足而立可增强小腿后部肌群力量,拉长足底肌肉、韧带,提高人体的平衡能力。此外,落地震动可轻度刺激下肢及脊柱各关节内外结构,并使全身肌肉得到放松复位,有助于解除肌肉紧张。

10. 收势(图 8-34)

动作一:接上式。两臂内旋,向两侧摆起,与髋同高,掌心向后;目视前方。

动作二:两臂屈肘,两掌相叠置于丹田处(男性左手在内,女性右手在内);目视前方。

动作三:两臂自然下落,两掌轻贴于腿外侧;目视前方。

(三) 康复应用

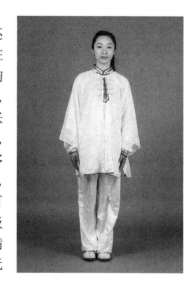

图 8-34　收势

八段锦动作设计除可舒筋活络,强身健体外,还与五脏功能相应,可调整五脏功能,预防或治疗五脏病症,促进脏腑功能的康复。如肝郁气滞,表现为胸闷、急躁易怒、两胁胀痛、头晕耳鸣等,当疏肝理气,可选第一、二式经常练习;脾虚气滞,表现为脘腹胀痛、食少纳呆、恶心呕吐、消化不良等,应健脾理气,可用第二、三式;心肾不交,表现为眩晕耳鸣、失眠多梦、腰膝酸软、五心烦热等,当交通心肾,补肾清心,用第五、六式;清阳不升可用第四、七式;肝阳上亢可用第四、八式;心脑血管病者选练前四式为宜;呼吸系统疾病者,多练第一、二、三、七式;消化系统疾病多练第三、五式;颈腰椎病者多练第四、五、六式。无病之人作为防病保健可以全套锻炼。

三、五禽戏

五禽戏功法是中国重要的传统养生康复手段之一,由东汉末年名医华佗所创,至今已有一千八百年的历史。此功法首见于《三国志·华佗传》记载,故又名“华佗五禽戏”。最早在南朝时期陶弘景《养性延命录·导引按摩》中有详细文字描述:“吾有一术,名曰五禽戏:一曰虎,二曰鹿,三曰熊,四曰猿,五曰鸟,亦以除疾,兼利手足,以常导引。”全套功法通过模仿虎、鹿、熊、猿、鸟五种不同动物的动作,在进行肢体锻炼的同时,注重内气运行、意念导引以调整身心。国内研究者对五禽戏功法进行了一系列研究,内容涉及对免疫系统、心血管系统、心理健康、抗衰老等方面的影响。目前流传较广的五禽戏有《养性延命录》《万寿仙书》所记载的五禽戏以及国家体育总局新编的健身气功五禽戏三种版本。本节介绍国家体育总局新编健身气功五禽戏。

（一）功法特点

1. 模仿五禽,神形兼备 五禽戏以模仿动物的形态动作,以动为主,通过形体动作的导引,引动气机的升降开合,并且将动物的神韵寓于外形动作中,使之具有虎之威猛、鹿之安适、熊之沉稳、鸟之轻捷、猿之灵巧。

2. 活动全面,大小兼顾 五禽戏动作中躯体动作导引全面完善,躯干运动包括前俯、后仰、侧屈、拧转、开合、缩放等不同的姿势,对脊柱、督脉及背部腧穴有较好的运动调节作用。同时本功法还特别注重手指、脚趾等小关节的运动,以达到加强末端血液循环的目的,并且兼顾了平时活动较少部位的锻炼。

3. 动静结合,练养相兼 五禽戏虽以动功为主,舒展形体、活动筋骨、畅通经络,但同时在功法的起势和收势,以及每一戏结束后,配以短暂的静功站桩,以诱导练功者进入相对平稳的状态和"五禽"的意境,以此来调整气息、宁静心神。

（二）操作要领

1. 起势调息 习练起势调息动作的目的是调整呼吸,使身体放松,为练功做好准备。其动作要点一是松沉,在两脚分开站立、两手上举前,身体先要向下松沉,松沉的实质就是脊柱与骨盆微前倾,同时两膝关节微屈。做到松沉的要领是注意肩关节的放松,即"沉肩坠肘"。二是圆活,起势调息时两手上提下按,切忌直上直下,要做到圆活自然。上提时,在松沉的基础上,微伸膝、微伸髋使骨盆微后倾;当两手上提接近与胸高时,伸腰、伸胸,胸廓微开展,同时两手边上提边内合,从而使两手在上提与内合的"转弯处"自然划出圆弧形。

2. 虎戏 虎戏要体现虎的威猛。神发于目,虎视眈眈;威生于爪,伸缩有力;神威并重,气势凌人。动作变化要做到刚中有柔、柔中生刚、外刚内柔、刚柔相济,具有动如雷霆无阻挡、静如泰山不可摇的气势。

第一式——虎举(图8-35)

动作一:两腿开立,与肩同宽,两手自然下垂于体侧,掌心向下,十指撑开,再弯曲成虎爪状;目视两掌。

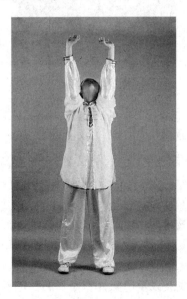

图8-35 虎举

动作二:随后,两手外旋,由小指先弯曲,其余四指依次弯曲握拳,两拳沿体前缓慢上提。至肩前时,十指撑开,举至头上方再弯曲成虎爪状;目视两掌。

动作三:两掌外旋握拳,拳心相对;目视两拳。

动作四:两拳下拉至肩前时,变掌下按。沿体前下落至腹前,十指撑开,掌心向下;目视两掌。

重复一至四动作3遍后,两手自然垂于体侧;目视前方。

第二式——虎扑(图8-36)

动作一:接上式。两手握空拳,沿身体两侧上提至肩前上方。

动作二:两手向上、向前划弧,十指弯曲成"虎爪",掌心向下;同时上体前俯,挺胸塌腰;目视前方。

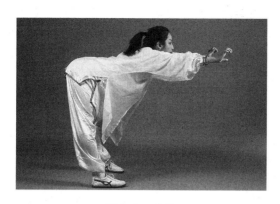

图 8-36　虎扑

动作三:两腿屈膝下蹲,收腹含胸;同时,两手向下划弧至两膝侧,掌心向下;目视前下方。随后,两腿伸膝,送髋,挺腹,后仰;两掌握空拳,沿体侧向上提至胸侧;目视前上方。

动作四:左腿屈膝提起,两手上举。左脚向前迈出一步,脚跟着地,右腿屈膝下蹲,成左虚步;同时上体前倾,两拳变"虎爪",向前、向下扑至膝前两侧,掌心向下;目视前下方。随后上体抬起,左脚收回,开步站立;两手自然下落于体侧;目视前方。

动作五至动作八:同动作一至动作四,唯左右相反。

重复一至八动作1遍后,两掌向身体侧前方举起,与胸同高,掌心向上;目视前方。两臂屈肘,两掌内合下按,自然垂于体侧;目视前方。

3. 鹿戏　鹿喜挺身眺望,好角抵,运转尾闾,善奔走,通任、督两脉。习练"鹿戏"时,动作要轻盈舒展,神态要安闲雅静,意想自己置身于群鹿中,在山坡、草原上自由快乐地活动。

第一式——鹿抵(图 8-37)

动作一:接上式。两腿微屈,身体重心移至右腿,左脚经右脚内侧向左前方迈步,脚跟着地;同时,身体稍右转;两掌握空拳,向右侧摆起,拳心向下,高与肩平;目随手动,视右拳。

动作二:身体重心前移;左腿屈膝,脚尖外展踏实;右腿伸直蹬实;同时,身体左转,两掌成"鹿角",向上、向左、向后划弧,掌心向外,指尖朝后,左臂弯曲外展平伸,肘抵靠左腰侧;右臂举至头前,向左后方伸抵,掌心向外,指尖朝后;目视右脚跟。随后,身体右转,左脚收回,开步站立;同时两手向上、向右、向下划弧,两掌握空拳下落于体前;目视前下方。

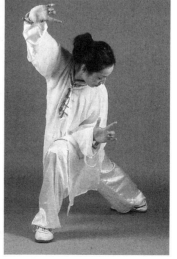

图 8-37　鹿抵

动作三、四:同动作一、二,唯左右相反。

动作五至动作八:同动作一至动作四。

重复一至八动作1遍。

第二式——鹿奔(图 8-38)

动作一:接上式。左脚向前跨一步,屈膝,右腿伸直成左弓步;同时,两手握空拳,向上、向前划弧至

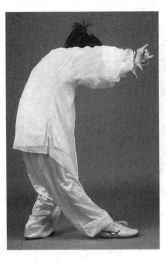

图 8-38　鹿奔

体前,屈腕,高与肩平,与肩同宽,拳心向下;目视前方。

动作二:身体重心后移;左膝伸直,全脚掌着地;右腿屈膝;低头,弓背,收腹;同时,两臂内旋,两掌前伸,掌背相对,拳变"鹿角"。

动作三:身体重心前移,上体抬起;右腿伸直,左腿屈膝,成左弓步;松肩沉肘,两臂外旋,"鹿角"变空拳,高与肩平,拳心向下;目视前方。

动作四:左脚收回,开步直立;两拳变掌,回落于体侧;目视前方。

动作五至动作八:同动作一至动作四,唯左右相反。

重复一至八动作 1 遍后,两掌向身体侧前方举起,与胸同高,掌心向上;目视前方。屈肘,两掌内合下按,自然垂于体侧;目视前方。

4. 熊戏　熊戏要表现出熊憨厚沉稳、松静自然的神态。运势外阴内阳,外动内静,外刚内柔,以意领气,气沉丹田;行步外观笨重拖沓,其实笨中生灵,蕴含内劲,沉稳之中显灵敏。

第一式——熊运(图 8-39)

动作一:接上式。两掌握空拳成"熊掌",拳眼相对,垂手下腹部;目视两拳。

动作二:以腰、腹为轴,上体做顺时针摇晃;同时,两拳随之沿右肋部、上腹部、左肋部、下腹部划圆;目随上体摇晃环视。

动作三、四:同动作一、二。

动作五至动作八:同动作一至动作四,唯左右相反,上体做逆时针摇晃,两拳随之划圆。

做完最后一个动作,两拳变掌下落,自然垂于体侧;目视前方。

第二式——熊晃(图 8-40)

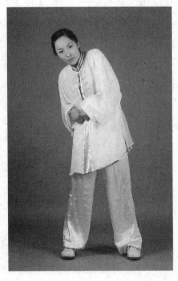

图 8-39　熊运

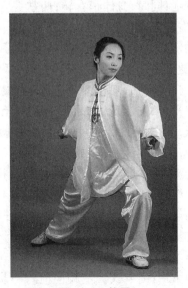

图 8-40　熊晃

动作一:接上式。身体重心右移;左髋上提,牵动左脚离地,再微屈左膝;两掌握空拳成"熊掌";目视左前方。

动作二:身体重心前移;左脚向左前方落地,全脚掌踏实,脚尖朝前,右腿伸直;身体右转,左臂内旋前靠,左拳摆至左膝前上方,拳心朝左;右掌摆至体后,拳心朝后;目视左前方。

动作三:身体左转,重心后坐;右腿屈膝,左腿伸直;拧腰晃肩,带动两臂前后弧形摆动;右拳摆至左膝前上方,拳心朝右;左拳摆至体后,拳心朝后;目视左前方。

动作四:身体右转,重心前移;左腿屈膝,右腿伸直;同时,左臂内旋前靠,左拳摆至左膝前上方,拳心朝左;右掌摆至体后,拳心朝后;目视左前方。

动作五至动作八:同动作一至动作四,唯左右相反。

重复一至八动作 1 遍后,左脚上步,开步站立;同时,两手自然垂于体侧。两掌向身体侧前方举起,与胸同高,掌心向上;目视前方。屈肘,两掌内合下按,自然垂于体侧;目视前方。

5. 猿戏 猿生性好动,机智灵敏,善于纵跳,折枝攀树,躲躲闪闪,永不疲倦。习练"猿戏"时,外练肢体的轻灵敏捷,欲动则如疾风闪电,迅敏机警;内练精神的宁静,欲静则似静月凌空,万籁无声,从而达到"外动内静""动静结合"的境界。

第一式——猿提(图 8-41)

动作一:接上式。两掌在体前,手指伸直分开,再屈腕撮拢捏紧成"猿钩"。

动作二:两掌上提至胸,两肩上耸,收腹提肛;同时,脚跟提起,头向左转;目随头动,视身体左侧。

动作三:头转正,两肩下沉,松腹落肛,脚跟着地;"猿钩"变掌,掌心向下;目视前方。

动作四:两掌沿体前下按落于体侧;目视前方。

动作五至动作八:同动作一至动作四,唯头向右转。

重复一至八动作 1 遍。

第二式——猿摘(图 8-42)

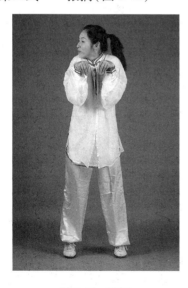

图 8-41 猿提

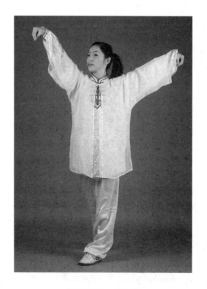

图 8-42 猿摘

动作一:接上式。左脚向左后方退步,脚尖点地,右腿屈膝,重心落于右腿;同时,左臂屈肘,左掌成"猿钩"收至左腰侧;右掌向右前方自然摆起,掌心向下。

动作二:身体重心后移;左脚踏实,屈膝下蹲,右脚收至左脚内侧,脚尖点地,成右丁步;同时,右掌向下经腹前向左上方划弧至头左侧,掌心对太阳穴;目先随右掌动,再转头注视右前上方。

动作三:右掌内旋,掌心向下,沿体侧下按至左髋侧;目视右掌。右脚向右前方迈出一大步,左腿蹬伸,身体重心前移;右腿伸直,左脚脚尖点地;同时,右掌经体前向右上方划弧,举至右上侧变"猿钩",稍高于肩;左掌向前、向上伸举,屈腕撮钩,成采摘势;目视左掌。

动作四:身体重心后移;左掌由"猿钩"变为"握固";右手变掌,自然回落于体前,虎口朝前。随后,左腿屈膝下蹲,右脚收至左脚内侧,脚尖点地,成右丁步;同时,左臂屈肘收至左耳旁,掌指分开,掌心向上,成托桃状;右掌经体前向左划弧至左肘下捧托;目视左掌。

动作五至动作八:同动作一至动作四,唯左右相反。

重复一至八动作1遍后,左脚向左横开一步,两腿直立;同时,两手自然垂于体侧。两掌向身体侧前方举起,与胸同高,掌心向上;目视前方。屈肘,两掌内合下按,自然垂于体侧;目视前方。

6. 鸟戏　鸟戏取形于鹤。鹤,轻盈安详,人们对它进行描述时往往寓意它的健康长寿。习练时,要表现出鹤的昂然挺拔、悠然自得的神韵。仿效鹤翅飞翔,抑扬开阖。两臂上提,伸颈运腰,真气上引;两臂下合,含胸松腹,气沉丹田。活跃周身经络,灵活四肢关节。

第一式——鸟伸(图8-43)

动作一:接上式。两腿微屈下蹲,两掌在腹前相叠。

动作二:两掌向上举至头前上方,掌心向下,指尖向前;身体微前倾,提肩,缩项,挺胸,塌腰;目视前下方。

动作三:两腿微屈下蹲;同时,两掌相叠下按至腹前;目视两掌。

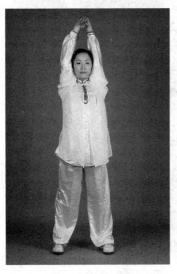

图8-43　鸟伸

动作四:身体重心右移;右腿蹬直,左腿伸直向后抬起;同时,两掌左右分开,掌成"鸟翅",向体侧后方摆起,掌心向上;抬头,伸颈,挺胸,塌腰;目视前方。

动作五至动作八:同动作一至动作四,唯左右相反。

重复一至八动作1遍后,左脚下落,两脚开步站立,两手自然垂于体侧;目视前方。

第二式——鸟飞(图8-44)

动作一:接上式。两腿微屈;两掌成"鸟翅"合于腹前,掌心相对;目视前下方。

动作二:右腿伸直独立,左腿屈膝提起,小腿自然下垂,脚尖朝下;同时,两掌成展翅状,在体侧平举向上,稍高于肩,掌心向下;目视前方。

动作三:左脚下落在右脚旁,脚尖着地,两腿微屈;同时,两掌合于腹前,掌心相对;目视前下方。

动作四:右腿伸直独立,左腿屈膝提起,小腿自然下垂,脚尖朝下;同时,两掌经体侧,向上举至头顶上方,掌背相对,指尖向上;目视前方。

动作五:左脚下落在右脚旁,全脚掌着地,两腿微屈;同时,两掌合于腹前,掌心相对;目视前下方。

交换姿势,左腿伸直独立,重复相同动作。重复1遍后,两掌向身体侧前方举起,与胸同高,掌心向上;屈肘,两掌内合下按,自然垂于体侧;目视前方。

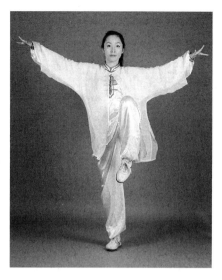

图 8-44　鸟飞

7. 收势　引气归元。

动作:两掌经体侧上举至头顶上方,掌心向下。两掌指尖相对,沿体前缓慢下按至腹前;目视前方。两手在腹前合拢,虎口交叉,叠掌,眼微闭静养,调匀呼吸,意守丹田。数分钟后,两眼慢慢睁开,两手合掌,在胸前搓擦至热。掌贴面部,上、下擦摩,浴面3~5遍。两掌向后沿头顶、耳后、胸前下落,自然垂于体侧;左脚提起向右脚并拢,前脚掌先着地,随之全脚踏实,恢复成预备势;目视前方。

(三)康复应用

五禽戏锻炼要做到:全身放松,意守丹田,呼吸均匀,形神合一。

虎戏主肝,威生于爪,要力达指尖,神发于目,要虎视眈眈。爪甲与目皆属肝,用力时气血所至,可以起到舒筋、养肝、明目的作用;加上做虎举与虎扑的动作时身体舒展,两臂向上拔伸,身体两侧得到锻炼,使得肝胆经脉循行部位气血通畅。经常练习自然使肝气舒畅,肝系疾病与不适得到缓解。

鹿戏主肾,鹿抵时腰部左右扭动,尾闾运转,腰为肾之府,通过腰部的活动锻炼,可以刺激肾脏,起到壮腰强肾的作用;鹿奔时胸向内含,脊柱向后凸,形成竖弓,通过脊柱的运动使得命门开阖,强壮督脉。肾藏精,督脉主一身之阳气,肾脏与督脉功能得到改善可以调节生殖系统。

熊戏主脾,熊运时身体以腰为轴运转,使得中焦气血通畅,对脾胃起到挤压按摩的作用;熊晃时,身体左右晃动,疏肝理气,亦有健脾和胃之功。脾胃主运化水谷,其功能改善不仅可以增强消化系统功能,还可以为身体提供充足的营养物质。经常练习熊戏,使不思饮食,腹胀腹痛,便泄便秘等症状得到缓解。

猿戏主心,猿提时手臂夹于胸前,收腋,手臂内侧有心经循行,通过练习猿提动作可以使心经血脉通畅;猿摘时对心经循行部位也有较好的锻炼作用,加之上肢大幅度的运动,可以对胸廓起到挤压按摩作用,增强心脏泵血功能。心主血脉,常练猿戏,可以改善心悸、心慌、失眠、多梦、盗汗、肢冷等症状。

鸟戏主肺,鸟戏主要是上肢的升降开阖运动,这些动作不仅可以牵拉肺经,起到疏通肺经气血的作用,还可以通过胸廓的开阖直接调整肺的潮气量。肺主气,司呼吸,主

435

治节,通调水道,常练鸟戏,可以增强人体呼吸功能,胸闷、气短、鼻塞、流涕等症状可以得到缓解。

知识拓展

习练五禽戏——适当运动可增强骨密度

骨密度降低会造成危害性极大的骨质疏松性骨折。人体的骨密度受多种因素的影响,其中运动是重要的影响因素之一。近年研究发现,不同类型、不同强度的运动对骨密度的影响不同,中长期的大强度运动训练并不能增强骨密度,相反还可导致骨量减少、骨密度降低。安徽中医药大学张庆武等在"华佗五禽戏对大学生骨密度的影响"的研究中发现,长期进行华佗五禽戏锻炼,能够明显提高受试大学生腰椎、股骨颈及股骨大转子等处的骨密度,有效预防骨质疏松的发生。

华佗五禽戏作为一种中小强度的有氧运动,以腰为主轴和枢纽,带动上下肢向各个方向运动,通过前俯、后仰、侧屈、环转、折叠、提落、开阖、缩放等各种不同的姿势,进行全身性锻炼,牵拉关节韧带和肌肉,疏通经络、调和气血、活动筋骨、滑利关节,起到增强骨密度的作用。

四、易筋经

易筋经相传为印度高僧达摩所创。宋元以前,仅流传于少林寺众僧之间,明清以后才广泛流行于民间。清代李鉴臣先生最早将易筋经作为推拿练功功法。19世纪50年代李鉴臣收丁凤山为入室弟子。丁氏在江浙一带行医,并传授门徒。1956年,其弟子朱春霆创办上海推拿医士学校(上海中医药大学推拿系前身),易筋经即被指定为学生的必修课程。

从易筋经三字来理解,"易"是改变之意;"筋"为筋肉,泛指肌腱、肌肉、筋膜等软组织;"经"指方法。"易筋"就是把筋挛者易之以舒,筋弱者易之以强,筋弛者易之以和,筋缩者易之以长,筋靡者易之以壮,从而将痿弱的"筋"改变成强壮的"筋"。锻炼过程中要求达到气盈力健,骨劲膜坚,刚柔相济,动静相兼,意力统一的境界。

长期以来易筋经不仅是广大推拿人员强身健体、提高体力的练功方法之一,同时也是人们防治疾病、延年益寿的常用传统运动康复保健功法。本节介绍目前广为流传的易筋经十二式。

(一)功法特点

1. 动作舒展,抻筋拔骨　易筋经的动作要领,不论是上肢、下肢还是躯干,都要求有较充分的屈伸、外站内收、扭转身体等运动,其目的就是通过"抻筋拔骨",牵动经筋、经络,进而调节脏腑功能,畅通气血,达到强身健体的目的。从现代运动医学而言,通过充分的形体屈伸,牵拉人体各部位的大小肌群和筋膜,以及大小关节处的肌腱、韧带、关节囊等结缔组织,促进活动部位软组织的血液循环,改善软组织的营养代谢过程,提高肌肉、肌腱、韧带等软组织的柔韧性、灵活性和骨骼、关节、肌肉等组织的活动功能。

2. 引动脊柱,疏通夹脊　易筋经通过脊柱的旋转屈伸运动以刺激背部的腧穴,疏通夹脊和畅任督脉,调节脏腑功能,达到健身防病、益寿延年目的。现代运动医学认为,脊柱旋转屈伸的运动刺激调理了脊髓和神经根,增强了其对各器官的协调和控制作用。

3. 动静相兼,协调美观　易筋经整套动作速度均匀和缓。动作刚柔相济,用力轻盈圆柔,不使蛮力,不僵硬。并且,本功法动作要求上下肢与躯体之间,肢体与肢体之间的左右上下,以及肢体左右的对称协调,彼此相随,密切配合,呈现出动作舒展连贯、柔畅协调的神韵。

（二）操作要领

1. 韦驮献杵第一势

（1）口诀:立身期正直,环拱手当胸,气定神皆敛,心澄貌亦恭。

（2）动作姿势

1）预备桩功:两脚平行站立,与肩等宽,双膝微屈。两臂自然下垂于身体两侧,五指自然并拢,微屈。两眼平视前方,继而放松,轻轻闭合,眼若垂帘。心平气和,神态安详,洗心涤虑,心澄貌恭。全身自上而下头颈、肩、臂、手、胸、腹、臀、大腿、小腿、脚依次放松,躯体各关节及内脏放松,做到身无紧处,心无杂念,神意内收（图 8-45）。

2）拱手当胸:两臂徐徐前举手臂,掌心相对与肩等宽,两臂平直,再屈肘,肘关节自然下垂,两手慢慢内收,距胸约一拳后,两手指尖相叠,拇指轻触,掌心向内。此时要求沉肩坠肘,含胸拔背,气沉丹田,舌抵上腭（图 8-46）。

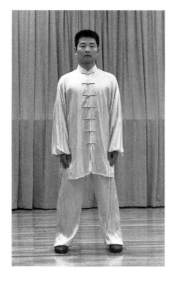

图 8-45　预备桩功

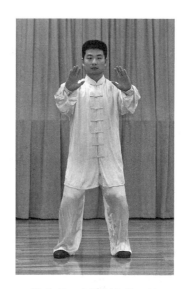

图 8-46　韦驮献杵第一势

2. 韦驮献杵第二势

（1）口诀:掌托天门自上视,足尖着地立身端,力周腿胁浑如植,咬紧牙关莫放宽,舌下生津将腭抵,鼻中调息觉心安,两拳缓缓收回处,弛力还将挟重看。

（2）动作姿势（图 8-47）

掌托天门:接上势,两臂上举,翻转掌心向上,掌心朝天,十指相对,舌抵上腭,仰面观天,目视九天之外,脚跟提起,足尖着地。

收势时,双掌变拳,旋动前臂,然后上肢用劲,缓缓将两拳自上往下收至腰部,拳心向上;在收拳的同时,足跟随势缓缓下落,两拳至腰部时,两足跟恰落至地。

3. 韦驮献杵第三势

(1)口诀:足趾挂地,两手平开,心平气静,目瞪口呆。

(2)动作姿势(图8-48)

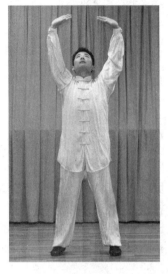

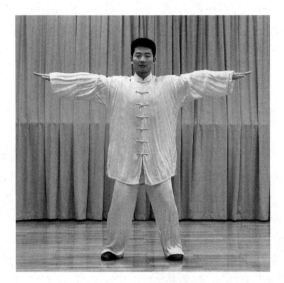

图 8-47　韦驮献杵第二势　　　　　　图 8-48　韦驮献杵第三势

横担降魔杵:接上势,翻转掌心向下,两掌左右分开,缓慢上抬呈侧平举,意念在无限远处。两手微高于肩,两眼平视前方,极目远眺,舌尖放下平铺,松腰松胯,两足趾抓地,似要生根之状,全身放松,心平气和,排除杂念。

4. 摘星换斗势

(1)口诀:双手擎天掌覆头,再从掌内注双眸,鼻端吸气频调息,用力收回左右眸。

(2)动作姿势(图8-49)

1)双手擎天掌覆头:右手经身体右侧缓缓向上举起,掌心朝天,五指朝左,松肩直臂。左手外劳宫紧贴命门。舌抵上腭,仰面上观手背,透过手背看九天之上,身体自命门起上下双向伸展。

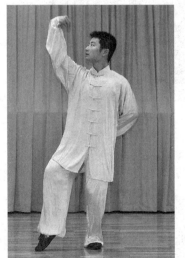

图 8-49　摘星换斗势

2)俯首贯气:右掌翻转向下,屈肘,头正,舌尖自上腭自然放下,眼平视前方或轻闭,同时"神返身中"。久练后与双手擎天连续练习时有"人在气中,气在人内"之感。左手动作与右手动作相同。

5. 倒拽九牛尾势

(1)口诀:两腿后伸前屈,小腹运气放松,用力在于两膀,观拳须注双瞳。

(2)动作姿势(图8-50)

1)左脚向左侧迈出一步成左弓步。同时,左手握拳上举,拳稍过头顶,拳心向内,屈肘。前臂与上臂所成角度略大于90°。肘不过膝,膝不过足,成半圆形,两眼观左拳。右手握拳,直肘向后伸展,拳心向后,前后两拳成绞绳状,称为螺旋劲。松肩,两肩要平而顺达。背直,塌腰收臀,胸略内含,藏气于小腹,鼻息调匀,舌尖轻抵上腭。

2)导气下达,两拳放松成半握拳状。舌尖自上腭放下,肩、腰放松,左手劳宫穴发气,闭目。气自天目穴进入,依次贯穿脑髓、脊髓、两腿骨髓,直达两脚涌泉穴。

3)转身向右,与前式相同,唯左右相反。

6. 出爪亮翅式

(1)口诀:挺身兼怒目,握手向当前,用力收回处,功须七次全。

(2)动作姿势(图8-51)

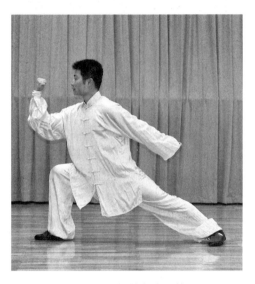 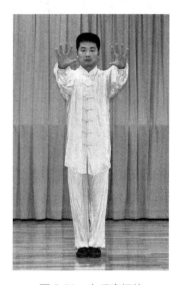

图8-50 倒拽九牛尾势   图8-51 出爪亮翅势

1)握拳护腰:由第一势预备桩功,上身前俯,两臂在身前松垂,两手握拳,由身前缓缓提起,置于腰间,拳心朝上。同时配合顺气,身直胸展,舌尖轻抵上腭。

2)两拳变掌,缓缓向前推出,至终点时掌心朝前,坐腕屈指,高与肩平,两眼平视指端,延展及远。

3)松腕,虚掌,十指微屈,屈肘,两手缓缓向胸胁收回,似落海水还潮,两眼轻闭,舌尖轻抵上腭,配以缓缓吸气。

7. 九鬼拔马刀势

(1)口诀:侧首弯肱,抱顶及颈,自头收回,弗嫌力猛,左右相轮,身直气静。

(2)动作姿势(图8-52)

1)右手后背,掌心朝外,置于腰部。左手上举过头,屈肘贴枕部抱头,手指压拉右耳,左腋张开。同时头颈腰背拧转向左后方,目视右足跟。舌尖轻抵上腭,稍停片刻。

2)拧身复正,侧头上观。两眼延展及远。舌尖轻抵上腭,身直气静。两手沿体前缓慢下落,恢复预备桩功。左右动作同,方向相反。

8. 三盘落地势

(1)口诀:上腭坚撑舌,张眸意注牙,足开蹲似踞,手按猛如拿,两掌各翻起,瞪睛兼闭口,起立足无斜。

(2)动作姿势(图8-53)

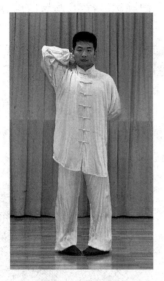

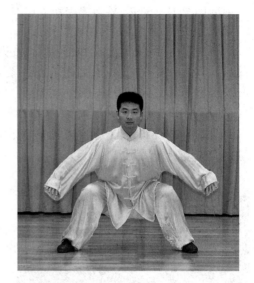

图 8-52　九鬼拔马刀势　　　　　　　　图 8-53　三盘落地势

1）同第一式预备桩功，屈膝下蹲，同时两掌分向身侧胯旁，指尖朝向左右侧方（微微偏前），虎口撑圆，目视前方，延展及远。上虚下实，空胸实腹，松腰敛臀，气蓄小腹。要做到顶平、肩平、心平气静。

2）两腿伸直，翻掌托起，如托千斤。舌抵上腭，眼向前平视，全身放松。

3）俯掌屈膝下按（恢复马步蹲按），配以呼吸，如此反复蹲起3次。年轻体壮者则宜全蹲，站起时宜缓，同时握拳上提。

9. 青龙探爪势

（1）口诀：青龙探爪，左从右出，修士效之，掌平气实，力至肩背，围收过膝，两目平注，息调心谧。

（2）动作姿势（图 8-54）

1）上身微俯，两手握拳，缓缓自身前提起，置于腰间，拳心朝上，同时配合吸气。舌尖轻抵上腭。右拳以拳面抵于章门穴，左拳变掌上举过头，腰身缓缓屈向左侧，使左腰充分收缩，右腰极度伸展。掌心朝下，舌尖轻抵上腭，自然呼吸，目视左掌。

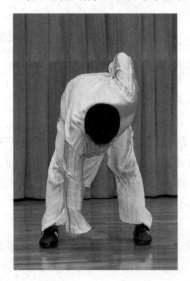

2）屈膝下蹲，左手翻转掌心朝上，手背离地面少许，自左方沿地面经前方划弧至左脚外侧；右拳变掌落下，同时身体亦随之转正，两手握拳。直立，左掌同时提至左章门穴。右手动作与左手动作同，唯左右相反。

10. 卧虎扑食势

（1）口诀：两足分蹲身似倾，屈伸左右腿相更，昂头胸作探前势，偃背腰还似砥平，鼻息调远均出入，指尖着地赖支撑，降龙伏虎神仙事，学得直形也卫生。

图 8-54　青龙探爪势

（2）动作姿势（图 8-55）

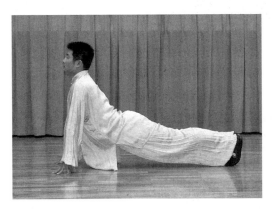

图 8-55 卧虎扑食势

1）上身微俯，两手握拳，缓缓自身前提起置于腰间，拳心朝上，身直胸展。两拳顺胸部向上伸至肩部，拳心转向里，同时屈膝、屈胯、微蹲蓄势，配以深长吸气。

2）左脚踏前一步，顺势成左弓步，同时臂内旋变掌向前下扑伸，掌高与胸齐，眼视两手。在扑伸的同时发"哈"声吐气。身体前倾，腰部平直，将胸中余气呼尽，顺势两手分按至左脚两侧。头向上略抬，两眼平视及远。极目远眺。

前两个动作要协调一致。两脚不动，起身后坐同时两手握拳，沿左腿上提。其他动作与前述动作同。如此共扑伸 3 次，左脚收回，右弓步动作与左弓步同，唯左右相反。

11. 打躬势

（1）口诀：两手齐持脑，垂腰直膝间，头唯探胯下，口更啮牙关，舌尖还抵腭，力在肘双弯，掩耳聪教塞，调元气自闲。

（2）动作姿势（图 8-56）

1）两臂展直，自身侧高举过头，仰面观天，头颈正直，屈肘两手抱后脑，掌心掩耳，两肘张开，与肩平行。上身前俯成打躬状，头部低垂，大约至两膝前方。两膝勿屈，微微呼吸，掌心掩耳。两手以指（食、中、无名指）交替轻弹后脑（风池穴附近）各 36 次。

2）缓缓伸腰站直，先左侧拧腰侧转，再向右侧拧腰侧转，往返 7 次，两脚勿移，腰直目松，膝直不僵，舌尖自然放下。在身体转至正中后，抬起脚跟，同时两手自脑后高举过头，仰掌呈擎天状，身体充分舒展，并配合吸气。

12. 掉尾势

（1）口诀：膝直膀伸，推手自地。瞪目昂头，凝神一志，起而顿足，二十一次，左右伸肱，以七为志，更坐作功，盘膝重眦，口注于心，息调于鼻，定静乃起，厥功维备。

（2）动作姿势（图 8-57）

1）两手分别自身侧高举过头。两掌相合，提顶、伸腰、展臂、提起脚跟极力高举。脚跟落地，两脚踏实，同时两掌落至胸前。十指交叉翻转，掌心朝外，两臂也随之前伸，展直。翻掌朝下，在身前徐徐下降至裆的部位后，弯腰前俯，继续下按至地。膝不可屈，如有未达，不可勉强。下按至终点时，昂头，舌抵上腭。如此俯仰躬身重复举按 3~5 次。

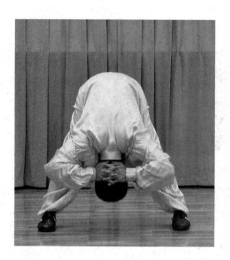

图 8-56　打躬势

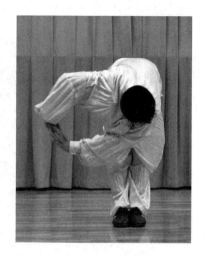

图 8-57　掉尾势

2）转腰向左方，两脚不移，仅左脚步变虚，右腿变实，右膝微屈。同时两手保持交叉状态，沿地面划弧移至左脚外侧。两臂保持伸展，自左方高举转头，掌心朝上，仰面观天，拧腰180°转向右方，徐徐弯腰右方俯身，下按至右脚步外侧，如未达到，不可勉强，可继续俯仰 3~5 次，以后逐渐靠近地面。

最后一次下按右脚外侧时，伸舒腰身两臂，随之高举过头。继之拧腰转身至正前方。两掌相合，徐徐降至胸前。两掌缓缓分开，十指相对，下按，自然下垂于两胯旁，恢复成预备桩功姿势。两脚跟起落顿地 3~21 次。

（三）康复应用

易筋经是保健强身和传统运动疗法的基础功法。通过练习此功法，能激发人体周身气机，提高正气的流通性。它既能练气，又佐以练力，久练后可使气力倍增，既是推拿、针灸医师作为行气布气的基础训练功法，也是老、弱、病、残者重要的传统运动疗法。具有疏通经络、运行气机、防病健身之作用。临床可用于神经衰弱、胃肠疾病、呼吸系统疾病、肢体关节病变、颈腰椎疾病和痿病的康复治疗。

功法每天练 1~2 次。初练首先要将姿势练熟，然后再进行呼吸、意念和姿势的配合锻炼，最终达到三调合一。练功的运动量可根据个人的体质和体力情况灵活掌握，逐渐增加，不可操之过急。中老年人练此功法，不可向上提气，提足跟之动作可以不做，否则易引起血压升高、头痛、头晕等。心脑血管病患者练习时宜多用意而少用力，各式均顺其自然，量力而行。

五、六字诀

六字诀现存文献最早见于南北朝时梁代陶弘景所著《养性延命录》中。《养性延命录·服气疗病》中记载："纳气有一，吐气有六。纳气一者，谓吸也；吐气六者，谓吹、呼、唏、呵、嘘、呬，皆出气也。……吹以去热，呼以去风，唏以去烦，呵以下气，嘘以散寒，呬以解极。"这些记载即后世"六字诀"或"六字气诀"的起源。

陶弘景之后，历代都有关于六字诀的记述。从现有文献来看，明代以前的六字诀不配合肢体动作，只是单纯的吐纳功夫。明代以后，六字诀开始有了肢体动作，将吐纳与导引结合起来。例如,胡文焕的《类修要诀》和高濂的《遵生八笺》等著述中都有《去病延年六字法》总诀的记载:"肝若嘘时目睁精(精同睛),肺知呬气手双擎,心呵顶上连叉手,肾吹抱取膝头平,脾病呼时须撮口,三焦客热卧嘻宁。"这是最早的六字诀配导引动作的记述。《遵生八笺校注·延年去病笺》的《四季却病歌》中则将六字诀与四季养生相结合:"春嘘明目木扶肝,夏至呵心火自闲,秋呬定收金肺润,肾吹惟要坎中安,三焦嘻却除烦热,四季常呼脾化餐,切忌出声闻口耳,其功尤胜保神丹。"

(一)功法特点

1. 以音引气,调节脏腑 六字诀通过特定的发音来引动与调整体内气机的升降出入。以"嘘、呵、呼、呬、吹、嘻"六种不同的特殊发音,分别与人体肝、心、脾、肺、肾、三焦六个脏腑相联系,从而达到调整脏腑气机的作用。在六字的对音和口型方面有其相应特殊规范,在众多的健身功法中独具特色。

2. 吐纳导引,相须相成 六字诀强调将发音与调息吐纳及动作导引相配合,使发音、呼吸、动作导引协调一致,相须相成,浑然一体,共同起到畅通经络气血、调整脏腑功能的作用。

3. 动静结合,练养相兼 六字诀功法要求吐气发音均细柔长,加上动作中的静立养气,动中有静、静中有动,动静结合,练养相兼,既练气,又养气。其动作舒展大方、柔和协调,如行云流水、婉转连绵,具有人在气中,气在人中的神韵,表现出独特的宁静与和谐之美。

(二)操作要领

"六字诀"是一种吐纳法。它是通过嘘、呵、呼、呬、吹、嘻六个字的不同发音口型,唇齿喉舌的用力不同,以带动不同的脏腑经络气血的运行。

呼(hū)字为喉音,五行属土,对应脾;呵(hē)字为舌音,五行属火,对应心;嘘、嘻为牙音,五行属木,对应肝、胆;吹(chuī)字正好为唇音,五行属水,对应肾;呬(sī)字则为齿音,五行属金,对应肺。呼吸法采用顺腹式呼吸,先呼后吸,呼气时读字,同时提肛缩肾,体重移至足跟。某个音发6遍后,调息1次,使气息恢复自然。

预备式:两足开立,与肩同宽,头正颈直,含胸拔背,松腰松胯,双膝微屈,全身放松,呼吸自然。

1. 嘘字功平肝气(图8-58)

嘘,读(xū)。口形为两唇微合,有横绷之力,舌尖向前并向内微缩,上下齿有微缝。伴随呼气念嘘字,足大趾轻轻点地,两手自小腹前缓缓抬起,手背相对,经胁肋至与肩平,两臂如鸟张翼向上、向左右分开,掌心斜向上。两眼反观内照,随呼气之势尽力瞪圆。呼气尽,伴随吸气动作屈臂,两手经面前、胸腹前缓缓下落,垂于体侧。再做第二次吐字。如此动作,6次为1遍,做完1遍,做1次调息。嘘字功适用于视物不清、疲劳,胁肋胀满疼痛,情志抑郁、易怒,肝阳上亢、肝风内动型眩晕等症属肝经功能障碍者。

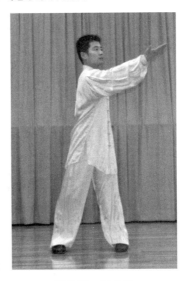

图 8-58 嘘字功

443

2. 呵字功补心气（图 8-59）

呵，读（hē）。口形为半张，舌顶下齿，舌面下压。呼气念呵字，足大趾轻轻点地；两手掌心向里由小腹前抬起，经体前至胸部两乳中间位置向外翻掌，上托至平双目。呼气尽，伴随吸气过程，翻转掌心向面，经面前、胸腹缓缓下落，垂于体侧，再行第二次吐字。如此动作，6 次为 1 遍，做完 1 遍，做 1 次调息。呵气功适用于心悸、胸痛、失眠、健忘、盗汗、舌强语謇等症属心经功能障碍者。

3. 呼字功培脾气（图 8-60）

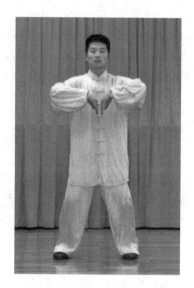

图 8-59 呵字功

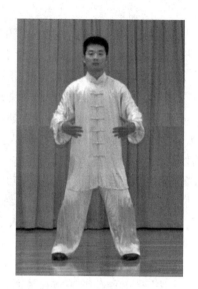

图 8-60 呼字功

呼，读（hū）。口形为撮口如管状，舌向上微卷，用力前伸。呼字时，足大趾轻轻点地，两手自小腹前抬起，掌心朝上，至脐部，左手外旋上托至头顶，同时右手内旋下按至小腹前。呼气尽，伴随吸气过程，左臂内旋变为掌心向里，从面前下落，同时右臂回旋掌心向里上穿，两手在胸前交叉，左手在外，右手在里，两手内旋下按至腹前，自

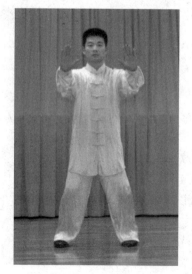

图 8-61 咽字功

然垂于体侧。再以同样要领，右手上托，左手下按，做第二次吐字。如此动作，6 次为 1 遍，做完 1 遍，做 1 次调息。呼字功适用于纳呆、腹胀、泄泻、乏力、痿证、痰湿肿满等症属脾经功能障碍者。

4. 咽字功补肺气（图 8-61）

咽，读（sī）。口形为两唇微后收，下颌微合，舌尖插入齿缝。呼气念咽字，两手从小腹前抬起，逐渐转掌心向上，至与两乳平，两臂外旋，翻转掌心向外成立掌，指尖对喉，然后左右展臂宽胸推掌，如鸟张翼。呼气尽，随吸气之势，两臂自然下落垂于体侧，如此重复 6 次，调息 1 次。适用于外感伤风、发热咳嗽、痰涎上涌、背痛怕冷、咳喘等症属肺经功能障碍。

笔记

5. 吹字功补肾气（图 8-62）

吹，读（chuī）。口形为撮口，唇出音。呼气读吹字，足五趾抓地，足心空起，两臂自体侧提起，绕长强、肾俞向前划弧并经体前抬至锁骨平，两臂撑圆如抱球，两手指尖相对。身体下蹲，两臂随之下落，呼气尽时两手落于膝盖上部。下蹲时要做到身体正直。呼气尽，随吸气之势慢慢站起，两臂自然下落垂于身体两侧。共做 6 次，调息。吹字功适用于腰膝酸软、盗汗遗精、阳痿、早泄、子宫虚寒等症属肾经功能障碍者。

6. 嘻字功理三焦（图 8-63）

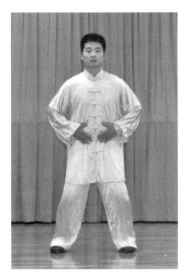
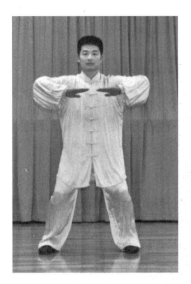

图 8-62 吹字功　　　　图 8-63 嘻字功

嘻，读（xī）。口形为两唇微启，舌稍后缩，舌尖向下。有怡然自得之貌。呼气念嘻字，足四、五趾点地。两手自体侧抬起如捧物状，过腹至两乳平，两臂翻转掌心向下，并向头部举起，两掌心相对，指尖转向上。吸气时五指分开，呼气发嘻音时，双手由头部循身体缓缓下按并以意引气至足四趾端。重复 6 次，调息。嘻字功适用于三焦不畅而引起的眩晕、耳鸣、咽喉痛、胸腹胀闷、小便不利等疾患。

（三）康复应用

六字诀的疗效以泻实为主，适用于脏腑实证。通过呼吸发音，并延长呼气时间来达到治疗目的。如高血压一般表现为肝阳上亢，以口缓缓呼气，适当延长呼气并随之放松全身，同时默念"嘘"字，以平肝火，缓解头晕、头痛、降血压。对于脏腑虚证，按五行生克规律，可以泻为补。例如肺气不足，当以增加"呵"字练法次数来补肺气，原理是火克金，泻其克己一方，也就起到扶己助己之作用。

六字诀全套练习，每字重复 6 次，全套一共做 36 次。早晚各练 3 遍。如某一脏器有病，相应之字可加练 1~3 倍。需要特别注意的是，六字诀虽为康复治疗之良法，但多吸则伤阴，多呼则伤阳，习练者切不可急于求成，一次练习过多。同时也要避免只单练一个字，以免引起各种不适。

六、捧气贯顶法

捧气贯顶法是当代较为流行的健身功法，它通过姿势的开合和意念导引的配合，引动内气外放、外气内收,从而畅通人与大自然之气的联系。该功法也是行之有效的采气、聚气之法,具有较好的强壮身体,促进疾病康复的作用。

（一）功法特点

1. 神与气合,以意引气　练捧气贯顶法的根本原则是神（意）与气合,以意引气,神气并重。这里所说的气,一是指大自然中之气,一是弥散在自身周围的自己的气,同时也包括自己身体内的气。通过意识与动作的配合,引导人体之气与大自然之气的混化。

2. 内气外放,外气内收　本功法借助形体运动的开合来强化意识活动的开合,借此引动内气外放与外气内收。

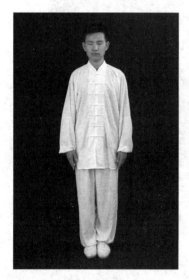

图 8-64　预备式

3. 采气聚气,蕴意精巧　捧气贯顶法中有各种拉气、推揉动作,使两掌掌心的吞吐与意念的开合紧密配合,这是聚气、采气、养气的有效方法和手段。尤其是意念和虚空混元气结合,则属采气功法中的重要法门。

（二）操作要领

1. 预备式（图 8-64）

两脚并拢,周身中正,两手自然下垂,如立正姿势。目视前方天地交界处,两眼轻轻闭合,目光收回。意念:顶天立地,形松意充。外敬内静,心澄貌恭。一念不起,神注太空。神意照体,周身融融。

2. 起式

（1）小指带动,指掌慢慢上翘,成手心向下,指尖向前,与臂成直角。以肩为轴,两手做前后拉气三次（图 8-65）。

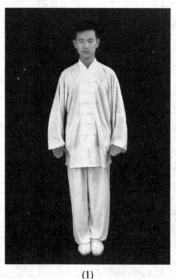

　　　　（1）　　　　　　　　　　　　（2）

图 8-65
（1）起式正面;（2）起式侧面

（2）以小指带动，松腕，转掌心相对。虎口向上，臂放松，与肩等宽从体前向上捧气，至手与脐平，掌心微含，回照肚脐。继而转掌心向下，两臂向两侧外展至背后。小臂微收，转掌心向内，掌心微含，回照腰部命门穴（对脐处）。而后小臂上提，顺势内收掌腕到两肋旁，掌心向上，用中指端向大包穴贯气（图8-66）。

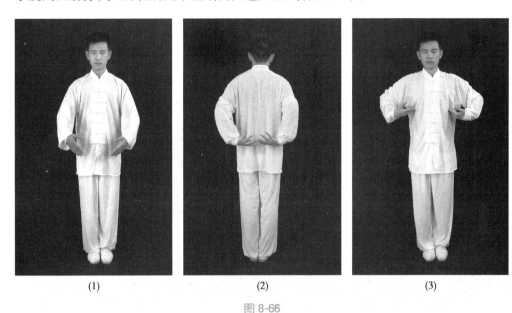

(1)　　　　　　　　　　(2)　　　　　　　　　　(3)

图 8-66

（1）回照肚脐；（2）回照命门；（3）点按大包

（3）随后两臂向前伸出与肩平，掌臂微收，掌心微含，中指回照两眉间印堂穴。随之两腕微微转动，带动十指斜相对，而后转肘外撑，两臂向两侧展开。至左右成一字与肩平，小指带动，掌心向下，连续转掌心向上，两臂向上划弧，至头顶上方两掌相合。而后沿头正前方下降至胸前呈合十手（图8-67）。

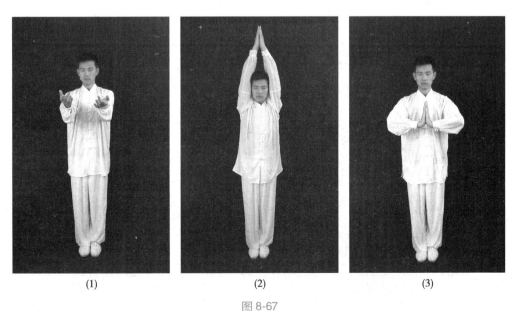

(1)　　　　　　　　　　(2)　　　　　　　　　　(3)

图 8-67

（1）回照印堂；（2）头顶相合；（3）胸前合十

3. 第一式　前起侧捧气

（1）合十手转指端向前并推出，至两臂伸直，高与肩平。逐渐分掌，转掌心向下，立掌外撑（掌指上翘，掌心外突，掌与臂成直角），意想掌臂延伸至天边，在天边推揉三次。推揉要肩、肘、腕一体，两肩沿上、后、下、前顺序划立圈。推时，以掌根带动掌臂前推，掌心外突，回收时以肩带动，肘微下垂，掌心内含，意想从天边收回体内。而后立掌外撑，意想掌臂延伸至天边，以掌带臂沿天边左右水平拉气三次。左右拉开约15°，再合拢至两臂平行（图8-68）。

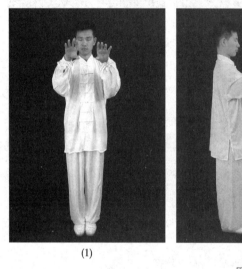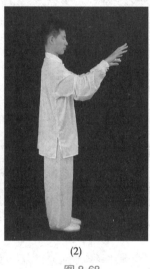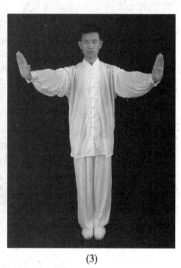

(1)　　　　　　　　　　(2)　　　　　　　　　　(3)

图 8-68

（1）推揉正面观；（2）推揉侧面观；（3）水平拉气

（2）立掌外撑，两臂向两侧展开至左右平肩。立掌外撑，意想掌臂延伸至天边，在天边推揉三次。推时，以掌根带动掌臂前推，掌心外突；回收时以肩带动，肘微下垂，掌心内含，意念从天边收回体内。而后立掌外撑，意想掌臂延伸至天边，沿天边作上下拉气三次。向上拉约15°，向下拉至平肩（图8-69）。

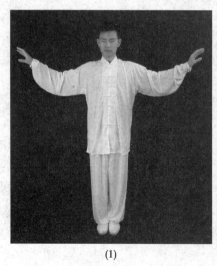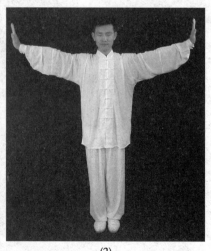

(1)　　　　　　　　　　　　(2)

图 8-69

（1）体侧推揉；（2）上下拉气

448

（3）松腕转掌心向上，意想两手延伸至天边，沿天边捧气至头顶上方，两臂微曲，腕与肩等宽，掌心微含照向头顶，停留一个呼吸的时间。向头顶贯气，两手沿体正前方下降至肚脐。两中指相接，点按肚脐（图8-70）。

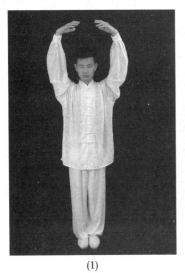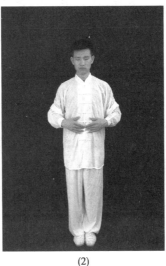

（1）　　　　　　　　　　　　（2）

图 8-70
（1）回照百会；（2）点按肚脐

（4）两手中指平脐向两侧扒开转向身后，至命门穴，两中指点按命门穴，而后沿膀胱经下至两足。两手沿足外侧抚至趾端并敷于足面，向下按揉三次。下按时，膝向前跪，身体重心向前移至两手，意想手心通过足心入地；抬起时提膝，臀部向上抬，身体重心移向两足，两手不动，把放出去的意念收回体内。而后，两手稍起，转手心相对，如捧气球，意想把地气从地里拔出，捧在手中。而后，两手分开，转掌心对向两腿内侧沿足三阴经向上导引至肚脐，中指点按，而后两手分开还原至体侧，自然下垂（图8-71）。

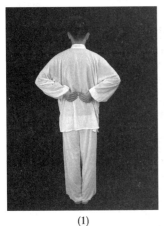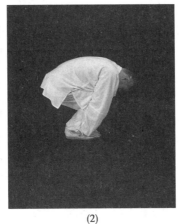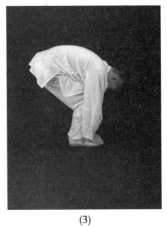

（1）　　　　　　　　　（2）　　　　　　　　　（3）

图 8-71
（1）点按命门；（2）下按；（3）上提

4. 第二式　侧起前捧气

（1）两臂从体侧阴掌（手心向下）上提，成一字形。立掌外撑，意想手臂延伸至天边，沿天边向两侧揉推三次。推时，以掌根带动掌臂前推，掌心外突；回收时以肩带动，

笔记

肘微下垂,掌心内含,意念从天边收回体内。立掌外撑,意想手臂延伸至天边,沿天边作水平拉气三次。向前拉约15°角,向后两臂成一字(图8-72)。

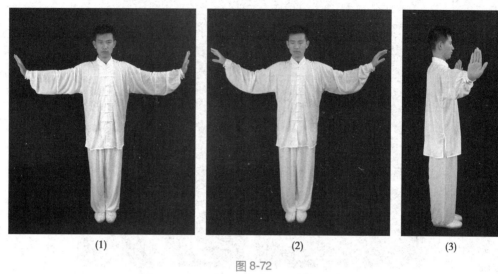

(1)　　　　　　　　　　(2)　　　　　　　　　　(3)

图 8-72

(1)体侧推揉;(2)(3)水平拉气

(2)立掌外撑,意想手臂延伸至天边,两臂沿天边向体正前方合拢,与肩等宽,两掌在天边进行揉推三次。推时,以掌根带动掌臂前推,掌心外突;回收时以肩带动,肘微下垂,掌心内含,意念从天边收回体内。立掌外撑,意想手臂延伸至天边,在天边进行上下拉气三次,向上拉约15°角,向下拉至平肩(图8-73)。

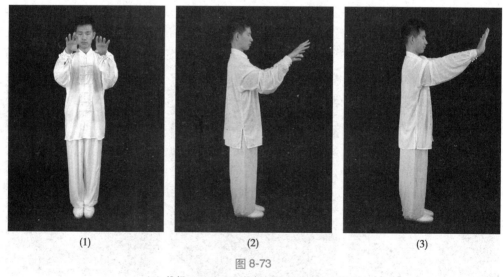

(1)　　　　　　　　　　(2)　　　　　　　　　　(3)

图 8-73

(1)推揉正面观;(2)推揉侧面观;(3)上下拉气

(3)松腕转掌,意想沿天边捧气至头顶上方,手心微含照向头顶,停留一个呼吸的时间,向头顶贯气,两手继续下降至印堂穴,转掌心向内,两中指点按。沿眉向两侧分开,向后至玉枕骨下,两中指点按。而后,两手沿项下至背,两中指点按第三胸椎处。再转回体前,从腋下向后,两手至背后,尽量向上。掌心紧贴身体,两手沿胆经、膀胱经下至命门穴,两中指点按。而后两中指沿带脉分开,回归肚脐,两中指点按(图8-74)。

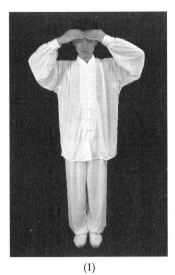 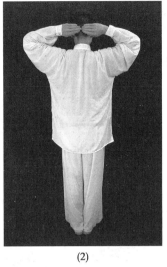 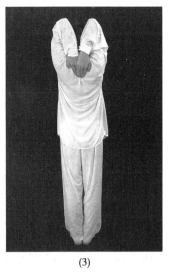

(1)　　　　　　　　　　(2)　　　　　　　　　(3)

图 8-74

（1）点按印堂；（2）点按玉枕；（3）点按第三胸椎

（4）两手沿足三阴经（腿内侧）下至两足，两手沿足内侧抚至趾端。两手敷于足面，按揉三次。下按时，膝向前跪，身体重心向前移两手，意想手心通过足心入地；抬起时，提膝，臀部向上抬，身体重心移向两足，两手不动，把放出去的意念收回体内。而后，两手稍起，转手心相对，如捧气球，意想把地气从地里拔出，捧在手中。而后，两手分别沿足外侧至足跟，转手心向内，沿膀胱经上至命门穴，两中指相接点按。沿带脉分开，回归肚脐，两中指点按，两手分开还原至体侧，自然下垂。

5. 第三式　侧前起捧气

（1）两手如捧物，虎口向上，两臂与正前方成45°角上举，意想沿天边捧气至头顶上方，手心微含，照向头顶，停留一个呼吸的时间，向头顶贯气。两手沿耳下至两肩前，小臂直立胸前，掌心朝前（图 8-75）。

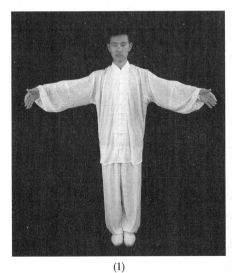 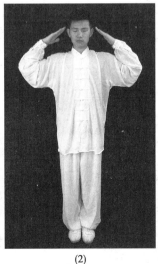 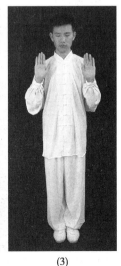

(1)　　　　　　　　　(2)　　　　　　　　　(3)

图 8-75

（1）两臂上举；（2）耳侧下落；（3）立于胸前

（2）右掌坐腕向前推出，臂似直非直，松腕，小指带动，将掌心翻转向左，微含。并向左划弧拢气，约90°角时，拇指掐于中指中节正中（中魁穴）。其余四指轻轻并拢，继续向左拢气至身后，约180°。由身后回归左胸前，中指点在左侧锁骨下缘中点之气户穴（乳头直上方），向气户穴贯气（图8-76）。

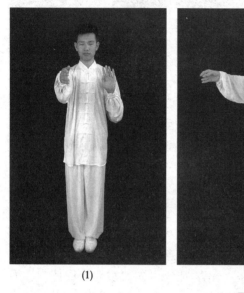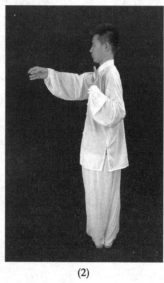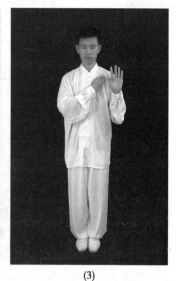

(1)　　　　　　　　　　(2)　　　　　　　　　　(3)

图 8-76
（1）（2）向左拢气；（3）点按气户

（3）左掌坐腕向前推出，向右拢气约180°至身后，重复右手动作，方向相反。

（4）拢气后，两小臂在胸前呈十字交叉状，大臂与身体成45°角。自然呼吸三次，吸气时中指点按气户穴，呼气时微放松。松开掐诀双手，两臂前推，两腕转动（转莲花掌），两掌胸前合十（图8-77）。

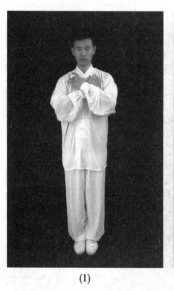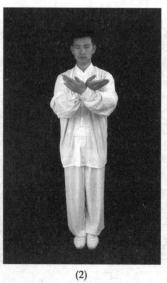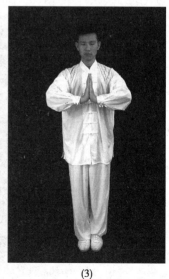

(1)　　　　　　　　　　(2)　　　　　　　　　　(3)

图 8-77
（1）十字交叉；（2）转莲花掌；（3）胸前合十

6. 收式

合十手举至头顶上方,上拔,意想举向天顶。两手分开,转掌心向前,两臂由两侧下落与肩平,逐渐转掌心向上,沿天边向体前合拢,与肩等宽。掌臂微微内收,中指回照印堂穴。而后,两肘回抽,两掌指端指向第六、七肋间,用中指端向大包穴贯气,再向后伸出,向两侧外展。两臂转至两侧时,转掌腕使掌心相对,向体前合拢。两手重叠放在肚脐上(男左手贴肚脐,女相反),静养片刻。两手分开还原至体侧,慢慢睁开双眼(图8-78)。

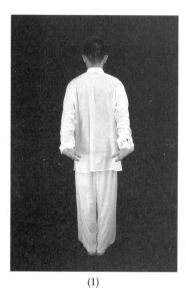 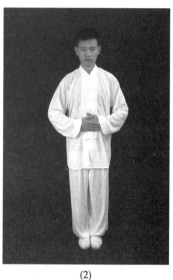

(1) (2)

图 8-78
(1)回照命门;(2)敷于肚脐

（三）康复应用

练捧气贯顶法的根本原则是神(意)与气合,以意引气,神气并重。通过练此功使人体与大自然之气的畅通,疏通全身膜络,打通人体关窍、穴道,使人体气脉和畅,从而旺盛人体生命功能。本功法得气快、气感强,治病健身效果好。临床可用于多种疾病的康复治疗。

功法每天练1~2次。练本功法时要注意意识放松,做到神态悠闲,恬静安舒,怡然自得,练功时形随意走,动作圆融,意识开合,意境深远。练功时做到形、气、神合一。练功的运动量可根据个人的体质和体力情况灵活掌握,逐渐增加,不可操之过急。

七、三心并站庄

三心并站庄是以站式练功法,它既强调对身形的站式调整,也注重意念的导引,通过意识将"三心",既头顶心、手心、脚心之气凝聚于下丹田,具有较好的聚气、发动真气的效应,富力强身的作用明显。

（一）功法特点

1. 形意相合,发动真气　本庄法发动真气快,姿势合度,很快即可出现身体微晃动或微颤,身有热感,两手之间出现吸力与张力,有难以外分与内合之感。

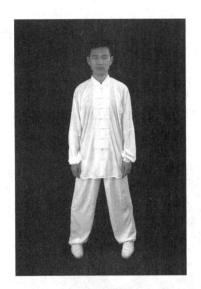

图 8-79　预备式

2.练功基石,简单易行　本庄法属于练功筑基方法,简单易行,不仅适于病人锻炼,而且是深入气功修炼的基本功,是练动功松腰胯、松尾闾的捷法。

（二）操作要领

1.预备式

两足并拢,周身中正,两手自然下垂。目视远方天地交界处,两眼轻轻闭合,目光回收。口微闭,自然呼吸。两足跟不动,两足尖外撇成90°,再以两足尖为重心,两足跟各外撇90°,两足呈后"八"字形(图8-79)。

2.起式

（1）小指带动,指掌慢慢上翘,成手心向下,指尖向前,与臂成直角。以肩为轴,两手做前后拉气三次(图8-80)。

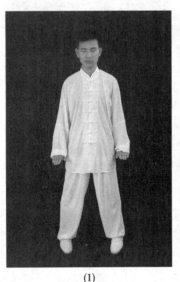
(1)

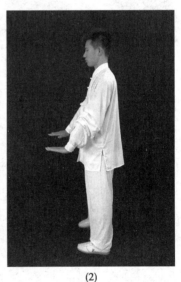
(2)

图 8-80
（1）拉气正面观;（2）拉气侧面观

（2）以小指带动,松腕,转掌心相对。虎口向上,臂放松,与肩等宽从体前向上捧气,至手与脐平,掌心微含,回照肚脐。继而转掌心向下,两臂向两侧外展至背后。小臂微收,转掌心向内,掌心微含,回照腰部命门穴。而后小臂上提,顺势内收掌腕到两肋旁,掌心向上,用中指端向大包穴贯气(图8-81)。

（3）随后两臂向前伸出与肩平,掌臂微收,掌心微含,中指回照两眉间印堂穴。随之两腕微微转动,带动十指斜相对,而后转肘外撑,两臂向两侧展开。至左右成一字与肩平,小指带动,掌心向下,连续转掌心向上,两臂向上划弧,至头顶上方两掌相合。而后沿头正前方下降至胸前呈合十手(图8-82)。

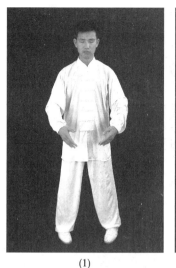
(1)

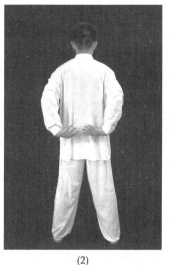
(2)

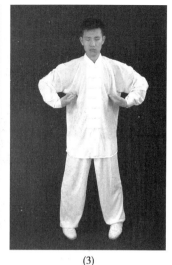
(3)

图 8-81

（1）回照肚脐；（2）回照命门；（3）点按大包

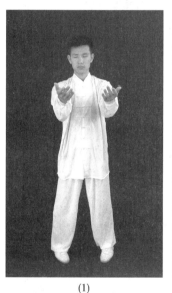
(1)

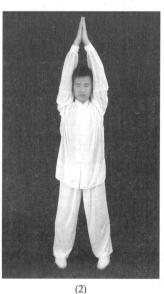
(2)

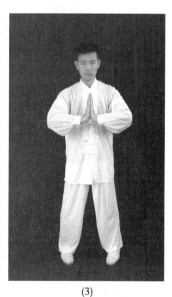
(3)

图 8-82

（1）回照印堂；（2）头顶相合；（3）点按大包

3. 三心并站庄

（1）庄式：坐腕，带动臂下落，两手掌根慢慢分开，掌心内含，十指尖轻轻相接，两手呈半个球状。两手置于腹前，掌心对肚脐。屈膝下蹲，膝不能过足尖。大腿根部空虚，腰部命门向后突，呈似坐非坐。站庄姿势的高低依练功者的体质而定。约站半小时。能长时间地站更好（图 8-83）。

（2）身形要求：头要中正，虚凌向上，似悬空中。目似垂帘，含光默默，目光随眼睑闭合而内收，与意念合而为一。舌抵上腭，展眉落腮，似笑非笑。含胸，含胸是将胸骨柄与两乳头之间的三角地带放松；拔背，拔背是大椎穴向上领直通百会，使脊骨伸直，同时需注意两肩胛骨自然放松下沉。含胸拔背的目的是使胸腔开扩，胸背放松。松肩空腋,肘坠而悬。坐腕,含掌,舒指。松腰,腰椎及其韧带、腰两侧肌肉等都放松,逐步改变腰部的自然弯曲状态。松胯,包括髋关节和骶髂关节的放松。尾闾下垂指向地面,以两足跟的连线为一边,向后划一等边三角形,三角形的中心即为尾闾的指地点。调裆提会阴。松膝,轻轻内扣,稍向前屈,但髌骨要有微微上提之意。踝放松,足平铺。

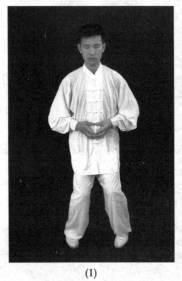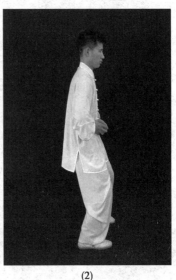

图 8-83
(1) 庄式正面;(2) 庄式侧面

(3) 意念:本庄法多守下丹田(脐部),方法是意念从周身各部向丹田集中,顶心向下,脚心向上,手心向内,"三心"向丹田并合。"三心并"即由此命名。初学功者,意念顶心、脚心、手心可以分别逐个向丹田并。向丹田并合后,意念即可放开,安静、放松地站庄。

4. 收式

(1) 身体慢慢直立,双脚并拢(按预备式踩气逆动作),双手转指端向上,胸前合十(图 8-84)。

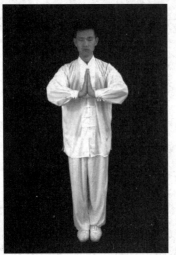

图 8-84 胸前合十

(2) 合十手上举至头顶上方,意想举向天顶。两手沿天边慢慢分开,转掌心向前,双臂由两侧下落与肩平,逐渐转掌心向上,沿天边向体前合拢,与肩等宽。

(3) 掌臂微微内收,掌指(同时用意念)回照印堂穴,而后,屈臂下落、两肘回抽,两掌指端指向第六、七肋间,用中指端向大包穴贯气,再向后伸出,两臂向两侧外展,展至体侧时,转掌腕使两掌心斜相对,向体前合拢,双手重叠放在肚脐上(男左手在下,女右手在下)(图 8-85)。

(4) 重叠在肚脐上的双手揉腹,左右各转九周,温养片刻。两手分开,置体侧自然下垂,两眼慢慢睁开。

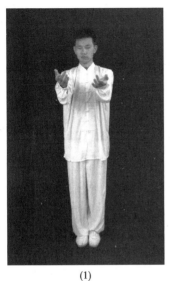 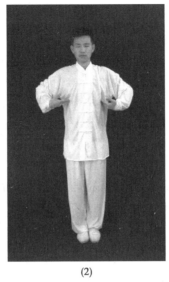 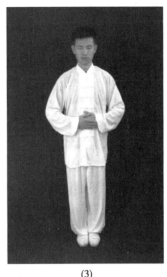

(1)　　　　　　　　　　　(2)　　　　　　　　　　　(3)

图 8-85

（1）回照印堂；（2）点按大包；（3）敷于肚脐

（三）康复应用

三心并站庄强调对身形的站式调整，注重意念导引，通过意识将"三心"之气凝聚于下丹田具有良好的聚气，发动真气的效应，强身作用明显。临床可用于多种疾病的康复治疗。

功法每天练 1~2 次。练本功法时要注意以理作意，融入境界。以口诀调整精神境界，进入练功状态，使其贯穿于整个站庄过程中。本功法是练功的基石，简单易行。练功的运动量可根据个人的体质和体力情况灵活掌握，逐渐增加，不可操之过急。

八、形神庄

形神庄是当代较为流行的健身功法，其良好健身效应受到广大群众的喜爱。形神庄，从字义上讲，形指形体；神指神意（即意识）；庄指姿势动作。所谓形神庄就是关于练形与神相合的功夫。形神庄的锻炼要旨在于把神意活动与形体活动紧密地结合起来，即在练功时充分发挥感觉运动思维的作用，就初步达到了形神相合。常人的形体运动虽然也是受神的支配，但神的注意力并未集中于运动的形体上，而是集中于运动的目标上，属于外向性运用意识。练形神庄要求神意完全集中于运动着的形体及与之相关部位，使神意逐渐透到形体的皮肉筋脉骨各部组织中去。鉴于神意对气的统率作用，神意透入的部位，气也就随之而入，从而改变了各部组织中的气的分布状态。实践证明形神庄健美身形、和畅经脉、祛病强身的功效明显，是临床养生保健、康复疾病的常用功法。

（一）功法特点

1. 抻筋拔骨、矫正身形　形神庄功法着眼于补救常人运动造成的形、气之偏，其中有很多动作是牵动日常很少运动的部位。形神庄强调用神意充斥形体，导引牵拉以抻筋拔骨、矫正身形，这是使身形完满、开关通窍、强壮身体的必由之路。

笔记

2. 上下兼顾,全面周到 由于形神庄非常强调形体运动,所以对练功部位的安排非常周到细微,照顾到了全身各个部分。从躯干来说,有头、颈、胸、背、胁肋、腹、骨盆、尾闾、会阴一个完整系列;从上肢来说,有肩、肘、腕、掌、指的系列;从下肢来说,有胯、膝、踝、足、趾系列。不仅如此,从动作的配合来说,又是左右对称、前后平衡、上下相关的有机组合,注意了肌肉、肌腱拮抗运动的牵张与收缩的协调,扩大了关节的屈伸扭转的幅度。总之,使全身的绝大部分运动组织得到在神意支配下的锻炼,因而练此功可以使气机平衡,并朝着完美健康的方向发展。

3. 以形引气,意注庄中 练形神庄的引动气机的过程,完整来说,是"意引气,气引形,形引气,气动意"。即由意念引动气向运动部位集聚,神气结合产生了形体运动,形体运动又牵动了经脉之气,使局部的气充斥,血亦随之相应增多,局部产生充涨与流动感,这种感觉又反馈回来使意念集中于运动部位,而集中的意念又导致气的集聚。

4. 启动经络,畅通气血 由于各条经脉的交接部位、气的内外出入的交换部位在肢端,经络的本、根亦在肢端,形神庄根据经络、气血循环的规律安排动作,着重活动肢端末节。如上肢的肢端,下肢的肢端。头部的端头,这是因为经络根结的结在头上,根在肢端,头一动就会带动四肢,而四肢一动就把全身的经络、气血牵动起来了。形神庄正是通过这种引气的机制,调动全身的经络系统,并由此内连脏腑之气,外通膜络之气,使周身成一整体。

（二）操作要领

1. 预备式(同捧气贯顶法预备式)

（1）两脚并拢,周身中正,两手自然下垂,如立正姿势,两眼轻轻闭合。小指带动,指掌慢慢上翘,成手心向下,指尖向前,与臂成直角。以肩为轴,两手做前后拉气3次。向前手臂与身体的夹角约15°,向后拉至体侧。

（2）以小指带动,松腕,转掌心相对,虎口向上,臂放松,与肩等宽从体前向上捧气,至手与肚脐平,掌心微含,回照肚脐。同时转掌心向下,两臂(与肚脐同高)向两侧外展至背后,小臂微收,转掌心向内,掌心微含,回照腰部命门穴(对脐处)。而后小臂上提,顺势内收掌腕至两肋旁,掌心向上,用中指端向大包穴(属脾经,在第6、7肋间)贯气。

（3）随后两臂向前伸出与肩平,掌臂微收,掌心微含,中指回照两眉间印堂穴。同时两腕微微转动,带动十指斜相对,而后转肘外撑,带动两臂向两侧展开。至左右与肩平成一字,小指带动,转掌心向下,连续转掌心向上,向上划弧,至头顶上方两掌相合。而后沿头正前方下降至胸前呈合十手(大臂与身体成45°角,两小臂成一线,中指尖向上,拇指根对着膻中穴)。

2. 第一式 鹤首龙头气冲天

（1）鹤首:接上式,两手分开下落叉腰,拇指按在背部"京门"穴(第十二软肋端),其余四指按于胯上。下颏回收,颈项后突,上拔。头后仰,下颏上翘。颈项放松,下颏由上向前、向下、向内,沿胸向上划圆弧,重复如前9次。

按上述动作之反方向,即下颏沿胸向下、前伸,由下而上划弧至下颏上翘、头后仰,随即颈项后突、上拔、下颏回收,重复9次(图8-86)。

（2）龙头:以左侧头角(旧称青龙角,位于左侧顶骨结节,耳上约2寸处)向左下方倾斜,随即向斜上方划圆至恢复原位。

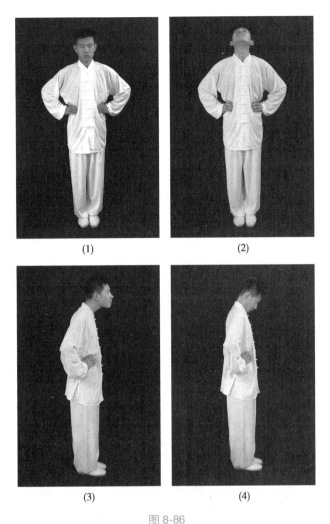

图 8-86

（1）点按京门；（2）头向后仰；（3）向前向下；（4）沿胸向上

　　同样以右侧头角向右倾斜,随即向斜上方划圆至恢复原位,每侧各做 18 次（图 8-87）。

　　3. 第二式　寒肩缩项通臂肩

　　（1）松开叉腰两手,转成手心向上,手指向前,两肘向后,小臂前伸,两肘下垂,贴两肋旁,小臂与大臂成 90° 角。而后两大臂前举与肩平,小臂向上,两手指天（图 8-88）。

　　（2）两大臂外展成一字,转掌心向外,大臂不动,小臂向外下落与臂平。而后,以肘部为圆心,中指带动小臂向上划弧,待小臂与大臂成直角时再向下落成一字,重复 3 次。此式为展臂（图 8-89）。

　　（3）两臂左右平伸成一字,手心向下,手指伸直,以腕为定点,中指带动,指掌划圆,正反各 3 次。

　　（4）寒肩缩项:接上式,躯干不动,头向后仰,收下颏为缩项,同时两肩胛骨向脊柱合拢为寒肩,同时尾闾向后、上微微翘起,四点同时向第四胸椎处集中（图 8-90）。

　　（5）头恢复原姿势,同时两手外伸,将两肩胛拽开。然后再做动作（4）。反复 3~5 次。

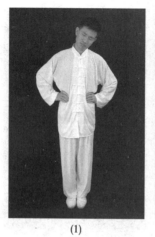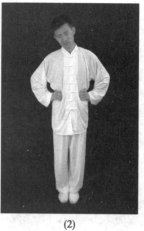

(1)　　　　　　　　　(2)

图 8-87

（1）向左倾斜；（2）向右倾斜

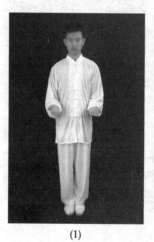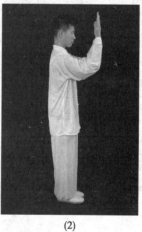

(1)　　　　　　　　　(2)

图 8-88

（1）手心向上；（2）两手指天

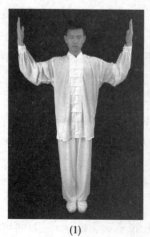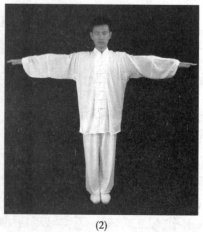

(1)　　　　　　　　　(2)

图 8-89

（1）大臂外展；（2）一字平肩

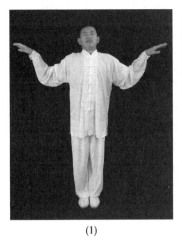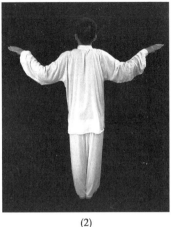

(1)　　　　　　　　(2)

图 8-90

（1）正面观；（2）侧面观

（6）左右通臂：两臂做左缩右伸、左伸右缩的蛇形运动。反复 7~9 次。

4. 第三式　立掌分指畅经脉

（1）两臂平开成一字，身体中正，在中指带动下，将掌立起，掌心用力外推，手背与指根部用力回收，使掌与臂成一直角。姿势合度后，以肩胛带动，臂回缩，肘不要弯曲，两臂保持平伸，掌臂保持原角度，而后外撑。反复做 3~5 次（图 8-91）。

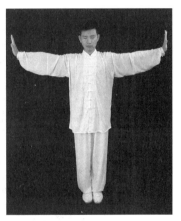

图 8-91　立掌外推

（2）掌与臂成一直角，五指分开，先分大指、小指，次分二指、四指。而后五指并拢，并合时，先合二指、四指，而后合大指、小指。反复做 5~7 次（图 8-92）。

（3）将立掌放松，而后指掌逐节下抓，内收，五指卷曲如钩，大指捏于其余四指指端，五指呈梅花状，向掌心上提，整手呈半握式。随后指掌上翻，立掌后，将指逐节伸直，反复数次（图 8-93）。

（4）在中指带动下，将掌放平与臂成一直线，而后做通臂 3~5 次。

5. 第四式　气意鼓荡臂肋坚

（1）两臂向体侧下落，两手胸前合十。而后，十指胸前交叉，两臂上举至额前，逐渐向上翻转手心，同时两臂向前额斜上方圆撑，使两臂呈长圆形。两手背对向前额（图 8-94）。

（2）上半身向左转，面向左方，与前方成 90° 角，两手在额前，两臂围成圆弧，左大臂与左肩平，右大臂与右耳平。手背距前额约一拳。两手、两臂间要保持一定的圆撑力（图 8-95）。

（3）右肋鼓荡，同时上半身向右转，用右肋带动右肩、右肘，将交叉的双手拉向正前方（发动力在右侧）。两臂呈长圆形，两手呈右高左低的斜面，拇指高与眼相平，身体呈正面站立（图 8-96）。

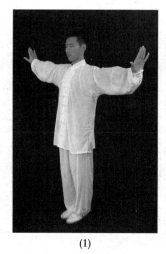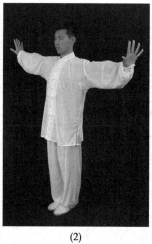

(1) (2)

图 8-92

（1）大小指分；（2）二四指分

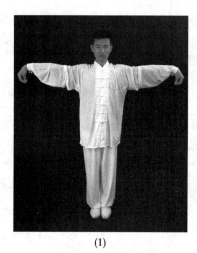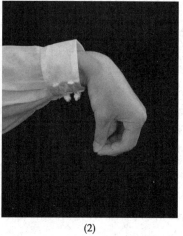

(1) (2)

图 8-93

（1）卷曲如钩；（2）钩手

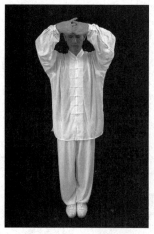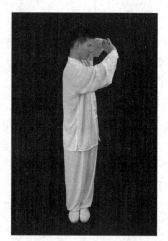

图 8-94 额前翻掌 图 8-95 身体左转

（4）上半身向右转，交叉之双手向右划弧到右侧，面向右方，与正前方成 90°角（图 8-97）。

（5）左肋鼓荡，同时上半身向左转，用左肋带动左肩、左肘，将交叉之双手拉向正前方。两手至正前方，两臂呈长圆形，两手呈左高右低的斜面。保持拇指高与眼相平，上半身复原，面向前方。左右反复 18 次（图 8-98）。

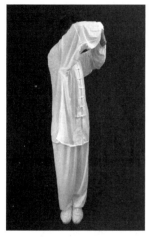 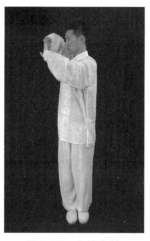 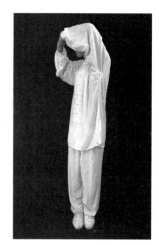

图 8-96 右高左低　　　　图 8-97 身体右转　　　　图 8-98 左高右低

6. 第五式　俯身拱腰松督脉

（1）两手手指在头上交叉，手心向上，两臂伸直。而后肩臂放松，交叉之双手如向上托物，作轻轻揉动。两腕交互划前→上→后→下的立圈。肩、臂、肘配合作相应的晃动，脊柱由颈椎、胸椎、腰椎依次随之晃动。反复 3~5 次（图 8-99）。

（2）两手分开，掌心向前，两臂贴于两耳。随后头向前倾，臂向前伸，腰背放松，胸、腰部的脊椎骨向后拱突，头、手向前下划弧，使腰前俯，脊椎骨逐节卷曲而下，面贴腿前，腰部呈拱形（图 8-100）。

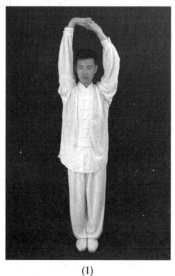 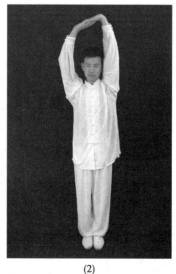

(1)　　　　　　　　(2)

图 8-99 交互揉腕

463

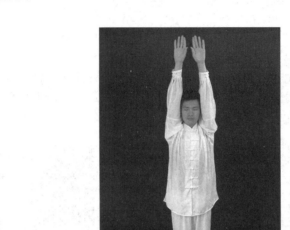

图 8-100 大臂贴耳

（3）两手掌心向地面，分别在脚前方、左侧、右侧下按三次。随后身体转正，两手向后拢气，再捏脚腕后面大筋 3 下，同时收腹、拱腰、头面贴膝前 3 次。两手拢气回到体前（图 8-101）。

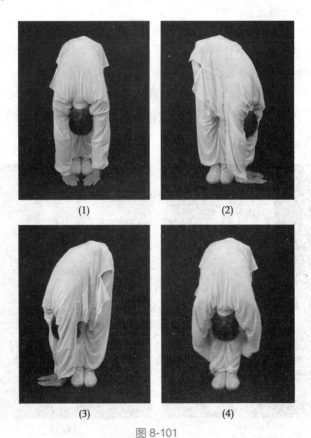

图 8-101
（1）体前按地；（2）左侧按地；（3）右侧按地；（4）贴膝拱腰

（4）以拱腰形式,逐渐把腰伸直复原,同时,臂贴近两耳,随头部上升复原。可反复 5~7 次(图 8-102)。

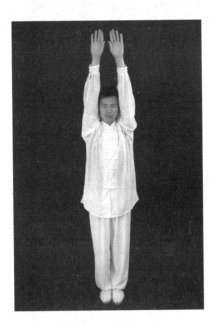

图 8-102　伸腰放松

7. 第六式　转腰涮胯气归田

（1）接上式,转掌心相对,向下导引。两手下落,沿肋弓变叉腰,两脚踩气分开,平行站立,略宽于肩,适度下蹲,躯干与大腿成一钝角,膝盖不过脚尖(图 8-103)。

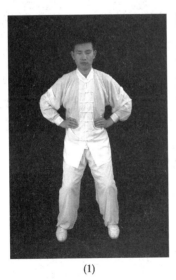　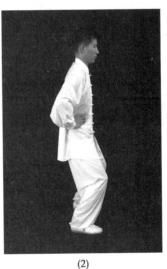

(1)　　　　　　　　　　　　　(2)

图 8-103
(1)下蹲正面观;(2)下蹲侧面观

（2）髋关节放松,并以之为支点,转动骨盆。先向左转 9 圈,再向右转 9 圈(图 8-104)。

（3）以尾闾骨向前扣、向后翘带动骨盆做前后摆动 9 次(图 8-105)。

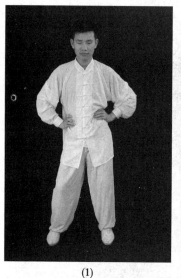 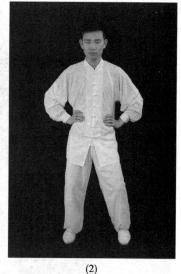

图 8-104

（1）髋左转；（2）髋右转

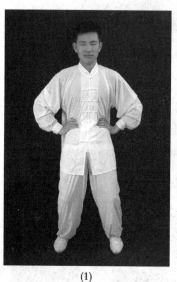 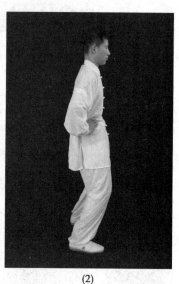

图 8-105

（1）尾闾前扣；（2）尾闾后扣

8. 第七式　平足开胯分前后

松前胯

（1）接前式,足尖外撇成一字,足跟相对,约距一肩宽,两腿伸直,身体中正（图 8-106）。

（2）松开叉腰两手,转成手心向上,手指向前,两肘向后,小臂前伸,两肘下垂,贴两肋旁,小臂与大臂成90°角。而后两大臂前举,两肘同时微向内合,肘距略小于肩,两手升至额前,小臂向上,两手指天,掌心对印堂（图 8-107）。

（3）小指带动,转掌心向外,两大臂外展成一字,大臂不动,小臂向外下落与大臂平。

（4）左右通臂：两臂作左缩右伸，左伸右缩的蛇形运动，并用两臂的通臂运动，带着上身、腰、胯、腿自然放松引起的左右摆动。

（5）屈膝、屈髋下蹲，大腿蹲平，身体保持中正，同时臂随身体下降，当两手落至平膝时，小臂前曲，掌心相合落于两腿前（图8-108）。

（6）相合之两掌立起至胸前呈合十手。指掌划圆，肩、肘、臂配合作相应晃动（正反方向转动数相等）。

（7）百会上领，身体直起，两掌随之沿胸前上升，肘放松内合，肘距略小于肩，当身体上升复原时，两掌升到印堂。而后，动作要领同（3），掌心向外，两臂外开成一字。此式可反复做5~7次（图8-109）。

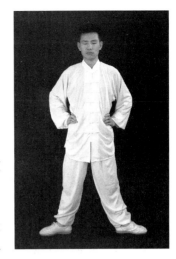

图8-106 足尖外撇

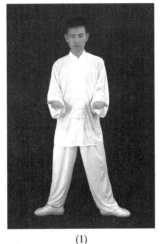
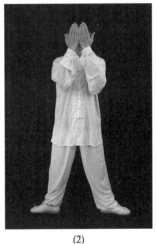

(1) (2)

图8-107

（1）手心向上；（2）掌对印堂

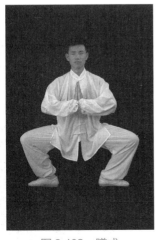
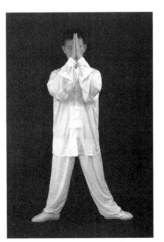

图8-108 蹲式   图8-109 身体直起

笔记

（8）此式结束时，两掌置于胸前，呈合十手。

松后胯

（1）接上式，左足尖内扣，右足跟外撇，足尖尽量内扣，足尖约距一脚宽。上身微前倾约35°角，两腿向后绷直，臀向后泛，腰向前塌，两臂前伸环抱与肩平，胸开而不挺，下颏内含，头上顶。两虎口向上，中指相对（约四指宽），掌心向内，与印堂等高（图8-110）。

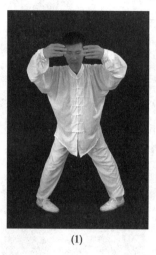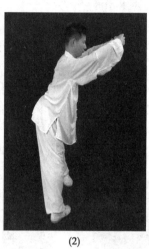

（1）　　　　　　　　　　　　　　　　（2）

图 8-110

（1）正面；（2）侧面

（2）两膝微曲内扣，下蹲，臀外翻、圆裆。同时两臂向上划弧外展，呈环抱状，掌心向上如托物。小腹回收，腰放松，腹中以上放松后仰，头后仰观天，下颏内收（图8-111）。

（3）头上顶，身体恢复1式，膝伸直，两腿向后绷直，泛臀塌腰，上身微前倾约35°，头上顶，下颏内含。同时两臂向上划弧前抱与肩平，掌心向内，与印堂等高。恢复图（1）和（2）姿势。可反复5~7次。

（4）重复此式2的动作，结束时，头上顶，身体直起。同时两手向上划弧至头顶上方，掌心相对，掌心内含，腕微内扣，与肩等宽。而后松肩落肘，两手体前下落，沿面至胸，转掌心向内，沿肋弓分手变叉腰，两脚踩气并拢（图8-112）。

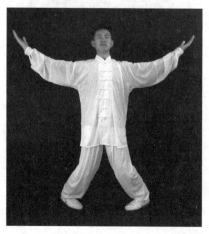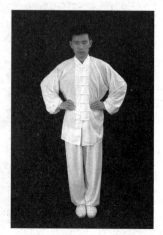

图 8-111　后仰观天　　　　　　　图 8-112　踩气并拢

9. 第八式 膝跪足面三节连

（1）接上式，两手叉腰，两脚并拢，身体中正直立。

（2）臀缩紧，胯前靠，肩胛骨外撑内扣，含胸收腹，腰部放松，两肘微前合，头上顶，下颏内收，两膝放松，脚腕放松，慢慢尽量向下跪，使上身与大腿成一斜线。坚持时间越长越好（图8-113）。

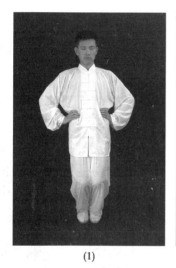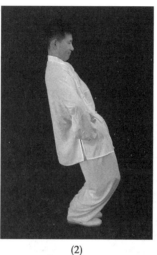

(1)   (2)

图 8-113

（1）正面；（2）侧面

（3）百会向前上方上顶，带动身体慢慢直起，全身放松，恢复动作（1）。

10. 第九式 弹腿翘足描太极

（1）身体中正，重心右移，提左腿，大腿提平，小腿自然下垂。足尖上翘、下扣3~5次。足背连及趾划圆，先向内后向外各转3~5次（先练左侧）。动作要慢而匀，身体保持直立（图8-114）。

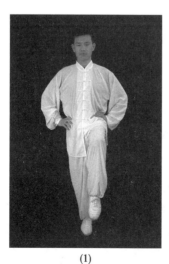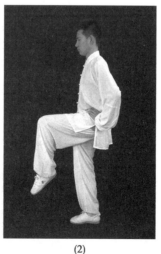

(1)   (2)

图 8-114

（1）正面；（2）侧面

（2）绷直足背，轻轻向斜前方45°角弹出，小腿与大腿成一直线（图8-115）。

（3）足尖上翘，足跟外蹬，足尖下点，足跟回收，反复3~5次。

（4）绷直足背，脚尖向内划圆三次，而后向外划圆三次。动作要慢而匀，身体保持直立。

（5）大趾下扣，小腿回收，足落回原处。而后右腿重复左腿动作。

11. 第十式　回气归一转混元

混元归一

（1）接上式，松开叉腰两手，转拇指向前，虎口向上，掌心内含，两掌相对，与肩等宽，向体前斜下方伸出，体前捧气上升，举至头顶前上方，掌心相对如抱球状（图8-116）。

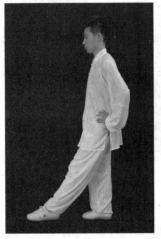
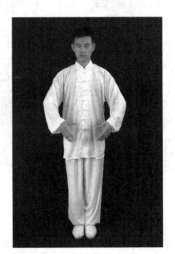

图8-115　侧面　　　　　　　　图8-116　正面

（2）全身放松，松肩落肘，两臂由体左侧划弧下落。同时躯体也向左转动下蹲，身体尽量保持正直，臀不要后翘。蹲到合度，两臂也转到身体正前方。两手到膝前，松腕、手指向下（图8-117）。

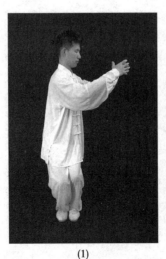
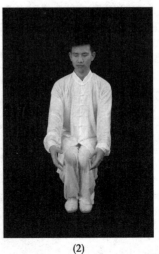

(1)　　　　　　　　　　　　(2)

图 8-117

（1）左侧下落；（2）体前

（3）身体向右转动，肩、肘、腕要稍微上起，两手从体右侧向上划弧至头顶，如此连转3圈（图8-118）。

（4）再以同样要求由右侧下落，左侧上升，连转3圈。两手臂回到头顶上方时，静置不动，做3次正鹤首。（同第一节动作）

回气归一

（1）双手如抱球往下拉，如覆头顶。而后两手掌根斜向里合，依掌根、掌、指的顺序边落边合（不要合拢）。而后松肩，肘向两侧下落，带动掌、指斜向下拉、外开，至中指尖落至两耳上沿，掌指与小臂成一斜线。而后两手沿原路线上升，先合后开，如X状。重复三次（图8-119）。

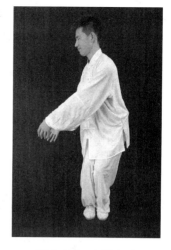

图 8-118 右侧上升

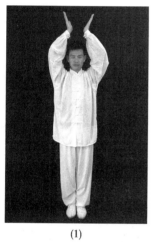 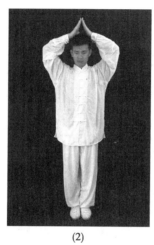 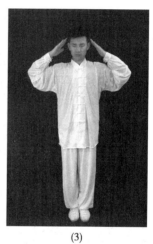

（1）　　　　　　　　（2）　　　　　　　　（3）

图 8-119 X形开合

（2）接上式，两手向上拢气，如抱球向头顶贯入，松肩落肘，体前下落，由面至胸，转掌心向内，指尖相对。由胸至腹，转手指向下，沿两腿正面下落，掌心按于足面，手指按于足趾。

（3）两手下按，膝向前移，手心用意念透过足心，与地相接。而后上提，臀部向上起，两膝微起，意念将地气收回体内，下按上提反复3次。

（4）两手稍起，微离足面，手心内含，两手在足面各向外转90°，手心相对，指尖向下，于两足外侧如捧气球，意想把地气从地里拔出，捧在手中。而后两手经足面分开，手心对向两腿内侧，向上导引，经腹，转手心向内，指尖相对，升至与肩窝平，两手分开，以小指带动，转手心向前，立于肩前。

（5）右手坐腕，向前推出，臂似直非直。

（6）松腕，掌指向前放松，以小指带动，转掌心向左，以腰为轴，体向左转90°，手向左拢气至90°。

（7）拇指掐于中指中节正中（中魁穴），其余四指轻轻并拢，曲肘绕肩，继续向后拢气，同时身体转回至正前方。而后，将手臂回归左胸前，中指点于左侧锁骨下缘中点之气户穴(乳头直上方)。

(8) 左手坐腕向前推出,臂似直非直,重复右手动作如6、7。

(9) 两大臂向前下方倾斜,与身体约成45°角,两小臂在胸前呈十字交叉状,而后作三次呼吸,先吸后呼。吸气时中指点按气户穴,呼气时中指微放松,同时默念"吽"(hōng)或"通"(tōng)。

(10) 松开掐诀手指,两小臂前推,与大臂成直角,两腕相接,转掌心向上,两腕转动至掌根相接(这一动作叫转莲花掌),呈X形。而后胸前合十。

12. 收式

(1) 三开合:两手于胸前,拇指对膻中穴,开合三次,两掌左右平开不超过两乳头。呈合十掌(掌心不接触)上升至拇指尖对鼻端,开合三次(左右平开不超过两颧骨)。合十掌(掌心不接触)上升至拇指第一指节对印堂,开合三次(两侧勿超过眉中)。合十掌(掌心不接触)上升至头顶,转掌指斜向后,拇指对囟门,开合三次(平开距离与印堂开合相同)。合十掌(掌心不接触)上升至头顶百会穴上方,距头顶10cm,开合三次(左右平开不超过青龙角)(图8-120)。

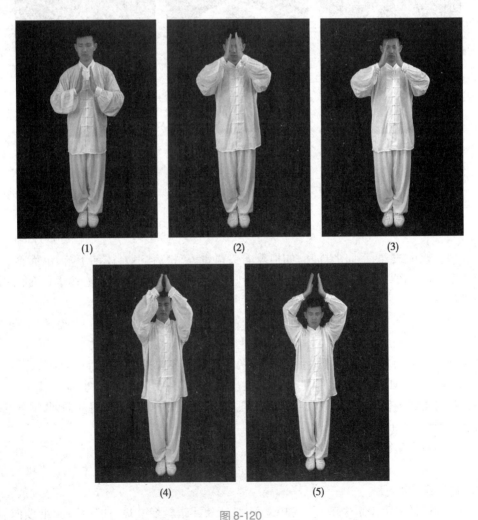

(1)   (2)   (3)

(4)   (5)

图 8-120

(1) 膻中开合;(2) 鼻端开合;(3) 印堂开合;(4) 囟门开合;(5) 百会开合

（2）两掌相合上举,上拔,两手分开,转掌心向前,向两侧落下与肩平成一字,以小指带动,转掌心向上。然后两臂前合与肩等宽,掌臂微微内收,中指回照印堂穴。而后两肘回抽,两掌指回缩至第六、七肋间,用中指端向大包穴贯气。

（3）两手向后伸出,向两侧外展至体侧,以小指带动,转掌心向前,向体前拢气,贯入下丹田。两手重叠于肚脐前(男左手在里,女右手在里,手离脐约一指宽)。揉腹,先按左、上、右、下方向转9圈,由小到大;再按右、上、左、下的方向转9圈,由大到小(最大上不超过中脘,下不超过耻骨)。而后两手敷于肚脐,静养片刻(图8-121)。

（4）两手分开,还原至体侧,两眼慢慢睁开,恢复预备姿势(图8-122)。

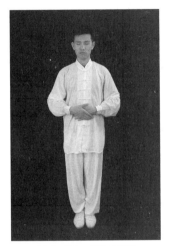

图 8-121　敷于肚脐

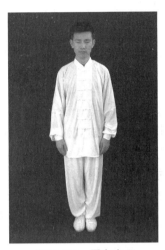

图 8-122　周身中正

（三）康复运用

练形神庄的要求是"身形合度,姿势合法,神注庄中,气随庄动",整套功具有十节,每一节都有相应的康复功效,具体分述如下:

第一节:鹤首龙头气冲天。练此节对颈椎病、脑部疾病(尤其是脑血管病)疗效显著,且可引气上冲天门(头顶)。还可使脊柱灵活,畅通督脉。

第二节:寒肩缩项通臂肩。此节可加强心肺的功能,并且使肩、肘、腕、掌、指及关节放松,使肌肉、肌腱得以相对的放松运动,从而保证上肢的气机灵活。对上肢肩胛部以及心肺虚弱者,具有良好效果;展臂对防治心血管疾患效果显著。

第三节:立掌分指畅经脉。本式锻炼的着眼点在指,故能加强井穴的功能,从而促进经脉气血的畅通。手指端有手三阴经、手三阳经六条经脉的井穴。井穴是经络之气与经络之外的气内外出入的重要穴道。

第四节:气意鼓荡臂肘坚。此式对于肝胆、胸肋等疾病的治疗效果显著。

第五节:俯身拱腰松督脉。此式着眼点在督脉,兼练太阳膀胱经。俯身拱腰可松动脊柱各椎骨。伸腰时,可加强背部肌肉、筋膜、脊柱韧带等的收缩功能。不仅督脉功能因之加强,膀胱经之功能亦因之加强。对于背肌、脊柱、肾病等的治疗效果显著。

第六节:转腰涮胯气归田。临床可用于下焦疾患的治疗。

第七节:平足开胯分前后。此式可开扩丹田领域,而且可以使真气内敛到丹田。

第八节:膝跪足面三节连。本式膝向前跪重心于膝部,加大了气血流通的阻力,可使气壅集于膝部,此功对于下肢疾患效果显著。

第九节:弹腿翘足描太极。本式各动作功用各异,提膝弹腿主要运动足阳胃经;翘足尖运动足三阳经;蹬足跟则引动阴经,起到阴阳既济作用。足内外划圆周,可运动脚腕诸关节,运气达于脚趾。扣大趾可发动足三阴经,起到平调阴阳的作用。因此此节功不仅对下肢关节、肌肉、肌腱的疾病有良好效果,对肝肾病也适用。

第十节:回气归一转混元,前述九节动作是对身体各部的分别锻炼,各有侧重,气血在经脉中的运动,以及在身体各部的流注也因之而异。本式动作周身各处同时运动,可使各部壅涌之气血得到平调,使之浑然一体,故称混元归一。

第三节　临床常见功能障碍的传统运动康复治疗

在临床康复中,传统运动疗法常应用于老年病、慢性病及各种疾病恢复期的辅助治疗。这类病症多有调摄失宜,元气衰退,形神俱虚,气血不足,五脏亏损的特点,患者的抗病能力、自我调节能力及适应外界环境的能力下降,脏腑功能失调,病情往往迁延不愈。此时应侧重使用调养的措施,选择既能治又能养的康复方法,而我国的传统运动疗法因其具有主动性、整体性和自然性的特点,可在这类病症的治疗中发挥独特的康复疗效。本章节主要介绍平衡障碍、心功能障碍及肺功能障碍的传统运动康复治疗。

一、平衡障碍

平衡(balance,equilibrium),是指人体所处的一种姿势状态以及在运动或受到外力作用时自动调整并维持姿势的一种能力。

平衡可以分为静态平衡和动态平衡两类。静态平衡是指人体在无外力作用下维持某种固定姿势的能力;动态平衡是指克服重力或外力作用下,人体需要不断调整自己的姿势来维持新平衡的能力,包括自动态平衡和他动态平衡两种。

人体能保持平衡状态需要正常感觉的输入、中枢整合及运动控制三个环节发挥正常的功能,其中任何一个环节出现障碍均会影响平衡的维持。临床常见的原因主要有肌力低下、前庭功能障碍、中枢神经系统损伤等原因。

(一)传统康复运动疗法应用指征

老年人由于肌肉萎缩、下肢肌力下降所导致的平衡功能障碍;中枢神经系统损伤恢复期,病情稳定,Berg平衡量表≥41分,无论步态如何,均可进行传统运动康复疗法训练。血压收缩压≥170mmHg或舒张压≥110mmHg,勿用本疗法。

(二)康复治疗方法

1. 老年平衡功能障碍的康复治疗　步入老年期的人群会出现肌肉萎缩、肌容量减少、肌力下降等退行性改变。65岁老人主要肌肉的肌力大约只有20~30岁青年人的80%,老年人肌力下降,尤其是下肢肌力减退会使其平衡能力下降,增加跌倒的危险性,导致骨折和其他损伤。另外,老年人群下肢各关节的活动范围缩小,关节柔韧性降低,不仅造成步态的不稳定,而且使各种平衡反应(踝对策、髋对策、跨步对策等)的调节时间延长,调节效能下降,严重影响老年人的动态平衡能力。同时,部分老年人还因动脉硬化、椎动脉供血不足致使小脑和内耳缺血,影响小脑和前庭功能,也可对平衡功能产生不利影响。

针对老年人的平衡能力下降,习练太极拳是最佳选择。太极拳动作相对轻柔缓慢,强调重心与下肢动作的稳定性,练拳过程中重心的移动与分落,步伐的前后进退及左右移动均十分清晰。这种下肢虚实分明、较长时间的持续运动,可改善下肢肌肉的力量和耐力,增强关节灵活性和韧带的柔韧性,提高下肢骨骼的支撑能力。同时,太极拳行步中独立平衡架式较多,如金鸡独立、分脚、拍脚、擦脚、蹬脚、摆莲、白猿献果等,这些动作在独立支撑下或徐缓或疾急,能够正确完成每个动作,也是对下肢肌力及身体平衡协调能力的锻炼和促进。另外,太极拳是一种全身性整体活动,行步时讲究身法的左右对称,上下相随,有利于调节左右大脑半球的协调与平衡。而且太极拳在松静条件下,用意不用力,节节贯穿,且其行步使腿部肌肉处于放松—紧张—放松的交替运动状态,促使气血随肢体运动流遍全身,可改善周身的血液循环,亦能增加小脑和前庭部位的血运,改善其功能,有利于平衡能力的提高。

2. 中枢神经系统损伤后平衡功能障碍的康复治疗 脑卒中或颅脑损伤等中枢神经系统损伤后恢复期,患者因肢体运动控制障碍及肌力、肌张力的异常导致平衡功能障碍,会出现坐、站立及行走时难以保持平衡,对此,太极拳是一种有效的传统运动康复治疗方法。

太极拳作为一种有氧训练,可促进全身的有氧代谢,加强肌肉的收缩功能,改善患者由于肌力不足及关节活动度减少可能导致的身体对线异常,从而增强平衡能力。同时,除肌肉力量训练外,太极拳尤其注重肢体活动的流畅和连贯,强调用意而不用力,先意动后形动,以心行气,以气运身,刚柔相济,动静结合。这种运动方式可调整大脑皮质中兴奋与抑制过程,调节肌张力,使肌肉协调地收缩与放松,从而提高姿势和运动控制的能力,改善肢体运动功能障碍及平衡功能障碍。另外,太极拳运动中呼吸与肢体运动相结合,可增加中枢神经系统及全身的血氧含量,提高脑血流量,有利于大脑、小脑、前庭的供血及供氧,可调节中枢神经系统的平衡、改善脑微循环和神经细胞的功能,并能缓解精神紧张,促进平衡功能的恢复。

(三)运动处方

老年性平衡功能障碍可选择整套太极拳法,也可根据自身情况选择某几个招式进行练习。一般每日练习 1 次,每次 30 分钟,每周 3~5 次。练习时心率保持在(170-年龄)左右。

中枢神经系统损伤后所致的平衡功能障碍患者在习练太极拳初期可只选择某个或某几个动作,并可有他人扶助,或有部分被动训练。随着运动功能的改善,可增加习练的招式及时间,并过渡到主动训练。根据个人情况,每天训练 1~3 次,每次 5~20 分钟,每周 5~7 次,以不感到过分疲劳为度。注意防止跌倒。

知识链接

"中风太极"

依照太极拳的编创理念及习练方法,香港威尔斯亲王医院专为中风病人设计了一套太极功——"中风太极"。和太极拳一样,"中风太极"也讲求自然、呼吸、意念和肢体运动的配合,患者在发病两周病情稳定后即可开始习练。"中风太极"最具特点的是其体位,除站立位外,还有卧位、坐位共三种训练形式,适合于病情不同的各类患者进行训练。

香港威尔斯亲王医院曾对 136 个病例分成 2 组进行为期半年的研究,发现中风后习练"中风太极"的患者不仅平衡能力得到了提高,肢体运动情况也好于没有练习的患者。目前广东等省的康复医疗机构也在康复临床中对病人进行"中风太极"的训练,并对该方法进行了改良,临床效果明显。

二、心功能障碍

广义的心功能包括心脏的机械功能、电生理功能和神经内分泌功能,狭义的心功能是指心脏的机械功能,即泵血功能,主要是指心脏的收缩和舒张功能。

心功能障碍的病因是多方面的,常见的如心肌细胞减少(心肌梗死、心肌炎)、应力负荷过重(机械和容量负荷)、心室重塑(心肌肥厚和心室扩大)等,均使心功能出现不同程度的下降。

心血管疾病是当今危害人类健康的主要疾病之一。在疾病后期,由于心肌局部血液灌注不足,不能满足代谢需要,或心肌负荷增大,收缩力减弱,患者多会出现不同程度的心功能障碍,严重影响患者日常生活活动能力。大量研究表明,包括祖国传统运动康复疗法在内的康复训练能够有效降低心血管病的危险因素,改善血液循环及缺氧状态,增强药物治疗效果,提高生活质量。

(一)传统康复运动疗法应用指征

各类心血管疾病以体虚为主的恢复期。如心肌梗死恢复期、心绞痛稳定型、慢性心力衰竭稳定期、无症状性心肌缺血、经皮冠状动脉腔内血管成形术(PTCA)后等情况,生命体征稳定;安静时心率每分钟小于 100 次,无心衰、严重心律失常和心源性休克,血压基本正常,体温正常。如为高血压患者,收缩压 ≥ 170mmHg 或舒张压 ≥110mmHg 及伴有脑和肾脏并发症者,勿用本疗法。

(二)康复治疗方法

心功能障碍患者习练传统运动康复功法的目的在于通过呼吸运动和肢体运动的结合,达到行气血、通经络、调节脏腑的效果。结合患者的实际情况,初期可习练八段锦、六字诀等。随着体力增强,可改为运动量较大的太极拳、易筋经、少林内功等。传统运动疗法能使心脏收缩力增强、心率降低,减少心脏做功量。另外,太极拳采用腹式呼吸(即所谓气沉丹田),呼吸时膈肌和腹肌的收缩和舒张使腹压不断改变,同时起到按摩冠状动脉的作用,促进侧支循环建立,改善心肌供氧。

在心血管疾病中,高血压也是传统运动康复疗法的主要适用症之一。在临床中,高血压多属肝阳上亢、阴虚阳亢型,故在习练时要意守"丹田""气海""涌泉"、足趾等,可引气下行、纳息归根,使清阳上升,亢阳下降,阴阳平衡,从而达到降压效果,并消除眩晕、头痛等不适症状。习练太极拳、八段锦等动功时要求姿势正确,重心平稳,呼吸自然。太极拳动作柔和,姿势放松,动中有静,刚柔相济,内外结合,能改善调节人体的整体功能,扩张外周血管,促使血压下降;同时太极拳动作上下相随,有助平衡与协调功能的提高,也可改善眩晕、腿软等症状。

（三）运动处方

心功能障碍患者初期可以内养功等静功功法为主,每天 1~2 次,每次 30 分钟,每周 5~7 次。身体情况改善后可进行太极拳、八段锦等动功功法的练习。一般可以练全套,体力差或初期习练时可先打半套,或只练几招几式,如云手、野马分鬃等,也同样有效。后期可打全套,还可以通过习练时放低重心或延长习练时间等方式,酌情加大运动量。一般每日练习 1 次,每次 30 分钟,每周 3~5 次。

注意严格掌握运动强度,安全有效地进行心功能障碍的康复。运动强度由运动持续时间和运动频率来决定,患者心功能训练的有效运动强度应高于日常活动水平,但也不宜过度疲劳。一般以主观劳累程度（RPE）分级量表（表 8-1）中 11~15 级为推荐的运动强度,即使其在训练后感觉"有点累—累"。初练时以达到 11~12 级为宜,即"有点累";后期训练可渐达 14~15 级,但不可超过 15 级,以免加重心功能障碍,引发严重后果。

表 8-1 RPE 分级量表

分级	6	7	8	9	10	11	12	13	14	15	16	17	18	19	20
RPE		非常轻		很轻		有点累		稍累		累		很累		非常累	

心功能障碍的康复训练需长年进行,故根据不同患者的实际情况选择适宜的、个体化的传统运动疗法的类型是十分必要的。但无论选择何种运动,都应以能有效地提高患者日常生活活动能力为宜,并能够在此基础上循序渐进地训练,只有这样才有可能被多数患者所接受,不致部分患者中途退出。另外,传统运动疗法训练的效果不是一劳永逸的,一般在停止训练后 2 周即开始减退,停止运动 5 周后效果降低一半左右。因此,鼓励患者持之以恒地坚持训练是保证传统运动疗法康复疗效的有效途径。

三、肺功能障碍

广义的肺功能包括呼吸、防御、代谢、水液调节等,而狭义的肺功能主要指呼吸功能（包括气体代谢功能）,即进行内外环境间的气体交换,为全身组织细胞提供氧气并清除其代谢产生的二氧化碳,以维持最佳的内环境。肺功能是维持人体新陈代谢和功能活动的重要保证。

肺功能障碍会对人体生命活动、新陈代谢产生不利影响,轻者可造成人体组织缺氧,严重者可危及生命。造成肺功能损害的病因是多方面的,如肺、胸膜、胸廓的疾病和神经肌肉疾病等。

呼吸系统疾病是危害人民健康和生命的常见病及多发病,到后期往往可导致肺功能障碍。而导致肺功能障碍中又以慢性阻塞性肺疾病(chronic obstructive pulmonary diseases,COPD) 为主要病种。COPD 是指一组肺部疾病引起的气道阻塞性通气障碍。一般包括慢性单纯性支气管炎、慢性喘息性支气管炎、支气管哮喘、慢性阻塞性肺气肿等。这些病在其发展过程中多引起不同程度的阻塞性通气障碍,在晚期大多并发慢性肺源性心脏病。其主要病理特征为气道狭窄、闭塞,临床表现为咳嗽、咳痰、喘息、呼吸困难等。本病在我国发病率很高,尤其是北方及高原地区,农村则更为多见。

肺功能的康复训练能缓解或控制呼吸疾病的急性症状及并发症,消除疾病遗留的其他功能障碍和心理影响,促进患者躯体功能、社会功能的改善,增强日常生活活动能力,最终达到提高生命质量的目的。肺功能训练的核心是促使患者建立有效的腹式呼吸模式,而我国大部分传统运动疗法在习练过程中均要求采用腹式呼吸,因此,近年来传统运动疗法在呼吸系统疾病康复中的作用越来越受到重视。

（一）传统康复运动疗法应用指征

传统运动疗法的特点之一即为"调和脏腑,尤重脾肾",故慢性阻塞性肺疾病的临床缓解期为其应用指征。即咳、痰、喘等症状不明显,主要表现为一派虚象。可表现为肺气虚,脾阳虚,肾阳虚等。

注意:临床病情不稳、感染未控制;合并严重肺动脉高压或充血性心力衰竭,呼吸衰竭;严重高血压,收缩压≥170mmHg 或舒张压≥110mmHg 等情况不适宜应用本法。

（二）康复治疗方法

因慢性阻塞性肺疾病的临床缓解期主要表现为一派虚象,故治疗初期以习练六字诀为主。待虚象减轻,正气来复,可习练八段锦、太极拳。

1. 初期训练　六字诀注重调息,对呼吸的要求较为严格,其特殊的呼吸方法"呬"字补肺气、平咳喘,"吹"字补肾气,纳气平喘也正符合阻塞性肺疾病缓解期病人的康复要求。可增强患者呼吸肌肌力,减低呼吸频率、增加潮气量、提高呼吸效率,从而达到减轻呼吸困难、提高血氧浓度的康复效果。

2. 恢复期训练　通过六字诀功法的练习,如患者症状得到改善,体力有所增强,此时可进行八段锦、太极拳等训练。训练时采用腹式呼吸(即所谓气沉丹田),要求气向下沉,与动作自然配合,使呼吸逐渐做到"深、长、细、缓、匀、柔",保持"腹实胸宽"的状态,即把胸部由于运动而引起的紧张状态转移到腹部,使得胸部宽舒,腹部松静而又充实,这些特点正符合现代康复医学对 COPD 病人的呼吸要求。

（三）运动处方

肺功能障碍患者初期可进行内养功和放松功的交替练习,每天各 1~2 次,每次30 分钟,每周 5~7 次。也可晨起练放松功,睡前练养生功。初练时如站立位感觉体力不支,可先取卧位或坐位,待体力增强后再取站立位。注意:练放松功时可针对膈肌、肋间肌等呼吸肌进行单独放松练习,每组肌肉可默念"松"字 20~30 次。

进行动功太极拳练习时,可根据自身情况选择全套拳法或某几个招式进行练习。初练时会觉得疲劳,故一定要循序渐进,以免因运动量过大产生不良后果。一般每日练习 1 次,每次 30 分钟,每周 3~5 次。练习时心率保持在(170-年龄)左右。如身体较虚弱,心率可保持在(170-年龄)×0.9 左右。

学习小结

1. 学习内容

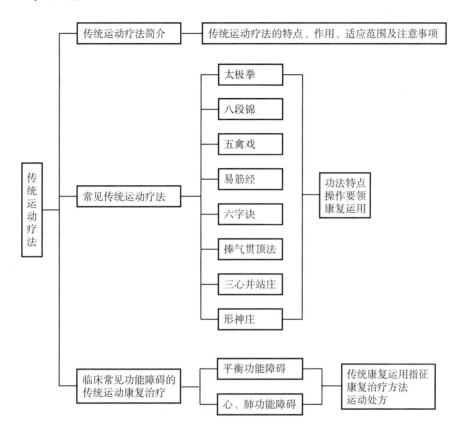

2. 学习方法

本章节内容为实践性较强的环节,所以在学习过程中除了要正确理解各种传统康复技能的创立理念及意义,更重要的是掌握其习练方法和要领,包括身法、呼吸、意念。其中身法,也即动作和姿势相对容易掌握,但呼吸和意念的控制则较难把握,只有通过多习练、多思考,才能更好地理解和领悟。只有自己熟练掌握,才能在康复临床中指导病人科学习练,达到有效的康复目的。

(章文春)

复习思考题

1. 试述传统运动疗法的特点、作用。

2. 传统运动疗法应用注意事项是什么?

3. 太极拳、易筋经的功法特点是什么?

4. 平衡障碍的传统康复运用指征是什么?

第九章

其他传统疗法

学习目的

通过学习其他传统疗法,了解除了中药疗法、针灸、推拿、刮痧、传统功法等之外一些传统技术,如中药灌肠、中药涂擦、火针等;熟悉五行音乐疗法的作用机理;掌握鼻内吹药、中药灌肠、中药涂擦、火针等疗法的原理、治疗特点、操作方法及禁忌证。掌握文娱疗法、音乐疗法和饮食疗法的辨证分型及常见的治疗方法。

学习要点

其他传统疗法简介中:各疗法的定义,治疗特点,操作方法和注意事项,意外情况的处理。

五行音乐疗法、文娱疗法、饮食疗法的作用机制,适用范围,对常见功能障碍的治疗。

第一节　其他传统疗法简介

一、中药鼻内吹药疗法

鼻内吹药疗法是指将药物研成细末粉状,并用一些器具(如针筒、小管子等)将药粉吹入鼻子的方法,也称为"吹鼻法"。药物研细后吹入鼻腔内,由于鼻腔黏膜血管极为丰富,药末通过鼻黏膜吸收,可达到治疗目的。常用于急性病症的治疗,是一种常用的、简单的外治方法。

鼻疗法有着悠久的历史,急诊医学鼻疗法可追溯到汉代,《金匮要略》载:"尸蹶,脉动而无气,气闭不通,故静而死也。治方:菖蒲屑纳鼻两孔中吹之。"这是鼻疗法治疗急性病症的最早记载。在晋代,鼻疗法已成为治疗急性病症的常用方法,如古代的《应急手册》和《肘后备急方》中记载用皂角、葱白、薤汁等药物以吹、塞、灌鼻的形式治疗各种急症。隋唐时期,孙思邈进一步扩大吹鼻治疗的应用范围,《备急千金要方》治疗喉痹及毒气,"剥大蒜,塞于鼻,日二易"。明代,吹鼻疗法的应用更为广泛。《普济方》中含有大量的鼻疗法处方,为后人提供了有价值的参考。清代,鼻疗法达到前所未有的普及应用,医家王晋三称:"喉风急症,舍吹鼻通肺之外治,别无他法。"鼻疗法被广泛用于治疗临床各科急性病症,并形成了比较系统、完整的理论。

（一）鼻内吹药的治疗原理

中医学认为，人体是一个整体结构，整体和局部在发病时是相互影响的。《素问·金匮真言论》曰："西方白色，入通于肺，开窍于鼻。"《素问·五脏别论》曰："五气入鼻，藏于心肺，心肺有病，而鼻为之不利也。"阐明在生理或病理条件下，鼻子和心、肺是密切相关的。另一方面，鼻子和大脑也是相关的，陈士铎的《辨证录》中有"鼻窍通脑"之说。又因为肺能调节全身功能，所以吹鼻治疗不仅仅限于鼻腔综合征的治疗，还可以治疗各种全身性综合征，达到急救和治疗全身性疾病的目的。

（二）鼻内吹药疗法的特点

鼻腔呼吸区黏膜毛细血管丰富，能使药物很快地被吸收进入体循环，极大地提高鼻腔给药的生物利用度。所以鼻内吹药有药物用量小、吸收起效快、副作用少等特点。

（三）鼻内吹药疗法的操作

1. 根据病情辨证选择药物，并将药物制成细末，吹前先用生理盐水擦洗鼻腔，然后用小竹子或纸筒将药物粉末进行喷涂或擤鼻子。

2. 吹药的时候，患者用口呼气或暂时屏住呼吸，以防药物误入气管而引起咳嗽。

3. 吹药时，患者应避免打喷嚏，以免喷出药粉，影响吹鼻药效。

4. 如吹鼻后感觉严重不适，则需要停止治疗。

（四）鼻内吹药疗法的注意事项

1. 治疗前排空鼻腔中的异物，以便让药物顺利进入，更好地发挥疗效。

2. 吹药时风力不宜过大，同时患者嘴中含一口水（吹药时屏住呼吸），以防药物误入气管而引起咳嗽。

3. 有颅内高压症状者禁用此法。

二、中药灌肠疗法

灌肠疗法指将配制好的药液通过肛管，经由肛门灌入直肠，以达到治疗目的的方法。该法又称直肠灌肠疗法，是在直肠给药的基础上，结合现代灌肠技术与中医直肠治疗理论，形成的一种独特的治疗方法。灌肠疗法是直肠给药治疗方法的一种，一般人都适合，尤其是无法口服给药的昏迷患者。

东汉张仲景所著的《伤寒论·辨阳明病脉证并治》记载了我国最早的灌肠疗法。东晋葛洪《肘后备急方》中记载："治大便不通，土瓜根捣汁，筒吹入肛门中，取通。"到了近代，发展迅速的灌肠疗法在许多局部和全身性疾病的使用中取得了良好的效果。实践证明，这种疗法不仅可以治疗结肠、直肠局部病变，还可通过肠道吸收治疗全身性疾病。其方法简便，快速吸收，同时也避免了一些药物对胃黏膜的不良刺激。

（一）灌肠疗法的治疗原理

1. 中医学认为，大肠有传化糟粕，吸收部分水液的功能。灌入直肠的药液经过大肠吸收，中医认为肺与大肠互为表里，大肠吸收药物后可通过经脉上输于肺，而肺朝百脉，通过肺的作用药物输布于全身，从而达到治疗疾病的目的。

2. 西医学认为，药物被直肠吸收主要有两种方式：一种是通过直肠静脉经门静脉进入肝脏，代谢进入大循环；另一种是通过直肠下静脉和肛门静脉，经髂内静脉绕过肝脏进入下腔静脉，然后进入大循环，其中淋巴组织也参与药物的吸收，进入机体循环的药物发挥全身治疗作用。

（二）中药灌肠疗法的特点

1. 直接作用于患病部位,在病灶处直接发挥药效。

2. 通过直肠中、下静脉丛吸收药物,可以绕开肝脏首过效应,提高生物利用度,避免肝损害。

3. 药物不经过胃,可避开胃酸等消化液对药物的影响,同时也可减少药物对胃肠道的刺激作用。

（三）中药灌肠疗法的操作

1. 辨证选药后水煎成100ml左右,调和温度在39~40℃。

2. 在肛管外面涂少量石蜡可起到润滑作用,以便插入时降低肛门及肠黏膜产生的刺激或损伤,然后将肛管插入肛门,深度根据所患疾病及病变部位不同而定,一般为7~10cm,接着将已配制好的药液灌入,根据病情的严重程度,灌入相应的灌肠液并保持一段时间。

（四）中药灌肠疗法的注意事项

1. 妇女经期禁用。

2. 灌肠以慢而均匀为原则,高龄患者速度更应缓慢,10秒至1分钟灌完为宜,药液温度39~40℃为宜。

3. 灌肠时应弯曲身体以提高臀部,使液体滞留在肠道内较长时间。

4. 对疼痛敏感或有痔疮者,在肛门周围涂上润滑剂,以减轻疼痛和刺激。如果在灌肠过程中产生便意,则减缓进度,并慢慢适应,患者进行深呼吸,尽量延长药液在体内的时间,以达到治疗目的。

三、耳穴压豆法

耳穴压豆法是指采用王不留行籽加以固定,刺激耳郭上相应的脏腑所属区域或压痛点,以疏通经络、调理脏腑气血的一种治疗方法。

耳穴压豆法是中医传统疗法的重要组成部分,早在2000多年前,《黄帝内经》中即有关于望耳查病及耳穴治病的记载。历代医学文献记载,我国耳穴诊治疾病的历史悠久,并一直沿用至今。

耳穴压豆疗法的治疗原理:耳穴可以看做全身各部位的缩影,其穴位的分布规律相当于一个倒立的胎儿,人体组织、器官按此规律分布在耳郭相应固定的位置上。耳朵和脏腑经络有着密切的关系,有六条阳经的经脉分别循行于耳中与耳周围。同时,耳与脏腑的生理、病理直接相关,人体发生疾病时,常会在耳郭的相应部位出现阳性反应点,如压痛、结节、凹陷等。

（一）耳穴压豆疗法的特点

1. 简便易行　治疗用时时间短,操作简便。

2. 无毒副作用　耳穴疗法没有给人体增加任何化学或生物物质,而是通过全息效应,调节人体脏腑、器官的功能,又被称为绿色疗法。

（二）耳穴压豆疗法的注意事项

1. 耳部比较脆弱,有的患者对胶布过敏,故选择耳穴埋豆法时需谨慎。

2. 部分患者因贴耳穴而出现耳部感染,一旦发现贴耳穴时耳部瘙痒,即刻取下耳穴压豆,以免发生过敏反应。

3. 部分患者对疼痛比较敏感,需根据具体情况做相应调整,如果疼痛不影响生活和睡眠可暂时保留;如果疼痛影响到生活和睡眠,可将影响部位的耳穴压豆去除。

（三）耳穴压豆疗法的禁忌证

1. 严重心脏病患者不宜用此法,更不宜采用强刺激。

2. 严重器质性疾病及伴有高度贫血者禁用。

3. 外耳有明显炎症(如湿疹、溃疡、冻疮破溃等)者禁用。

4. 妇女怀孕期间、月经期禁用。

四、中药涂擦

中药涂擦是将中药直接涂擦于患处,使药物通过体表毛窍投入经络、血脉,以达到温经通络、软坚散结、活血化瘀、散热止痛、祛瘀消肿等目的的治疗方法。

中药涂擦疗法的作用原理:中药涂擦法属于中医外治的范畴,通过涂擦并按摩刺激与其相关的经络穴位,可以起到行气活血、调和阴阳、温阳通络、改善微循环等的作用。

中药涂擦疗法的注意事项:

1. 必要时需清洁局部皮肤。涂药次数依病情、药物而定,水剂、酊剂用后需将瓶盖拧紧,防止挥发。

2. 混悬液先摇匀再涂药。

3. 霜剂需用手掌或手指反复擦抹,使之渗透肌肤。

4. 涂剂不宜过厚、过多,以防毛孔闭塞。

5. 刺激性较强的药物,不可涂于面部,婴幼儿忌用。

6. 涂药后观察局部皮肤,如有丘疹、发痒或局部肿胀等过敏现象,立即停止用药,并将药物拭净,遵医嘱内服或外用抗过敏药。

五、穴位埋线

穴位埋线是将羊肠线埋入穴位,利用羊肠线对穴位的持续刺激作用治疗疾病的方法。

穴位埋线疗法适应广泛,一般来说,凡能用针刺疗法治疗的疾病,均可应用穴位植入疗法治疗,尤其对疼痛性疾患、功能性疾患、慢性疾病疗效显著。

（一）穴位埋线治疗原理

穴位埋线是将医用羊肠线埋植于皮损处或身体某些特定穴位,利用线体对穴位的持续刺激作用治疗疾病的一种临床技术。它包括了穴位封闭疗法、针刺疗法、刺血疗法、组织疗法、割治疗法,同时也包含了埋针效应及后作用效应。这多种方法和效应集中和整合起来,形成了穴位埋线独特的治疗作用和效果。起到了疏通经络,调和气血,补虚泻实的作用,而最终达到治疗疾病的目的。

2005 年,原卫生部将中医穴位埋线疗法列为"百年百项中医适宜技术推广项目"之一向全国推广。

（二）穴位埋线的治疗特点

1. 以线代针、针药双效　穴位埋线是集多种方法(如针刺、埋针、穴注等)、多种效应于一体的复合性治疗方法,其机制为多种刺激同时发挥作用。肠线作为一种异性蛋白埋入穴位后可提高机体营养代谢和应激、抗炎、抗过敏、抗病毒的能力,以达到治病的目的。

2. 刺激持久、疗效巩固 《灵枢·终始》:"久病者,邪气深,刺此病者,深内而久留之。"肠线在组织中被分解吸收时,对穴位起到"长效针感"效应,延长了对经穴有效刺激的时间。对于神经系统、消化系统、呼吸系统等慢性、顽固性疾病疗效显著。

3. 就诊次数少 埋线疗法一般15~20天治疗一次,对于慢性疾病,就诊次数减少可以大大提高患者的依从性。

（三）穴位埋线的器材和穴位选择

皮肤消毒用品、洞巾、注射器、镊子、埋线针或经改制的9~12号腰椎穿刺针（将针芯前端磨平）、持针器、0~1号铬制羊肠线,0.5%~1%盐酸普鲁卡因或1%的利多卡因、剪刀、消毒纱布及敷料等。埋线针是坚韧特制的金属钩针,长约12~15cm,针尖呈三角形,底部有一缺口。如用切开法需备尖头手术刀片、手术刀柄、三角缝针等;埋线多选肌肉比较丰满的部位的穴位,以背腰部及腹部穴最常用。如哮喘取肺俞,胃病取脾俞、胃俞、中脘等。选穴原则与针刺疗法相同。但取穴要精简,每次埋线1~3穴,可间隔2~4周治疗一次。

（四）穴位埋线的注意事项

1. 严格无菌操作,防止感染。三角针埋线时操作要轻、准,防止断针。

2. 埋线最好埋在皮下组织与肌肉之间,肌肉丰满的地方可埋入肌层,羊肠线不可暴露在皮肤外面。

3. 根据不同部位,掌握埋线的深度,不要伤及内脏、大血管和神经干（不要直接结扎神经和血管）,以免造成功能障碍和疼痛。

4. 皮肤局部有感染或有溃疡时不宜埋线。肺结核活动期、骨结核、严重心脏病或妊娠期等均不宜使用本法。

5. 在一个穴位上作多次治疗时应偏离前次治疗的部位。注意术后反应,有异常现象应及时处理。

（五）穴位埋线的术后反应

1. 正常反应 由于刺激损伤及羊肠线（异性蛋白）刺激,在1~5天内,局部可出现红、肿、痛、热等无菌性炎症反应。少数病例反应较重,切口处有少量渗出液,亦属正常现象,一般不需处理。若渗液较多凸出于皮肤表面时,可将乳白色渗液挤出,用70%酒精棉球擦去,覆盖消毒纱布。施术后患肢局部温度也会升高,可持续3~7天。少数病人可有全身反应,即埋线后4~24小时内体温上升,一般不超38℃,局部无感染现象,持续2~4天后体温恢复正常,一般无需特殊处理。

2. 异常反应

（1）治疗中无菌管理不严或术后伤口无菌保护不好,易造成感染。一般在治疗后3~4天出现局部红肿、疼痛加剧,并可能伴有发烧,应及时给消炎抗菌治疗。

（2）个别病人对羊肠线过敏,治疗后出现局部红肿、瘙痒、发热等反应,甚至针口处脂肪液化,羊肠线溢出,应适当作抗过敏处理。

（3）神经损伤,如感觉神经损伤,会出现神经分布区皮肤感觉障碍;运动神经损伤,会出现所支配的肌肉群瘫痪,如损伤了坐骨神经、腓神经,会引起足下垂和足拇指不能背屈。如发生此种现象,应及时抽出羊肠线,解除神经卡压,必要时行神经松解术,营养神经药物应用等处理。

六、火针

火针疗法,古称"焠刺""烧针"等,是将针在火上烧红后,快速刺入人体,以治疗疾病的方法。

《灵枢·寿夭刚柔》云:"刺布衣者,以火焠之。"《灵枢·官针》云:"焠刺者,刺燔针则取痹也。"张仲景《伤寒论》中有"烧针令其汗","火逆下之,因烧针烦躁者","表里俱虚,阴阳气并竭,无阳则阴独,复加烧针……"等记载。直到唐代孙思邈《备急千金要方》才正式定名为"火针"。明代杨继洲的《针灸大成》记述最详:"频以麻油蘸其针,针上烧令通红,用方有功。若不红,不能去病,反损于人。"明代高武《针灸聚英》云:"人身诸处皆可行针,面上忌之。凡季夏,大经血盛皆下流两脚,切忌妄行火针于两脚内及足……火针者,宜破痈毒发背,溃脓在内,外皮无头者,但按肿软不坚者以溃脓。"说明火针在明代已广泛应用于临床。近代火针使用一般有两种情况:长针深刺,治疗瘰疬、象皮腿、痈疽排脓;短针浅刺,治疗风湿痛、肌肤冷麻。

（一）操作方法

1. 选用22～28号不锈钢针,针柄用布包裹,以不导热为宜。施术时,在患部及其周围用碘酒、酒精消毒,必要时可用2%～10%普鲁卡因(可混入0.2%的盐酸肾上腺素以防出血)作治疗点浸润麻醉,约2分钟后,将针在酒精灯上烧红,左手固定患部,右手持针。迅速刺入患部或其周围,然后立即将针拔出。

2. 针刺的深度,视溃疡种类和病变深浅而定。每次针数的多少,根据病变局部面积的大小而定,一般1～3针。

3. 针刺间隔,1～2周针1次为宜。

（二）禁忌证

火针刺激强烈,孕妇及年老体弱者禁用。火热证候和局部红肿者不宜用。高血压、心脏病、恶性肿瘤等禁用。

（三）注意事项

1. 施行火针后,针孔要用消毒纱布包敷,以防感染。

2. 使用火针时,必须细心慎重,动作敏捷、准确,避开血管、肌腱、神经干及内脏器官,以防损伤。

3. 火针必须把针烧红,速刺速起,不能停留,深浅适度。

4. 用本法治疗前,要做好病人思想工作,解除思想顾虑,消除紧张心理,取得病人配合,然后方可进行治疗。

火针疗法具有温经散寒、通经活络作用。以往临床多用以治疗虚寒性的痈肿,近代扩展了火针的治疗范围。对某些病证有其显著的功效,如扁平疣、痣、瘰疬等。

七、穴位放血疗法

穴位放血疗法是以针刺某些穴位或体表小静脉而放出少量血液,使里蕴热毒随血外泄,达到调整脏腑气血经络,治疗疾病目的的治疗方法。它是中医古老而又独特的一种针刺治疗方法。

（一）穴位放血疗法中医病机

放血疗法作为针灸治病的疗法之一,主要是通过祛邪解表,急救开窍,泄热解毒,祛瘀通络,调和气血,调和阴阳等途径,来调整人体脏腑、经络、气血功能,从而获得治愈疾病效果的。

1. 祛邪解表　《素问·离合真邪论》说:"此邪新客,溶溶未有定处,刺出其血,其病立已。"刺络放血就能及时祛邪外出,不致内传。《儒门事亲》说:"出血之与发汗,名虽异而实同。"可用于感冒,头痛,乳痈,风疹,水肿等属于表实的病症。

2. 急救开窍　《灵枢·刺节真邪》说:"大热遍身,狂而妄见妄闻妄言,视足阳明及大络取之,血而实者泻之。"历代医家均有论述,《针灸大成》称此法:"乃起死回生妙诀"。认为"一切暴死恶候,不省人事"须用以三棱针"刺手指十二井穴,当出恶血"。现在临床用此法治疗中暑,惊厥,昏迷,血压升高等病。

3. 泄火解毒　火为阳邪,其性热,其色赤。火热之邪入于血分,常燔灼急迫,发病急暴,来势凶猛,其致病常表现为局部焮(音"欣"烧、灼之意)红灼热,肿胀疼痛,而通过刺络放血能使火毒随血排出,达到泄火解毒的作用。如丹毒,带状疱疹等。

4. 通络止痛　经络中的气与血是相互为用,气为血帅,气行则血行,气滞可导致血瘀。对于气血瘀滞经络滞涩之疾,《黄帝内经》指出"宛陈则除之"及"血实宜决之"的原则,"视其血络,尽出其血"的具体方法。对于内伤杂病或外伤跌打引起的属于气血瘀阻所致的各种顽固性疼痛,痹证及肢体麻木的病症,都可以用放血疗法治疗。

（二）穴位放血疗法的操作

穴位放血疗法操作时,先行皮肤常规消毒,选用三棱针或粗毫针。刺时先用拇指、食指和中指捏紧应刺的穴位。右手持三棱针或毫针迅速刺入 0.5~1mm,立即退针,速刺速出,针刺入一般不宜过深。然后用手挤压局部,使之出血。

（三）放血疗法的注意事项

放血前应做好沟通,解除患者的思想顾虑,最好采取卧位,观察病人的反应和面色。必须严密消毒、防止感染。针锋要锐利,针刺时不要用力过猛,不要刺中动脉。对气血虚弱、妇女产后及有自发出血倾向,或损伤后出血不止者,不宜使用此法。

八、牵引疗法

牵引疗法是应用外力对身体某一部位或关节施加对抗牵拉力,使其发生一定的分离,周围软组织得到适当的牵伸,从而达到治疗目的的一种方法。常用的有治疗颈椎病的颈椎牵引、腰椎间盘突出症的骨盆(腰椎)牵引以及改善和增进四肢关节功能的功能牵引。

牵引疗法的装置可利用重锤、弹簧秤或旋紧螺旋杆作牵引力的非机动牵引床,或使用电子装置自控的机动牵引床。如果依照关节来分,牵引可分为脊椎或四肢关节的牵引。在临床上,脊椎牵引较常被使用;而脊椎牵引中,又以腰椎牵引及颈椎牵引最为常见。根据治疗时患者体位不同,分为卧位牵引、坐位牵引、斜位牵引和直立位牵引;根据牵引力来源不同,分为用患者自身重量牵引、手法牵引、机械牵引、电动牵引;根据牵引持续时间不同,分为持续牵引与间歇牵引。

（一）牵引疗法的治疗作用

1. 解除肌肉痉挛,使肌肉放松,缓解疼痛;

2. 改善局部血液循环,促进水肿的吸收和炎症的消退,有利于损伤的软组织修复;

3. 松解软组织粘连,牵伸挛缩的关节囊和韧带;

4. 调整脊柱后关节的微细异常改变,使脊柱后关节嵌顿的滑膜或关节突关节的错位得到复位;

5. 改善或恢复脊柱的正常生理弯曲;

6. 使椎间孔增大,解除神经根的刺激和压迫;

7. 拉大椎间隙,减轻椎间盘内压力,有利于膨出的椎间盘回缩以及外突的椎间盘回纳。

（二）牵引疗法的注意事项

应充分注意个体差异,并密切观察牵引时患者的感受及反应,根据实际情况作必要的调整。一般身体整体状况好、年轻者牵引剂量可大些,体弱、老年人,牵引的时间要短些,重量也要轻些。牵引过程要了解患者反应,如有不适或症状加重应及时停止治疗,寻找原因或更改治疗。

第二节　五行音乐疗法

一、作用机制

《史记·乐书》记载:"音乐者,所以动荡血脉、流通精神而和正心也。"《乐论》中记载:"天下无乐,而欲阴阳调和、灾害不生,亦已难矣。乐者,使人精神平和,衰气不入。"最早将音乐作为一种诊疗方法的文献是《吕氏春秋·古乐篇》:"昔古朱壤氏之治天下也,多风而阳气蓄积,万物散解,果实不成,故士达作为五弦瑟以来阴气,以定群生。"古代医师运用音乐疗法,利用音乐调节机体的阴阳平衡,使人气血调和,精壮神旺,能抵御病邪。

《黄帝内经》中以五行学说为基础,将五音与五脏、五志相结合,形成了五行音乐疗法。《灵枢·邪客》曰:"天有五音,人有五脏,天有六律,人有六腑。"《素问·阴阳应象大论》载:"肝,在音为角,在志为怒;心,在音为徵,在志为喜;脾,在音为宫,在志为思;肺,在音为商,在志为忧;肾,在音为羽,在志为恐。"由此可知角为木音,通于肝,在志为怒;徵为火音,通于心,在志为喜;宫为土音,通于脾,在志为思;商为金音,通于肺,在志为忧(悲);羽为水音,通于肾,在志为恐。五音中角、徵、宫、商、羽分属五行中木、火、土、金、水,故五音中每一音应分别具有其相属的五行的特性,产生的效果应与其对应的五志相吻合。

五行音乐疗法主要以五行理论为基础,通过五音分别影响相对应的五脏,从而达到治疗疾病的目的。

根据五行相生的原理,即"虚则补其母",当一脏为虚证时,选择其母脏相对应的乐曲,达到相生的目的。如肝血亏虚者,选择羽调乐曲以达水生木之意;心气虚者,选择角调乐曲以达木生火之意;脾胃虚弱者,选择徵调乐曲,以达火生土之意;肺气亏虚者,选择宫调乐曲,以达土生金之意;肾气亏虚者,选择商调乐曲,以达金生水之意。

根据五志相胜的原理,即以情胜情法,属"正治"范畴。《医方考·情志门》曰:"情志过极,非药可医,须一以情胜。"采用与患者情绪相反的乐曲改变其情志。《素问·阴阳应象大论》言:"怒伤肝,悲胜怒";"喜伤心,恐胜喜";"思伤脾,怒胜思";"忧伤肺,喜胜忧";"恐伤肾,思胜恐"。如情志为怒者,选择商调乐曲以克制怒;情志为喜者,选择羽调乐曲以克制喜;情志为思者,选择角调乐曲以克制思;情志为悲(忧)者,选择徵调乐曲以克悲(忧);情志为恐者,选择宫调乐曲以克制恐。

而在其具体运用中,主要作用在生理和心理两个方面:在生理方面,音乐作为一种特殊的声波,可使人体各器官节奏协调一致,有利于器官功能的协调稳定性;在心理方面,通过意识情感的作用进而调畅情志,减轻临床症状,甚至能消除致病因素(七情所致疾病)。

二、适用范围和注意事项

《乐记》曾记载:"音乐者,流通血脉,动荡精神,以和正心。"五行音乐疗法以中医学的阴阳五行学说为理论基础,广泛应用于疾病的治疗上。金元四大家之一朱震亨曾言:"乐者,亦为药也。"即音乐疗法亦与药物一样,对人体有调治作用。五行音乐多运用于治疗下列疾病:

1. 调节情绪 五行音乐疗法广泛应用于肿瘤患者抑郁、围绝经期抑郁、产后抑郁、卒中后抑郁等,能改善抑郁状态,促进恢复,提高生活质量。另外对缓解焦虑情绪也有较好的疗效,可明显缓解脑卒中后患者的焦虑、抑郁情绪。

2. 改善失眠 五行音乐疗法可放松患者脑神经,唤起睡眠欲望,加快入睡,并且副作用小,减轻了口服药物带来的不良反应

3. 改善认知 五行音乐疗法可改善脑卒中、阿尔茨海默病等引起的认知障碍,提高患者的总体认知功能和执行功能,有着显著的治疗效果。

另外,五行音乐疗法对缓解疼痛、治疗功能性消化不良等也有较好的效果。

中医五行音乐疗法在临床应用应注意以下问题:

1. 辨证施乐的客观性 传统的音乐治疗通常选用的是节奏轻缓柔和的乐曲,或者根据患者个人喜好来选择音乐。而中医五行音乐治疗选曲须在中医理论指导下,遵循五行生克制化的规律,因季、因时、因人、因症辨证施乐。要求医师必须掌握客观辨证的能力,再结合患者的个人喜好来选择五行音乐,达到最佳的治疗效果。例如宫调,为长夏音,以宫音(哆音)为主音,属土,主化,通于脾,能促进全身气机稳定,调节脾胃之气的升降。脾胃病者可选用宫调式乐曲,如《十面埋伏》《春江花月夜》。

2. 辨证施乐的意境感 中医理论体系强调整体观:人与自然、社会相联系,这也是五行音乐疗法的理论之一;音乐的产生也正是源于人的身心对自然万物的感悟。《乐记·乐本篇》曾写道:"凡音之起,由人心生也;人心之动,物使之然也;感于物而动,故形于声。"人易受外界环境所影响,故音乐疗法中环境的设计对心境的变化也有着至关重要的作用。治疗时不同的治疗对象,根据其中医辨证选取五行音乐时,要使音乐与治疗对象的身心具有共同性或互补性,介绍乐曲的内涵和背景,引导患者进入意境,合理的情境设计方能使人与音乐水乳交融。

3. 辨证施乐的多元性与综合性 五行音乐疗法在临床运用上的组方形式多

样,不应拘泥于一音一脏、一曲一证的形式,亦可结合针刺、电针、药物或导引按摩、气功等辅助方法来达到调动机体的生理功能,达到扶正祛邪的目的。如在治疗心脾两虚型的失眠患者,可通过五行音乐联合口服中药等其他治疗方法更好地提高疗效。

三、临床常见功能障碍的五行音乐疗法康复治疗

不管是何种功能障碍的五行音乐治疗,都应严格执行中医辨证施治的指导思想,四诊合参,遵循五行生克制化的规律,因病、因人、因地、因时制宜。

五行音乐疗法在临床上多运用于对抑郁症、焦虑、失眠、认知功能障碍等的治疗,疗效显著,其中抑郁、焦虑等是中医学郁证的范畴,失眠是中医学不寐的范畴,认知功能障碍是中医学痴呆的范畴。

(一) 郁证

1. 肝郁气滞

症状:精神抑郁,情绪不宁,善太息,胸部满闷,胁肋胀痛,痛无定处,脘闷嗳气,不思饮食,大便失常,或女性月经不调,舌苔薄腻,脉弦。

证机概要:肝郁气滞,脾胃失和。

治法:疏肝解郁,理气和中。

五行音乐疗法处方:角调合宫调。

五行音乐疗法方义:角调,为春音,属木,主生,通于肝,能促进体内气机的上升、宣发和展放,故具有疏肝解郁、养阳保肝的作用;宫调,为长夏音,属土,主化,通于脾。宫调式能调节中气的协调与稳定,调和脾胃。

2. 心脾两虚

症状:多思善疑,心悸胆怯,失眠健忘,头昏神疲,面色不华,食欲不振,舌质淡,苔薄白,脉细弱。

证机概要:脾虚血亏,心失所养。

治法:健脾养心,补益气血。

五行音乐疗法处方:微调合宫调。

五行音乐疗法方义:微调,为夏音,属火,通于心,能行气血、养心神。故能使人精神兴奋,心情舒畅,气机通利。微调通喜,具有振奋心阳、调和气血、养心安神的作用。宫音与思宫调,为长夏音,属土,主化,通于脾。宫调式能调节中气的协调与稳定,中气强则脾胃之气强,故可补中健脾。脾属土,思为脾之志,思虑太过,则气结于脾,可用鲜明、舒畅、激亢之角式音乐来治疗思虑过度而面色不华、食欲不振。

3. 痰气郁结

症状:精神抑郁,胸部闷塞,胁肋胀满,咽中如有物哽塞,吞之不下,咯之不出,苔白腻,脉弦滑。

证机概要:气郁痰凝,阻滞胸咽。

治法:行气开郁,化痰散结。

五行音乐疗法处方:商调合宫调。

五行音乐疗法方义:商音以收敛为主,可提高肺通调水道的能力,减少痰饮的生成;宫调式能调节中气的协调与稳定,健益脾气而奏化痰散饮之效。

4. 气郁化火

症状:性情急躁易怒,胸胁胀满,口苦而干,或头痛、目赤、耳鸣,或嘈杂吞酸,大便秘结,舌质红,苔黄,脉弦数。

证机概要:肝郁化火,横逆犯胃。

治法:疏肝解郁,清肝泻火。

五行音乐疗法处方:商调合徵调。

五行音乐疗法方义:徵调,为夏音,属火,通于心,能促进体内气机流通、振奋心阳,使人心情舒畅,气机通利;而商调为秋音,通于肺,其声悲凉哀怨,正调式商音具有调畅气机之效。

5. 心神失养

症状:精神恍惚,心神不宁,多疑易惊,悲忧善哭,喜怒无常,或时时欠伸,或手舞足蹈,骂人喊叫,舌质淡,苔薄白,脉弦细。

证机概要:营阴暗耗,心神失养。

治法:甘润缓急,养心安神。

五行音乐疗法处方:以羽调为主。

五行音乐疗法方义:心神失养而使人精神涣散,心气弛缓,甚至出现精神异常,以安神镇静的羽调式曲目为主,羽声悠扬澄静,柔和透明,使人心神安宁,除烦静气。

6. 心肾阴虚

症状:情绪不宁,心悸,眩晕,健忘,失眠,多梦,心烦易怒,口燥咽干,或遗精腰酸,妇女月经不调,舌红少津,脉细数。

证机概要:阴精亏虚,阴不涵阳。

治法:滋养心肾。

五行音乐疗法处方:徵调合羽调。

五行音乐疗法方义:羽调式曲曲调缠绵婉约,具有收涩气机的作用,可增强肾的藏精和纳气功能;徵音热烈欢欣,可振奋心神、通畅气机。

(二)不寐

1. 肝火扰心

症状:不寐多梦,甚则彻夜不眠,急躁易怒,伴有头晕头胀,目赤耳鸣,口干而苦,便秘溲赤,舌红苔黄,脉弦而数。

证机概要:肝郁化火,上扰心神。

治法:疏肝泻火,镇心安神。

五行音乐疗法处方:以角调为主旋律。

五行音乐疗法方义:角调,为春音,通于肝,角音朝气蓬勃,蒸蒸日上,能促进体内气机上升、宣发,具有调畅气机、疏肝解郁、补心利脾的作用,肝火扰心属于实证,听角音可使过实的气机疏泄而不至于郁滞于内损伤身体。

2. 痰热扰心

症状:心烦不寐,胸闷脘痞,泛恶嗳气,口苦,头重,目眩,舌偏红,苔黄腻,脉滑数。

证机概要:湿食生痰,郁痰生热,扰动心神。

治法:清化痰热,和中安神。

五行音乐疗法处方:商调合羽调。

五行音乐疗法方义:商音清净肃穆,为金音,通于肺,其声悲凉哀怨,"悲则气消",以悲潜阳,泄心中痰热,亦可通调水道,减少痰饮生成;羽调为水乐,清幽柔和,可宁心安神,镇静除烦。

3. 心脾两虚

症状:不寐,多梦易醒,心悸健忘,神疲食少,头晕目眩,四肢倦怠,腹胀便溏,面色少华,舌淡苔薄,脉细无力。

证机概要:脾虚血亏,心神失养,神不安舍。

治法:补益心脾,养血安神。

五行音乐疗法处方:徵调合宫调。

五行音乐疗法方义:徵调,为夏音,属火,通于心,能行气血、养心神。喜能使人精神兴奋,心情舒畅,气机通利。徵调通喜,具有调和气血、养心安神的作用。宫音与思宫调,为长夏音,属土,主化,通于脾。宫调式能调节中气的协调与稳定,中气强则脾胃之气强,故可健脾生血。二调同奏,可补益心脾,养血安神。

4. 心肾不交

症状:心烦不寐,入睡困难,心悸多梦,伴头晕耳鸣,腰膝酸软,潮热盗汗,五心烦热,咽干少津,男子遗精,女子月经不调,舌红少苔,脉细数。

证机概要:肾水亏虚,不能上济于心,心火炽盛,不能下交于肾。

治法:滋阴降火,交通心肾。

五行音乐疗法处方:羽调。

五行音乐疗法方义:羽调,为冬音,属水、主藏,通于肾。羽调可起滋生肾水的作用,故可抑制上炎之相火,交通心肾。羽调曲调缠绵婉约,曲意悱恻幽深,具有收涩、纳藏的特点,故可使相火居其下焦之位,而不上扰心神。

5. 心胆气虚

症状:不寐,多噩梦,易于惊醒,触事易惊,终日惕惕,胆怯心悸,伴气短自汗,倦怠乏力,舌淡,脉弦细。

证机概要:心胆虚怯,心神失养,神魂不安。

治法:益气镇惊,安神定志。

五行音乐疗法处方:徵调合角调。

五行音乐疗法方义:徵为火音,通于心,徵调式曲明快欢畅,能使人兴奋、心情舒畅,具有振奋心阳、调和气血之效;而根据相生规律进行配曲,可配合曲调悠扬、舒畅条达的角调式曲补益心气,以水生木。

(三)痴呆

1. 髓海不足

症状:智能减退,计算力、记忆力、定向力、判断力明显减退,神情呆钝,词不达意,头晕耳鸣,懒惰思卧,齿枯发焦,腰酸骨软,步履艰难,舌瘦色淡,苔薄白,脉沉细弱。

证机概要:肾精亏虚,髓海失养,神机失用。

治法:补肾填精,益髓养神。

五行音乐疗法处方:羽调合商调。

五行音乐疗法方义:羽为水音,通于肾,主藏,亦骨生髓,养脑益智,听羽调式曲可健脑益智,有助于防止记忆力衰退;而根据五行相生的规律,再配合铿锵有力的商调式曲可促使肾中精气充盛,以金生水。

2. 脾肾两虚

症状:表情呆滞,沉默寡言,记忆减退,失认失算,口齿含糊,词不达意,伴腰膝酸软,肌肉萎缩,食少纳呆,气短懒言,口涎外溢,或四肢不温,腹痛喜按,鸡鸣泄泻,舌质淡白,舌体胖大,苔白,或舌红,苔少或无苔,脉沉细弱。

证机概要:气血亏虚,肾精不足,髓海失养。

治法:补肾健脾,益气生精。

五行音乐疗法处方:羽调合宫调。

五行音乐疗法方义:五音通过与五脏互动与共鸣,对人体产生了疏导、调节作用;脾主生化功能失常,可听宫调式曲助运化、调和气血,调节中气的协调与稳定;而羽调式曲目可助益肾藏精纳气,安神镇定。

3. 痰浊蒙窍

症状:表情呆钝,智力衰退,或哭笑无常,喃喃自语,或终日无语,呆若木鸡,伴不思饮食,脘腹胀痛,痞满不适,口多涎沫,头重如裹,舌质淡,苔白腻,脉滑。

证机概要:痰浊上蒙,清窍被阻,神机失用。

治法:健脾化浊,豁痰开窍。

五行音乐疗法处方:宫调合商调。

五行音乐疗法方义:宫调可补益中气而健脾化痰,杜绝生痰之源;商调通于肺,通调水道,输布水液,以调理贮痰之器,以防痰迷清窍。二调相合,共奏健脾化浊,豁痰开窍之妙。

4. 心肝火旺

症状:急躁易怒,善忘,言行颠倒,伴眩晕头痛,面红目赤,心烦失眠,口干咽燥,口臭生疮,尿黄便秘,舌红苔黄,脉弦数。

证机概要:心肝火旺,上扰清窍,神机失用。

治法:清热泻火,安神定志。

五行音乐疗法处方:商调合羽调。

五行音乐疗法方义:"怒伤肝,悲胜怒",情志为怒者,选择商调式曲以克制怒,此为中医心理学的以情胜情法;商为金音,通于肺,在志为忧(悲),悲则气下,调节气机肃降,以免清窍被扰;而羽调可凝神静气,使人心境平和,安神镇定。

第三节 文娱疗法

一、作用机制

文娱康复疗法就是选择性地进行有娱乐性质的活动,通过对人体形神功能的影响而促使身心康复的一类方法。中医传统养生法十分注重精神因素的调摄,从医学观点而言,良好的情绪,适宜的身心调养,方能保证身心健康。现代心理学认为,通过体格锻炼可以促进躯体健康,重视情绪锻炼,则可促使精神健康。

(一) 身心兼养,寓养于乐

文娱康复将养生与休闲娱乐结合起来,通过各种内容健康、情趣高雅、轻松活泼的休闲娱乐活动,在美好愉悦的氛围中,使人们情志畅达,气血调和,从而达到养神益智、健体防病、延年增寿的目的。养生学认为,在人体的天地里,人的心态如何,对于人体整个系统的损益兴衰有着不可估量的作用。因此,古代养生学家强调养心、养神、养性、养德,注重精神调摄,情志调节,陶冶情操,避免情感波动。因为良好的精神状态、意识活动,稳定的情绪有利于身体健康,是防止气机逆乱、阴阳失调,预防疾病发生的法宝。

(二) 内容丰富,形式多样

例如:被古人称作"四大雅趣"的琴棋书画;身姿优美翩翩起伏的各类舞蹈;亲近自然令人赏心悦目的花卉园艺;游山玩水增知广识的旅游观光;亦动亦静情趣盎然的湖滨垂钓等。它使人们在紧张的工作学习之余,绷紧的神经得到彻底的放松,疲惫的身心得到适当的休憩。

(三) 提升品位,调节起居

休闲虽表现为时间上的空闲,但绝不是空虚和无所事事。相反,闲暇时的活动不仅能反映一个人的品位和境界,更具有养生学的意义。但在现实生活中,一些人生活起居失去常度,白天工作学习精神萎靡不振,却终日沉溺于舞场,陶醉于牌桌,甚至通宵达旦,废寝忘食,如此既不利于健康,也违背了人生的真正乐趣。还有很多人没有充分认识休闲养生的重要性,不注意劳逸结合,长年累月埋头于工作与学习,精力消耗,健康透支,最终疾病缠身,甚则英年早逝,不仅使个人和家庭遭受不幸,亦给国家和事业带来损失。因此,如何建立科学的生活方式,养成良好的生活习惯,合理地安排作息时间,愉快地度过闲暇时光,已经受到人们的普遍重视。中国著名学者于光远先生提出:"要研究玩的学术,掌握玩的技术,发展玩的艺术。"说明休闲娱乐作为人类精神生活和养生保健的一项内容在人们现实生活中具有十分重要的地位。

(四) 调节脏腑,推动气血

人体的气血运行、脏腑生理功能存在一定的节律,表现在人的精力、体力、情绪、智力方面,亦呈现相应的循环周期。因此,久动欲静,久静思动,动静结合,有张有弛,是生命活动的生理需要。工作学习紧张之余,通过有意义的休闲娱乐活动,实现自我调节,以适应生命活动的生理节律,这样既能丰富业余生活,提升生活质量,又可以愉悦身心,养精蓄锐,使人们有更充沛更旺盛的精力投入于社会活动之中。

(五) 放松身心,亲近自然

再则,随着人类社会进入数字化、网络化、信息化、全球化,人类的健康亦面临新的挑战。例如,由于躯体运动的缺乏及饮食营养失衡等因素而造成的现代文明病、富贵病,以及激烈的社会竞争和复杂的人际关系而造成的心理压力等。在这种生活节奏普遍加快的情况下,"休闲"作为放松心灵和躯体的驿站,不仅可以驱逐劳顿,调节身心,还可以促进人与大自然的接触,优化人际关系,培养高尚的情操,使自己更加豁达开朗、真诚友善。因此,休闲娱乐作为养生保健的措施之一,对于当今人类的生活具有十分重要的现实意义。

笔记

二、适用范围和注意事项

（一）适用范围

文娱康复的形式贴近生活,同时具有无痛无创伤的特点,能充分调动人们的主观能动性,因此受到普遍的欢迎,在众多身心疾病的发展期及恢复期能直接或间接地改善生理功能。在实施时,主要针对不同病症的具体辨证以及康复对象的文化程度、艺术修养、年龄、生活习惯、个人爱好和欣赏能力等因素,在丰富多彩的文娱活动中选择具有养心怡情、畅通气血、锻炼形体的相关项目。

（二）注意事项

1. 部分项目需要患者有较好的运动功能,如舞蹈、旅游等,因此对于疾病后身体协调活动能力下降的康复对象要谨慎使用,保障安全。

2. 琴棋书画等活动对康复对象的认知功能以及上肢的精细运动功能有较高的要求,不适于意识丧失及认知功能低下者。

3. 花木园艺等活动因需要亲近自然,接触不同的花卉,因此花粉过敏者慎用。

4. 垂钓等活动在户外湖边河畔进行,需陪伴监护,避免溺水风险。

三、临床常见功能障碍的文娱疗法

（一）认知功能障碍的文娱康复治疗

文娱疗法是作业疗法中常见的治疗方法之一,组织患者参加有选择的文娱活动,改善患者的认知功能,促进其认知功能的恢复。舞蹈是文娱疗法中常见的文娱项目之一。舞蹈既是一门高雅的艺术,也是深受人们喜爱的休闲娱乐养生活动。在优美的音乐旋律中,通过肢体、身躯的运动,以动作语言表达情感,既轻松欢快,又可运动关节,流通气血,从而收到轻身健体,促进消化,缓解疲劳,祛病益寿的养生效果。

据《吕氏春秋·古乐》记载:早在远古时代,洪水泛滥,人们因受阴寒潮湿,筋骨酸痛,活动不利,于是就创造了一种舞蹈,以舒展人体的筋骨,起到解郁健身的作用。说明舞蹈的诞生一开始就与人类的养生保健有着直接的关系。

跳舞有助于健美。舞蹈是将运动融于音乐,以音乐调配运动的形体艺术。舞姿翩翩,腰身扭动,加速了周身的血液循环,促进了新陈代谢,使全身的肌肉、肌腱、关节得到锻炼,对胸廓、腰背、臀部、四肢具有很好的健美功能。在紧张的工作学习之余或晚餐之后,轻歌曼舞于三步、四步或节奏明快的迪斯科之中,不仅使自己沉浸于美的享受中,还可以使身体的各部都得到锻炼,从而能保持健美的体形。

跳舞能调节情绪。科学家研究证明:优美健康的音乐舞蹈,能使人的大脑皮质产生新的兴奋灶从而使精神振奋;同时舞蹈要求外部形体与内心情感通过音乐节奏而获得默契,因此舞蹈也是一种很好的心理疗法,可以使紧张的情绪得到松弛和缓解,从而有效地预防老年性抑郁症等多种精神性疾病。

跳舞能预防疾病。当你随着悠扬动听的旋律舞蹈时,机体能分泌一些有益于健康的激素,从而有效地调节血流量,兴奋神经细胞,改善身体各部分的功能,因此经常跳舞,不仅使人精神愉快,还能预防各种身心疾病,确是一项有利于养生的休闲娱乐活动。

（二）言语功能障碍的文娱康复治疗

琴棋书画,中国古代称为"四大雅趣",向来是文人雅士的"专利",但随着生活水平的提高,人们对文化生活的渴求,如今已经走入寻常百姓之家。它不仅丰富人们的生活,并且能陶冶情操,怡养心神,是休闲养生的重要方法。

（1）琴:琴是中国一种古老而富有民族特色的弹弦乐器。早期的琴为五弦,以后为七弦,并按五音(角、徵、宫、商、羽)更弦。其音色优美动听,清远超脱,重意境和神韵。但"琴棋书画"之"琴"应从广义上理解为音乐,有关音乐养生的内容见"五行音乐疗法"一节。

（2）棋:弈棋是一种竞技性的娱乐活动。其种类繁多,如围棋、中国象棋、国际象棋、军旗、跳棋、陆战棋等数十种。弈棋变化万千,妙趣横生,雅俗共赏。两军对垒之时,弈者精神专注,意守棋局,杂念全无,随着棋局变化,神情有张有弛,客观上起着寄托精神,调畅情志的作用。古时善养生者,莫不精于此道。故有"善弈者长寿"之说。

下棋有修身养性的功能。一盘棋的艺术表现全在于它的构思严谨及瞬息万变的巧妙应对。面对棋局复杂变化,弈者凝神静气,全神贯注,或把握全局,成竹在胸,或力挽狂澜,处变不惊。这对培养人的良好心态和大度处世的风范很有好处。

下棋能锻炼思维、开发智力。弈棋是一项有意义的脑力活动。当两军对垒,行兵布阵之时,双方既是智力的角逐,又是开动脑筋,活跃思维的过程。经常下棋,能够活跃脑细胞,增加脑部血流量,开发智力潜力,提高人的计算能力、分析能力和默记能力。

下棋使人的心情舒畅,延年益寿。弈棋是社会交往的媒介,以棋会友,扩大了人际交往的范围。棋友之间切磋棋艺,增进友谊,感到心情愉快,满足了人们相属相爱的心理需求。因此,弈棋高手中长寿者不乏其人。

弈棋虽然是一项高尚的娱乐活动,但也应讲究适度。下棋时间不宜过长,更不能废寝忘食,否则由于久坐使下肢静脉回流不畅,出现麻木疼痛等不适。同时,应当注意情绪调节,对于输赢不应过于在意和较真,弈棋应以探讨技艺,增进友谊,修身养性为目的。

（3）书画:中国的书法与绘画既是具有浓郁民族特色的传统艺术,又是养生延寿的重要手段。自古以来,书法家与画家每多长寿,所谓"画家多长寿,寿从笔端来"。如历史上著名的颜、柳、欧、赵四大书法家,其中三位都年逾古稀。近现代书画家中长寿者更是不胜枚举。如近代画家何香凝、齐白石皆年逾九旬。

书画养生,包括习书作画和书画欣赏。习书作画是亲自握管,融学习、健身及自我欣赏为一体。书画欣赏则是通过欣赏和品味古今名家的书画碑帖等艺术珍品,从而获得心理的共鸣和美的享受。因此,均有益于身心健康。

习书作画有疏通经脉、调畅气血的作用。习书作画时要求头正身直,臂开足安,悬肘松肩,以利提全身之气。同时,必须集中精力,心正气和,灵活自若地运用手、腕、肘、臂,这样可使体内气血畅通,身体各部功能得以调整,大脑神经的兴奋和抑制得到平衡,促进了血液循环和新陈代谢,从而达到"疏其血气,令其条达,而致和平"的最佳生理状态。

习书作画有凝神静志,调整心理平衡的作用。秉笔握管,必须绝虑凝神,粗犷之处,一挥而就,大刀阔斧;细腻之处,犹如发丝蝉翅,一丝不苟。如是,则可以意力并用,以静制动,使身体处于内意外力的"气功状态"。香港大学书理研究室通过对练习中国书法时和休息状态下不同的心率、呼吸、血压、脑电波等生理指标的对照显示："练书法不仅能带来生理状态的松弛,也能导致心理状态的宁静。"从而有助于排除不良因素干扰,达到养心安神,调节平衡的作用。

欣赏书画艺术能使人增添情趣、陶冶情操,获得美的享受。书法和绘画是两种不同的艺术表现形式。书法重在字的间架结构变化及笔力气势的变化。著名书法家沈尹默先生称中国书法是"无色而具画图的灿烂,无声而有音乐的和谐"。中国画则重在丹青调配,浓淡布局,有的表现花草树木,有的描绘飞禽走兽,有的再现名川大山,有的刻画古今人物。观赏出神入化的名家之作,会感到高雅艺术的无穷魅力,"使望者息心,览者动色",从而获得内心的宁静和心理的满足。

另外,阅读休闲亦可属书画养生范畴。中国作为四大文明古国之一,是世界上最早喜爱藏书和读书的国家。自古以来很多学问家将读书、抄书、藏书、著书、购书视为人生一大乐趣。随着社会的进步,各种大众传媒及电子产品的普及和应用,读书、写字、看报等传统的求知方式被不断地弱化,但是读书所蕴有的养生情趣依然受到人们的重视。茶余饭后,浏览具有娱乐性、趣味性、知识性特点的各种书籍报刊,既能增长知识,又能使身心得到放松,不失为一种较好的娱乐休闲的养生活动。

读书能开发智力,防止早衰。科学研究表明,人到了一定的年龄,平均每天约有10万个脑细胞因衰老死亡。但经常用脑可以延缓脑细胞的老化。读书能使人进入专注状态,不断给大脑以新的信息,因此不仅能有效地延缓脑细胞的衰老,而且可以刺激脑细胞活跃,开发大脑的潜能。

读书能增知广识,开阔眼界,陶冶情操。汉代文学家刘向说:"书犹药也,善读之可以医愚。"一个没有文化的社会是没有前途的社会,一个不爱读书的人是愚昧的人。古今中外对人类有突出贡献的人无不酷爱读书。每读一部好书,就如同与古今中外的精英交流,在获取知识、明达事理的同时也陶冶了情操,涵养了性情。读书能锻炼人的思维,调整人的心态,有助于人们理解生活的意义。一个善于读书,有着丰富知识的人,对待生活中的各种问题,能够从容平和对待,以其睿智的目光,洞悉事物的本质和发展规律,从而能处之泰然,避开不良情绪的干扰,这无疑有益于养生。因此,英国著名哲学家培根说:"读书足以怡情,足以博采,足以长才。"

（三）运动功能障碍的文娱康复治疗

文娱康复是指人们有目的、有计划、有趣味的科学安排文娱活动,以患者主动参与为主,提高个人的活动能力,增强社会参与的适应性,改善患者的生活质量的一种重要的康复治疗方法。轻度运动功能障碍可以自主轻度运动功能障碍可以从事各项文娱活动,若是有严重的平衡协调功能障碍,则应该在有监护的情况下,根据医生的指导选择适度的文娱活动,比较适合的有上文提到的琴棋书画,以及下面介绍的花木园艺、垂钓旅游。

1. 花木园艺　花是大自然的精华,是美的象征。鲜花以其艳丽的色彩、婀娜的姿态、宜人的芳香,对人的身心起到美化、净化的作用。因此赏花和养花是一项有益于身心健康的休闲娱乐活动。

自古以来,鲜花就以其特有的色、香、韵、姿赢得人们的喜爱。各种不同的花卉具有不同的审美情趣,给人们带来不同的情感体验。如花中四君子——梅,象征着独傲霜雪;兰,象征着隐逸君子;竹,象征着高风亮节;菊,象征着谦谦君子。其他诸如荷花则象征着高雅净洁;牡丹则显示着雍容华贵。至于花卉枝叶的绿色,则象征着生命,给人以安全宁静之感。置身于花的世界使人感到清幽温馨,精神爽适。花中含有的芳香油是一种既能净化空气,又能杀菌、灭菌的物质。据称三国名医华佗,曾将丁香、香草、檀香等置于丝绸袋中,悬挂于室内,让人嗅闻,以治肺痨。当芳香油的气味和人的鼻腔内的嗅觉细胞接触时,通过嗅觉神经传递到大脑皮质,使人产生快感。不同的花朵因含有不同质的芳香油,对人产生的影响也各异。如萝卜花、南瓜花、百合花的香味有益于糖尿病患者;天竺花可镇静安神,促进睡眠;荷花的香味能消暑;豆蔻花的香味能和胃。

花卉不仅能令人赏心悦目,而且养花种花能活动筋骨,健体养生。养花需要进行移盆、换盆、松土、施肥、浇水、剪枝等活动,这就要全身协调地运动,从而达到全面锻炼身体的目的。因此历史上很多养生家都有养花、种花的习惯。如清代著名养生学家曹慈山在他的《养生笔记》中写道:"院中植花木数十本,不求名种异卉,四时不绝便佳。"据载,他在院内累土为山,广植树木,并且"阶前大缸贮水,养金鱼数尾"。其花卉养生之趣,可见一斑。现代社会随着人们生活水平的提高,越来越多的人喜爱种花、养花。在庭院或阳台,种植花木,盆栽花卉,既可美化环境,又可调节生活,增添乐趣,也是一项户外的健身运动。同时花卉还是友谊的使者,将自己精心培植的花卉分赠给亲朋好友,则心中获得一种欣慰之感。

养花是一项富有情趣的活动,但应根据自己的居住条件适当选择花卉,不可培育太多,以免影响室内阳光的照射和空气的流通。同时,有些花卉对人的身体会产生一些不利的影响,应予以注意。

除了种花养花,有条件者还可以于庭前院后置一方田圃,用来栽种蔬菜瓜果,既能调节生活,又可锻炼身体。闲暇之时,在一片菜香水气中,松松土,拔拔草。劳作之余,看看自己以辛劳和汗水换来的劳动成果,心情无比舒畅,亲身感受田园之乐,使自己的生活充满情趣,这对养生延年十分有益。

2. 垂钓旅游

(1)垂钓:是一项古老的户外活动。过去多作为一种谋取食物的手段,后来逐步发展为有利于身心健康的休闲娱乐活动。

垂钓有健身作用。垂钓多是选择远离市区的郊野,经过一番跋涉,到了湖边河畔,仍要来回走动,察看地形水势,选择钓位,这本身就是一种活动筋骨的健身运动。垂钓时要不时的抛竿、提竿、换饵、站立、下蹲、前俯后仰,反复多次,如此可使肌肉韧带及颈、肩、肘、踝、趾等各部位关节得到均衡的锻炼。因此有人称垂钓是一项"轻体育"活动。

垂钓有养性的作用。垂钓者静坐河边塘侧,面对旷野村色,呼吸着新鲜空气,静观水面鱼漂的沉浮动静,不愁不忧、悠然自得、烦恼皆无。心情浮躁者变得沉着稳重,情绪低落者使之心胸开阔。

垂钓有怡情的作用。垂钓使人们有更多的机会接触自然,享受自然。江河湖海之滨,草木葱茏,碧波荡漾,野草阵阵芳香,空气清新宜人,阳光温暖柔和,这一切都使人感到心旷神怡。当钓到一条活蹦乱跳的大鱼时,心中喜悦之情只有身临其境者才能体会到,其情趣真是妙不可言。

垂钓能磨炼意志。钓鱼应耐心静心、全神贯注、不急不躁,等待鱼儿上钩。俗话说:"任凭风浪起,稳坐钓鱼台。"这不光是谈钓鱼,更富有人生哲理,在任何情况下,面对各种困难,都应保持一种冷静沉稳、乐观坚定的心态。

垂钓是一门既有理论又有实践的技术,涉及各方面的知识,如季节气象物候的掌握,地形水域的判断,鱼的各种生活习性的了解,以及钓竿、钓线、钓钩、钓饵的选择等。因此垂钓者应善于学习,总结经验,逐步摸索,才能不断提高垂钓技艺。

垂钓应注意安全。最好是多人结伴,结合郊游活动, 方面能相互照应,更能增添情趣。有风湿痹证患者应注意防潮防寒,以免加重病情。另外,垂钓的意趣是在其过程,"钓翁之意不在鱼",至于能否钓到鱼或鱼的大小多少不应太介意。如果因为钓鱼的"收获"不大就垂头丧气,那就失去了垂钓的养生意义。

(2)旅游:旅游是离开居住地去接触和感受大自然及人类社会这个大千世界的旅行活动。旅游中,人们在领略秀丽山川美景及名胜古迹,或参加不同的体育娱乐活动的同时,不仅锻炼了身体,增强了体魄,而且开阔了眼界,丰富了知识,精神上得到了高层次的享受,是一项有益于身心健康的休闲活动,因此受到了不同年龄、性别、职业以及各社会阶层人们的普遍欢迎。通过旅游活动可以调畅气血、和悦情志、锻炼体魄,以达到健身防病,延年益寿的目的。

根据旅游形式和目的的不同,还分为:①生态游,可以回归自然,调畅气血。②人文游,可以开阔眼界,陶冶情操。③健身游,可以活动筋骨,锻炼体魄。

旅游中要想真正领略大自然的美景,如黄山奇峰、泰山日出、长城之雄伟、华山之险峻,必须要付出一定的体力,才能身临其境,有所收获。因此,旅游是一项锻炼体魄,磨练意志的健身活动。

旅游可使人的躯体筋骨关节得到活动,尤其是足趾得到充分的运动。国内外许多学者研究认为,运动足趾也像运动手指一样,对大脑健康十分有益。甚至有人认为足掌是人体的"第二心脏"。经常远足郊游,加强足掌足趾的刺激,对促进健康,延缓衰老很有好处。

现代旅游中开展了多种有关健身的体育运动项目。如海滨旅游中的海水浴、帆板、冲浪、潜水;江河湖泊旅游中的游泳、划船、水球、垂钓;高山旅游中的登山、攀岩;冬季北方旅游中的滑雪、滑冰、雪橇;森林旅游中的骑马狩猎、采集标本、野外定向活动等。近年来在年轻人中还兴起了体验野外生存的旅游活动,如丛林探险、野外宿营、山地穿越、溯溪探源等。在与大自然的沟通中,挑战体能极限,寻找生命的意义,并从中获得身心的愉悦。另外,近年来开展的农业旅游也是一项较好的健身活动。游客住农家舍,吃农家饭,参加园艺习作、农园采摘,在充分体验乡野之趣、田园之乐的同时,身体也得到了锻炼。这对于长期居住城市的人们尤其是一项值得选择的旅游养生项目。

第四节 中医饮食疗法

中医饮食疗法,习称"食治""食疗",是中国传统康复技能的重要组成部分,它是在中医药理论指导下,根据食物的性味归经及其功能作用,合理地调配膳食,从而利用饮食来治疗或辅助治疗疾病的活动。药食一体,养疗结合是中医饮食疗法的显著特点,临床中利用食物性味的偏性、归经的属性,能够针对性地用于某些病证的治疗或辅助治疗,调整阴阳,使之趋于平衡,从而达到防治疾病、促进机体康复、保持健康的目的。但食物偏性远小于药物,饮食治疗大多作用平和,施用于人体,作用较缓,且安全性高。正如张锡纯在《医学衷中参西录》中所言"病人服之,不但疗病,并可充饥,不但充饥,更可适口。用之对症,病自渐愈,即不对症,亦无他患。"因此,中医饮食疗法是中国传统康复技能中的重要组成部分,是广大人民群众最为喜闻乐见的治疗方法。

一、作用机制

要保持身体健康,去除疾病,就必须增强机体免疫力,增强体质。中医饮食疗法根据人们不同的体质、年龄、所处地域、患病情况等制定适宜的膳食,以维护人体正气,祛病强身,其作用主要通过滋养五脏、补益气血、平衡阴阳、补虚泻实等方面体现。

(一)滋养五脏

饮食进入人体后,通过胃的吸收,脾的运化,输布全身,化生水谷精微,滋养人体。五脏功能正常,才能够维持机体正常的功能;同时,五脏自身也需要水谷精微的滋养,一方面维持自身气血阴阳的平衡和谐,另一方面通过食物滋养对于脏器功能的调节,促进疾病的康复。饮食疗法对于五脏的滋养作用主要通过归经和性味来实现。

食物归经是指食物对脏腑经络的选择作用。各种不同的食物具有不同的归经,进而与五脏六腑相联系,从而滋养脏腑、经脉、四肢百骸等。例如:梨、桑椹、猕猴桃都具有生津清热的功效,梨甘、微酸、凉,归肺、胃经,侧重于清肺热;桑椹甘、寒,归肝、肾经,侧重于清肝之虚热;猕猴桃甘、酸、寒,归脾、胃经,侧重清脾胃之热。三者在具体的作用脏腑上各有侧重,这与药物的归经作用是一致的。

广义五味的常泛指各种食物,因此"谨和五味"包含了调和五味、平衡膳食二层含义。狭义的五味是指酸、苦、甘、辛、咸五种味道,这五种味道对于人体的五脏有不同的亲和力,正如《素问·至真要大论》所指"五味入胃,各归其所喜,酸先入肝,苦先入心,甘先入脾,辛先入肺,咸先入肾。久而增气,物化之常也。"说明五味针对于五脏具有特定的联系和亲和作用,酸入肝,苦入心,甘入脾,辛入肺,咸入肾,通常来讲,某味入某脏即对某脏产生有益的作用。从日常养生康复的角度来讲,应当做到五味调和,即在饮食时五味不能偏嗜。五味调和才能对五脏起到全面的滋养作用,从而使五脏功能保持正常,维持机体各种功能的协调。如果五味过于偏嗜,可能导致某脏功能活动失调,从五脏五行生克制化的角度讲,也必然会影响到他脏的功能,造成机体的不适甚至产生疾病。正如《素问·五脏生成》所说"味过于酸,肝气以津,脾气乃绝;味过于咸,大骨气劳,短肌,心气抑;味过于甘,心气喘满,色黑,肾气不衡;味过于苦,脾气不濡,胃气乃厚;味过于辛,筋脉沮弛,精神乃央。"

(二)补益气血

气是构成人体、维持人体生命活动的最基本物质,"精、气、津、液、血、脉,无非气之所化也"(《类经·脏象类》)。气来源于先天之精气和后天之精气。其中,后天之精气包括饮食物中的水谷精气和存在于自然界的清气。气在人体具有温煦、推动、防御、固摄、气化等作用。血是循行于脉中的富有营养的红色液态物质,是构成人体和维持人体生命活动的基本物质之一。血液生成的物质基础包括水谷精微、营气、津液、精髓等,其中水谷精微是血液生成的关键物质。血液对人体主要具有濡养滋润周身及脏腑组织经络的作用。

饮食的滋养是机体赖以生存的基础,水谷精微是产生气血的物质基础。《黄帝内经》有"五谷为养,五果为助,五畜为益,五菜为充,气味合而服之,以补益精气"。明确提出了五谷、五果、五畜、五菜这四大类食物是我们主要的膳食构成,是人体不可缺少的营养物质。合理膳食是世界卫生组织提出的健康四大基石之一,只有饮食多样化,饮食均衡,才能保证机体气血生化有源,满足每天人体的能量需求,维持机体正常的新陈代谢。

饮食物不仅是保证人体正常功能的必需物质,也是人体在气血阴阳失调的时候,促进机体恢复健康的关键物质。通过饮食疗法,可以针对于人体不同的功能状态,发挥饮食物的滋养和治疗作用,如妇女有经孕产乳,血偏不足而气偏有余,平时宜用以补血为主的膳食;老人生机减退,气血不足,阴阳渐衰,膳食宜选用易消化而补益之品;儿童生机旺盛,稚阴稚阳,易伤食罹虫,饮食宜选用性质平和,易于消化,又能健脾开胃的膳食,通过饮食物的滋养,调补气血,促进生长发育。

（三）平衡阴阳

人体阴阳平衡,身体健康,即"阴平阳秘,精神乃至"。如果阴阳失衡,造成或阴或阳的偏盛偏衰,人体就会发为疾病,此时,应当采取各种有效措施,"调其阴阳,不足则补,有余则泻"（《素问·骨空论》）,以平为期。在食物配伍和饮食调剂方面,中医亦注重调和阴阳,使食物无寒热升降之偏颇。

药食一体,药物有寒热温凉的药性,食物亦有食性。食性主要有五,即寒、凉、温、热与平性。寒凉食物大多具有清热除烦的作用,适合于热证、炎热的气候环境以及阳热体质等;温热食物大多具有助阳散寒的作用,无论实寒证还是虚寒证均可应用,另外,在寒冷的环境以及对阳虚和阴寒体质均有调整作用;平性食物四季皆宜,可供各种体质和各种病证的人常年食用。而机体的不同状态,也应有意识地注意食物的搭配,如阳盛阴虚之体,饮食宜凉,宜食养阴之品,慎食辛辣燥烈之食物;阴盛阳虚之体,饮食宜温,宜食补阳之品,慎食寒凉食物。在经期失血或在妊娠期因脏腑经络之血皆下注于冲任以养胎,此时全身处于阴血偏虚,阳气偏亢的状态,宜食用滋阴养血之品而不宜食用助阳动血的食物。这些都是食物平衡机体阴阳的体现。

（四）补虚泻实

人体各种脏器、组织和整体的功能低下是导致疾病的重要原因,即通常所说的"正气不足",其所导致的病证被称作"虚证",包括脏腑、气血津液、阴阳等的虚损。中医饮食疗法针对于这类虚损性疾病,采取的是滋补的方法,临床常采用血肉有情之品,如鸡汤、羊肉汤、牛乳饮等。米面蔬果也有补益作用,如粳米可以补脾胃、荔枝能养血,体虚及病后津液受损等均可应用;银耳可用于阴虚诸证等。当外部致病因素侵犯人体,或者机体内部功能紊乱和亢进,可以导致疾病的发生。在病邪较盛的时候,称为"邪气实",其导致的病证称为"实证"。针对于实证,需要采取措施泻其邪气。如山楂用于消食积、大蒜可杀菌用于治疗痢疾、薏米祛湿、白萝卜可以化痰理气治疗气滞痰阻等。总之,在饮食治疗中要积极祛邪而不忘顾护机体之正气,将扶正与祛邪并重。

二、注意事项

1. 以日常养生保健、预防疾病为目的,或者用于治疗某些病情较轻的疾病,可以饮食调养为主,通过调节机体阴阳平衡,扶正法邪而取效。如针对起病急、传变快、病情重、病势凶险的疾病,单纯饮食治疗恐难达到预期的治疗效果,此时,应当以临床药物治疗为主,或者采取其他专业处理,食疗只可作为辅助方法,切勿本末倒置,以致贻误病机。

2. 不要将饮食疗法和药膳混为一谈。药膳因涉及药物的使用,应当在专业人士指导下进行,应用的时间、频率、剂量、配伍等均比传统饮食疗法严格。

3. 在应用饮食疗法的过程中,不要迷信某些奇异食物、山珍海味的功效,食材守常、缓缓调养是进行食养食疗的重要原则。

4. 药食同源物品亦有其偏性,某些物品偏性较大,不宜长时间使用,应根据患者具体情况来决定应用的时间、剂量、频率等,以防长时间应用造成体质偏颇。

学习小结

1. 学习内容

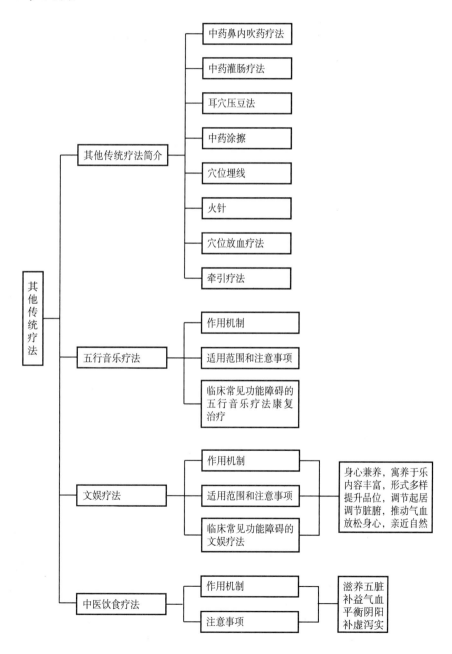

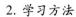

2. 学习方法

本章节内容涉及范围较广,在临床工作中,不仅要掌握常见的传统康复技能,更要广泛学习各种有效的治疗方法,本章在学习过程中要在理解中国传统康复技能理念、基本原则及基本理论的基础上,开拓思维,学习其他传统康复技能,在康复工作中,要重视患者的身心功能康复,可运用本章节所学知识指导患者有目的地参与日常生活,达到回归家庭、职业与社会的康复目标。

(张　聪　阳　杨)

复习思考题

1. 如何用五行音乐疗法治疗心脾两虚型的郁证?

2. 文娱疗法的主要内容有哪些? 分别适用于哪些功能障碍?

3. 称为中国古代"四大雅趣"的是什么? 有何疗效? 结合实践,谈谈你对旅游养生的体会。

主要参考书目

1. 陈立典.传统康复方法学[M].北京:人民卫生出版社,2008.

2. 傅世垣.中医康复学[M].上海:上海科学技术出版社,1992.

3. 金荣疆.康复医学基础[M].上海:上海科学技术出版社,2008.

4. 胡幼平.中医康复学[M].上海:上海科学技术出版社,2008.

5. 孙广仁.中医基础理论[M].北京:中国中医药出版社,2008.

6. 朱文锋.中医诊断学[M].北京:中国中医药出版社,2008.

7. 徐恒泽.针灸学[M].北京:人民卫生出版社,2002.

8. 梁繁荣.针灸学[M].北京:中国中医药出版社,2006.

9. 陈汉平.简明针灸辞典[M].上海:上海科学技术出版社,2007.

10. 刘公望.现代针灸全书[M].北京:华夏出版社,1998.

11. 罗永芬.腧穴学[M].上海:上海科学技术出版社,1995.

12. 石学敏.针灸学[M].北京:中国中医药出版社,2007.

13. 刘茜.针法灸法学[M].北京:人民卫生出版社,2005.

14. 陆寿康.刺法灸法学[M].北京:中国中医药出版社,2002.

15. 冯淑兰.刺法灸法学技能实训[M].北京:中国中医药出版社,2011.

16. 田从群.针灸医学验集[M].北京:科学技术文献出版社,2000.

17. 石学敏.针灸学[M].北京:中国中医药出版社,2004.

18. 赵吉平,李俊.灸法、拔罐与刮痧法入门[M].北京:人民卫生出版社,2008.

19. 王启才.针灸治疗学[M].北京:中国中医药出版社,2003.

20. 沈雪勇.经络腧穴学[M].北京:中国中医药出版社,2003.

21. 裘沛然,陈汉平.新编中国针灸学[M].上海:上海科学技术出版社,1992.

22. 石学敏.中国针灸奇术[M].天津:天津科技翻译出版公司,1992.

23. Peter Duus,Mathisa Bahr.Duus 神经系统疾病定位诊断学[M].北京:海洋出版社,2009.

24. 李琳.刮痧疗法[M].武汉:湖北科学技术出版社,2001.

25. 郭志邃.痧胀玉衡[M].刘玉书,点校.北京:人民卫生出版社,1995.

26. 杨兆民.刺法灸法学[M].上海:上海科学技术出版社,1997.

27. 杨继军.刮痧疗法[M].北京:中国中医药出版社,2011.

28. 陈永灿.实用健脑养生大全[M].石家庄:河北科学技术出版社,1991.

29. 王诗忠,张泓.康复评定学[M].北京:人民卫生出版社,2012.

30. 窦祖林.作业治疗学[M].北京:人民卫生出版社,2008.

全国中医药高等教育教学辅导用书推荐书目

一、中医经典白话解系列

黄帝内经素问白话解(第2版)	王洪图　贺娟
黄帝内经灵枢白话解(第2版)	王洪图　贺娟
汤头歌诀白话解(第6版)	李庆业　高琳等
药性歌括四百味白话解(第7版)	高学敏等
药性赋白话解(第4版)	高学敏等
长沙方歌括白话解(第3版)	聂惠民　傅延龄等
医学三字经白话解(第4版)	高学敏等
濒湖脉学白话解(第5版)	刘文龙等
金匮方歌括白话解(第3版)	尉中民等
针灸经络腧穴歌诀白话解(第3版)	谷世喆等
温病条辨白话解	浙江中医药大学
医宗金鉴·外科心法要诀白话解	陈培丰
医宗金鉴·杂病心法要诀白话解	史亦谦
医宗金鉴·妇科心法要诀白话解	钱俊华
医宗金鉴·四诊心法要诀白话解	何任等
医宗金鉴·幼科心法要诀白话解	刘弼臣
医宗金鉴·伤寒心法要诀白话解	郝万山

二、中医基础临床学科图表解丛书

中医基础理论图表解(第3版)	周学胜
中医诊断学图表解(第2版)	陈家旭
中药学图表解(第2版)	钟赣生
方剂学图表解(第2版)	李庆业等
针灸学图表解(第2版)	赵吉平
伤寒论图表解(第2版)	李心机
温病学图表解(第2版)	杨进
内经选读图表解(第2版)	孙桐等
中医儿科学图表解	郁晓微
中医伤科学图表解	周临东
中医妇科学图表解	谈勇
中医内科学图表解	汪悦

三、中医名家名师讲稿系列

张伯讷中医学基础讲稿	李其忠
印会河中医学基础讲稿	印会河
李德新中医基础理论讲稿	李德新
程士德中医基础学讲稿	郭霞珍
刘燕池中医基础理论讲稿	刘燕池
任应秋《内经》研习拓导讲稿	任廷革
王洪图内经讲稿	王洪图
凌耀星内经讲稿	凌耀星
孟景春内经讲稿	吴颢昕
王庆其内经讲稿	王庆其
刘渡舟伤寒论讲稿	王庆国
陈亦人伤寒论讲稿	王兴华等
李培生伤寒论讲稿	李家庚
郝万山伤寒论讲稿	郝万山
张家礼金匮要略讲稿	张家礼
连建伟金匮要略方论讲稿	连建伟

李今庸金匮要略讲稿	李今庸
金寿山温病学讲稿	李其忠
孟澍江温病学讲稿	杨进
张之文温病学讲稿	张之文
王灿晖温病学讲稿	王灿晖
刘景源温病学讲稿	刘景源
颜正华中药学讲稿	颜正华　张济中
张廷模临床中药学讲稿	张廷模
常章富临床中药学讲稿	常章富
邓中甲方剂学讲稿	邓中甲
费兆馥中医诊断学讲稿	费兆馥
杨长森针灸学讲稿	杨长森
罗元恺妇科学讲稿	罗颂平
任应秋中医各家学说讲稿	任廷革

四、中医药学高级丛书

中医药学高级丛书——中药学(上下)(第2版)	高学敏　钟赣生
中医药学高级丛书——中医急诊学	姜良铎
中医药学高级丛书——金匮要略(第2版)	陈纪藩
中医药学高级丛书——医古文(第2版)	段逸山
中医药学高级丛书——针灸治疗学(第2版)	石学敏
中医药学高级丛书——温病学(第2版)	彭胜权等
中医药学高级丛书——中医妇产科学(上下)(第2版)	刘敏如等
中医药学高级丛书——伤寒论(第2版)	熊曼琪
中医药学高级丛书——针灸学(第2版)	孙国杰
中医药学高级丛书——中医外科学(第2版)	谭新华
中医药学高级丛书——内经(第2版)	王洪图
中医药学高级丛书——方剂学(上下)(第2版)	李飞
中医药学高级丛书——中医基础理论(第2版)	李德新　刘燕池
中医药学高级丛书——中医眼科学(第2版)	李传课
中医药学高级丛书——中医诊断学(第2版)	朱文锋等
中医药学高级丛书——中医儿科学(第2版)	汪受传
中医药学高级丛书——中药炮制学(第2版)	叶定江等
中医药学高级丛书——中药药理学(第2版)	沈映君
中医药学高级丛书——中医耳鼻咽喉口腔科学(第2版)	王永钦
中医药学高级丛书——中医内科学(第2版)	王永炎等